U0135470

清代整理中医药文献研究

杨东方 ／ 著

上海古籍出版社

图书在版编目(CIP)数据

清代整理中医药文献研究 / 杨东方著. —上海：
上海古籍出版社，2023.9
ISBN 978-7-5732-0841-5

Ⅰ.①清… Ⅱ.①杨… Ⅲ.①中医典籍－古籍整理－
研究－清代 Ⅳ.①R2-52②G256.1

中国国家版本馆 CIP 数据核字(2023)第 163986 号

国家社科基金一般项目(14BTQ063)结项成果

**2022 年北京中医药大学学术专著出版基金
(BUCM‐XSZZ2022WX‐07)资助出版**

清代整理中医药文献研究

杨东方 著

上海古籍出版社出版发行

(上海市闵行区号景路 159 弄 1-5 号 A 座 5F 邮政编码 201101)

(1) 网址：www.guji.com.cn
(2) E-mail：guji1@guji.com.cn
(3) 易文网网址：www.ewen.co

商务印书馆上海印刷有限公司印刷

开本 787×1092 1/16 印张 31 插页 2 字数 444,000
2023 年 9 月第 1 版 2023 年 9 月第 1 次印刷
印数：1—1,100

ISBN 978-7-5732-0841-5

R·1 定价：138.00 元

如有质量问题,请与承印公司联系

序　一

王育林

　　两个多月前的一天，东方教授通过微信寄来新作《清代整理中医药文献研究》的电子版书稿，当时就以先睹为快的心思急切地打开电脑读起来。我一边读着一边想象，这部四十多万字的书稿，将来印出来一定会是一本厚厚的沉甸甸的书吧？待读完书稿之后，便认定这部书的厚重感更是来自它所蕴含的学术内容。杨东方教授这一部内容厚重的文献学专著，有观点也有材料，是近年难得一见的实实在在的干货，学术价值高，值得推荐给研究古典医学的学者和学习中医医史文献专业的学子看一看。

　　清代是总结和整理古代文化的重要时期，也是书籍生产的高峰时期。估计这一时期所生产的包括刊印本和稿抄本在内的医学典籍成果总数当不下七千种，而且随着新的发现其数量还有增加。清代医书如此之多，堪称浩瀚，使得相关整理研究工作成为一项巨大、持久、艰苦的工程。工作的第一步自然是清理家底，杨教授包括本书在内的许多论著首先在做这种基础性工作。

　　面前这部书稿长处多多，可举出给我印象较深的两点。其一，本书研究清代整理医书的策略问题。清代整理医书数量大、品目多，种种情形好似一团乱麻。东方教授首先提挈官方主导下的中医药文献整理的大纲，开张诸如士大夫、经学家、医家、藏书家等方面的整理工作的网目，得以观照清代中医药文献整理的全貌。这个策略无疑是正确的高效的。作者在全书七章中,用五章的篇幅讨论官方组织下的医籍整理。此外又用两章讨论了与官方作用相同却容易被以往研究者所忽视的藏书家群体的作用,在行文上可以看作前五章的自然延伸,即提供了在官方主导下聚集社会力量整理古代医籍的一个重要案例。其二,作者在研究中用心广泛而细密,可见坐得冷板凳的功夫。书中对陈梦雷个人生活遭际与编集《古今图书集成》时重视和增大医部篇幅的关系的考察,对《古今图书集成医部全录》之细目、选材及版本的考察,对《医宗金鉴》编纂者和编纂过程的考察,对《四库全书》子部医家类收书数量和版本得失的考察以及对湖北崇文书局、浙江书局、武昌医馆、思贤书局医籍整理的考察,对俞樾、王先谦、王闿运、柯逢时、陆懋修、陆心源及金山钱氏家族整理刊刻医籍的考察,无不深入周至。相信读者在以上所举两点之外,会从书中得到更多的启示。古籍整理是一项需要学力、更需要耐力的工作,也是一份苦役。与此事可有一比的苦差事只有编词典了。我在十年前承蒙汪启明先生邀请参加四川语言学会年会的时候,曾听过赵振铎老先生用俄语背出欧洲人的格言:"要惩罚一个人,就让他去编词典。"编词典和整理古籍都是为他人铺路的事情,是一项辛苦而伟大的事业。浩瀚的中医古籍值得更多的年轻人投入毕生精力去整理研究。这是我在展读东方教授大作的时候产生的联想,也是阅读东方教授大作的一个收获吧。

我热心地推荐东方教授的新作,既出于公心,也为私谊。我和东方在同一个教研室工作一晃已经有十七八年了。教课之外,在研究上也有合作,又先后在中华中医药学会医古文研究分会兼职,彼此在学术上交流的机会也多。我从东方教授那里学到不少新知识,例如我第一次申报国家社科基金项目还是从东方教授那里得到项目招标的消息的。东方教授在学术上最值得我学习的是勤奋和专注,选择了方向就锲而不舍地做下去。听说这回写书太过辛劳,以至于完工后腰部也受了伤,这种投身学术的精神真是令人敬佩。

东方寄来书稿,热情索序,承蒙看重,却也为难。我以前没为人写过序,因为不知道怎么写,此前曾推脱了两位朋友的邀约,也是这个缘故。先是陈子杰教授有一部研究近代方笺的著作《故纸寻踪》,是一部有价值也有趣味的书。陈教授向我索序,我趁一起去南开大学见余新忠先生的时候当面建议他请余先生作序。承蒙余先生爽快地答应,在我这儿算是帮了朋友的忙也给自己解了套。后来又有谷建军教授作《宋元明清医学哲学思想史》,是一部很有思想的书。谷教授向我索序,我辞谢了,谷教授倒也体谅我的难处。这一回东方教授索序,终于让我觉得却之不恭了,就写了上面的一些心得和感想。是为序。

2023 年 5 月 5 日于蜕迁斋

序　二

张如青

　　清代初年,顾亭林先生倡"好古而多闻",一扫晚明"束书不观,游谈无根"之空疏陋习,开创一代朴实存真的考据学风,加之有清一代,统治桎梏,文网周纳,才识之士纷纷转向整理研究古代文献。清人整理古籍,遍及经史子集各个学科,自然也包括子部的医药之书。清初"康乾盛世",盛世修典,期间产生了《古今图书集成·医部》《医宗金鉴》《四库全书》医家类等大部头医学著作或汇编。又,清代医药文献得明代刻本大盛之续,有学识的大家研治医学之风盛行,如乾嘉著名学者戴震曾校注《难经》《伤寒论》《金匮要略》(据《扬州画舫录》),孙星衍辑《神农本草经》《素女方》,刊宋本华氏《中藏经》,一时间医药文献刊印、整理、研究大行其道。恰中医学的创新学派"温病学派"亦成熟于是时,同时,又有新安医学、孟河医派、钱塘医派、永嘉医派等医学流派,涌现出诸多名医,纷纷著书立说,于是众多医家医案以及阐释医学经典的著作也在此时大量问世。据初步统计,在现存的中医药古籍(1911年前)中清代成书的有7 000余种,约占四分之三,而对数量如此庞大的清代中医药文献进行系统整理研究,其工作量之大可想而知,故此役长期以来乏人问津。可喜的是,杨东方教授迎难而上,于大量文献史料中,搜剔爬梳,缜密分析,严谨考证,终结出穰穰满家之硕果。《清代整理中医药文献研究》是一部系统研究清代官方及私家整理中医药文献之力作,其研究视角与方法、使用之材料与得出之结论,均具创新性。余初读此书,欣喜之余,更记数语,以期有裨于此上乘之作推而广之。

是作并不囿于传统医籍分类方式,而是从医籍整理者的视角出发,将关于编目、校勘、类分、辑佚、汇编、评注等整理方法的研究有机融入于整体研究之中。同时,作者还敏锐地察觉到,清代中医药文献整理者除当今学界较为关注的医家、文史学者以外,官方机构、藏书家亦是不容忽视的主要力量。因而通过综合考察清代医籍的官方整理路径以及医家、藏书家等个人整理之道,全面地勾勒出清人整理中医药文献的总体面貌。

再细观全书各章节,可谓字斟句酌,毫无废笔,不仅学术价值丰厚,亦对现实应用颇具启示。譬如,在官方整理医药文献方面,第一章对我国现存最大的一部类书《古今图书集成》医药部分的版本源流、内容价值、学者评述、不足之处等作了全面梳理与总结,为后人更好地使用该书查阅、获取资料及学习医药知识提供清晰指引;第二章对清代最著名的官修医书《医宗金鉴》进行研究,条分缕析,例证详明,尤其对《订正仲景全书》着墨较多,可为运用《医宗金鉴》学习仲景医学者提供莫大帮助;第三章则是在作者前著《〈四库全书总目·医家类〉研究》基础之上,对《四库全书》医家类纂修、誊录、校勘人员及其收录医书种类、版本特点与辑佚优劣等方面作了更为详实的考察与论述,可互为参补,对四库学研究的完善助益匪浅;第四章着眼于考察清代著名书局刊刻中医书籍之特色、代表作,并评述其缺陷与不足等,在补充学界研究缺憾的同时,也有助于相关中医书籍史的完善;第五章则围绕武昌医馆校勘医书相关人员展开,对其所刊及未刊医书进行细致的求索,并品评其整理之得失,对学界了解相关史实极具意义。书末两章对医家与藏书家整理医药文献方面进行专题论述,聚焦陆懋修、周学海等清代医家以及王琦、程永培、陆心源、钱氏家族、丁氏兄弟等藏书家,兼及其他相关整理人员,尤其注重对这些学者编纂的医学丛书进行考察,呈现中医丛书在医籍保存与流传方面的重要价值,也提示后辈学人研究中医书籍不应忽视对丛书的考察。书中还有不少观点推陈出新,令人印象深刻。例如,关于《四库全书》

医家类的研究中,肯定了主持人纪昀的学术贡献以及《四库全书》医家类收书特色;关于官书局刊刻医书的研究中,提出了浙江书局刊刻医书受俞樾的影响极大、湖北崇文书局刊刻医书较多而背后多有推手、官书局刊印医书有"三多"特点等;关于清代医家整理医书的研究中,指出医家整理医书时擅改原书较为普遍、注释不尚训诂详切等。学术研究贵在创新,东方教授勇于发表独到之见,于学术之推进洵为难能可贵、不可或缺!

要而言之,本书以清代中医药文献整理者为线索,系统地考察了清代不同机构、不同群体、不同人物整理中医药文献之动机、过程与效果,提纲挈领、由点及面,巨细必究,又加以总结提高,切中肯綮,充分反映出有清一代整理中医药文献的概况与整体特点。《清代整理中医药文献研究》一书可谓特色鲜明,建树丰赡,彰显了东方教授多年来致力于中医文献学研究积累的深厚功底与焕发出来的光彩。寥寥数语未足道尽全书奥旨,诚俟读者诸君披览而细品之。

2023 年春于上海中医药大学

序 三

沈澍农

清朝近三百年间留下了大量的墨稿文籍,其数量不仅远超秦简汉牍,即便是前朝明代也难与之比肩。但目前学界对清朝文献研究的力度非常屠弱,医学文献更是如此,不仅缺乏整体系统的研究,即便是一书一事的局部研究不少也存在这样那样的问题。

东方教授是青年学者中少有的踏实勤奋的典型,为学颇有前人风范,从初入医史文献学科研究目录学到目前涉及更为广阔的"整理文献"研究,可以清晰地看出东方教授研究的学术路径越走越稳,越走越宽,这令人感到欣慰。本次不避艰难选择清代整理中医药文献作为研究课题,着力非常,成果经得起检验。不仅改正了前人研究成果中诸多问题,而且提出了自己的观点和看法。通读全书之后,窃以为本书在以下三个方面有其独到之处:

其一,系统有序,呈现角度合理适用。本书首次系统研究清代整理中医药古籍的情况,通过对史实的梳理,开创性地选择以"整理者角度"展开研究,由此形成了对官方与民间共七个不同范围整理者群体及众多重要个体的分别论述,既论及不同群体和个体研究的著作,又研究整理过程中人、事的动态变化,从而系统而鲜活地展示了清代数百年校理刊刻中医药文献的宏观图景。

其二,深入细致,内容全面广泛。本书对每一重要整理者群体和其中的关键个体都有较为详尽的分析论述,涉及各个整理事项的缘起、关键人物对古籍整理的立场及其所起作用、各项目的取材角度与原因、实际完成与未能完成的工作状况、整理工作的成绩与不足以及总体水平评价等,充分而细致地反映了清代中医药文献校理刊刻的具体状况。

其三,资料翔实,创说信而有征。东方教授对课题所涉历史资料展开了广泛阅读调查,引进了许多既往研究中未能使用的新材料,又充分吸取了当代研究者的新见,对既往模糊不清或互有分歧的看法作了中肯的分析论证,提出了不少新的发现和新的见解,对不少旧说或歧见有重要的辨正,全面而切实地推进了该领域的研究工作。

清代医学文献的研究是一个宏大而又富有深度的课题,东方教授此书价值自不必多说,既开研究之先河,又启后学之思路。诚望诸君:开卷有益。

2023 年春于南京

目　　录

绪　论

一、研究现状

清代是考据学的黄金时代，学者热衷于整理前代文献，其中就包括中医药文献。学术界对此问题关注较早。20世纪20年代，梁启超梳理清代学者整理旧学之成绩时，就涉及中医药文献的整理："《黄帝内经素问》，此书为最古之医学书，殆出汉人手，而清儒皆以为先秦旧籍。钱锡之熙祚有精校本，胡荄甫澍又有《内经校义》。"[①]自此之后，学术界特别是中医药学界对此课题的研究颇多，主要集中于以下三个方面。

（一）清人注释、校勘《内经》的研究

20世纪70年代末，任应秋《内经十讲》对清代胡澍《素问校义》、俞樾《读书余录》、孙诒让《札迻》、顾观光《素问校勘记》《灵枢校勘记》、冯承熙《校余偶识》、江有诰《先秦韵读》等"校勘《内经》诸家"和高世栻《素问直解》、张琦《素问释义》、张志聪《素问集注》《灵枢集注》等"注解《黄帝内经》诸家"进行了初步研究。[②] 在此基础上，钱超尘《内经语言研究》、牛淑平《黄帝内经素问校诂研究》等对清代学者注释、校勘《内经》的方法、内容与价值等进行了深入探讨。[③]

---

① 梁启超《清代学者整理旧学之总成绩》，原载《东方杂志》(1924年)，后收入梁氏著《中国近三百年学术史》(1926年)。

② 任应秋著《内经十讲》，北京中医学院印本，1978年版。

③ 钱超尘著《内经语言研究》，人民卫生出版社，1990年版；牛淑平著《黄帝内经素问校诂研究》，北京科学技术出版社，2017年版。

（二）清人注释、校勘张仲景著作特别是《伤寒论》的研究

清代治伤寒的情况，民国时期《续修四库全书总目提要》已有所总结，《伤寒论直解》条提要云：

> 清代治《伤寒论》者，约分数派：从方有执之说，专攻王叔和之羼乱，几无一是者，喻昌《尚论篇》、程应旄《后条辨》是也；但斥叔和序例，虚衷分别是非者，张志聪《集注》及是书是也；不用叔和原编，以病分篇，条析方法者，柯琴《来苏集》、尤怡《贯珠集》之类是也。①

这三派，后来任应秋先生命名为错简重订派、维护旧论派、辨证论治派，得到了学术界的普遍承认。② 三派的说法主要就《伤寒论》的研究而言，其中也涉及校勘等整理，特别是错简重订派。当前，学术界对此研究颇多，错简重订派的代表医家、代表医籍及其价值与不足都得到了充分的探讨。

（三）《神农本草经》辑本的研究

民国时期，《续修四库全书总目提要》著录了孙星衍、顾观光等家的辑本，并有所分析，如《神农本草经》（日本森立之重辑本）提要云：

> 中国重辑《本草经》者，传有卢之颐、孙星衍、顾观光三家。卢氏创始，譬之大辂椎轮；孙氏旁征博引，号为详赡，顾氏辨其不考《本经》目录、三品种数，显与名例相违，故特正之，盖后起较精。

这个说法不甚完备，清人重辑《神农本草经》者还有过孟起、王闿运、王仁俊、姜国伊、黄奭等家，对此学术界都有所探讨，特别是马继兴、尚志钧等先生的研究颇为深入。③

除上述三个方面外，有些著述涉及其他医书的整理，如《中华文化通志·医药学志》在《中医典籍的刊行及整理》一节中谈及清代类书《古今图书

---

① 本书所引《续修四库全书总目提要》，均见于刘时觉编注《四库及续修四库医书总目》（中国中医药出版社，2005年版），因引用较多，不标页码。

② 《中医各家学说讲义》，北京中医学院，1978年版。

③ 马继兴主编《神农本草经辑注》，人民卫生出版社，1995年版；尚志钧撰《中国本草要籍考》，安徽科学技术出版社，2009年版。

集成·医部全录》和周学海的文献整理工作，①但论述较为简单，《古今图书集成·医部全录》部分有七百多字，周学海部分有四百多字，并未全面具体地深入讨论。

由此可见，学术界主要关注于清代对医学经典的整理。实际上，清代整理的中医药文献众多。以辑佚而言，除《神农本草经》外，仅四库馆臣辑佚的医书就不少于20种，但只有少数学人关注。② 这种现象之所以出现，主要是学术界往往在研究中医经典时才稍微关注到清代整理的情况。由于相关研究不足及医学经典自身的魅力，《中国医学史》等相关教材在梳理古典医籍的整理情况时也常常将眼光局限于《黄帝内经》《伤寒论》《神农本草经》等医学经典，③这不能不说是一种遗憾。

二、研究思路及章节设置

清代医学与明代风气不同，重视复古。《续修四库全书总目提要·丹台玉案》云："明季医籍繁芜，各以己见著书，师心自用，清初学者始倡言复古，研求《灵》《素》，归依长沙，虽醇驳不一，而诡诞之风渐变。"汪廷珍《温病条辨叙》亦云："我朝治洽学明，名贤辈出，咸知溯原《灵》《素》，问道长沙。"④这就形成了"清代医学多重考古"⑤的明显特征。因清人整理的成果繁多，如果一一分别梳理，必定零碎而杂乱，故需采取一种论述策略系统梳理。论述策略一般有三种，一是按照整理成果的类别，一是按照整理的方式，一是按照整理者。

所谓按照整理成果的类别进行梳理，就是按照养生文献、本草文献、内科文献等进行一一梳理、研究。笔者不准备采取这种方法，理由有二：

---

① 余瀛鳌、蔡景峰撰《中华文化通志·医药学志》，上海人民出版社，1998年版，第95—96页。
② 如张如青《论古医籍辑佚》(《医古文知识》1997年第3期、第4期)。
③ 如高等中医药院校教学参考丛书《中国医学史》(甄志亚主编，人民卫生出版社，1991年版)。
④ (清)吴瑭著，南京中医药大学温病学教研室整理《温病条辨》，人民卫生出版社，2005年版。
⑤ 赵尔巽等撰《清史稿·艺术传一》，中华书局，1977年版，第46册，第13883页。

　　第一，分类不易。中医类目繁杂，以《中国中医古籍总目》分类言之，共分医经、基础理论、伤寒金匮、诊法、针灸推拿、本草、方书、临证各科、养生、医案医话医论、医史、综合性著作等十二大类。大类下又分小类，如临证各科分为：临证综合、温病、内科、女科、儿科、外科、伤科、眼科、咽喉口齿、祝由科等十种，可见类目相当繁杂。且大小类目中都有综合，又可见中医书籍跨类情况常见，分类并不容易。清代整理中医药文献有时也不分类，如《四库全书》就未对医书进行分类，《医家类序》云："明制，定医院十三科，颇为繁碎。而诸家所著，往往以一书兼数科，分隶为难。今通以时代为次。"①

　　第二，容易陈陈相因。当前学术界的研究往往按类别进行，《中国医学史》《中医文献学》等中医类教材及中医目录著作，也往往按照类别梳理或著录中医药文献。有鉴于此，笔者不采取这种梳理方法。

　　所谓按照整理的方式研究，即按照编目、校勘、类分、辑佚、汇编、评注等整理方式进行分别研究。存在的困难有二：一是很多整理的文献并不是采取一种整理方式，如《四库全书》有汇编、有编目、有辑佚，还有校勘等；二是各类整理方式的成果不均衡，如类分、汇编等成果的零头也比辑佚多，分别论述不均衡。另外，整理方式到底包括哪些，学术界也没有共识。

　　本书采取整理者的角度进行梳理。理由如下：不管是按照整理成果的类别，还是按照整理的方式进行研究，往往只会关注成果的稳定状态，实际上整理是动态行为，整理的动机何在？整理的过程如何？整理的效果怎样？只有从整理者的角度切入，我们才能更好地深入讨论这些问题。当然，对于那些公认的文献类别、整理方式，我们并不排斥，会融入整体论述之中。

　　清代以整理前代文献为时尚，就中医药文献而言，整理者既有医家、文史学者，也有政府、藏书家等。当今学术界比较关注医家的整理，间及文史学者，但却忽视了官方、藏书家这两支有着独特风格的主要力量，特别是官方。杜泽逊先生曾说："古籍整理，历朝历代都是国家主导。"②中医药文献的

----

　　① 见《四库全书总目》。除特别说明外，本书稿所用的《四库全书总目》版本是四库全书研究所整理的《钦定四库全书总目》（整理本）（中华书局，1997年版）。

　　② 杜泽逊《古籍整理，历朝历代都是国家主导》，《中华读书报》，2018年9月19日13版。

整理也不例外。

在政府的主导下，士大夫、经学家、医家、藏书家等相关人才聚拢在一起，共同参与整理工作，故整理的成果厚重丰富。《古今图书集成医部全录》作为现存最大的医学类书，有五百二十卷之多，采撷书籍几百种，再加上《古今图书集成·药部》及其他相关内容，卷帙更加繁富；《四库全书》收录医书96种（未计算附书和子目书），包含医经、针灸、本草、医方、临床、医案、藏象病机、杂著、诊断、养生等诸多方面的著作，临床又包含伤寒、金匮、瘟疫、内科、外科、妇科、儿科、眼科等方面的著作，相当全面而系统；崇文书局、浙江书局等官书局刊行医书百余种，很多医书校勘精湛，发行广泛；《医宗金鉴》作为太医院教材影响深远……可以说，官方整理的成果多，贡献大，影响远。从成果的数量、价值和影响上考察，官方整理是清代中医药整理的重头戏。而且，考察官方整理也可管窥士大夫、经学家、医家、藏书家等整理中医药文献的特点。也就是说，梳理官方整理文献是梳理清代整理文献的最佳途径。

鉴于上述原因，本书共分七章，其中前五章按照时代顺序梳理官方整理，具体为：《古今图书集成》的《医部》与《药部》、《医宗金鉴》、《四库全书》医家类、官书局、武昌医馆。另外设置两章，探讨医家和藏书家整理，以期全面呈现清代整理中医药文献的全貌。

最后要说明的是，清末官书局做的是刊刻出版工作，好像不属于整理，实际上不然，刊刻的过程实际上也是整理的过程，再版书籍首先要选择一个好的底本，即使是首版书籍也涉及校勘等问题。

第一章 《古今图书集成》的 《医部》与《药部》

在《古今图书集成》编纂之前,清代官方组织整理了《本草品汇精要》四十二卷。《本草品汇精要》,明弘治年间太医院院判刘文泰等奉敕编撰,因明孝宗猝死等原因未能刊刻,深藏内府。康熙三十九年(1700),太医院吏目王道纯、医士汪兆元奉旨整理,第二年完成上呈。王道纯、汪兆元《进本草品汇精要续集表》云:

> 康熙三十九年七月二十六日,武英殿监造臣赫世亨、臣张常住奉圣旨,发下明弘治年《绘像本草品汇精要》四十二卷,再行绘录一部。命臣道纯、臣兆元查对校正其中字句错落、注释舛误者。臣道纯、臣兆元单开请旨,悉蒙圣鉴改定。其《品汇》所载比《纲目》尚少四百八十余条,复命臣道纯、臣兆元补足,以备参考,钦此。臣等考校《纲目》,谨照旧例编集十卷,复将《脉诀四言举要》附以注释,上呈睿览。①

由此可见,王道纯、汪兆元两人的整理主要包括三个方面的工作:第一,校正原书中字音、注释的舛误;第二,据《本草纲目》编成《本草品汇精要续集》②;第三,附录《脉诀四言举要》③。至于附录《脉诀四言举要》的原因,《进本草品汇精要续集表》有说明:

---

① (明)刘文泰等纂《本草品汇精要》(第六册),商务印书馆,1936年版,第1页。
② 卷首署名"太医院吏目王道纯、医士汪兆元奉旨纂辑"。
③ 卷首署名"太医院吏目王道纯奉旨注释"。

因思《脉诀》虽有四诊,而《举要》更有四言,崔嘉彦著之于前,李言闻补之于后。然意旨拘于声韵,而字句有类歌谚。求显愈迷,茫若摛埴,欲明反晦,浑如面墙,盖必奥义湛于镜中,而后阳春生于指下,用是参证群书,释以注解。[①]

不过,这个整理本仍未刊行,故影响不大。直至民国时期,该书流向社会,才引起学术界重视。

《古今图书集成》则不同,该书由陈梦雷等于康熙年间编纂,由武英殿于雍正六年(1728)印行,影响极大。作为我国现存最大的一部类书,《古今图书集成》内容"贯穿古今,汇合经史,天文地理,皆有图记。下至山川草木,百工制造,海西秘法,靡不备具,洵为典籍之大观"。[②] 书分六编:历象汇编、方舆汇编、明伦汇编、博物汇编、理学汇编、经济汇编,编下分典,共三十二典;典下又分部,共六千多部。《凡例》云:"是书为编有六,为典三十有二,为部六千有余,为卷一万。"《医部》《药部》都位于"博物汇编",前者属于"艺术典",后者属于"草木典",包含了大量的医药学资料。其编纂特点如何,有何优缺点,都值得探讨。

第一节　陈　梦　雷

与清代大部分官修图书不同,《古今图书集成》并没有列出全部的纂修者(一般称为纂修官)名单。原因可能与主持编纂者陈梦雷有关。

一、陈梦雷生平及其协助者

陈梦雷(1651—1741),字则震,号省斋,晚号松鹤老人,福建侯官人。康熙九年(1670)进士。康熙十二年返乡省亲,遇耿精忠叛乱,遭胁迫。康熙十九年,以从逆之罪入狱,后流放关东近二十年。康熙东巡,陈梦雷献诗称旨,

---

① (明)刘文泰等纂《本草品汇精要》,第6册,第2页。

② 康熙六十一年十二月,雍正皇帝谕内阁九卿等,见《世宗宪皇帝实录》卷二,《清实录》,中华书局,1985年版,第7册,第55页。

召回京师,辅导诚亲王胤祉。为报答康熙皇帝特别是诚亲王的厚爱,陈氏主持编纂了《古今图书集成》。雍正即位后,胤祉以党附胤礽得罪,陈梦雷受牵连,被再次发遣边外,卒于戍所。雍正皇帝命蒋廷锡等主持校勘《古今图书集成》,全面抹杀陈梦雷的功劳。可能是为了使陈梦雷跟《古今图书集成》彻底脱离关系,《古今图书集成》书前不列完整的纂修者名单。也因为雍正皇帝的处理,在很长的一段历史时间内,《古今图书集成》的主持编纂者被误认为是蒋廷锡。经过学术界的多年努力,现在已经澄清陈梦雷才是真正的主持编纂者。

在陈梦雷身旁,有一批协助者。王钟翰认为,陈梦雷的助编者有杨文言、林佶、金门诏、汪汉倬。① 裴芹据《内务府档案》中的《蒋廷锡、陈邦彦奏陈〈古今图书集成〉刷印情形并请旨奖惩有关人员折》,列出协助人员,共有两类。一类是随着陈梦雷流放被清除者:陈梦雷的弟弟陈梦鹏,儿子陈圣恩、陈圣眷,侄子陈圣瑞、陈圣策,同乡亲戚林谭、方桥、郑宽、许本植,还有林在衡、林在峨、李莱、王之栻、汪汉倬、周昌言、金门诏等;另一类是馆内留存者:车松图麒、李锡秦、高俊飞、金筠、俞养直、徐宁、关秦等 60 人。② 苗日新也据这些档案列出了《古今图书集成》的主要纂修人员:"负责古今图书集成馆的王大臣:诚亲王胤祉;集成馆总裁(主编):陈梦雷;编纂校对:金门诏(康熙举人)、程可式(康熙举人)、徐曰模(康熙举人)、李锡秦(雍正二年举人,乾隆广西巡抚)、汪汉倬(乾隆督粮道)等。还有陈梦雷的学生、家人等包括不少贡监生在内的生员。"③可见,除了陈梦雷,协助人员"多是年轻后生,没有什么功名,也不是专家学者"。④ 也就是说,陈梦雷是编纂《古今图书集成》的核心,是真正的主持者。

《医部》《药部》是《古今图书集成》组成部分,当然也是由陈梦雷负责。

---

① 《陈梦雷与古今图书集成及助编者》,原载《燕京学报》第 8 期(北京大学出版社,2000年版,第 187—201 页),又见王钟翰著《王钟翰清史论集》(中华书局,2004 年版,第 1027—1043 页)。

② 裴芹著《古今图书集成研究》,北京图书馆出版社,2001 年版,第 37 页。

③ 苗日新著《熙春园·清华园考:清华园三百年记忆》,清华大学出版社,2013 年版,第433 页。

④ 裴芹著《古今图书集成研究》,第 37 页。

《药部》篇幅太小,这里主要探讨陈梦雷与《医部》的关系。

二、陈梦雷与《医部》的重要地位

《医部》属于《博物汇编·艺术典》。《艺术典》下分四十多部,其中《医部》最大。《古今图书集成·凡例》云:

> 诸部中惟医最多,盖病非一,故汇考中统载内经及脏腑脉络图说于前,次则诸病,分门皆合诸家论此病之治法,次列方药,末列针灸医案,合此数者,皆为汇考。次列医术名流列传,又次则总论及纪事、杂录,良以民命所关,至圣所慎,医书错杂不伦,此则为之详酌区分,以待人之采择也。

医部不但为艺术典中最大的部,在整个《古今图书集成》中也属于大部。《凡例》曾述及部与卷帙的关系:"有一部而数百数十卷者,有一卷十余部者。"医部就属于数百卷者,共有五百二十卷之多,位于艺术典的二十一卷至五百四十卷。医部的卷帙之大得到了《古今图书集成》研究者的普遍承认,戚志芬云:"在6109部中,最大的是医部,占全书二十分之一以上,最小的部在边裔典内,只有一二行。"[①]陈香亦云:"以部来说,最大的是医部,占全书的二十分之一有奇,几与历象汇编之大小相等。而三十二典中,大于医部的,则只有四典。"[②]

卷数多代表重视。编修者为何重视医学,除了"良以民命所关,至圣所慎"的原因之外,是否有人的因素呢?这里试推论一二。

这跟康熙皇帝可能关系不大。康熙晚年不赞成编纂医书,康熙四十六年(1707)六月谕大学士等曰:"朕观医书与儒书不同。儒者之书,皆言五伦之理,作文者据以发挥,虽文之优劣,各由乎人,然其理总不出五伦之外。若医书,开一方于前,又列数方于后,果此一方尽善,则彼数方者又何用乎?以

---

① 戚志芬《〈古今图书集成〉及其编者》,《文献》,1983年第3期,第258页。

② 陈香《万卷类书〈古今图书集成〉》,原刊《中华文化复兴月刊》(1985年第18卷第10期,第67—71页),又见北京图书馆文献信息服务中心剪辑《图书馆学与目录学研究6——台港及海外中文报刊资料专辑(1986)》(书目文献出版社,1987年版,第58页)。

此揆之，彼著医书之人已自不能无疑也。"①这种态度也就决定了康熙皇帝不可能有加重医学内容的指示。而且，《古今图书集成》对有些医学内容的取舍也跟康熙皇帝的喜好不同。如张璐的医学著作。《古今图书集成》没有采撷，而康熙皇帝则推重之，曾命太医院校勘。朱彝尊于康熙四十八年（1709）春为《张氏医通》作序时说："君之书既行于世十余年矣。岁在乙酉，天子南巡至吴。君家以其书献，深当上意，寻命医院校勘，置之南熏殿。君虽没，而书之流布日远。"②乙酉即康熙四十四年，《古今图书集成》正在编纂过程中。如果从"康熙四十八年"上溯"十余年"，则《张氏医通》已经通行很长时间了。也就是说，《古今图书集成》编纂者是可以收集到此书的。另外，《古今图书集成》编纂者知晓张璐，《古今图书集成·医部·医术名流列传》有《张璐传》，云："按《吴县志》：张璐，字路玉，吴之明医也。能审虚实，决死生。又所著《伤寒大成》《诊宗三昧》《医通》《衍义》诸书，梓行于世。"这更说明，《古今图书集成》未采撷可能出于主观意识。

又如关于种痘的内容。《古今图书集成》编纂时，社会上已经流行种痘。康熙皇帝也重视种痘，康熙十九年（1680）征召傅为格为皇子接种人痘，康熙二十年征召朱纯嘏为皇家子孙及皇亲国戚、大臣子孙种痘，卓有成效。朱纯嘏因之被授太医院御医。③ 对于种痘，康熙皇帝在《庭训格言》中骄傲地说：

> 国初，人多畏出痘，至朕得种痘方，诸子女、尔等子女，皆以种痘得无恙。今边外四十九旗，及喀尔喀诸蕃，俱命种痘，凡所种皆得善愈。尝记，初种痘时，年老人尚以为怪，朕坚意为之，遂全此千万人之生者，岂偶然耶。④

当时的医书也记载了种痘的方法。如张璐的《张氏医通》就有"种痘说"。《古今图书集成》没有收入种痘的内容，只有一些种痘失败的记载。这也说

---

① 《圣祖仁皇帝实录》卷二百三十，《清实录》，第6册，第301—302页。
② （清）张璐著，李静芳、建一校注《张氏医通》，中国中医药出版社，1995年版：朱序。
③ 李经纬著《中医史》，海南出版社，2007年版，第320页。
④ （清）康熙撰，陈生玺、贾乃谦注释《庭训格言 几暇格物编》，浙江古籍出版社，2013年版，第38页。

明,《医部》受康熙皇帝影响不大。

《古今图书集成》突出《医部》,跟该书的支持者皇三子诚亲王胤祉可能有关。医学曾使胤祉得到康熙皇帝的赏识。康熙四十八年(1709)三月初十日,康熙皇帝在《谕宗人府》中记述,当初"不幸事出多端",康熙"日增郁结,以致心神耗损,形容憔悴,势难必愈",众人"不过为寻常虚语,袭用空文,此外别无良法",胤祉奏称:"虽不知医理,愿冒死择医,令其日加调治。"后用医药痊愈。① 这个时候,《古今图书集成》已经完成初稿。这个经历应该不会使胤祉特意重视医学,进而增加医部的内容。但另一方面,这个经历表明,胤祉即使谦称"不知医理",对医学也应该有一定的了解,不然不会"冒死择医"。当然,在《医部》的编纂上,胤祉即使发挥作用,也只能是外围的,必须通过陈梦雷来实现。

陈梦雷虽没有"不为宰相则为名医"的理想,但认为医学很重要。他在《董诚斋痘疹经验良方序》中说:

> 范文正公谓:"士之有志于道者,不为宰相则为名医。"盖相者,生天下于未死之先,使之各遂其生;医者,生天下于将死之际,而使之得免其死。故医之为道,所以佐君相政教号令之所不及,以成天地之大德者也。②

陈梦雷认为,医学能"佐君相政教号令之所不及",进而"成天地之大德",这就是医学的意义所在。当然,这种医学的宏观意义,可能源于士人的一般思维。

陈梦雷的自身经历使他对医学有更深刻的理解。在编修《古今图书集成》前,陈氏谪戍关外十余年,关外环境恶劣,陈氏家人多次遭受疾病侵害。清康熙三十四年(1695),其一女二男均染疾,女儿殇亡。康熙三十五年,其妻李孺人染疾病亡。这都记载在陈梦雷自己所写的《原皇清敕封孺人先室

---

① (清)玄烨撰《康熙帝御制文集》第3集,台北学生书局,1966年版,第1562—1563页。

② 《松鹤山房文集》卷十,《续修四库全书·集部》,上海古籍出版社,2002年版,第1416册,第152页。

李氏行述》中。

三、陈梦雷与《古今图书集成》医学内容的取舍

古代贬谪文人有编纂医方的传统。① 陈梦雷没有编纂医方,但他的经历、观点影响到《古今图书集成》医学内容的取舍,烙下了自己的痕迹。

(一)痘疹

在各类疾病中,对陈梦雷刺激最大的是儿童的痘疹。他多次记载这个疾病对他的伤害。《原皇清敕封孺人先室李氏行述》载:"乙亥之春,留都城内外婴孺皆患癍疹,死者什八九。余一女二男皆先后婴时疾,两儿仅免,而女瑶官竟以此殇。"②这是康熙三十四年(1695)。《蒙赐御书恭纪圣恩歌》载:"壬午之岁,五岁之女、三岁之男相继以痘殇,伤感成疾。"③这是康熙四十一年。康熙四十年,陈氏开始编纂《古今图书集成》,六年前的痛苦经历应该还没忘记。到了康熙四十一年,痛苦又一次降临,陈梦雷这次因伤心过度而病倒。

痘疹成了陈梦雷心里的伤痛,也影响到《古今图书集成》医学内容的取舍。《医部》内容极为丰富,有医经注释、诊法、脏腑、经络、运气、身形(头、面、耳等)、内科诸疾(风、痹、寒、暑等)、外科、妇科、儿科等。在各类内容中,儿科及痘疹内容的分量之重是比较罕见的。医部共五百二十卷(《艺术典》第二十一卷至第五百四十卷),而儿科疾病证治竟然有一百卷(第四百二十一卷至第五百二十卷),其中痘疹占四十二卷(第四百七十九卷至第五百二十卷)。与其他内容相比,儿科远远高于外科(二十二卷)、妇科(二十卷)等,即使与内科相比,也只是稍有逊色,而内科则包括了五十多种疾病。这是内部相比,外部相比也是如此。如与稍后的《医宗金鉴》相比,《医宗金鉴》共九

① 范家玮《刘禹锡与〈传信方〉——以唐代南方形象、贬官和验方为中心的考察》,见李建民主编《从医疗看中国史》,中华书局,2012年版。
② 《松鹤山房文集》卷十九,《续修四库全书·集部》,第1416册,第292页。
③ 《松鹤山房诗集》卷二,《续修四库全书·集部》,第1415册,第581页。

十卷,儿科内容共十一卷①,占全部内容的 12.2%;其中痘疹类内容为五卷,约占全部内容的 5.56%;《古今图书集成·医部》内容中,儿科内容占比超过 19.2%,其中痘疹占比约 8.08%。两者一比较,就可以清晰地看出《古今图书集成》对儿科及痘疹的重视。

其次,痘疹自身内容的取舍。陈梦雷的好友董诚斋是名医董凤翀之子,精通医学。② 陈梦雷说:"吾友董诚斋先生,世以医显于秦,尊人君灵公,所全活以千万计,秦人称之为神。而诚斋自幼颖异不群,博通群书,潜心举子业,以其间得悉其祖父秘授。"董诚斋擅长治疗痘疹。陈梦雷称:"予一男二女,一逆,一险,一顺,皆藉诚斋得全。"董诚斋著有《痘疹经验良方》一书,陈梦雷为之作序,并给予了很高评价,③故《古今图书集成》将《痘疹经验良方》作为取材资料,痘疹门二十六(《艺术典》第五百四卷)全部是《痘疹经验良方》的内容。需要提及的是,该书被人民卫生出版社版《古今图书集成医部全录》"本书引用医学书目"漏列。

种痘内容的处理可能也跟陈梦雷有关,他不是医家而是文人士大夫。当时社会及宫廷虽已盛行种痘,但士人却有不同看法。由儒入医的医家张璐就认为:"然皆方士之所为,人知其神之神,而不知不神之所以神,吾以静眼观之,曷若顺天随时,不假强为之为愈也。"④

(二) 养生

陈梦雷重视养生,其注离卦有云:"而道家亦以人身为小天地,以心肾分属坎离,而其功用取于水火之既济,盖亦从《易》说而旁通之者也。"⑤潘雨廷据此论述:"此为《周易》之另一作用,所谓体育是其义。古于三公中,为太保

---

① 卷五十至五十五为《幼科杂病心法要诀》,卷五十六至五十九《痘疹心法要诀》,卷六十为《幼科种痘心法要旨》。
② 董诚斋即董子杰,董凤翀之子,曾任河南新蔡县令,见《三原县志》(张厚塘、康兴军、辛智科编著《陕西历代医家事略》,陕西中医学院编辑部,1985 年版,第 47 页)。董凤翀著有《痘疮经验良方》六卷,另一子董汉杰刊刻。《痘疹经验良方》应该是在《痘疮经验良方》基础上整理而成。《古今图书集成》没有引用董凤翀《痘疮经验良方》,引用了他的另一部著作《活幼精要》。
③ 《松鹤山房文集》卷十,《续修四库全书·集部》,第 1416 册,第 152—153 页。
④ (清) 张璐著,李静芳、建一校注《张氏医通》,第 330 页。
⑤ (清) 陈梦雷撰,周易工作室点校《周易浅述》,九州出版社,2004 年版,第 192 页。

之职。凡由知育以认识,由德育以力行,决不可忽乎由体育以养生。而梦雷之注意于心肾,得主于缘督。失意而寿享九二,可知其平素之善于修养。较朱子考《参同契》之情,尤其密合于伯阳。道家以人身为小天地之说,既从《易》说中旁通而出,亦自然可旁通而入。入而得浩然一气之消息,庶为人参天地之本。达此生命之起源,方为体育之归宿处。"①当然,陈氏重视养生不止一处,又如注颐卦云:"言语饮食皆颐之动,慎之节之,法艮之止也。慎言语所以养德,节饮食所以养身,此则专就自善言之。"②养生方法甚多,除"节饮食"外,还有很多。就陈梦雷自述而言,他"素学内视",也重视神仙的养生术,见《水村十二景》小引。③ 这些在《古今图书集成·医部》中都有呈现,颐养补益门有神仙养生的影子,而临床分科治疗中的导引有的直接是内视,有些与神仙术有关。

陈梦雷重视《周易》,既重视理,又重视数,还重视占。《周易浅述·凡例》云:"《易》之为书,义蕴虽多,大抵理、数、象、占四者尽之。"④在当时儒学的背景下,他也认为"理数象占"的要旨在于修身:"《易》之为书,虽理数象占所包者广,大旨无非扶阳而抑阴,随时而守正。教人迁善改过,忧勤惕厉,以终其身。学《易》者苟不悟此,则诠理虽精,探数虽微,观象虽审,决占虽神,总于身心无当。"⑤但"探数虽微,观象虽审,决占虽神"仍然承认了数、象、占的价值。这种重视术数的特点在《古今图书集成·医部》中也有呈现。如运气门、太素脉等都与术数特别是占测有关。太素脉专注占测,属于术数,毋庸赘言。运气门也很重视占测,如引用了邵弁的《运气占候补遗》等。

四、文学之士身份的影响

陈梦雷的身份是文人士大夫,不是专业医生,这导致其支持编纂的《古

---

① 潘雨廷《论陈梦雷、杨道声的易学》,见潘雨廷著《易学史发微》,复旦大学出版社,2001年版,第406—407页。

② (清)陈梦雷撰,周易工作室点校《周易浅述》,第177页。

③ 《松鹤山房诗集》卷五《水村十二景(有引)》,《续修四库全书·集部》,第1415册,第651页。

④ (清)陈梦雷撰,周易工作室点校《周易浅述》,第1页。

⑤ (清)陈梦雷撰,周易工作室点校《周易浅述》,第2页。

今图书集成·医部》呈现出脱离实用的特点。《续修四库全书总目提要·图书集成医部全录》将之与《医宗金鉴》比较,云:"《金鉴》主修者吴谦为医学专家,故其书有心得,可作准绳;梦雷乃文学之士,但从事于荟萃编排,两书原难等量齐观。"也就是说,《图书集成医部》是文学之士的"荟萃编排"之作,不能作为医学准绳。《续修四库全书总目提要》编纂者的态度还比较委婉,时逸人则是完全否定,其在《我要说的话》中说:

> 在医学上,有相当贡献者,不在大部类书,而(在)简单之医书。如《六科准绳》《医部全录》等,此项类书,成之匪易,后学得益之处甚鲜。又以医学为文学,所误与此相等。昔苏东坡表彰《圣散子方》,后人信其言文者,转信其言医,殆误用害人。始知医学与文学,有不同之点。研究医学,当以实质之考察,非但纠缠玄说之处,应当革除,即以医学为文学之观念,并不应任其存在。①

这里谈到,因陈梦雷"以医学为文学",故《古今图书集成·医部》一方面"纠缠玄说"②,一方面只是纂述资料。当然,纂述资料是不是毫无实用价值,还可以再讨论。

第二节　《古今图书集成·医部》到 《古今图书集成医部全录》

《古今图书集成·医部》因"最称切用",被多次单独抽出印行,这就是中医界熟知的《古今图书集成医部全录》。但《古今图书集成医部全录》最早什么时候开始单行,在出版过程中又经历了何种整理,目前学界关注不足,值得进一步探讨。

---

① 时逸人《我要说的话》,《复兴中医》,第1卷第1期,1940年。
② 时逸人所谓的"玄说"指的是现代科学无法解释的理论、观点、学说等。时逸人以现代科学作为判断标准衡量《古今图书集成医部全录》并不妥当。但另一方面,《古今图书集成医部全录》的确喜欢辑录神仙、术数类内容,具体见后。

一、现有观点

学术界普遍认为,《古今图书集成医部全录》单行本的印行始于中华人民共和国成立之后。李经纬、林昭庚《中国医学通史·古代卷》云:"此书(引者注:《古今图书集成》)清末有影印本、铅印本,1934 年中华书局出版缩印本。1962 年,人民卫生出版社将《医部全录》排印分成 12 册出版。"[①]卢祥之、余瀛鳌《古今图书集成医部全录·比对与新用》云:"人民卫生出版社将《古今图书集成博物汇编艺术典》的医部内容结集成册,于 1959—1963 年铅印出版 12 册本,称《古今图书集成医部全录》。"[②]这是中医界的普遍认识。文献学界又是如何认识的?《古今图书集成》研究专家裴芹云:"《古今图书集成》的医部,人民卫生出版社以《古今图书集成医部全录》为书名出版过两次:1959—1963 年 12 册;1988 年又作为《中国古籍整理丛书》的一种再次标点出版。山西科技出版社还出版了《古今图书集成·医部精华》一册。"[③]也是认为 20 世纪 50 年代才开始单行出版。

实际上《医部》早就单独印行。《续修四库全书总目提要》著录了民国时期通俗图书社活字本,并云:"(《图书集成》)全书共一万五千余卷(引者按:当为"一万卷,五千余册"),卷帙浩繁,人难遍阅。光绪中,敕上海道用西法重印,当事因医部切于民用,别为抽印单行,至民国复缩印此小字本。"可见,早在清光绪时期《医部》就曾单印,民国期间又有新版本。

二、晚清聂缉规抽印《图书集成医部全录》

光绪十七年辛卯(1891),光绪皇帝谕令上海道用西方石印法重影《古今图书集成》,时任苏松太道聂缉规承其事[④],光绪二十年完成。由于全书浩

① 李经纬、林昭庚主编《中国医学通史·古代卷》,人民卫生出版社,2000 年版,第 670 页。
② 卢祥之、余瀛鳌主编《古今图书集成医部全录·比对与新用》,贵州科技出版社,2016 年版,前言第 5 页。
③ 裴芹著《古今图书集成研究》,第 147 页。
④ 聂缉规(1855—1911),字仲芳,湖南衡山人。曾国藩之婿。光绪十年(1884)任上海制造局总办。十六年(1890)任苏松太道。后历任江苏巡抚、安徽巡抚、浙江巡抚等职。

博,购读不易,且所有类别中"最称切用,利生之资者莫过于医学",聂缉规决定抽印《医部》。据牌记,光绪甲午(1894)开校,丙申(1896)季冬照印,丁酉(1897)仲夏告成。① 书名"图书集成医部全录"由书法大家伊立勋(1856—1941)题写,聂缉规题跋。

聂缉规跋一开始高度评价了《图书集成医部全录》的价值:"此一部都五百有二十卷,为《钦定古今图书集成》中博物汇考之一,实医学之大全,囊括闳纤,甄综秘要,诚方书之渊海,而证治之津梁也。"接着回顾了出版过程,先是受命负责《古今图书集成》的出版:"曩者重光单阏之岁,缉规受天子命,备兵苏松,兼榷商税,时大府适奉廷谕,令用泰西石印法重影订《集成》全书如干部,即以缉规理董其事,开局程功,逾辰徂午,始观厥成,俾得传播海宇,嘉惠艺林,甚盛典矣。"后又听从建议,抽印《医部》,广为单行:"顾说者谓全书浩博,独擅千秋,册富价昂,力购匪易,然其间最称切用利生之资莫过于医。……及兹抽印,广为单行。"最后高度评价清朝编纂《古今图书集成·医部》之贡献,认为"读者学者,共能仰体圣庙仁育之心,根据名谊而皆得其变通,参酌时宜而必求其征验,于以拯救斯民,偕登寿域,将见我皇朝二百五十年培养涵濡之德泽无微不至"。

聂缉规抽印《图书集成医部全录》一方面源自职责,另一方面也源自自己的医学兴趣。抽印《图书集成医部全录》之前即光绪十一年(1875),聂缉规曾刊刻《时疫白喉捷要》,该书有"光绪乙酉仲夏时疫白喉捷要衡山聂氏重刊"的牌记。② 他还广泛搜集经验良方,编纂为《各种经验良方》,于清光绪三十年由浙江官书局刊刻。除了刊刻医书、编纂医方,聂缉规还喜欢传方,其中就有著名的龙虎丸方。名医巢崇山之子"病肝胃气痛累年,屡治无效,日久增剧,饮食日少,夜不成寐","转为癫痫","承聂仲芳廉访邮寄"龙虎丸方,"并惠药十丸",取得良好效果(见巢氏《千金珍秘方选》)。③ 更难得的是,龙虎丸后来成为蔡同德堂药店的名药。许宝蘅妻子生病,"属于痰",别人告知

---

① (清)陈梦雷编《图书集成医部全录》,光绪二十三年(1897)聂缉规印本。
② (清)张绍修著《时疫白喉捷要》,光绪十一年乙酉(1885)衡山聂氏重刊本。
③ 张元凯、时雨苍等整理《孟河四家医集》,江苏科学技术出版社,1985年版,第1013页。

"上海蔡同德有龙虎丸可治,治之效者已十许人,其方传自聂仲方中丞,不知其何自来,往岁某公子试之有效,遂以授蔡同德,配制传布"①。"某公子"不知是不是巢崇山之子。

聂氏的《医部全录》是抽印,保留了全书的格式,但进行了认真的校勘,每卷都有初校和覆校。如《艺术典》第四百五十四卷《医部汇考四百三十四》:"上元许达璋耀南初校,阳湖陈以真璞卿覆校";《艺术典》第四百五十六卷《医部汇考四百三十六》:"阳湖陈以真璞卿初校,上元华锟金昆覆校";《艺术典》第五百四十卷《医术名流列传十四》:"上元栾学荧敏仙初校,海宁梁福绥筱林覆校"。

三、民国徐宝鲁出版《古今图书集成医部全录》

1937 年 3 月②,徐宝鲁发行出版了《古今图书集成医部全录》,该版精装二十册,平装六十册。

封面:

图书集成医部全录

通俗图书刊行社刊行

会文堂新记书局发行

版权页:

精装实价国币十四元,平装实价国币十元,外埠酌加寄费

纂辑者:清陈梦雷

校勘者:通俗图书刊行社

发行人:(上海河南路三二五号)徐宝鲁

印刷所:(上海河南路三二五号)会文堂新记书局

总经售处:上海河南路、三马路、北首会文堂新记书局

分经售处:北平琉璃厂、汉口交通路、长沙南阳街、广州永汉北路会

---

① 许宝蘅著,许恪儒整理《许宝蘅日记》,中华书局,2010 年版,第 3 册,第 1021 页。
② 据版权页为"中华民国二十六年三月出版",焦易堂序为 1936 年 10 月。

文堂新记书局①

徐宝鲁是会文堂新记书局的负责人。上海会文堂书局是戊戌政变后张謇和汤寿潜创办的书局，张謇、汤寿潜等谢世后，书局发展遇到了困境，徐宝鲁盘进，改名为上海会文堂新记书局，"他盘进会文堂的目的，不在会文堂书局，而是会文堂的出版权与印刷机械等等。当时，南京国民政府刚成立，要出版一批法学书刊。徐受国民党中央委员扬州人王柏龄的帮助，得到许可证，即在上海会文堂新记书局内成立中国法学编辑社，并聘请法学家郭卫为主编，出版《六法全书》及各种法典，独家发行，独家经售。"②书局也就"以发行法律书籍为主要业务"③。那么为何出版《古今图书集成医部全录》呢？《重印图书集成医部全录缘起》有阐述，认为历象、方舆、明伦、理学、经济五编仅具有历史学术价值，"惟《博物汇编》略异于是"，《博物汇编》中"惟《医部》独多，是《图书集成》以今日之估计，其价值已日渐低落，而为之生色者，赖有此《医部》耳……自西方医术东渐，我国医未尝为丧失其信仰，盖医药在治病之有效与否，无论其为中为西也。谚有曰：'食五谷，生灾难。'疾病为人所难免之事，使案置一编，按门求法，不待医而可药。是此书不独医家之所必备，民间又曷可少欤？爰取原编，改排精印，以低值发行。"也就是说，《古今图书集成》中只有《医部》价值不减，故单独出版。

中央国医馆馆长焦易堂序则给出了另外的原因。焦易堂认为中国医学博大精深，"与中国之文化同其久远，上下五千年，纵横九万里，所赖以护持吾民族之健康者"，它"有高深之哲学为其背景，理论之精湛，迥非他国所能望其项背。只以弘传之不力，遂致湮没而不彰，绝学销沉"，在社会各界的共同努力下，"中国之医学已趋向复兴之运"，"会文堂书局主人"有鉴于此，"爰刊图书，集成《医部全录》，以供有志医学者之探讨"。也就是说，会文堂书局主人是看到中国医学复兴的前景，刊刻了此书。

---

① （清）陈梦雷编《古今图书集成医部全录》，通俗图书刊行社，1936年版。
② 朱宝中《我所知道的上海会文堂书局》，见《萧山文史资料选辑·第3辑》，1989年版，第125—127页。
③ 黄林编《近代湖南出版史料·1》，湖南教育出版社，2012年版，第616—617页。

应当说，焦易堂所述有一定道理。晚清民国以来，严复、陈独秀、鲁迅、傅斯年、郭沫若、周作人等知识分子以引领社会风气为职责，宣扬科学，批判愚昧与陈腐。在他们眼中，中医就是愚昧、陈腐、不科学的国粹，应该废除。政府层面，先有 1912 年北京政府教育部的"漏列"中医案，经过中医界的斗争，1914 年，北京政府明确表示无意废弃中医，准许中医学校在各地立案；后有 1929 年南京国民政府第一届中央卫生委员会议上通过的"废止中医案"。在此情况下，出版界不愿意出版中医典籍。在中医界的努力下，社会开始关注中医的发展存亡，中医典籍的出版也呈现好的势头，特别是国医馆的成立和《中医条例》的颁布，更使出版界乃至整个社会认识到中医事业发展的美好前景，也越来越有信心出版中医著作。1936 年，是中医典籍出版的高峰年，大东、世界等书局都有大规模的医书出版。[①] 会文堂这个时期出版《古今图书集成医部全录》跟当时出版界出版医书的热潮一致。

另外，会文堂出版《古今图书集成医部全录》可能还有另外一个渊源，即中央国医馆馆长焦易堂的因素。焦易堂有法学背景，他早年毕业于北京中国公学大学政法科，曾与王用宾等创办首都女子法政讲习所。长期担任立法院法制委员会委员长，1935 年至 1941 年任最高法院院长。如果得到位高权重的焦易堂的支持，会文堂新记书局在未来法律书籍出版的竞争中会占据有利地位。焦易堂支持中医，力主设立并亲自主持中央国医馆，为了投其所好，会文堂新记书局出版了医书，并请焦易堂撰序。

这次出版某种程度上是独立出版，而不是从整部书抽印。这从目录就能看出，不管是总目，还是分册目录都无法看到《医部》在《古今图书集成》的位置（《博物汇编·艺术典》），只能看到《医部》的具体内容。从此而言，《古今图书集成医部全录》已经完全成为了一部独立的书籍，而不只是一部大书的一部分，体现了缘起所说的"改排精印"。但目录中"汇考"字样的存在，仍有原书体例的痕迹。

① 杨东方、周明鉴《民国时期的中医典籍出版》，《中国出版史研究》，2016 年第 4 期，第 133—143 页。

另外，"改排精印"不仅仅体现在目录的改变，还在于新式标点的运用。这为阅读提供了极大的便利。正是看中了这点，1979年台北新文丰出版股份有限公司据此版本重加整理校刊出版，著名中医陈紬艺作序。陈序指出，新文丰出版股份有限公司之所以出版该书，一是新文丰出版股份有限公司主人刘修桥有很深的中医文化情结，"慨然以抢救中华文化为己任，既不惜巨资，翻印《圣济总录》《六科准绳》《医统正脉全书》《中国医药汇海》《古今医统大全》《医心方》等巨著"；一是《古今图书集成·医部》的价值，"虽不能尽括中医所有之书，但门类悉备，具体而微，允为医家人人必备之工具书"。至于选择"上海会文堂书局新校本"的原因就在于"坊间虽有翻印，但缺乏标点，阅者不便"。① 新文丰出版股份有限公司版于1979年8月第一次印刷，1995年4月第二次印刷，在台湾地区产生了一定的影响。

四、1959—1962年人民卫生出版社排印新版

1959—1962年，人民卫生出版社据雍正活字版排印出版了《古今图书集成医部全录》，虽然是据雍正活字版，但做了很多整理。

（一）增加了"本书引用医学书目"

《古今图书集成》作为类书，搜罗医书繁多，但到底引用了哪些医书，共有多少种，并不好确定，因原书并没有引用书目。林品石、郑曼青云："《古今图书集成医部汇考》除《素问》《灵枢》《难经》三书外，均系汇集清初以前医书之资料分门编辑，计一百三十七门，四百八十四卷，所收医书未加统计，当为数百种。"② 人卫社版的整理者按照自己的统计方法，认为引用120余种，《出版者的话》（1959年）明确地说："所收医学文献极为丰富，自'黄帝内经'以下，至清初为止，共有120余种。"并在目录前开列了"本书引用医学书目"。

---

① （清）陈梦雷编《新校本图书集成医部全录》，台北新文丰出版股份有限公司，1979年版。

② 林品石、郑曼青著《中华医药学史》，广西师范大学出版社，2007年版，第322—323页。

不过奇怪的是，"本书引用医学书目"共著录书籍116种，跟120余种并不一致。让人遗憾的不止这些。因为整理者在增加"本书引用医学书目"时未加说明，往往引起学术界误解。如中医文献大家马继兴就误认为"1726年《古今图书集成医部全录》卷首"有"本书引用医学书目"。[①] 更加糟糕的是，这不是马老一人的认识，几乎是医史文献界共同的认识。

"本书引用医学书目"本身质量又如何呢？ 应当说，该书目本身存在诸多问题。

1. 遗漏严重

这里列举几部。（1）林亿《素问》新校正。书目列举很多《素问》的注本（如王冰《黄帝内经注》等），却遗漏了林亿的新校正本。其原因可能在于《古今图书集成》虽大量引用林亿的新校正，却往往未加说明。《古今图书集成考证》指出很多林亿的校语，[②] 如"此至'故其脉洪大而长也'诸语，乃林亿校正之辞，非王冰注"等。（2）明王文禄《医先》。"总论二"曾引用此书。（3）清费启泰《救偏琐言》。"痘疹门"二十七、二十八、二十九、三十都曾引用此书。且《医术名流列传》有费氏传。（4）喻昌《尚论篇》。"伤寒门一"至"伤寒门五"引用的"汉张机《伤寒论》"实际上就是此书。（5）清董子杰《痘疹经验良方》。董氏乃陈梦雷好友，前文已述。

遗漏的医书不仅仅是上述几部。如果说林亿《素问》新校正、喻昌《尚论篇》被遗漏还有《古今图书集成》本身的因素，其他的遗漏则多是整理者的问题。《医部》体例比较特殊，每一卷卷首会列这一卷的目录，论的部分往往具体到每一部书的某个章节名称，方的部分不会具体到引用某部医籍。如《医部汇考二百七十九》"汗门二"卷首为："张介宾《景岳全书》（自汗盗汗证、不治证、论治、战汗、头汗、论治）；陈士铎《石室秘录》（大汗、头手汗）；方（白术黄芪散、大豆蔻丸……清化饮）；单方；针灸；导引；医案。"

① 马继兴著《中医文献学》，上海科学技术出版社，1990年版，第17页。
② 《古今图书集成考证》二十四卷，龙继栋撰。清光绪石印本《古今图书集成》后附之，1934年中华书局影印本《古今图书集成》后亦附之。龙继栋（字松岑）通医，袁昶丙申（光绪二十二年，1896）日记载："目疾作，夜见松岑，云：龙胆泻肝汤可治之。潼关蒺藜，形如猪腰，煮水饮之，亦足明目。"（袁昶著，孙之梅整理《袁昶日记·下》，凤凰出版社，2018年版，第1174页）

稍加考察就可以发现，"本书引用医学书目"明显摘自卷首目录中的书名，即收入了论部分的引用书籍。而方、单方、针灸、导引、医案等部分的来源医籍则被遗漏，如这些部分所引用的《外台秘要》《圣惠方》《和剂局方》《肘后方》《圣济总录》《百一选方》《永类钤方》《普济方》《袖珍方》等都不见于书目。初步核查，《外台秘要》《和剂局方》《普济方》等引用都超过上百次，次数远远超过"本书引用医学书目"里的很多书籍。

2. 阑入非医书

"本书引用医学书目"所列的《三才图绘》《图书编》不是医书。日本冈西为人认为"非医书"有 7 种，[①]可惜他未列具体书名。考察书目，从广泛的概念而言，应该只有王圻《三才图绘》、章潢《图书编》不属于医书，而属于类书。明王圻《三才图会》一百零六卷："是书汇辑诸书图谱，共为一编。凡天文四卷，地理十六卷，人物十四卷，时令四卷，宫室四卷，器用十二卷，身体七卷，衣服三卷，人事十卷，仪制八卷，珍宝二卷，文史四卷，鸟兽六卷，草木十二卷。"[②]明章潢的《图书编》一百二十七卷："是编取左图右书之意，凡诸书有图可考者皆汇辑而为之说。一卷至十五卷为经义，十六卷至二十八卷为象纬历算，二十九卷至六十七卷为地理，六十八卷至一百二十五卷为人道，一百二十六卷为易象类编，一百二十七卷为学诗多识，此二卷与图谱无涉，别缀于末，盖《玉海》附录诸书例也。"[③]

3. 撰者错误

1988 年人卫社版已经有所发现，在"《医说》《续医说》，张子充"条下注："按《医说》为宋张杲撰，张子充为张杲之伯祖。《续医说》为明俞弁撰。"但有误的不仅是这一条。有些是托名，如"《黄帝素问》《灵枢经》，黄帝"、"《难经》，扁鹊"、"《中藏经》，华佗"、"《脉诀》，王叔和"、"《褚氏遗书》，褚澄"、"《幼科全书》，朱震亨"等条中的黄帝、扁鹊、华佗、王叔和、褚澄、朱震亨等是托

①　（日）冈西为人著，郭秀梅整理《宋以前医籍考·附录》，学苑出版社，2010 年版，第 1335 页。
②　《四库全书总目》卷一百三十八《子部·类书类存目二》。
③　《四库全书总目》卷一百三十六《子部·类书类二》。

名。除托名外,撰者错误的还有下述两种:

(1)"《婴童百问》,鲁嗣伯"条中的"鲁嗣伯"应为"鲁伯嗣"或"鲁伯嗣学"。该书现存最早版本是嘉靖本,前有嘉靖二十一年(1542)严嵩序,嘉靖十八年许赞进《婴童百问疏》,题"鲁伯嗣学"。这里的"学"疑是谦词,其实就是"撰"的意思,如《本经续疏》《本经序疏要》的作者是邹澍,道光五年(1825)本卷端署为"武进邹澍学";又如胡澍的《素问校义》,原书题为"绩溪胡澍学"。民国期间,《三三医书》本《素问校义》曾将作者误为"胡澍学",闹出了笑话。陆渊雷在《〈珍本医书集成〉序文之公案》中说:"原书署'绩溪胡澍学'。'胡'姓,'澍'名;'学',谓为此一门学问,犹言'撰'、言'著'耳,经学家自有此一种体例。乃该局最初编列书目时误以为人名'澍学',而题为'胡澍学著'。"[①]如此看来,《婴童百问》作者应为"鲁伯嗣"或"鲁伯嗣学"。

(2)《本草类方》的作者不是年希尧。《本草类方》同名著作颇多,宋明时期的很多医家都曾撰写。清年希尧亦有同名书,成书时间为雍正十三年(1735),见其当年《自叙》。在此之前的雍正六年(1728),《古今图书集成》就已印行,根本不可能引用年书。"总论三"引用时没署作者,可见引用的是前代医书。人卫社1962年版"书目"列有"年希尧《本草类方》",正文仍为"本草类方",没写作者。到了1991年版,又将正文改为"本草类方,清年希尧",一错再错。[②]

4. 书名错误

(1)"《体用汇编》《太素脉诀》,彭用光"中的《体用汇编》应为《体仁汇编》。傅凤翱的序解释了该书命名缘由:"序《太素》题曰'体仁'何? 盖仁者,天地生物之心。医以生人为业,仁术也。《太素》,医之推也。曰'汇编'者何? 先生又取用光所摘录叔和、东垣脉诀、药性,与所尝治病试验方药、意见

① 陆渊雷《〈珍本医书集成〉序文之公案》,《中医新生命》,第25期,1936年。遗憾的是,1985年中华书局影印《丛书集成初编》本仍将作者误置为"胡澍学"。

② 1991年版修正了1959—1962年版的部分讹误,又产生了新的讹误,特别是增加了很多错误的作者信息。如乔岳《五脏绝歌》出自宋代《小儿卫生总微论》,作者乔岳最迟为宋人,1991年版标为"五脏绝歌(明乔岳)"。又如《幼幼近编》的作者陈治是清代人,1991年版标为"幼幼近编(明陈治)"。

图说,类粹锓梓,谓其与《太素》相表里也。"①《古今图书集成》正文引用也为"彭用光《体仁汇编》"。

(2)"《博济稀痘方论》,郭子章"应为"《博集稀痘方论》,郭子章"。该书为"博集"前贤方论而成,故名《博集稀痘方论》。严世芸《中国医籍通考》(第3卷)、裘沛然《中国医籍大辞典》等都著录为"《博集稀痘方论》",②《古今图书集成》正文引用也为《博集稀痘方论》。

(3)"《痘科纂要》,马之骐"中的《痘科纂要》应为《疹科纂要》。严世芸《中国医籍通考》第三卷、裘沛然《中国医籍大辞典》等都著录为《疹科纂要》。③《古今图书集成》正文引用也为"马之骐《疹科纂要》"。

(4)"《医方考》《身经通考》,吴昆"中的《身经通考》疑为《身经通考方》。查阅各种公私书目,未见有著录吴昆《身经通考》者,唯《古今图书集成》正文引用为"吴昆《身经通考方》",故疑为《身经通考方》。

(5)"《医门群辨论》,吕复"中的《医门群辨论》应为《医门群经辨论》。《古今图书集成》正文引用为"吕复《医门群经辨论》"。孙承泽《春明梦余录》卷五十七引用"《内经素问》,世称黄帝、岐伯问答之书"这段时作"吕复《群经·古方论》"。④

"本书引用医学书目"在人卫社1988年版及以后各版均有保留,产生极大影响。这不但对中国学者产生了误导,对海外学者也产生了误导。如日本著名的中医文献学家冈西为人在《关于汉方医学丛书·钦定古今图书集成医部》一文中就认为所引书籍110种,而列举的书籍全部见于"本书引用医学书目",且沿袭了书目的部分讹误。⑤至于110种比"本书引用医学书目"的116种少了6种,应该是未将注本与原书分开计算,即未将王冰《黄帝内经

────────────

①　严世芸主编《中国医籍通考》第2卷,上海中医学院出版社,1991年版,第2517页。原来断句有误,引用时做了调整。

②　严世芸主编《中国医籍通考》第3卷,第4239页;裘沛然主编《中国医籍大辞典》,上海科学技术出版社,2002年版,第906页。

③　严世芸主编《中国医籍通考》第3卷,第4299页;裘沛然主编《中国医籍大辞典》,195页。

④　(清)孙承泽著,王剑英点校《春明梦余录》,北京古籍出版社,1992年版,第1154页。

⑤　(日)冈西为人著,郭秀梅整理《宋以前医籍考·附录》,第1334—1337页。

注》、滑寿《难经本义》、马莳《素问注》《灵枢注》、张志聪《素问集注》《灵枢集注》单独计算。

当然,"本书引用医学书目"仍有其价值所在,对于了解《古今图书集成》资料来源具有不可忽视的意义。

(二) 对内容重新分类命名

《整理者的话》说:

> 现因本书卷帙浩大,为了便利读者选购起见,特就内容性质,分订为如下八个部分:
>
> 1. 医经注释(卷1—70);2. 脉法、外诊法(卷71—92);
>
> 3. 藏腑身形(卷93—216);4. 诸疾(卷217—358);
>
> 5. 外科(卷359—380);6. 妇科(卷381—400);
>
> 7. 儿科(卷401—500);8. 总论、列传、艺文、记事、杂录、外编(卷501—520)

这样,《医部》不但从《古今图书集成》中独立出来,《医部》内部也可以独立成书。

(三) 删除了部分内容

《出版者的话》说:"但因本书受编写当时的历史条件所限,对于某些迷信不合理的资料也有部分收辑在内,如'太素脉诀'和'产图'等,均无临床实用价值,故已作了部分删节。"应当说,这个处理并不妥当。故1988年,人民卫生出版社再版时,恢复了删除的内容,其《点校说明》说:"本书早于一九五九年人民卫生出版社据雍正活字版排印出版,颇受读者欢迎。但当时由于历史条件的关系,对于原书中某些内容,如《太素脉诀》等作了删节。兹根据卫生部关于整理中医古籍的指示精神,保持中医古籍原貌以便学习研究。在这次点校时,除恢复了原书的全部内容外,并再一次进行了核校和必要的他校、理校工作,补入了一九五九年排印本删去的内容,改正了原书的脱简、讹文以及其他一些误谬之处。"

(四) 重新设置目录

目录设置上没有了《古今图书集成》的痕迹。不管是《总目》,还是具体的细目,该本已经没有"汇考"等字样,显示出自己的独立性。

第三节 《古今图书集成·医部》的价值

自《古今图书集成》刊行,特别是《医部》单独刊行后,一直受到学界欢迎。直至今日,它仍被视为常用的中医工具书,被学术界推崇。原因何在呢? 这跟它的诸多优点有关。

一、征引书籍广博

虽然无法准确得知《医部全录》引用了多少书籍,但就初步调查而言,可以说,它引用书籍绝对有数百种。引用书籍中有医书,也有非医学类书籍。仅以"总论"部分而言。医学类有《黄帝素问》、《灵枢经》、《扁鹊难经》、张机《金匮要略》、《褚氏遗书》、孙思邈《千金方》、陈自明《外科精要》、李杲《珍珠囊指掌》、王好古《此事难知集》、罗天益《卫生宝鉴》、朱震亨《心法》、王好古《汤液本草》、吕复《医门群经辨论》、王文禄《医先》、虞抟《医学正传》、王纶《明医杂著》、倪维德《原机启微》①、张杲《医说》、俞弁《续医说》、傅滋《医学集成》、寇宗奭《本草衍义》、无名氏《本草类方》、徐春甫《古今医统》、王肯堂《证治准绳》、李梴《医学入门》、龚廷贤《万病回春》、陈实功《外科正宗》、无名氏《小儿卫生总微论方》、李中梓《医宗必读》、缪希雍《本草经疏》②、喻昌《医门法律》《寓意草》等,既有医学经典,也有一般医书。且征引书籍时毫无门户之见,既有补土派李杲及其弟子的著作,也有滋阴派朱丹溪及其追随者的著作,又有温补派龚廷贤的著作,还有伤寒错简派喻昌的著作。非医学书籍有《易经》《书经》《礼记》《周礼》《春秋四传》《隋书》《避暑录话》《玉涧杂书》《梦溪笔谈》《东坡杂记》《比事摘录》《柏斋三书》《吴文定公家藏集》《九灵山房集》《大学衍义补》《日知录》及梁阳泉《物理论》、林逋《省心录》、王祎《青岩丛

---

① 原文为"无名氏《原机启微》"。《古今图书集成医部》多次引用此书,一般称为"倪维德"或"明倪维德",但也有例外,如"小儿诸疳门"称为"金倪维德"。

② 作者名原误为"缪雍希",今改正。

录》等，可谓横跨了经史子集百家诸类。"总论"只有三卷，引用书籍已经如此广博。

更值得称赞的是，《古今图书集成》还引用了域外医籍，如多次引用《东医宝鉴》，涉及医论、治则、治法（方药、针灸等）、护理等内容。《东医宝鉴》二十五卷（目录二卷，正文二十三卷），朝鲜医学家许浚奉敕编著，万历四十一年（1613）刊行。这是一部综合性医书，摘录中国明代万历以前八十余种医书，《医方类聚》《乡药集成方》等朝鲜医书以及《参同契》等道家、文史杂著分类编纂而成。其中，部分书籍在中国已经散佚。在朝鲜医家所撰的汉方医著中，该书最负盛名，学术价值也颇高，对指导中医临床和文献研究都具有参考价值。中国古代社会，华夏中心主义意识盛行，周边民族、国家被视为落后的蛮夷，只能以夏变夷而不能以夷变夏，即只能用中华文明教化改进周边民族或国家而不能借鉴他们的文明。这种唯我独尊的自大心态在官方整理医书时表现明显，如《医宗金鉴》《四库全书》等都很少参考域外医籍。而《古今图书集成·医部》能够引用域外医籍，的确值得称赞。这也反映出康熙时期开放包容的社会心态。

《医部》在征引医书上有何喜好呢？日本冈西为人曾分析《医部》的引书次数多少的问题："次数最多者为明代书籍，金元书次之，宋代书籍较少。"[1]正如上文所言，他的立论建立在人卫社版"本书引用医学书目"基础之上。准确性可能存在问题。不过，就汇考部分的"论"及"总论"而言，所引医书的确以金元明为主，这些医书也大都存世。张灿玾就云："清代医籍引书，以《图书集成·艺术典·医部》即后称《图书集成医部全录》为最多，然其引书，大都存世。"[2]但部分医籍可能已经亡佚。查《中国中医古籍总目》，[3]宋代钱乙的《指迷论》、《幼科全书》（伪托元朱震亨著）、元明之际吕复的《医门群经辨论》、明代汪宦的《六气标本论》、明代吴昆的《身经通考方》、明代邵弁的

① （日）冈西为人著，郭秀梅整理《宋以前医籍考·附录》，第1335页。

② 张灿玾著，张增敏、张鹤鸣整理《中医古籍文献学》（修订版），科学出版社，2013年版，第451页。

③ 薛清录主编《中国中医古籍总目》，上海辞书出版社，2007年版。

《运气占候补遗》、明代聂尚恒的《痘疹论》、清代董凤翀的《活幼精要》、无名氏《沈氏痘疹心传必效良方》等医书均未被著录，存世的可能性很低。这表明《医部》具有保存医学文献的价值。

因为《医部》引用书籍较多，当后世医家需要参考某部医书又难以访求时，往往就借助《医部》。周学海撰写《脉学四种》时就是如此。书前的"《脉学四种》引用书目"排在第一位的就是《钦定图书集成·艺术部·医学门》，并言："书引《幼科全书》《古今医统》《婴童百问》并出此。"①

二、内容丰富全面

这个优点，学界多有谈及，但又很难说透，利用类目进行论述可能是一种策略。民国时期，《廖平医书合集》曾迻录了目录（即第一级类目）为《图书集成医部总目》，罗元黼识语为："上《图书集成医部总目》，共五百二十卷。自《素问》《灵枢》《难经》《脉法》诸篇以降，历代论病方书，均分条采列，继以伤寒、外科、妇人、小儿各门，而以医术名流列传、艺文、纪事、杂录、外篇终焉。捃佚搜奇，繁征博引，诚医学之类苑、方技之大观。仁心活人之士，谓宜纵览，以充学识，证精微。第全书浩博……或有志未见者，亦藉窥豹得斑。"②既强调了《古今图书集成·医部》内容之丰富，也强调了类目之窥豹功能。

（一）类目概述

《医部》共分汇考、总论、医术名流列传、艺文、纪事、杂录、外编等项。汇考为理论法则、临床运用等医学核心内容，总论为有关医学的概论性资料，医术名流列传是名医传记，艺文是与医学相关的诗文等文学性作品，③纪事

---

① 郑洪新主编《周学海医学全书》，中国中医药出版社，1999年版，第398页。

② 廖平著，王凤兰等点校《廖平医书合集》，天津科学技术出版社，2010年版，第52—57页。

③ 人卫版认为："艺文：是历代医药书籍中的有研究价值的序和一些医学家的诗文。"这并不准确。首先，艺文中的序不是医药书籍的序。序共六篇：《汉书艺文志序》（两则）、朱熹《送夏医序》、宋濂《赠贾思诚序》《赠医师葛某序》《赠医师贾某序》，均不是医药书籍的序。其次，艺文中的文共二十多篇，文体很多，有赞、铭、记、诵、论、箴等，序虽然多，在文中并不能占绝对多数。最后，诗文的作者除龚信、李梴外都不是医学家。特别是诗，作者分别是：邵雍、王安石、杨时、文天祥、宋禧、陈琛、赵鹤、王世贞、张羽、秦康王，大都是理学家、文人等。

是史书、笔记中有关医药记事，杂录是有关医学事迹、寓言故事等，外编是非医学书籍中记载的医学传说等。可见，《医部》不但关注医学本身的知识体系、技法等，还关注与医学相关的东西。从核心到外围，可谓全面。

汇考关注医学的核心内容，最为丰富，其类目如下：素问、灵枢经、难经、脉法、外诊法、脏腑门、经络门、身形门、运气门、头门、面门、耳门、目门、鼻门、唇口门、齿门、舌门、咽喉门、须发门、颈项门、肩门、腋门、胁门、背脊门、胸腹门、腰门、四肢门、前阴门、后阴门、皮门、肉门、筋门、骨髓门、风门、痹门、寒门、暑门、湿门、燥门、火门、痰门、咳嗽门、呕吐门、泄泻门、霍乱门、滞下门、大小便门、淋浊遗精门、血门、汗门、渴门、哮喘门、疸门、疟门、厥门、癫狂门、痫门、瘟疫门、瘫痪门、虚劳门、肿胀门、噎膈反胃门、饮食门、积聚门、惊悸怔忡健忘门、情志门、烦躁门、嗜卧门、不得卧门、声音门、呃门、噫气门、懊憹门、懒惰门、太息门、中蛊门、中毒门、中恶门、卒中暴死门、诸哽门、五绝门、怪病门、诸虫门、颐养补益门、种子门、伤寒门、外科痈疽疔毒门、外科附骨流注门、外科游风丹毒斑疹门、外科疠疡癜风门、外科浸淫疥癣门、外科反花天泡杨梅门、外科瘿瘤疣痣门、外科热疮痤痹门、外科汤火灸冻漆疮门、外科跌打金刃竹木破伤门、外科虫兽伤门、妇人经脉门、妇人子嗣门、妇人胎前门、妇人临产门、妇人产后门、妇人崩漏门、妇人带下门、妇人诸乳疾门、妇人前阴诸疾门、妇人梦与鬼交门、妇人交肠门、小儿未生胎养门、小儿初生护养门、小儿诊视门、小儿脏腑形证门、小儿初生诸疾门、小儿头面耳目鼻病门、小儿唇口齿舌喉病门、小儿胸背手足病门、小儿风寒门、小儿诸热门、小儿嗽喘门、小儿诸卒中门、小儿惊痫门、小儿吐泻门、小儿二便门、小儿心腹痛门、小儿肿胀门、小儿食癖门、小儿诸疳门、小儿痢门、小儿疟门、小儿诸汗门、小儿阴病门、小儿杂病门、小儿疮疡门、痘疹门。各门中又大都有方、单方、针灸、导引、医案等小类目。类目表明，《医部》内容极为丰富，有医经，有诊断，有理论，有临床等。

每一类目都搜罗宏富，巨细靡遗。民国期间，中医界着力于建构中医诊断学，《古今图书集成》的相关内容就成为了首选。中央国医馆第二届第二次理事会议讨论通过的《拟定中医教学方案以备采择案》云："吾国诊断学向分望、闻、问、切四法，王叔和《脉经》后以清蒋廷锡所著《外诊察病法》《历代脉诀菁华》二书于本科各法搜辑略备。"①所谓的《外诊察病法》《历代脉诀菁华》就是《古今图书集成》的外诊法、脉法。以脉法而言，张山雷就赞叹道："则自《素》《灵》《八十一难》、仲景、叔和之伦以及明清作者，凡有脉法，悉数甄录，可谓洋洋大观。……而所集者多至数十种，以作馈贫之粮，可谓勤矣。"②

（二）类目与分科

首先，汇考类目大致涵盖了当时的医学各科。清代初期，医学分为十一科。《太医院志·职掌》载：

> 国初依明制，术分十一科，曰大方脉，曰小方脉，曰伤寒科，曰妇人科，曰疮疡科，曰针灸科，曰眼科，曰口齿科，曰咽喉科，曰正骨科，曰痘疹科。③

这里的明制指的是明隆庆五年（1571）之后的制度。《大明会典》卷二百二十四"太医院"条云：

> 凡本院习业，分为十三科。自御医以下，与医士、医生，各专一科。隆庆五年，奏定御医吏目，共二十员：大方脉五员，伤寒科四员，小方脉、妇人科各二员，口齿、咽喉、外科、正骨、痘疹、眼科、针灸等七科各一员。医士、医生各七十余名。大方脉、伤寒科、小方脉、妇人科、口齿、咽喉、外科、正骨、痘疹、眼科、针灸等七科，各名数不等。④

可见，明代分科一开始为十三科，明隆庆五年才定为十一科。清初沿袭十一科，只不过将外科改为疮疡科。应当说，这个变动并不妥当，疮疡毕竟只是外科之一种。

《医部》设置类目时应该参考了隆庆五年分科。1. 痘疹独立，与小儿并

---

①　邓铁涛主编《中医近代史》，广东高等教育出版社，1999 年版，第 165—166 页。
②　张寿颐著《张山雷医书二种》，福建科学技术出版社，2008 年版，第 121 页。
③　任锡庚撰《太医院志》，1923 年石印本，第 1 页。
④　（明）李东阳等敕撰，（明）申时行等奉敕重修《大明会典·5》，江苏广陵古籍刻印社，1989 年版，第 2968 页。

列。痘疹独自成科是隆庆五年的创举,明初十三科中并无痘疹科。① 2. 设置外科而不是疮疡科。《古今图书集成·医部》将外科疾病分为痈疽疔毒、附骨流注等十一类,又在"外科痈疽疔毒门一"卷首云:

> 按外科证生于各部分者已详前杂病例中,如发脑、百会等病之见于头门;发面、发颐等病之见于面门;瘰疬、天柱等病之见于颈门;发背、对心等病之见于背门;内痈、井疽见于胸门;臁疮、鹤膝见于四肢;妒精、疝癫见于前阴之类。

可见,外科内容非常丰富,不限于疮疡。

明隆庆五年医学十一科中,《古今图书集成·医部》大类目有内科(大方脉)、小儿(小方脉)、伤寒、妇人、外科、目(眼科)、唇口和齿(口齿)、咽喉、痘疹;治疗类目(方、单方、针灸、导引等)里有针灸;唯一缺少的是正骨类。也就是说,涵盖了绝大多数医学分科。

其次,其他医学分科也大都能在《医部》找到相应类目。

明初医学十三科与十一科相比,少了痘疹,增加了金镞、按摩、祝由。金镞,《医部》中的"外科跌打金刃竹木破伤门"与此相类。按摩,《医部》将它纳入导引。"前阴门二"论部分有云:"宜按摩法,详导引中。"同卷"导引"载有按摩内容。查所辑录的《医方考》,原来的小标题是"按摩法",可见将按摩归入导引是《医部》的处理。② 导引是《医部》中一个重要的类目,与方、单方、针灸等并列。祝由,《医部》也有这个类目,在《医部汇考四百二十四》"小儿诸卒中门"中,设置的治疗类目为:方、单方、祝由、医案。如此看来,明代十三科中,只有正骨类未被《图书集成》列为类目。

医学十三科还有另外的说法。徐春甫《古今医统大全》载:

> 自宋元以来止用十三科。考医政,其一为风科,次伤寒科,次大方

---

① 《明史·职官志》云:"凡医术十三科……曰大方脉,曰小方脉,曰妇人,曰疮疡,曰针灸,曰眼,曰口齿,曰接骨,曰伤寒,曰咽喉,曰金镞,曰按摩,曰祝由。"(清)张廷玉等撰《明史》,中华书局,1974年版,第6册,第1812页。

② (明)吴昆编著,洪青山校注《医方考》,中国中医药出版社,2007年版,第231页。

脉科,次小方脉科,次妇人胎产科,次针灸科,次眼科,次咽喉口齿科,次疮疡科(即今之外科),次正骨科,次金镞科,次养生科(即今修养家导引、按摩、咽纳是也),次祝由科(《经》曰:移精变气者,可祝由而已。即今符咒、禳祷,道教是也)。①

这跟《明史》的记载稍有不同,清陆以湉《冷庐医话》卷一"医范"曾有比较。跟前面相比,风科、养生科为未阐述科目,《医部》有风门、颐养补益门、导引,其中后两者是养生。另,妇人胎产科,与上述妇人科相比,强调了胎产,《医部》则有相应的妇人临产门和妇人产后门。

十三科之外,历史上还曾出现过其他医学科目。如脾胃科,徐春甫《古今医统大全》载:"古医十四科中有脾胃科,而今亡之矣。"②《医部》脏腑门里有脾、胃。另外,《医部》还前瞻性地设置了一些当时还未独立分科的类目,如耳门。耳科出现很晚,清代中后期的陆以湉曾云:"近有专业耳科者,是又在诸科之外矣。"③

最后,《医部》类目不但涵盖了绝大部分医学科目,还有延伸,如种子门实为房中。《汉书·艺文志》方技略房中类著录《容成阴道》《黄帝三王养阳方》《三家内房有子方》等八家书籍,并言:"房中者,情性之极,至道之际,是以圣王制外乐以禁内情,而为之节文。传曰:先王之作乐,所以节百事也。乐而有节,则和平寿考。及迷者弗顾,以生疾而陨性命。"评价不甚高。著录的书籍都已亡佚,但可推断其内容。如《容成阴道》论述的应该是御女之道。陈国庆《汉书艺文志注释汇编》在《容成阴道》条下辑录了王应麟《汉志考证》、姚振宗《汉志条理》的相关资料:"《后汉书·方术传》,冷寿光,行容成公御妇人法。""《后汉书·方术传》,甘始,东郭延年、封君达,三人皆方士也,率能行容成御妇人术。"④这些实在算不上医学。而《三家内房有子方》可能蕴

---

① (明)徐春甫编集,崔仲平、王耀廷主校《古今医统大全》,人民卫生出版社,1991年版,第202页。
② (明)徐春甫编集,崔仲平、王耀廷主校《古今医统大全》,第202页。
③ (清)陆以湉著,张向群校注《冷庐医话》,中国中医药出版社,1996年版,第1页。
④ 陈国庆编《汉书艺文志注释汇编》,中华书局,1983年版,第230页。

含一些医学内容。《医部》设置种子门，可见辑录内容之广。

内容丰富的特点如此突出，以至于出售广告常常强调这一点。《中国医药月刊》"出售"云："兹有平装《钦定古今图书集成医部全录》一部，共六十册，此书对于中国医学，包罗万象，应有尽有，实为研究医学之必需参考书。陈于案头，整齐美观，……购书者实不可多得之良机，欲购者请函本社发行部。"①

三、医经注释与医术名流列传

《医部》创立了很多新的类目，如"素问""灵枢经""难经"及"医术名流列传"等，意义很大，价值颇高。

（一）医经注释

《素问》《灵枢经》《难经》是中医学的奠基之作，具有极高的学术价值。历史上，很多类书都重视这些医籍，按照一定的主题节取或者缩写相关内容。《医部》同样重视，一开始就是"素问"，接着是"灵枢经""难经"。更加可贵的是，不同于前代类书的割裂原文，《医部》完全按原貌迻录文字，保证了原文的完整性，同时又汇聚了经典的注释，具有很高的学术价值。与《难经》只辑录滑寿的注释相比，《内经》汇聚了多家注释，学术价值更高，衍生出《内经三家合注》一书。谢观《中国医学大辞典》对此评价甚高：

> 《内经三家合注》：王冰、马莳、张志聪三家所注，各有单行本，《图书集成·医部全录》将三注汇为一编，分散于经文之下。三家中王注最古，排抉隐奥，多所发明，但所注仅有《素问》，分段亦多琐碎；马注始依《素》《灵》两书文法，分为章节，眉目清晰，于王注之外亦多创解；张注尤切实用，学者多宗焉。②

"素问"等部分既有原文，又有注释，给读者以极大的方便。很多名家通过它学习经典。如姜春华在《我的学习过程》中说："我从陆先生自学《内经》全书时，先看王冰本。有许多不可解处，王氏也避而不注。后来取《医部全

---

① 《出售》，《中国医药月刊》，第3卷第6、7期，1943年，第12页。
② 谢观等编著《中国医学大辞典》，中国中医药出版社，1994年版，第229页。

录·汇注》作参考,因为此书除王冰外还收载了马莳、吴昆、张志聪诸注,可以汇参。"①在《怎样学习〈内经〉》一文中也说:"《古今图书集成医部全录》(清陈梦雷等编,陈系官僚,不懂医学)问题很多,兹不具论。但《内经》取王冰为主,每节段之下附以吴、马、张注,可以节约翻查时间,便于会解;学者如欲学《内经》全文,可取是编备查。"②又如张云鹏在《勤于积累善于思考》一文中说:"我学习《黄帝内经》先从《内经知要》开始,为了通晓全貌,认真学习王冰注《黄帝内经素问》与张隐庵《黄帝内经素问集注》。《黄帝内经灵枢》则以陈梦雷《古今图书集成医部全录·医经注释下》为主。"③

(二) 医术名流列传

除医经注释几个类目外,"医术名流列传"也是前代类书未有且很有价值的类目。在这个类目中,编纂者从地方志、史书、医书、笔记等搜集历代医家人物一千三百人左右,④既有正史上记载的医学名家,还有名不见经传的民间医人,得到了学术界普遍赞誉。李经纬、林昭庚《中国医学通史·古代卷》云:"其'医术名流列传',以辑清初以前著名医学家传记共 1 200 多则,为空前的全帙。"⑤干祖望说:"'医术名流列传',起于上古止于明代,共列传者有名医 1 334 人。如其单独成书,也不失为一部'名医大辞典'巨著。"⑥这是大陆学界的评价。台湾学界的评价也很高,陈钦铭在《扁鹊与华佗》一文中说:"《古今图书集成·医部·医术名流列传》,搜辑我国历代迄明朝为止医者,共计一三六零余人。其资料来源,出自二十四史的,计一一八人;出自各地方志的,计九四八人;其他则撷拾各种医书、史书、笔记、杂录等,搜罗之丰富,辑录之详备,就中国医学史各种著作而言,迄今无出其右!"⑦

因为"医术名流列传"的学术价值,医史研究者一般都将它列为重要参

①　姜春华著《姜春华论医集》,福建科学技术出版社,1986 年版,第 470 页。
②　姜春华著《姜春华论医集》,第 354 页。
③　张奇文、柳少逸主编《名老中医之路续编》,中国中医药出版社,2007 年版,第 210 页。
④　因计算方法不一,各家计算结果稍有差异。
⑤　李经纬、林昭庚主编《中国医学通史·古代卷》,第 600 页。
⑥　干祖望编著《干祖望医书三种》,山东科学技术出版社,2008 年版,第 49 页。
⑦　陈钦铭《扁鹊与华佗》,原载《中国杂志》9 月号(1974 年)及 12 月号(1975 年),见陈钦铭著《中国医经医史研究论集》,台北启业书局,1988 年版,第 386 页。

考书。黄竹斋在《拟定中医教学方案以备采择案》中强调要重视医学史,而编纂医学史教材首先要利用好《医术名流列传》,他说:"吾国医学肇端于神农,昌明于黄帝,迄今有四千余年悠久之历史,圣哲相承,著述浩繁,载籍既多,流派各别,弗究学术渊源所自,必贻数典忘祖之讥。是医史学不惟表彰先哲发明之绩,且可兴起学者爱国之心。当取《图书集成·医术名流列传》,……俾明授受之渊源,兼悉学术之变迁。"①

很多学术著作也把"医术名流列传"当作主要参考资料。如日本丹波元胤《医籍考》是公认的目录学名著,辑录资料以丰富著称。很多资料就辑自"医术名流列传",许宝蘅就说:"阅《图书集成·医部》内名流列传,始知丹波《考》内所据各志书皆本于此。"②又如中国台湾黄三元《中国历代名医列传》也大量采撷《医术名流列传》,黄氏《自序》称:"笔者编著此书,以《古今图书集成》中的'医术名流列传'为主。"③又如谢观的《中国医学大辞典》是我国第一部辞典类大型医学工具书,也将《图书集成医部》当做主要参考书。张长民《关于中国医学大辞典和汉医家及医籍之修正》云:"顾是书取材,大半采自《古今图书集成医部》。"④其中"医术名流列传"就是主要来源之一。《中国医学大辞典》中以"医术名流列传"为根据著录的医书就有宋靳鸿绪《内经纂要》、金张从正《六门二法》、元葛乾孙《十二经络》、元陆仲远《千金圣惠方》、明王子英《王氏医案》、明雷伯宗《千金宝鉴》、明丘可封《医书》、明清间费启泰《一见能医》等多部。

四、便于使用,利于阅读

作为类书,《医部》非常便于使用,这得益于其明确的分类,清晰的体例。而辑录各种注本、使用参见法,则有助于读者阅读。

---

① 《中央国医馆第二届第二次理事会提案》,见《黄竹斋医书合集·上》(黄竹斋著,成莉、陈广涛、徐宗佩等点校:天津科学技术出版社,2011 年版,第 1075—1076 页)。
② 许宝蘅著,许恪儒整理《许宝蘅日记》,第 4 册,第 1319 页。
③ 黄三元编著《中国历代名医列传》,台北八德教育文化出版社,1981 年版,自序第 2 页。
④ 张长民《关于中国医学大辞典和汉医家及医籍之修正》,《广东医药旬刊》,第 2 卷第 5、6 期合刊,1943 年,第 66 页。

（一）分类和体例

学术界普遍认为，《古今图书集成》分类明确、体例严谨，便于使用。《医部》也一样。分类明确从上面所引的类目就能看出，且类目之间无重复，各有自己独特的内容。罗元黼在《图书集成医部总目表》识语中就说："第全书浩博，阅购恒艰，寒士即忧赀绌，即插架琳琅，以检阅苦繁，又从束阁，何可胜道？兹取原书总目，分卷列表，俾家庋是书者，用便披图索骥。"①强调了类目便于查阅的价值。

体例上清晰严谨。《凡例》有说明："汇考中统载《内经》及脏腑、脉络图说于前，次则诸病分门，皆合诸家论此病之治法，次列方药，末列针灸、医案。合此数者，皆为汇考，次列医术名流列传，又次则总论及纪事、杂录。"可以说，《医部》包含三重结构。从大的结构而言，全书从医学核心内容（汇考）到医学相关内容（医术名流列传、总论、纪事、杂录）。医学核心内容（汇考）内容丰富，又形成从基础理论（《内经》及脏腑、脉络图说）到分科治疗（诸病分门）的小结构。具体到各门，又大都形成了先医论（诸家论此病之治法）后治疗（方药、针灸、医案等）的更小结构。论的格式：先录书名，②小标题，然后引原文。引文一般按照时代先后顺序排列。方（复方）的格式：先方名，再出处（引自何书），再主治病症，最后方剂组成（药名、剂量、修治等）及用法。复方后是单方，格式：先病症，再单方，最后出处（引自何书）。针灸、导引、医案等的格式：先出处（引自何书），再录原文。由此可见，《医部》虽是多重结构，但眉目清晰，严整有序。

明确的分类，谨严的体例，这些优点都使《医部》便于使用。名中医李乃庚就受惠于此。他在《征程总爱自扬鞭》谈到"有疑难必翻书"时说："1980年夏季，门诊来了一位2岁的男孩，……近来泄泻无度，整天肛门有黄色稀水流出。……因患儿舌苔黄腻，口渴多饮，几经消导化湿、清肠止泻皆无济于事。我翻遍历代医籍，只有《古今图书集成·医部全录》中记有'泄泻无度，玉露散主之'颇为切合，遂依法炮制，……就此渐愈。"③李氏能在短时间内查到所

① 廖平著，王凤兰等点校《廖平医书合集》，第52—57页。
② 书名前一般有作者，有时标明作者年代，人卫整理版把作者移到书名后。
③ 张奇文、柳少逸主编《名老中医之路续编》，第353页。

需的相关资料,这要归功于《医部全录》便于使用的优点。

(二) 注本和参见

《医部》善于辑录注本和使用参见,这有助于读者阅读。《素问》《灵枢》《难经》《伤寒论》等经典文深义奥。如《素问》,王冰《黄帝内经素问序》就说道:"其文简,其意博,其理奥,其趣深。"①若无注本,如何阅读?明代王元敬《内经素问注证发微序》言道:

> 《内经》昉于轩辕,业青囊者靡不祖述之,而传注未明,辄举一君二臣三佐五使之说而弁髦之,自谓奴仆长桑,衙官和扁,至叩以经络、营卫、关格、司天在泉、南北政诸义,则束手退矣。嗟乎!《内经》与十三经并垂于世,假令今世学士大夫不得十三经注疏,而欲持管窥蠡测之见,扬榷圣谟,以谁信之?而又奚裨于世用?且也《内经》之生全民命,其功不啻如十三经之启植民心,而恶可无注证以表章之?②

《医部》于《素问》辑录了王冰、马莳、张志聪的注释,《灵枢》辑录了马莳、张志聪的注释,《难经》辑录了滑寿的注释,《伤寒论》辑录了喻昌的注释。这些注释有助于读者扫清阅读的障碍,架起了通往古代经典的桥梁。与先秦两汉医学经典相比,后世医书产生时代较晚,文深义奥的问题不大,但可能有未备之处,未发之意,辑录相关注释也有助于阅读,如钱乙《小儿药证真诀》、陈自明《妇人大全良方》《外科精要》、陈文中《小儿痘疹方论》、王伦《明医杂著》等医书都辑录了薛己的注释。可惜的是,薛己对原本有改动。除了注本,《医学入门》这部自身带有注释的医书也被《医部》多次引用。日本冈西为人统计,《医学入门》被引用达 100 次之多,在引用医书中,仅次于《黄帝素问》(156 次)、《灵枢经》(109 次),位居第三。③ 该书以歌赋为主,辅之以注释,通俗易懂,便于记诵、阅读。李梴《医学入门引》也说:"寓目古今方论,抡其要,

---

① 《黄帝内经素问》(影印本),人民卫生出版社,2013 年版,第 6 页。
② (明)马莳撰,田代华主校《黄帝内经素问注证发微》,人民卫生出版社,1998 年版,王序。
③ 《关于汉方医学丛书·钦定古今图书集成医部》,(日)冈西为人著,郭秀梅整理《宋以前医籍考·附录》,第 1335—1336 页。另,冈西为人的统计同样建立在论之上,并不完全准确,仅具有参考意义。

括其词,发其隐,而类编之,分注之,令人可读而悟于心,临证应手,而不苦于折肱。"①"分注之"的特点的确利于"可读"。当然,至于是不是需要将《医学入门》置于那么高的地方,引用那么多次,则是另外一回事。

《医部》多次使用参见法。参见的位置不定。有的参见提醒在卷首,其目的主要是保证类目的完整性。如汇考一百二十二"头门一":"按:伤寒头痛六经皆有,而头额汗一证,亦载汗门,故俱不复赘。"汇考一百五十一"鼻门一":"鼻衄详载血门,此不复入。"这样就保证"头门""鼻门"自身体系的完整性。有些参见提醒在正文中,一般是保证文章的简洁,减少重复。如汇考二百十六"骨髓门":"明戴思恭《证治要诀》:'节痛。遍身骨节疼痛,昼静夜剧,如虎之啮,名曰白虎历节风,治法详风门中。中湿之证,关节痛重,浮肿喘满,腹胀烦闷,昏不知人,治法详湿门中。'"需要说明的是,有些参见提醒是所引书籍自身的,"外诊法四"引用了《景岳全书》的"问汗",有"诸汗证详载伤寒门,此不赘"。这是《景岳全书》原话,当然不应视为《医部》使用的参见法。

参见的方法也很多。有时是互参,如汇考二百九十八"痫门"言"此当与癫狂门互参",建议读"痫门"时与"癫狂门"互相参照。为什么呢?编纂者引用唐孙思邈《千金方·痫》后加了按语:"此乃痫病,前人成列于癫症中,盖癫、痫之病状异而病因则同,今分之为是。"癫、痫具有相关性,互参法使相关内容得以互相参照,读者获得的信息不再零碎、单一,而是贯通、综合。有时是参见各处。如汇考三百五十九"外科痈疽疔毒门一"一开始就言:"按外科证生于各部分者已详前杂病例中,如发脑、百会等病之见于头门……妒精、疝癫见于前阴之类,此皆不复赘。"这里说"此皆不复赘",实际上指出外科证并不仅仅是下面辑录的这些,还包括散见于"杂病例"的部分疾病。通过参见各处,能全面了解外科证,保证获取信息的完整性。而"此皆不复赘"又能减少内容的重复性,节省篇幅。有时是"详见某一处"。如辑录蛔厥(汇考二

① （明）李梴编著,高登瀛、张晟星点校《医学入门》(点校本),上海科学技术文献出版社,1997年版,医学入门引。

百九十三"厥门二")资料时,提醒"详见伤寒门"。"蛔厥"资料引自《景岳全书》,具体如下:

> 成无己曰:脏厥者死,阳气绝也。蛔厥虽厥而烦,吐蛔已则静,不若脏厥而躁,无暂安时也。病人脏寒胃虚,故宜与乌梅丸,温脏安虫。然脏厥、蛔厥二证,皆伤寒证也,详见伤寒门。

查成无己《注解伤寒论·辨厥阴病脉证并治法第十二》和《景岳全书·伤寒典》"阴厥阳厥三十九(附:脏厥蛔厥)"都只有前部分,没有"然脏厥、蛔厥二证,皆伤寒证也,详见伤寒门"这句话,可见,这是《医部》编纂者所加,提醒读者参见"伤寒门",有助于理解。有时表面是"同……",实际上也是参见相关内容。如"《黄帝素问》二十五"《气穴论篇第五十八·胸俞十二穴》马莳的注后有"余同王注"。这段话完整是:"马莳曰:俞府,巨骨下,璇玑旁二寸陷中,仰而取之,神藏并针三分,灸五壮。余同王注。"查《黄帝内经素问注证发微》,则作:

> 此言胸中有六俞穴,左右共十二穴也。谓俞府、或中、神藏、灵墟、神封、步廊,属足少阴肾经。俞府,巨骨下,璇玑旁二寸陷中,仰而取之,针三分,灸五壮。或中,俞府下一寸六分,去中行二寸,仰而取之,针四分,灸五壮。神藏,或中下一寸六分陷中,去中行二寸,针三分,灸五壮。灵墟,神藏下一寸六分陷中,去中行二寸,针四分,灸五壮。步廊,神封下一寸六分陷中,去中行二寸,仰而取之,针四分,灸五壮。[①]

两者差异很大。"余同王注"实际上是让参考王冰的注释。该处马莳注前就是王注,内容为:

> 王冰曰:胸俞十二穴,谓俞府、或中、神藏、灵墟、神封、步廊,左右则十二穴也。俞府在巨骨下侠任脉两旁横,去任脉各同身寸之二寸陷者中;下五穴,递相下同身寸之一寸六分陷者中,并足少阴脉气所发,仰而取之,刺可入同身寸之四分,若灸者,可灸五壮。

---

① (明)马莳撰,田代华主校《黄帝内经素问注证发微》,第352页。

参看王注，读者就能完整理解马莳的注释了。

正因为该书有采撷书籍多、内容丰富、便于查阅等优点，故《古今图书集成·医部》一向被视为具有重大参考价值的书籍。《续修四库全书总目提要·图书集成医部全录》就言道："是书颇合参考之用……其总论、杂录，则采古籍子史，旁及说部丛编，其中颇多精语可观。综核全书，虽未能盖惬人意，然所据内府秘籍，间有民间罕觏之本，究为医说渊薮。若古籍尽有后出为当时所未获睹者，则限于时际，不得以遗漏议之也。"

因为辑录的是中医文献，《医部》具有很高的实用价值。随着社会的发展，当《图书集成》的大部分文献只剩下历史研究价值时，《医部》的实用价值越发被社会认知。民国时期，上海会文堂新记书局重印《医部》时就认为："是《图书集成》以今日之估计，其价值已日渐低落，而为之生色者，赖有此《医部》耳。"这有为自己出版的书籍打广告嫌疑。那么，中华书局出版《图书集成》时，《医部》销量远超其他类的事实则为力证。孙莘人《〈古今图书集成〉影印经过》说："基本印数为1 500份，其中个别分典如目录、《艺术典·医部》等至多也不过加印1 000份即总印数2 500份。"①《医部》需要加印近一倍，由此可见其受欢迎的程度。而且从晚清至今，《医部》多次单独出版，人卫社版《图书集成医部全录》甚至成了独立的一部书多次再版，都可看出其价值。

除了整体出版，学术界还将《医部》的部分内容单独出版，如民国期间千顷堂书局出版的《历代脉诀精华》《外诊察病法》等。以《历代脉诀精华》为例，顾惕生云：

> 今千顷堂书局发行《历代名医脉诀精华》一书，凡分四辑，原俱从清代蒋廷锡等奉敕所编《古今图书集成》"艺术典"之"医部"中采录而出。此《图书集成》一书，卷帙至巨，寒畯之士难于购置，且所编入之医书，今多不易购求。故千顷堂此书之刻，虽属抄胥之事，然有便于医家及非医

---

① 孙莘人《〈古今图书集成〉影印经过》，见俞筱尧、刘彦捷编《陆费逵与中华书局》（中华书局，2002年版，第62页）。

家则可断言也。医家得之，可以于持脉之道精益加精，非医家得之，亦足成一种艺术，可以自卫，而免死于非命。①

这也更加证明了《医部》的价值。

第四节 《古今图书集成·医部》的不足

作为大型类书，《医部》也存在很多不足，大致可归纳为所收医籍版本不善、部分内容考证不足、遗漏经典医书、非医学内容太多等。

一、部分医书版本不善

民国时期余云岫认识到这个问题，他在《百之斋随笔·儿科古籍书评五则》中就指出《古今图书集成》所用的《小儿药证真诀》"不可为据"。到底为何"不可为据"，所用的其他书还有这种情况吗？这都值得探讨。

（一）薛己注本

薛己，字新甫，号立斋，明代著名医家，温补学派的代表人物。其著述丰富，整理了大量医学著作。为了求用，薛己不拘泥于原本，而是因时因地对原本加以调整，甚至改动很大。这里就《古今图书集成》所用的薛己注本（钱乙《小儿药证真诀》、陈自明《妇人大全良方》《外科精要》、陈文中《小儿痘疹方论》、王伦《明医杂著》）稍加讨论。

1.《小儿药证真诀》②

如前所述，余云岫认为该书"不可为据"，他在《百之斋随笔·儿科古籍书评五则》中说：

> 钱仲阳《小儿药证真诀》……薛立斋校本则任意凌乱，更不可为据。

《图书集成》痘门所收，乃据薛本。其所谓注亦即薛氏之语，重复杂乱，

---

① 严世芸主编《中国医籍通考》第1卷，上海中医学院出版社，1990年版，第895页。

② 《小儿药证真诀》又名《小儿药证直诀》。陈振孙《直斋书录解题》等著录为《小儿药证真诀》，刊本一般署名为《小儿药证直诀》。这里论述时尊重相关文献，不求前后一致。

语无伦次。真不足观也。①

余氏虽是反对中医的干将,但文献基础扎实,是国学大师章太炎的弟子。②
其"不可为据"的论断无误,这里稍加阐述。薛己自己承认对原本有改动,他
在《校注钱氏小儿直诀序》中说:

> 遇施之治,有一得验者,辄自识之,用补注于钱文之下,同幼其幼,
> 不敢以紫乱朱,以薰并兰也,非特以钱氏峻攻为不可用也。视古既远,
> 元气亦殊,不欲直施之于今耳。③

学术界也普遍认为薛本不可靠。《续修四库全书提要·钱氏小儿药证直诀》
云:"明人熊宗立有《类证》本作十卷,薛己有《校注》本作四卷,是其所据之本
不同,而各有增改,皆非本来面目。"《郑堂读书记》云:"而薛所注本,即汝楫
所指窜易之本无疑矣。"④《医学读书志》云:"今之《直诀》,系宋阎孝忠所集,
明薛己窜改,殊为纰缪,全失钱氏之真。"⑤李光廷更认为注本与原本主旨不
同,薛己主"温补",钱乙主"清凉","是直薛氏之书,非钱旨耳"。⑥

2.《妇人大全良方》

薛己注本跟原书差异很大。第一,薛本改变了原书次第。《慈云楼藏书
志》曾对两本加以比较:

> 原本凡分调经、众疾、求嗣、胎教、妊娠、坐月、产难、产后八门,……
> 立斋重订此本,于胎教门后附以候胎一门,末又增疮疡一门,注曰新附,
> 盖原本末卷为补遗,立斋取散各门中,因补此门,以足其卷数也。其中

---

① 余岩原著,祖述宪编注《余云岫中医研究与批判》,安徽大学出版社,2006 年版,第 130 页。
② 杨东方、周明鉴《章太炎医界弟子考论》,《浙江中医药大学学报》,2015 年第 7 期,第
528—529 页。
③ (明)薛己等撰,张慧芳、伊广谦校注《薛氏医案》,中国中医药出版社,1997 年版,第
619 页。
④ (清)周中孚撰《郑堂读书记》卷四十二,见《宋元明清书目题跋丛刊 15》,中华书局,
2006 年版,第 192 页。
⑤ (清)曹禾撰《医学读书志》,中医古籍出版社,1981 年版,第 63 页。
⑥ (清)李光廷撰《宛湄书屋文抄》,见《清代诗文集汇编》,上海古籍出版社,2010 年版,
第 650 册,第 179 页。

低一字者为立斋所注,并以其治验附入各条之后。……立斋为注,辄加删定,其所增补及治验,又不别为编,故虽是书有裨,而原书之次第泯矣。①

第二,薛本跟陈自明原本主旨有别。明王肯堂在《妇科证治准绳自序》中有详细阐述:

> 《良方》出而闺阃之调将大备矣,然其论多采巢氏《病源》,什九归诸风冷,药偏犷热,未有条分缕析其宜不者。近代薛己新甫,始取《良方》增注,其立论酌寒热之中,大抵依于养脾胃、补气血,不以去病为事,可谓救时之良医也已。第陈氏所葺多上古专科禁方,具有源流本末,不可昧也;而薛氏一切以己意,芟除变乱,使古方自此湮没。②

谢观《中国医学源流论》亦有类似观点:"陈氏书用药,多主古义,薛氏矫之,专以理气血调脾胃为主,未免流于乡愿,虽以陈氏书为原本,实则貌合神离矣。"③

3.《外科精要》

薛己在《校注外科精要序》中明说对原书有改动:

> 殆不无宜于昔而不宜于今者,非先生之术有未精要也,良由今人所禀远不逮昔,虽使先生至今存,亦不得不因时而损益之矣。余于时自忌浅鄙,漫仿元本之所既备而未悉者,断以愚意而折衷之,仍其旧名,厘为四卷。其补录一卷,则出余管见。④

"因时而损益之"、"以愚意而折衷之",都表明对原书的删改。

4.《明医杂著》

薛己对该书也有改动,他在《补注明医杂著序》中说:

---

① 转引自王瑞祥主编《中国古医籍书目提要》,中医古籍出版社,2009年版,第984页。
② (明)王肯堂辑,臧载阳点校《证治准绳6:女科证治准绳》,人民卫生出版社,2014年版,前言第3—4页。
③ 谢观著,余永燕点校《中国医学源流论》,福建科学技术出版社,2003年版,第78页。
④ (宋)陈自明编,(明)薛己校注《外科精要》,人民卫生出版社,1982年版,前言第3页。

窃以先生引而未发之意，漫为补注，附以治验焉。或曰脉之不知，病安从识？子是之书，何独略于诊法邪？乃更入滑伯仁先生《诊家枢要》，共六卷，末则续备方饵，以便初学览用。①

因为原书薄弱，加入滑寿《诊家枢要》；感觉原书方饵不足，加以补充，都是对原书的改动。《明医杂著》现存明弘治十五年壬戌（1502）著者自刻本，藏于浙江省图书馆。从版本价值而言，该本远高于薛己注本。

5.《外科精要》《小儿痘疹方论》

薛己也有改动。清曹禾《医学读书志·薛氏医案》云："其删改旧本，附以己说者七种，曰……陈文仲《小儿痘疹方》……朱震亨《外科精要》……悉非原书之旧。"②惜这两部书原本现都不存，无法比较改动情况。

（二）《伤寒论》

"伤寒门一"到"伤寒门五"的"汉张机《伤寒论》"实际上是清喻昌的《尚论篇》。喻昌是伤寒错简派的代表，他在方有执的基础上，认为王叔和的编次、成无己的注释多有舛谬。《四库全书总目》云：

> 其于《伤寒论》原文则六经各自为篇，而以合病、并病、坏病、痰病四类附三阳经末，以过经不解、差后劳复病、阴阳易病三类附三阴经末。每经文各冠以大意，纲举目析，颇有条理，故医家称善本。③

但从文献学的角度而言，他的"重为考定，更其错简"并无根据。《四库全书总目》又言：

> 然叔和为一代名医，又去古未远，其学当有所受；无己于斯一帙研究终身，亦必深有所得，似未可概从屏斥，尽以为非。夫朱子改《大学》为一经十传，分《中庸》为三十三章，于学者不为无裨，必以谓孔门之旧本如是，则终无确证可凭也。今《大学》《中庸》列朱子之本于学官，亦列

---

①　（明）王纶撰，（明）薛己注，王振国、董少萍整理《明医杂著》，人民卫生出版社，2007年版，前言第6页。

②　（清）曹禾撰《医学读书志》，中医古籍出版社，1981年版，第100页。

③　《四库全书总目》卷一百四《子部·医家类二》。

郑元(玄)之本于学官,原不偏废,又乌可以后人重订此书,遂废王氏、成氏之本乎!①

清莫枚士《研经言·成注〈伤寒论〉论》更清楚地指出王、成本的可靠:

> 王叔和之次仲景论也,有义有例,各以类从,无可议者。成氏即用其本,故与《玉函经》次同;其六经六篇,又与《千金翼》次同。由晋而唐而宋,即此本、即此次也。何自明以来诸家,竟以颠倒移易为能哉。夫成氏至八十岁始注此书,则见闻广,阅历深,宜其辨别之精若此。②

当然,就原文而言,成无己也有改动,故现在学术界普遍认为,宋本《伤寒论》更为可贵。遗憾的是,真正宋本已经失传。幸运的是,明代赵开美据宋本翻刻,基本逼近原书面貌,故今通称之为"宋本伤寒论"。中医文献大家钱超尘先生穷几十年心力精心研究《伤寒论》版本,得出"赵开美所刻宋版《伤寒论》为《伤寒论》首善之本,胜成无己本不知几许,当为学者首当研习者"的结论。③

另外,孙思邈《千金方》疑为《道藏》本,版本质量也一般。

二、部分内容考证不足

(一) 作者有误

这个问题,余云岫也有谈及,其在《百之斋随笔·儿科古籍书评五则》中说:

> 尝读《图书集成·痘诊》之部,忽有所谓朱震亨《幼科全书》者,有赋有词有诗,心窃怪之。考丹溪著书,并无《幼科全书》之目,自来言痘疹者,绝无引及此书。审其语,乃万氏之辞也,盖万氏书中屡引丹溪之言,而编《图书集成》者,遂误以为丹溪所作矣。④

---

① 《四库全书总目》卷一百三《子部·医家类一》。
② (清)莫枚士述,王绪鳌、毛雪静点校《研经言》,人民卫生出版社,1990年版,第10页。
③ 钱超尘《宋本〈伤寒论〉刊行后流传演变简史》,《江西中医学院学报》,2004年第1期,第24页。
④ 余岩原著,祖述宪编注《余云岫中医研究与批判》,第130页。

余氏所言极是。《幼科全书》的确是托名之作。作者有误的不止《幼科全书》，认识到这个问题的也不止余云岫一人。《续修四库全书总目提要》的编纂者发现，《图书集成》将《脉诀》的作者误认为是王叔和，"图书集成医部全录"条云："脉法于王叔和《脉经》及后来伪作之《脉诀》，兼收并列，未衷一是。"

除了《幼科全书》《脉诀》，作者有误的还有《素问》（《医部》标为"黄帝《素问》"）、《灵枢经》（"黄帝《灵枢经》"）、《难经》（"扁鹊《难经》"）、《中藏经》（"华佗《中藏经》"）、《心法》（"朱震亨《心法》"或"元朱震亨《心法》"）、《（伤寒）全生集》（"明陶华《全生集》"）等，这里的黄帝、扁鹊、华佗、朱震亨、陶华等都不是真正的作者。学术界对《素问》《灵枢》《难经》托名黄帝、扁鹊有共识，这里仅就《中藏经》《（丹溪）心法》《（伤寒）全生集》稍加阐述。

《中藏经》，前人已经开始怀疑其为华佗之书的真实性，如《医学读书志》就说："世传《中藏经》八卷，隋唐未录，《宋志》始见。且方中所用太平钱、山药，一为宋熙陵初年号，一为避厚陵偏讳。邓处中究不知为何时人，其自序荒诞，与本传不合。"[1]到了民国时期，已经被断定为伪书。《中国医学源流论》云：

> 然二书（引者按：指《中藏经》《褚氏遗书》）立论处方，皆颇合古谊，且叔和《脉经》已引华氏《内照法》中语，周密《癸辛杂识》亦引诸书非男非女之身一条，则亦有古书以为之据，二书均至《宋史》始著于录，盖唐五代人所伪造也。[2]

国学大师章太炎更断定《中藏经》为宋人伪造，其《论中藏经出于宋人》云：

> 唯《中藏经》必是宋人妄造，盖持论凡近，而用药又多同宋时俗方也。（按：《隋经籍志》："《华佗方》十卷，吴普撰。梁有《华佗内事》五卷。"并无《中藏经》名目。）元化方见《千金方》《外台秘要方》所引者，……又《肘后》尸注、鬼注篇，称华佗狸骨散、龙牙散、羊脂丸，谓之治

---

① （清）曹禾撰《医学读书志》，第 30 页。
② 谢观著，余永燕点校《中国医学源流论》，第 32 页。

传尸；……其《魏志·华佗传》及《佗别传》所载，有荨苈犬血散方，亦见《肘后》；……又有漆叶青粘散，……今《中藏经》既不见此数方，徒列庸俗方剂。且何首乌用始于唐，鹅粟名起宋时，髑髅称天灵盖起《千金》《广济》诸方，乌头古不称川乌，莨菪子古不称天仙子。元化汉人，何以用此药举此名？其伪可想也。然其书《三因方》已称之，作伪者盖在《局方》以后。①

《丹溪心法》，谢观《中国医学大辞典》明确断定不是朱震亨亲撰："盖此乃丹溪身后门人弟子记其师之精意微言，裒集成书，非丹溪之所亲撰。"②现传《丹溪心法》为程充编辑，他有鉴于景泰杨楚玉、成化王季瓛两版"多失本旨"，"取《平治会萃》经验等方及《玉机微义》《卫生宝鉴》《济生拔粹》，东垣、河间诸书校之"，又参考"丹溪曾孙朱贤家藏的本"编辑而成。③ 可见，该书作者只标朱震亨并不准确，应该加上"程充编"或者"程充重订"。

《伤寒全生集》，该书也是托名。《医籍考》云："是书卷首题曰'会稽玉符朱映璧订正，镇江医官何爌重校'，故汪琥以为朱所著，其实出于不知何人，盖托名节庵，改《伤寒琐言》序附之。"④《续修四库全书提要》亦云：

> 旧题明陶华撰。……是书自序，即用《六书》中《伤寒琐言》之序文。……多纪氏《医籍考》谓此书不知何人所作，卷中有"会稽朱映璧订正，镇江何爌重校"之名，故或指为映璧所集，《镇江府志》竟以为爌所著，皆误也。案：华自命伤寒专家，《六书》中诸种虽不免师心自用，轻于立论，断不致如是书之杂乱。自序袭用《伤寒琐言》序文，尤为妄人作伪之据。且卷首引用书目，明列华所著《伤寒六书》《十段锦》《杀车槌》《伤寒治例》《明理续论》诸种，亦可为书非华作增一凭证。

---

① 章太炎著《章太炎医论》，人民卫生出版社，1957年版，第79页。
② 谢观等编著《中国医学大辞典》，第264页。
③ 程充《丹溪先生心法序》，见《丹溪心法》，上海科学技术出版社，1959年版，前言第3—4页。按：该版亦仅署"元朱震亨著"。
④ （日）丹波元胤著，郭秀梅、（日）冈田研吉校译《医籍考》，学苑出版社，2007年版，第259页。

另外,《古今图书集成·医部》引用《褚氏遗书》时标为"南齐《褚氏遗书》",明显是将该书的作者误为南齐褚澄。实际上,该书也是伪书。《四库全书总目提要》云:"旧本题南齐褚澄撰。……疑宋时精医理者所著,而伪托澄以传。"余嘉锡《四库提要辨证》进一步指出:"《提要》谓为宋时精医者所伪托,其说确不可易,疑书与序皆僧义堪一手之所作耳。"①

作者有误的还有"元张从政《儒门事亲》"。张从政,疑为张从正。学术界有种观点认为,张从正与张从政并存,都不为错。但《金史·方伎传》有张从正,言"张从正,字子和",未言别名"张从政"。至于其生活时代,应为金。清《御订全金诗增补中州集》(文渊阁《四库全书》本)卷五十二引《许州志》言:"张从正子和,兴定中召补太医,居无何,辞去。"兴定为金宣宗年号,十余年后金才灭亡。现有资料没有他入元的记载。除《金史》有传,元陶宗仪《辍耕录》卷二十四"历代医师"也将之列在"金"。总之,"元张从政《儒门事亲》"应为"金张从正《儒门事亲》"。比较有意思的是,"元张从政《儒门事亲》"是汇考所称,"医术名流列传·元"没有"张从政","金"却有"张从正"。

(二) 医家有误

"医术名流列传"考证失误的也很多,学术界对此探讨较多。冈西为人认为将唐慎微列为"五代时人","属妄诞,不可从焉"②,"以元代葛乾孙为明人"亦误。③ 马继兴认为石藏用列在明代有误,石氏是北宋人。④ 钱超尘认为全元起列在隋有误,全元起是齐梁时代人。⑤ 范行准认为王宏翰是清人,"《医术名流列传》以宏翰为明人,缪甚"。⑥ 曾勇认为王锡列在明有误,应列在唐。⑦ 俞志高认为"赵良系赵良仁之误,江浦系浦江之误"。⑧ 马一平认为

① 余嘉锡著《四库提要辨证》,中华书局,2007 年版,第 658 页。
② (日)冈西为人著,郭秀梅整理《宋以前医籍考·附录》,第 1040 页。
③ (日)冈西为人著,郭秀梅整理《宋以前医籍考·附录》,第 1337 页。
④ 马继兴著《针灸学通史》,湖南科学技术出版社,2011 年版,第 380 页。
⑤ 钱超尘著《内经语言研究》,第 23 页。
⑥ 范行准著;牛亚华校注《明季西洋传入之医学》,上海人民出版社,2012 年版,第 20 页。
⑦ 曾勇编著《湘医源流论》,湖南科学技术出版社,1991 年版,第 170—171 页。
⑧ 俞志高编著《吴中名医录》,江苏科学技术出版社,1993 年版,第 21 页。"元"中的"赵良"与"明一"中的"赵良仁"亦为重出。

"将沈贞和沈真分别列传,误,实为一人"。① 王如、周益新认为王纂列在宋代有误,应为南朝宋。② 周益新认为王翼列为元有误,实际上是金人。③ 如此种种,不一而足。

虽然学术界已经指出了很多问题,但由于"医术名流列传"辑录医家很多,仍有一些错误未被学术界指出。如麻九畴列在元就有问题。麻儿畴,《金史》有传,在《文艺传下》,明确说:"天兴元年,大元兵入河南,挈家走确山,为兵士所得,驱至广平,病死。"④天兴为金哀宗年号,共三年,可见,麻九畴在金亡前已经死亡。

(三) 综合错误

底本不善、考证不足有时又同时存在,如汇考中很多资料辑录自"刘完素《六书》"、"李杲《十书》",二者都有问题。

先看刘完素《六书》。《四库全书总目·河间六书》早就指出,该书"名为六书,实八书也",具体是《原病式》《宣明论方》《保命集》《伤寒医鉴》《伤寒直格》《伤寒标本》《伤寒心要》《伤寒心镜》,且"其中多非完素所作"。谢观《中国医学源流论》进一步说:

> 今本《河间大书》乃明吴勉学所辑……考《保命集》为张元素所撰。《医鉴》马宗素撰,《心要》刘洪撰,《心镜》常德撰,实止四种,而《宣明论方》自序云三卷,今乃得十五卷。《标本》《直格》亦多窜乱。《四库书目》谓其竟出依托。勉学谬不至此,疑后来坊贾后为也。⑤

总之,该书问题很多,作者也不是刘完素。

李杲《十书》也一样。《四库全书总目·东垣十书》云:

> 不著编辑者名氏。其中《辨惑论》三卷、《脾胃论》三卷、《兰室秘藏》三卷,实李杲之书,崔真人《脉诀》一卷,称杲批评。其余六书惟《汤液本

---

① 马一平主编《昆山历代医家录》,中医古籍出版社,1997 年版,第 20 页。
② 王如、周益新《王纂并非北宋医家》,《浙江中医杂志》,1996 年第 10 期,第 473 页。
③ 周益新《王翼医事钩沉》,《山西中医》,2006 年第 2 期,第 43—44 页。
④ (元) 脱脱等撰《金史》,中华书局,1975 年版,第 8 册,第 2740 页。
⑤ 谢观著,余永燕点校《中国医学源流论》,第 38 页。

草》三卷、《此事难知》二卷,为王好古所撰,其学犹出于东垣;至朱震亨《局方发挥》一卷、《格致余论》一卷、王履《医经溯洄集》一卷、齐德之《外科精义》二卷,皆与李氏之学渊源各别,概名为东垣之书,殊无所取。盖书肆刊本,取盈卷帙,不计其名实乖舛耳。

除了刘完素《六书》、李杲《十书》,"元朱震亨《平治会萃》"也是同样的问题。《平治会萃》与《金匮钩玄》属同书异名。日本丹波元胤《医籍考》云:"焦氏《经籍志》别载《平治会萃方》三卷,然与《钩玄》一书名异耳……其编辑在于《薛己二十四种》中。"①也就是说,《薛己医案》本为《平治会萃》,除此版本外都称《金匮钩玄》。前文已言,薛己对所整理的医籍多有改动,故《平治会萃》版本不善。另外,该书中多称"戴云",即朱震亨弟子戴原礼说。也就是说,该书的著作权并不完全属于朱震亨,戴原礼也有功劳,《明史》戴氏本传就有述及,故《四库全书总目》称"元朱震亨撰,明戴原礼校补"。

三、遗漏重要医籍与医家

《续修四库全书提要·图书集成医部全录》曾经指出:"《内经》仅收马莳、张志聪两家之注,《难经》仅收滑寿《本义》,所遗尚多……至附辑《名医列传》,大致取明徐春甫《医统大全》所载历代名医姓氏为之基础,加以订正增补,于明代以后医者多采方志诸书,所增数倍,差嫌滥及,而于李濂《医史》传文,转未涉及。"这里论及两点:一是医经注释的遗漏,一是医家传记的遗漏。《古今图书集成·医部》对这两方面的确有遗漏,另外,在图文并茂类著作及瘟疫类著作方面也有遗漏。

(一)医家注释著作

《中国中医古籍总目》著录的医家注释类著作甚多,其中《类经》(张介宾类注)、《读素问抄》(滑寿编,汪机注)、《素问补抄》(王冰注、滑寿抄注、丁瓒补正)、《黄帝内经素问吴注》(吴昆注)、《素问经注节解》(姚止庵注)、《黄帝素问直解》(高士宗注)、《王翰林集注八十一难经》(王惟一等编)、《黄帝八十

---

① (日)丹波元胤著,郭秀梅、(日)冈田研吉校译《医籍考》,第409页。

一难经纂图句解》(李駉句解)、《勿听子俗解八十一难经》(熊宗立)、《图注八十一难经辨真》(张世贤注)、《图注八十一难经评林捷径统宗》(王文洁图注)、《图注八十一难经定本》(童养学图注)、《难经直解》(莫熺注)等都是在《图书集成》编纂之前都已成书。且除《王翰林集注八十一难经》(王惟一等编)流落异域外,其他书籍都在国内容易得到。

在这些医经注本中,很多都是学术价值颇高的名著。如张介宾的《类经》,该书将《素问》和《灵枢》的全部内容进行分类编排,共分摄生、阴阳、藏象、脉色、经络、标本、气味、论治、疾病、针刺、运气、会通等十二大类,共三百九十条。这个分类比杨上善《太素》的十九类更为简明扼要,实现了"条理分,纲目举,晦者明,隐者见,巨细通融,歧贰毕彻,一展卷而重门洞开,秋毫在目"的目的。[①]《类经》不但在分类上有贡献,在注释也很有成就。钱超尘先生认为,张介宾是与全元起、杨上善、王冰、马莳齐名的注释家,是《内经》"注释派"的主要代表人物。他具体指出,张介宾在注释体例上有创新,"开创了'附案'体例,即将与经文有一定关系的内容,结合自己的治验、认识、心得、体会,用生动的语言,娓娓道来,很像一篇首尾完整的医学笔记,有的又俨然是一篇学术论文。为了使'附案'之文与注释区别开来,'附案'诸文,均用'愚按'字样标志。这种注释方法,前无所承,后少所续,因而,张氏的'愚按'也就显得更加突出";[②]注释内容上也取得较大成绩:"从训诂角度上分析,张介宾注比王冰注、马莳注都详密许多,这是《内经》注释上的一个重大进步,由于张氏以三十余年功力专攻此书,所以词义注释有许多超越前人之处,前人正确者吸收之,讹误者改正之,疏略者补充之,因此,《类经》注,特别是《灵枢》注部分,对后世影响很深远。"[③]正因为《类经》在分类、注释上的优点,《四库全书总目》评价为:"条理井然,易于寻览,其注亦颇有发明。"可惜的是,《医部》本身没有采撷《类经》,幸亏张志聪注中引用了几次,才能在《医部》中一窥《类经》注释的风采。

---

① 张介宾《类经序》,见(明)张介宾编著《类经》(人民卫生出版社,1965年版)。
② 钱超尘著《内经语言研究》,第99页。
③ 钱超尘著《内经语言研究》,第98页。

另外,《古今图书集成》在辑录《伤寒论》《金匮要略》注释方面也有遗漏。《医部》只在"伤寒门一"至"伤寒门五"辑录《伤寒论》原文时带有喻昌的注释,其他部分引用《伤寒论》时都无注释。《中国中医古籍总目》著录《伤寒论》注本也较多,其中《注解伤寒论》(张机撰,王叔和编,成无己注)、《伤寒论条辨》(方有执撰)、《张卿子伤寒论》(张遂辰注)等都在《图书集成》编纂前成书刊刻,特别是成无己的《注解伤寒论》学术价值颇高。与《伤寒论》相比,《金匮要略》的注释更被遗漏。《中国中医古籍总目》著录的《金匮要略》注本中的《金匮方论衍义》(赵以德撰)、《金匮要略注》(张志聪注)、《金匮要略论注》(徐彬注)、《金匮要略直解》(程林注)、《金匮要略广注》(李彣注)、《张仲景金匮要略》(沈明宗编注)都在《图书集成》编纂前成书。除《金匮方论衍义》(赵以德撰,现存最早版本为嘉庆年间《金匮玉函经二注》本),其他书籍也都有《图书集成》编纂前的版本存世。而当时的医家十分需要《金匮要略》的注本,《四库全书总目·金匮要略论注》云:"汉代遗书,文句简奥,而古来无注,医家猝不易读。"《图书集成》未收录任何注本,实属疏漏。

(二) 医家传记

李濂《医史》是现存最早的医史人物传记专书,共十卷。前五卷录"历代名医凡史传所载者",自《左传》秦医和、秦医缓到《元史》李杲,共 55 人,后五卷录"散见各家文集者",自宋代张扩到张养正,共 11 人;并补写张仲景、王叔和、王冰、王履、戴原礼、葛应雷(附葛乾孙)7 人的传记。也就是说,全书共收入 73 名医学人物。① 每传记之下附有论述。

《医部》不采撷李濂《医史》的确是失误。我们稍加比较就很清楚。如张仲景传,《医部》辑录了《何颙别传》、皇甫谧《甲乙经序》及《襄阳府志》等相关资料。这些资料突出了张仲景的风韵,但对其著作介绍太少。李濂补的传记,后面又对张仲景的著作作了全面的介绍:

皇甫士安有言:伊尹以元圣之才,本神农之经为《汤液论》;仲景本

黄帝之书,述伊尹之法,广《汤液论》为书十数卷,后医咸遵用之而弗敢变。宋翰林学士王洙在馆阁日,偶于蠹简中得仲景所著《金匮要略》三卷,删芟重复,合二百六十二方,诚为百世不刊之书。或谓有大人之病,而无婴孺之患,有北方之药而无南方之疗,此则长沙之所阙者,善学者触类而长之可也。余又闻仲景有《脉经》《五藏论》《评病要方》诸篇,《艺文志》咸载其目,余未见之,其真赝不可知云。①

这里介绍了《伤寒论》的来源、《金匮要略》的发现、张氏书籍内容的优缺点及部分书籍的真伪等,相当丰富,《医部》没有辑录的确可惜。

又如李杲传记。《医部》辑录了《元史》本传、《嘉莲燕语》相关资料。《嘉莲燕语》记载的是地下藏金化为女子引李杲之祖发掘的神奇故事,对于医家传记而言并无多大意义。李濂《医史》不但辑录了《元史》本传,还辑录了元代砚坚的《东垣老人传》,并言:

> 余阅《元史·李杲传》,颇病其不详,而复采真定路儒学教授邙城砚坚所为《东垣老人传》以益之,然犹病其不尽载著述。其矣,叙事之难也。盖东垣所著,有《医学发明》《脾胃论》《内外伤辨惑论》《兰室秘藏》《此事难知》《药象论》,总若干卷,而《试效方》乃其门人罗天益所辑著也。鲁斋许先生曰:"东垣之医,医之王道也。有志于学医者,必尽读东垣之书,而后可以言医。"②

李濂叙述有小疵:《此事难知》的作者并不是李杲,而是王好古。不过,王氏曾与李杲学医于张元素,后又从李杲学习,他的著作一定程度上体现了李杲的学术思想。虽然有讹误,但多了《东垣老人传》及李杲的著述信息,李濂叙述仍有重要的参考意义。《医部》没有辑录,的确遗憾。

(三)《温疫论》

除《续修四库全书提要》提及的医书外,还有一部医书实在不该遗漏,那就是吴又可的《温疫论》。《图书集成·医部》汇考二百九十九、三百为

---

① (明)李濂辑,俞鼎芬等校注《李濂医史》,第101—102页。
② (明)李濂辑,俞鼎芬等校注《李濂医史》,第98—99页。

"瘟疫门",论的部分辑录了《黄帝素问》、《中藏经》①、朱肱《活人书》、张从正《儒门事亲》②、《丹溪心法》③、《伤寒全生集》④、李梴《医学入门》、赵献可《医贯》、张介宾《景岳全书》、陈士铎《石室秘录》中的相关论述,方、单方、导引部分辑录了《千金方》《医林集要》《肘后方》等几十种书籍中的方剂及导引方法。也就是说,无论是理论还是治疗都没有涉及吴又可《温疫论》,这是很大的遗漏。

　　就瘟疫而言,吴又可《温疫论》是无法绕开的名著。明末疫疠大作,医者以伤寒法治之,不效。吴又可推究病源,就所历验,认为"守古法不合今病",提出温疫乃感染"戾气"("杂气""疠气")所致,与伤寒相似而迥殊,"大抵谓伤寒自毫窍而入,中于脉络,从表入里,故其传经有六,自阳至阴,以次而深;瘟疫自口鼻而入,伏于募原,其邪在不表不里之间,其传变有九,或表或里,各自为病,有但表而不里者,有表而再表者,有但里而不表者,有里而再里者,有表里分传者,有表里分传而再分传者,有表胜于里者,有先表而后里者,有先里而后表者。其间有与伤寒相反十一事,又有变证、兼证种种不同,并著论制方,一一辨别"。⑤ 自制达原饮、三消饮等方剂,实用有效。对于该书的贡献,历来评价甚高。如先著《温疫论序》云:"温疫为病至重也。昔鲜成书,方治阙如。明末有吴又可者,独能有见于此,著论二篇,反复推明,谓与伤寒分途,制达原饮以解其初起之邪。其所主用,惟在下之一法,甚有一下再下三下者。骤阅其论,人或未免惊疑,然细按之,条分缕析,非凿空之谈,亦非孟浪之施也。"⑥又如《四库全书总目》云:"古人以瘟疫为杂证,医书往往附见,不立专门,又或误解《素问》'冬伤于寒,春必病温'之文,妄施治疗。有性因崇祯辛巳南北直隶、山东、浙江大疫,以伤寒治法之不效,乃推究

---

① 《古今图书集成》作"华佗《中藏经》"。
② 《古今图书集成》作"张从政《儒门事亲》"。
③ 《古今图书集成》作"朱震亨《心法》"。
④ 《古今图书集成》作"陶华《全生集》"。
⑤ 《四库全书总目》卷一百四《子部·医家类二》。
⑥ 转引自丹波元胤《医籍考》卷三十六,(日)丹波元胤著,郭秀梅、(日)冈田研吉校译《医籍考》,第269—270页。

病源,参稽医案,著为此书,瘟疫一证始有绳墨之可守,亦可谓有功于世矣。"因《温疫论》具有较高的学术价值,后人多次为之作注,如郑重光《瘟疫论补注》、刘奎《瘟疫论类编》、洪天锡《补注瘟疫论》等。

需要说明的是,《图书集成》编纂者曾经看到《温疫论》,因《历象汇编·庶征典·疫灾部》引用了此书。其中"总部"引用作"瘟疫论","杂录"引用作"温疫论"。正如杂录所引,"瘟,即温也",书名不一致并不是大问题。由此可见,《医部》遗漏《温疫论》不是搜求资料不全,而是编纂者的学术眼光有限,对于有别于旧说的新论持排斥态度。

(四) 部分图文并茂的医学著作

《图书集成》和古代医学传统都很重视图。先看《图书集成》,《凡例》云:"古人左图右史,如疆域山川,图不可缺也。即禽兽、草木、器用之形体,往籍所有,亦可存以备览观。或一物而诸家之图所传互异,亦并列之,以备参考。"很多部分正如《凡例》而言,辑录了大量的图。如《医部》前面的《农部》、后面的《星命部》《堪舆部》等都是如此。再看古代医学传统。古人早就认识到导引方法、明堂孔穴等内容难以用文字准确描述、具体呈现,用图却能解决这个问题,且更加形象,更加直观,图文结合也就成为了古代医学的传统。如长沙马王堆汉墓出土的"导引图",图旁有简明的文字说明。后世传承这种传统,出现了更多图文结合的图、书,如隋唐时期裴王廷之《五脏旁通五脏图》、北宋时王惟一《铜人腧穴针灸图经》等。

客观地说,《医部》有图,《图书集成·凡例》云:"汇考中统载《内经》及脏腑脉络图说于前。"如《凡例》所言,编纂者的确辑录了一些图,如"运气门"辑录了很多图,其他部分辑录了《难经》、李中梓《医宗必读》、彭用光《太素脉诀》、薛己《保婴金镜录》等医书里的部分图。编纂者还对部分有误的图做了修正,如《医部汇考六十九》"扁鹊难经一"按语:

> 《难经图绘》旧本浮冗,亥豕甚多,其十二经流注之图舛漏尤甚,以讹承讹,已非一日,是使轩岐之道欲彰而弥晦也,其可乎? 兹编稍为正误补遗,亦以尽厥所知而已。

但与讲究图文并茂的医学传统相比，与《图书集成》其他部类相比，《医部》对图的重视远远不够。《图书集成·凡例》云："每部中有汇考，有总论，有图，有表，有列传，有艺文，有选句，有纪事，有杂录，有外编，无者阙之。"作为最大的部类，《医部》没有"图"这一项。有些标题为"图说"，但看不到图，如《医部汇考八十六》"脉法十六"辑录的李潆《身经通考·六气分合六部图说》、"医部汇考九十五·脏腑门三"辑录的赵献可《医贯·形景图说》等。即使辑录图比较多的运气门也有遗漏，如汪机《运气易览》，按照小标题有图 37 幅：五行生死顺逆之图、干支五行所属之图、二十四气之图、六十年交气日刻之图、五行生成数之图、六化之图、六气标本之图、五运六气枢要之图、五天五运起例之图、月建之图、五音建运之图、纪运太过不及平气之图、五运太少齐同化之图、运化胜复同之图、交六气时日之图、六气正化对化之图、六气迁移加临之图、四间气之图、六十年气运相临之图、天符之图、岁会之图、同天符同岁会之图、手足经所属之图、南北政之图、南政司天之图、北政司天之图、南北政尺寸脉不应之图、大运主运太少之图、逐年客运之图、灾宫之图、五行纳甲之图、少阳从本之图、太阴从本之图、少阴从本从标之图、太阳从本从标之图、阳明从中之图、厥阴从中之图。实际遗漏 11 幅：五行生成数之图、六气标本之图、月建之图、五音建运之图、运化胜复同之图、四间气之图、北政司天之图、南北政尺寸脉不应之图、太阴从本之图、太阳从本从标之图、厥阴从中之图。遗漏近三分之一。

更重要的是，一些重要的图文并茂的医书未被采撷，如王惟一《铜人腧穴针灸图经》、张世贤《图注难经》《图注脉诀》、张介宾《类经图翼》、无名氏《脏腑证治图说人镜经》及刘守真撰、马重素重编《图解素问要旨论》等。这些书籍的图都很有特色。如《图注难经》，《四库全书总目提要》评价为："《难经》旧有吴吕广、唐杨元（玄）操诸家注，宋嘉祐中丁德用始于文义隐奥者各为之图，元滑寿作《本义》亦有数图，然皆不备。世贤是编于八十一篇，篇篇有图，凡注所累言不尽者，可以披图而解。"《郑堂读书记》云："静斋患夫《难经》之解未悉，而图未全也，于是折衷群言，侑以己意，每节为之注，每难为之图，精微曲折，如指诸掌，然后八十一难答以发明，而八十一图始见详备矣。"①《中国医学大成总目提要》亦云:"四明张静斋增以图注,更为明显,益加珍重,后之业医者,读其书即可按图索骥。"②评价都很高。

正是这些遗漏,导致《医部》辑录图不多,以至于晚清的冯一梅想利用《图书集成》中的图时,根本没提到《医部》:"窃谓我朝图学以《图书集成》为最精,今拟于博物汇编之禽虫、草木二典中检出各图,一一倩良工影写,即是本草之图。倘缺数种,亦必所缺无几,倩工补足,自非难事。此议如可行,必能驾宋刻原图而上之。翻检《图书集成》与监督画工影写,愿躬任其役。"③而《图书集成·凡例》论图也未谈到《医部》:"古人左图右史,如疆域山川,图不可缺也。即禽兽、草木、器用之形体,往籍所有,亦可存以备览观。"

(五)遗漏部分专科类著作

古代专科讲究秘传,书籍流传不广。元人和尼赤《活幼心书决证诗赋序》云:

> 然板行于天下,人得而有之者,往往大方脉之书为多。彼为小儿者每以专科自名,或私得一方,即祖子孙相传,世享其利,他人万金不愿授也,其肯与天下后世公共之哉?④

"小儿者每以专科自名"的话表明,这是专科的普遍特点。因为流传不广,《古今图书集成·医部》遗漏的书籍也较多。

以正骨类为例,在中国古代官方临床医学分科史上,正骨占据重要地位。自元代至清初,十三科或十一科都有正骨(接骨)。《图书集成·医部》的类目丰富,几乎涵盖了所有医学分科,却没有正骨。与正骨相关的类目有骨髓门、外科附骨流注门、外科跌打金刃竹木破伤门,它们分属藏腑身形与外科。这是什么原因呢?是正骨类书籍少吗?正骨作为专科,的确讲究秘传,不愿公开。如明代的《劳氏家宝》是一部伤科典籍,其前面的《劳天池公

① 《郑堂读书记》卷四十一,见《宋元明清书目题跋丛刊15》,第188页。
② 曹炳章编《中国医学大成总目提要》,大东书局,1936年版,医经类第14页。
③ 冯一梅《拟重刻古医目》(清光绪九年作),《华国月刊》,1924年第1卷第7期。
④ 《爱日精庐藏书志》卷二十二,见《宋元明清书目题跋丛刊11》,第464页。

家宝原叙》要求秘传：

> 余少游江湖，遇一异人，业精此症，讲之甚明，上骱有术，接骨有法。余侍奉如父，随行一世，不惮辛劳，方得传授，试之无不效验如神，以为子孙保身济世之至宝。今将原伤骨骱论方，著之于书，后世子孙一字不可轻露，当宜谨慎珍藏，毋违我之嘱。①

劳天池先是回顾获得秘技的艰难过程，进而提出"后世子孙一字不可轻露"的要求。在此情况下，伤科书籍流传较少。《医宗金鉴·凡例》云："正骨科，向无成书，各家著述，惟《准绳》稍备，然亦只言其证药，而于经络、部位、骨度、名目、手法俱未尝详言之。"吴谦等人也认为古代没有伤科专书。等到编纂《四库全书》时，四库馆臣则认为在《正骨心法要旨》之前有专书。《四库全书总目·御定医宗金鉴》云："次为《正骨心法要旨》五卷，则古有是术，而自薛己《正体类要》以外无专门之书，故补其遗。"也就是说，馆臣认为正骨类书籍始于《正体类要》。

《正体类要》又称《正体验要》，明代名医薛己撰著。薛氏病于正骨类书籍缺少，撰写了此书。陆师道《正体类要序》言："世恒言医有十三科。科自专门，各守师说，少能相通者，其大较然也。然诸科方论，作者相继，纂辑不遗，而正体科独无其书，岂非接复之功妙在手法，而按揩之劳率鄙为粗工而莫之讲欤？……立斋薛先生以痈疽承家，而诸科无所不治。尝病正体家言独有未备，间取身所治验，总而集之，为《正体类要》若干卷，极变析微，可谓详且尽矣。"②

《古今图书集成·医部》在"小儿胸背手足病门·医案"和"小儿疮疡门六·医案"各引用一次《正体验要》，内容一样，为："《正体验要》曰：一小儿足伤作痛，肉色不变，伤在骨也……余曰：恶寒发热，脉息洪大，气血虚极也，治之无功。后内溃，沥尽气血而亡。"《正体类要》的内容远不止此，该书共两卷，上卷为正体主治大法、扑伤之证治验、坠跌金伤治验、烫火所伤治验四

---

① 丁继华主编《伤科集成：续集》，中医古籍出版社，2007年版，第651页。
② （明）薛己著《正体类要》，上海科学技术出版社，1959年版，序第1页。

门,下卷为方药。仅医案就有六十多则,方剂足有七十余首。《图书集成·医部》虽未遗漏《正体类要》这部书,但遗漏了该书的大部分内容,仍属遗漏。如果将《正体类要》全文迻录,同时选取其他书籍里的相关资料,《图书集成·医部》设置正骨类毫无问题。

更加值得注意的是,《正体类要》并不是第一部正骨类著作。《中国医学大成总目提要·伤科丛刊(九种)》就指出《理伤续断方》才是第一部正骨类著作:"而伤科一类,手法师生相传,各自守秘,绝少专书,惟自宋《理伤续断方》出,继之以薛立斋著《正体类要》,于是伤科始有专书。"[①]《理伤续断方》即《仙授理伤续断秘方》,此书序言称唐代蔺道人著,虽然有学者认为此书不可能为唐代著作,但此书现存明弘治崇德堂刻本,[②]当时薛己还不到二十岁,故《仙授理伤续断秘方》应早于《正体类要》。《仙授理伤续断秘方》首论整骨手法的步骤,次论伤损服药次序及方药,对骨伤科常见的跌打损伤、关节脱臼等都有阐述,建立了骨伤科的基础。除了《仙授理伤续断秘方》,《中国中医古籍总目》还著录有元王承业《接骨入骱全书》等十余部早于《正骨心法要旨》的骨伤类著作,[③]惜《图书集成》均无采撷。

其他专科书籍也常被遗漏,如眼科的《银海精微》。《银海精微》是眼科学绕不开的著作,《医宗金鉴·凡例》云:"眼科,……《银海精微》列证百余条……可谓既详且尽矣。"由此可见,《银海精微》价值之高。《四库全书》收录了《银海精微》,也给予了极高评价,其提要云:"其辨析诸证,颇为明晰。其法补泻兼施,寒温互用,亦无偏主一格之弊。"黄虞稷的《千顷堂书目》也著录了《银海精微》。但《图书集成·医部》一次都没引用。

四、医学概念宽泛不切于实

《医部》未对医学概念进行界定,但就其设置的类目及辑录的内容而言,失于宽泛,将神仙、房中、数术类等非医学内容杂糅其中。

---

① 曹炳章编《中国医学大成总目提要》,外科类第 20 页。
② 薛清录主编《中国中医古籍总目》,第 709 页。
③ 薛清录主编《中国中医古籍总目》,第 709—710 页。

（一）神仙

《汉书·艺文志》方技略有神仙一类，著录《宓戏杂子道》《上圣杂子道》《道要杂子》《黄帝杂子步引》《黄帝岐伯按摩》《黄帝杂子芝菌》《黄帝杂子十九家方》《泰壹杂子十五家方》《神农杂子技道》《泰壹杂子黄冶》十家著作。并言：

> 神仙者，所以保性命之真，而游求于其外者也。聊以荡意平心，同死生之域，而无怵惕于胸中。然而或者专以为务，则诞欺怪迂之文弥以益多，非圣王之所以教也。孔子曰："索隐行怪，后世有述焉，吾不为之矣。"①

评价并不算高。著录的著作中，有些可以算作医学著作，如《黄帝岐伯按摩》，王应麟《汉志考证》注云："《唐六典》：'按摩博士一人。'注：崔寔《正论》云：'熊经鸟伸延年之术。'故华佗有六禽之戏，魏文有五搥之锻。《仙经》云：'户枢不朽，流水不腐。'谓欲使骨节调利，血脉相通。"②有些明显不属于医学著作，如《泰壹杂子黄冶》，周寿昌《汉书注校补》云："《郊祀志》云'黄冶变化。'注：晋灼曰：'黄者，铸黄金也。道家言冶丹砂令变化，可铸作黄金也。'大约如《隋志》'《合丹节度》《金丹药方》'、《唐志》'《烧炼秘诀》'之类。本书《刘向传》，向得淮南《鸿宝苑秘书》、邹衍《重道延命方》，上言黄金可成，卒不验，论死，久得释。皆此类之书也。"③故不能笼统地说，神仙属于医学或不属于医学，而应该就著作本身具体分析。

神仙与医学这种剪不断理还乱的纠葛关系一直延续到后世。这也导致一些所谓的医学著作充满了神秘色彩，偏离了医学的正常轨道。张山雷曾就这一点批评《医部》"医术名流列传"，其在《沈氏女科辑要笺疏》中说："《图书集成·医部》之末数卷，搜辑医术名流列传，专采省、县志书奇奇怪怪，复叠重累，依样描摹者，甚至前后十余条如出一手，文人之笔，鄙俚一至于

---

① （汉）班固撰《汉书》，中华书局，2007 年版，第 351 页。
② 陈国庆编《汉书艺文志注释汇编》，第 231 页。
③ 陈国庆编《汉书艺文志注释汇编》，第 232 页。

此。"①又在《偶见沪上某君刊行伤寒小册,所引有似是实非者,为作随笔两则》中说:"寿颐尝谓《图书集成》医术门中,末后所辑医术名流列传,采集通志、邑志数千百条,光怪陆离,都非事实,且有为小说家所不屑道者,甚至同一文字,而前后十余见,各托名某人如何疗治。考其原文,皆出某邑志书,不可谓无来历,实则一人倡之于前,而其后皆展转传抄,妄为附会,适足为医界莫大之羞。而执笔者且津津乐道之,不顾有识者之窃笑于其后。即如戴良所辑丹溪翁及沧洲翁传,治案皆有多条,而出情理之外者殆过其半。若作小说家体例观之,妄言妄听,何所不可?"②《医术名流列传》中的确存在很多神秘色彩的传记,如《负局先生》:

> 按《列仙传》:负局先生者,莫知姓名,负磨镜局,循吴中磨镜,遇人辄问得无有疾苦乎? 有,即出紫丸赤丸与之,病无不差。如此数年后,吴有大疫,先生家至户到与药,活数万人。后上吴山绝顶,与人语曰:"吾还蓬莱山,为汝曹下神水愈病。"既去,一日,崖头有水,色白,从石间流下,病者服之,果验。

这篇文字出自《列仙传》,内容神秘,也未言"紫丸赤丸"是何药物,没有什么医学意义。又如《脚肿医》:

> 按《齐谐录》:有范光禄者,得病两脚并肿,不能饮食。忽有一人,不自通名,径入斋中,坐于光禄之侧。光禄谓曰:"先不识君,那得见诣?"答云:"佛使我来理君病也。"光禄遂发衣示之,因以刀针肿上,倏忽之间,顿针两脚及膀胱百余下,出黄脓水三升许而去。至明日,并无针伤,而患渐愈。

这个传记同样充满神秘色彩,亦未言具体针法,当然也没有什么医学意义。

神仙术内容驳杂,一般而言,祝由、导引、服食等都含有神仙成分。

---

① (清) 沈又彭等编《沈氏女科辑要笺疏》,山西科学技术出版社,2010 年版,第 114 页。
② 收入《籀簃谈医一得集》,见张山雷著《籀簃医话·籀簃谈医一得集》,山西科学技术出版社,2013 年版,第 87 页。

1. 祝由

祝由起源于原始巫术,常被归属于神仙。它是古代巫医用语言、行为等被除邪魅鬼祟以治疗疾病的一种技艺。从隋到明代前期,祝由一直属于官方医学科目之一。隆庆皇帝为了修正嘉靖朝道教盛行的情况,于隆庆五年(1571)废除之。《医部汇考四百二十四》"小儿诸卒中门""祝由"部分辑录了《千金方》的相关内容,迻录如下:

> 孙思邈《千金方》曰:治小儿中马客忤而吐不止者……并用唾,唾而咒之。咒曰:"摩家公,摩家母,摩家子儿苦,客忤从我始。扁鹊虽良,不如善唾良。"咒讫,弃丸道中。又法:取一刀横着灶上,解儿衣,发其心腹讫,取刀持向儿咒之,唾,辄以刀拟向心腹,啡啡曰:"煌煌日,出东方,背阴向阳。葛公葛公,不知何公,子来不视去不顾,过于生人忤。梁上尘,天之神;户下土,鬼所经。大刀镮犀对灶君,二七唾客愈儿惊。唾啡啡。"如此二七啡啡,以刀拟之,咒当三遍乃毕,用豉丸如上法五六遍讫,取此丸,破视其中有毛,弃丸道中,客忤即愈矣。

这部分内容虽然具有一定的民俗学意义,但医学意义实在不大。

2. 产图及催生符

产图、催生符等也充满了神秘气氛。《医部》"妇人临产门"辑录了很多这样的内容。如《妇人良方》有"月空方位例"、"逐月安产藏衣忌向方位"、"安产藏衣十三神吉凶方位"等,部分迻录如下:

> 凡安产藏衣方位,并于卧阁内分布。《太平圣惠方》云,凡妊妇初入月,便写产图一本,以朱书某月某日,空贴在某位。如正月在丙壬,可于壬位安产妇床帐、丙位藏衣之类,贴产房北壁。若值闰月,只看节气用之。又云:每月产图,有雷公、招摇、运鬼力士、天狗、轩辕、大时、咸池、丰隆、吴时、白虎、大夫、天侯、狂虎,凡此十三神,并从月建易其位。……或云:凡逐月安产藏衣,并向月德、月空方位,所有十三神煞,并从节气更换。若交次月节,便作次月用书产图者非也。假如正月十四日立春,若妊妇十三日乳卧,岂可作去年十二月用? 必依月分用之乃

是。若依节气使换，则天德、月德所在差矣。然月空与任谓之中，天空
颇相类。议者以为天空者非十三神之数，盖课中有天乙，贵人其位无可
与对者，故此空是谓天空。值此神百事不宜，止宜安产妇床帐藏衣之类
耳。……又《堪舆历》有游年、白虎、杀神在太岁后一辰。如太岁卯，则
白虎在寅，余仿此推之。若产及藏衣犯之，则子母皆不利。

可见，这类内容跟医学关系不大。

3. 导引和颐养补益门

体现神仙思想最浓的是导引和"颐养补益门"。

导引分布于第一级类目各门中，很多都跟神仙相关。如"脏腑门"下各
分门的导引部分多次引用《保生秘要》的"医道通仙道"，神仙思想浓厚。《保
生秘要》，俞俞道人曹士珩元白撰。曹氏道家背景很深，曾著《道元一气》一
书。《保生秘要》共五集，在全书前面，有隶书上版、蓝印的一篇告白：

> 是书也，独畅祖真秘旨，合阐性命微言，渐顿咸明，始终毕举。允为
> 后学章程，远作丹经印正。年来自揆圜中，甲戌行携白下。偶为诸宰官
> 鉴阅，遂命精梓流通，用开后觉，以求外护。俾读是篇者，发欢喜心，破
> 贪悭想。独助三千，同登八百。[①]

由此可见，该书的神仙学意识之深。除了脏腑门，其他门也多次引用《保生
秘要》，如"背脊门四"导引："《保生秘要》曰：背作疼胀，导引法：以掌心搓之
九九……运功即行艮背大小圈法……附：艮背诀……初从口念太乙救
苦……神自虚而灵矣。""胸腹门六"导引："《保生秘要》曰：心邪……运功，守
黄庭或归元，注念太乙救苦默咒，以正其心，邪自不见。"

当然，导引辑录的书籍不限于《保生秘要》，如"齿门三"导引辑录的是
《古今医统》，但神仙意味不减：

> 《古今医统》曰：向本命日栉发之始，叩齿九通，阴咒曰："大帝散灵，
> 五老反真。泥丸元（玄）华，保精长存。左回拘月，右引日根。六合清

---

① 转引自黄裳《榆下说书》（生活·读书·新知三联书店，1998 年版，第 128—129 页）。

练，百疾愈因。"咽唾三过，常数行之，使齿不痛，脑不痛，发不白。

单个门中辑录神仙家内容最多的则是"颐养补益门"。该门辑录的很多方都是道家修仙之法，随手摘引部分：

> 服云母法：上白云母二十斤……五十日诸病皆愈，颜色日少，长生神仙。（《千金》）雷敩曰：凡使云母黄黑者、厚而顽赤色者、经妇人手把者，并不中用。须光莹如冰色者为上……服至一年百病除，三年反老成童，五年役使鬼神。……三皇真人炼丹方：丹砂一斤，研末重筛……一月三虫出，半年诸病瘥，一年须发黑，三年神人至。（《太上元（玄）变经》，下同。）

这些单方明显就是神仙服饵方，"长生神仙""三年反老成童，五年役使鬼神""三年神人至"等描述表明了其终极目的。部分神仙服饵方如草木类有养生效果，丹砂金石类则需谨慎，长期服用有害无益。李时珍《本草纲目·金石》多有论述。"金"条曰："（葛洪《抱朴子》）又言丹砂化为圣金，服之升仙。《别录》、陈藏器亦言久服神仙。其说盖自秦皇、汉武时方士传流而来，岂知血肉之躯，水谷为赖，可能堪此金石重坠之物久在肠胃乎？求生而丧生，可谓愚也矣。""白石英"条曰："但系石类，止可暂用，不宜久服。"①由此可见，《医部》辑录这些内容之不妥。

总之，医术名流列传、导引、祝由、方（单方）、产图、催生符等都有一些充满神秘色彩，具有神仙思想的非医学内容。这些内容集中于导引和颐养补益门，但不限于此，而是充斥于全书。在官方临床分科体系取消了祝由书禁之后，《医部》仍大量辑录具有神秘色彩的神仙类内容实在不太妥当。

（二）房中

房中与神仙也有关系。葛洪、陶弘景、孙思邈等历代高道都重视房中之术，认为可以延年益寿，甚至长生成仙。《列仙传》记载有通过房中术成仙的故事：

女丸者,陈市上沽酒妇人也,作酒常美。遇仙人过其家,饮酒,以素书五卷为质。丸开视其书,乃养性交接之术。丸私写其文,更设房室,纳诸少年,饮美酒,与止宿,行文书之法。如此三十年,颜色更如二十时。数岁,仙人复来过,笑谓丸曰:"盗道无私,有翅不飞?"遂弃家追仙人去,莫知所之云。①

这里根据《汉书·艺文志》的分类,将房中单列。房中的确有性医学的成分,但更多的内容与医学关系不大。

1. 御女之术

应当说,《医部》也辑录了部分反对御女、反对采补的言论。如"淋浊遗精门一"引《医学入门》曰:

亦有清心静坐,养精神者,但好色种子,犹不免有时发露,或被盲人指示房中补益之说,谓可以止精不漏,然对景忘情,实际不复恋乎猥亵之事矣。故曰:学仙不断淫,蒸砂饭不成。养生者慎之!

又如"妇人经脉门一"引《本草纲目》曰:

今有方士邪术鼓弄愚人,以法取童女初行经水服食,谓之先天红铅。巧立名色,多方配合,谓《参同契》之金华,《悟真篇》之首经,皆此物也。愚人信之,吞咽秽滓,以为秘方,往往发出丹疹,殊可叹息。故萧了真《金丹诗》云:"一等旁门性好淫,强阳复去采他阴。口含天癸称为药,似恁泇沮枉用心。"观此可以悟矣。

然而相比于这些内容,所辑录的御女、采补内容更多。房中主要集中在"种子门",很多都是御女之术。如"种子门二"导引,首先辑录《千金方·房中补益论》云:

夫房中术者,其道甚近。……凡妇人不必须有颜色妍丽,但得少年,未经生乳,多肌肉益也。……御女之法,能一月再泻,一岁二十四

---

① 李剑雄译注《列仙传全译·续仙传全译》,贵州人民出版社,1999年版,第118页。

泻,皆得二百岁,有颜色,无疾病。若加以药,则可长生也。

这里谈到了相女之法、还精之术,目的是为了采补。《千金方·房中补益论》之后是《古今医统·多男三炼法》,该部分内容有生殖的目的,但内容仍是采补法、御女术居多,如:

> 春夏秋冬名四时,二十四气尸生化,三五七九夺气机。一夺一吸深取之,周而复始天不违。此房中之术,言采夺女气之机也。……此是多男三炼法。六炼可长生,九炼能飞越。约尔他年逢建业。

最后是"采阴诀":

> 树衰培土,阳衰阴补。……衰阳以少阴补而不失,取其元气津液,引于我身,即颜复童矣。童男少女,正气未散,元和才一,遇之修炼,其益百倍,切忌自己元气流奔也。

更是赤裸裸地提倡采补修炼。

主流社会将采补视为旁门别道。通俗小说常常劝化道:"从来采补是旁门,邪正之间莫错分。利己损人能得道,谁还苦炼戒贪淫。"即使修道之人也对此持否定态度。宋元之际李道纯是著名的全真教道徒,他在《中和集》中就说:"御女房中,三峰采战,食乳对炉,女人为鼎,天癸为药,产门为生身处,精血为大丹头,铸雌雄剑,立阴阳炉,谓女子为纯阳,指月经为至宝,采而饵之,为一月一还;用九女为九鼎,为九年九返。令童男童女合而采初精,取阴中黍米为玄珠。至于美金花,弄金枪,七十二家强兵战胜,多入少出,九浅一深,如此邪谬,谓之泥水丹法,三百余条,此大乱之道。以此为下品之最邪之法。"[1]

采补不仅仅是邪门歪道,也无法达到长生的目的。明人冯时可在其《雨航杂录》中言道:"但以御女求长生,则可断其必无。盖凡人欲动则精流,如蹶张之弩,孰能御之?己之精不能制,而能采人之精乎?强制逆闭,蓄秽蕴热,为疽为肿,其蓄蕴至二三年者,一败则如决渠,死且不旋踵,如谭襄敏、周

---

[1]　王西平主编《道家养生功法集要》,陕西科学技术出版社,1989年版,第518页。

银台,皆以过人之聪明而溺于此,可鉴也。"①冯氏是明隆庆五年(1571)进士,但他不是一般的官员和学者,还兼涉医学,著有《上池杂说》《众妙仙方》等医书,均刊行于世。《上池杂说》,《四库全书》存目。《三三医书提要》评价道:"文虽不丰,持论极精。"②《众妙仙方》按证分类汇录各科方一千六百余首,在古代医方著作中占有一席之地。他的这段话符合医学道理。

2. 转女为男

封建社会,男尊女卑,一般人都愿意生育男孩。"种子门"辑录有种子方,其中就有生男方,如大造丸,称"此方久服,耳目聪明,须发乌黑,延年益寿,有夺造化之大功,故名大造丸。亦治心风失志,虚劳危绝,可以回生。男妇无子者,服之生男"。这已经不符合医学道理。

更为荒唐的则是转女为男法。"妇人胎前门""小儿未生胎养门"等部分这类内容极多,可谓连篇累牍。如"妇人胎前门二"云:

> 万全《广嗣纪要》:转女为男法……盖一月、二月之间精血混合,男女之形未彰,至于三月阴阳始判,震巽之索斯定,故曰男女分也。谓初受之气,于兹始定,非谓阴阳男女初无定体,必待三月而后分,故可以转移变化之耳。……丹参圆,治妇人始觉有娠,养胎并转女为男。

再如"小儿未生胎养门"云:

> 胎化之法,有所谓转女为男者,亦皆理之自然。如食雄鸡,取阳精之全于天产者;带雄黄,取阳精之全于地产者。(注:《千金方》转女为男丹参丸,用东门上雄鸡头。又方:取雄黄一两,绛囊盛带之。《本草》:"丹雄鸡,补虚温中,通神杀毒,其肝补肾,其冠血益阳。雄黄,人佩之,鬼神不能近,毒物不能伤。")操弓矢,借斧斤,取刚物之见于人事者,气类潜通,造化密移,必于三月兆形之先。盖方仪形未具,阳可以胜阴,变女为男,理固然也。(注:《巢氏论》云:"妊娠三月始胎,形象始化,未有

---

① (明)冯时可著《雨航杂录》,中华书局,1985年版,第15页。
② 裴诗庭编《珍本医书提要》,中医古籍出版社,2010年版,第79页。

定仪,见物而变。欲得男者,操弓矢,食雄鸡。")

这部分内容辑自宋陈自明撰、明薛己注《妇人良方》,故有正文有注释。

当然,《医部》也辑录了部分批驳转女为男的言论。"小儿未生胎养门"辑录了朱震亨的《格致余论·胎感论》,下有虞抟的评论:"右丹溪此论,极造精微,发前人之未发。是知男女之分,已定于万物资始乾元之际,阴阳交姤之时。昧者不悟是理,妄有转女为男之法,惑矣。"不过,这样的言论完全淹没于大量的转女为男的理论、方法之中,难以令人注意到。

别说转女为男,即使对于生男的问题,明代李濂就已经有清醒的认识。他的《医史》卷一辑录了仓公(淳于意)的传记,并发议论道:

> 太仓公,神医也。其治疗之奇,迁史备载之矣,无容赘赞。然生五女而不生男,兹可见子之多寡有无,皆天也。而世之人乃有以种子术授人者,多见其妄也已。太仓公师公乘阳庆,亦年七十余,无子。读书察理之士,固不为是惑。窃附此于太仓公传后,以示戒云。①

对此,四库馆臣给予了高度评价,《四库全书总目·医史》云:"惟其论仓公神医乃生五女而不生男,其师公乘阳庆亦年七十余无子,以证医家无种子之术。其理为千古所未发,有足取焉。"

除御女采补、转女为男外,《医部》还辑录了其他房中内容,这些内容往往真假参半。如"种子门"论中辑录了《千金方·房中吉日》,其中云:

> 御女之法,交会者当避丙丁日及弦、望、晦、朔、大风、大雨、大雾、大寒、大暑、雷电霹雳、天地晦冥、日月薄蚀、虹蜺地动。若御女则损人神,不吉。损男百倍,令女得病。有子必癫痴顽愚、喑哑聋聩、挛跛盲眇,多病短寿,不孝不仁。……若欲求子者,但俟妇人月经绝后一日、三日、五日,择其王相日及月宿在贵宿日,以生气时夜半后乃施泻,有子皆男,必寿而贤明高爵也。以月经绝后二日、四日、六日施泻,有子必女。过六日后,勿得施泻,既不得子,又不成人。

---

① (明)李濂辑,俞鼎芬等校注《李濂医史》,第28页。

这里的性交禁忌有一定的合理成分,如"大寒、大暑、雷电霹雳"等的确对身体、心理有影响。但"不孝不仁""贤明高爵"的论断并没有合理性。论如此,方也一样,如辑录的"太极丸",称"填精补髓,种子延年……服至三年,百病消除。终身服之无间,可以成地仙矣",绝对是夸饰、荒诞之辞。

(三) 术数

古代社会,医学与术数有时会牵扯不清。《宋史·方技传序》曾言:"后世占候、测验、厌禳、禜襘,至于兵家遁甲、风角、鸟占,与夫方士修炼、吐纳、导引、黄白、房中,一切煣蒿妖诞之说,皆以巫医为宗。"①《图书集成》迻录了该序,只不过放在《艺术总部》而不是《医部》而已。术数多言推占,多涉禨祥。《汉书·艺文志》云:"杂占者,纪百事之象,候善恶之征。《易》曰:'占事知来'。"又云:"形法者,大举九州之势以立城郭室舍形,人及六畜骨法之度数,器物之形容以求其声气贵贱吉凶。犹律有长短,而各征其声,非有鬼神,数自然也。"与医学相关的运气学说、太素脉法等也言推测,同术数也就有了关系。

1. 运气学说

《医部》重视运气,《医部汇考》一百十一至一百二十一为"运气门"。论部分辑录了《黄帝素问》、陈无择《三因方》、《河间六书》②、张从正《儒门事亲》③、《东垣十书》④、《丹溪心法》⑤、虞抟《医学正传》、楼英《医学纲目》、邵弁《运气占候补遗》、李梴《医学入门》、汪机《运气易览》、汪宦《六气标本论》、喻昌《医门法律》等医书中的相关资料,方部分辑录了《古今医统》等医书中的相关资料,内容相当丰富。

运气是否属于医学,学术界有不同认识。乾隆时期,四库馆臣认为运气跟医学关系不大。这从《四库全书总目》对《玄珠密语》的评述就能看出。《玄珠密语》为运气学说的代表性作品,"其书本《素问》五运六气之说,而敷

---

① (元) 脱脱等撰《宋史》,中华书局,1977 年版,第 13495 页。
② 《医部》称为"刘完素《六书》"。
③ 《医部》称为"张从政《儒门事亲》"。
④ 《医部》称为"李杲《十书》"。
⑤ 《医部》称为"朱震亨《心法》"。

衍之"四库馆臣认为："(《玄珠密语》)始言医术,浸淫及于测望占候……其书旧列于医家,今以其多涉禨祥,故存其目于术数家焉。"①日本丹波元胤《医籍考》也有类似观点,卷八十"运气"云："运气之说,出于王冰补《素问》七篇……及宋杨子建、沈存中、刘温舒笃信之,以为表章。然其泛滥不经,与《灵》《素》之旨相乖。《五变篇》虽有'先立其年,以知其时'之语,是则《岁露篇》所谓'三虚三实'之义与'加临胜复'等说不同,乃不唯无裨治术,后世医家,为之眩惑,为害不鲜。先子尝于所著《医剩》极辨其妄,而古人亦有议及之者。"②可见,丹波父子都认为,运气之说无关治疗。不过,当今中医学界普遍认为,五运六气对于疾病防治具有一定的价值,并不能完全否定。

2. 太素脉

运气不能算作真正的术数,因为有一定的临床意义。太素脉则通过诊脉辨人之贵贱吉凶,医学意义不大。关于它的起源时间,四库馆臣曾有探讨,《四库全书总目·太素脉法》云：

> 太素脉自古无闻。《宋史》载："僧智缘,随州人。嘉祐末,召至京师。每察脉知人贵贱祸福休咎。诊父之脉,而能道其子吉凶,所言若神。王珪疑古无此术。王安石曰:'昔医和诊晋侯而知其良臣将死,则视父知子,亦何足怪哉。'"云云。其引据亦自有理。然推绎传文,医和亦以人事断之,料其当尔。……何尝一字及于脉？且传曰视之,亦不云诊。是特良医神解,望其神色知之。安石所云,殊为附会。大抵此术兴于北宋,故智缘以前不闻有此。而罗扩作《张扩传》,称扩少好医,从庞安时游。后闻蜀有王朴善脉,又能以太素知人贵贱祸福,从之期年,得衣领中所藏素书,尽其诀,乃辞去。扩,徽宗时人,则王朴当与智缘同时,足证其并出于嘉祐间。观此书原序,亦仅称唐末所得,其非古法审矣。③

---

① 《四库全书总目》卷一百十《子部·术数类存目一》。
② (日)丹波元胤著,郭秀梅、(日)冈田研吉校译《医籍考》,第631页。
③ 《四库全书总目》卷一百十一《子部·术数类存目二》。

可见,太素脉产生时间并不早。历史具有天然的权威性,太素脉"非古法",当然也就失去了历史的权威性。

《医部》中的太素脉法主要集中于脉法十七、十八,主要引用的是彭用光《太素脉诀》,内容都是诊脉辨知人之贵贱祸福,如:

> 诊男子贵贱寿夭脉:男子左手为主肾,主寿夭。故男子以肾为一生之本,主子孙根基。此脉沉而有力,往来息匀分明,异乎常格者,此主平生贵显,衣禄丰盈;又应一身之根基,兼审寿数。若脉来去无力,乃是根基不耐,末年贫寒;沉深匀滑,寿跻耄耋期颐。

> 诊贫富脉:脾脉为财禄,若得生旺往来息数匀缓,既贵且富;往来无凭据者,则财不聚,终难发达。先大后小,先富后贫;先小后大,先贫后富。此脉缓大,常人主巨富,为官至一品;沉缓而涩,主巨富极而悭吝也。

可见,太素脉虽是诊脉,却与诊病无关,与医学无关,《医部》大量辑录这样的资料并不妥当。如果认为,太素脉毕竟属于诊脉,那么最好的处理方式是附录,而不是列为正文。丹波元胤《医籍考》卷二十《诊法四》就采取了这种方法:"太素脉之术,虽无裨于治法,以其托言于医流,别编为一卷,附于诊法之后。"①

《医部》热衷神仙、房中、术数的缺憾在后来官方整理的医书中得到了纠正。《医宗金鉴》虽有太素脉内容,但无神仙、房中(种子)、导引等内容。《四库全书》医家类更为干脆,连太素脉也加以排斥,更不用说神仙、房中等了。《序》云:"《汉志》医经、经方二家后,有房中、神仙二家,后人误读为一,故服饵、导引,歧涂颇杂,今悉删除。……《太素脉法》,不关治疗,今别收入术数家,兹不著录。"各书提要更是多次重申,如《兰台轨范》提要云:"独其天性好奇,颇信服食之说,故所注本草,于久服延年之论,皆无所驳正。而此书所列通治方中,于《千金方》钟乳粉、《和剂局方》玉霜圆之类,金石燥烈之药,往往

---

① (日)丹波元胤著,郭秀梅、(日)冈田研吉校译《医籍考》,第139页。

取之,是其过中之一弊,观是书者亦不可不知所短焉。"对颐养补益进行了委婉的批评。《医史》提要云:"惟其论仓公神医乃生五女而不生男,其师公乘阳庆亦年七十余无子,以证医家无种子之术。其理为千古所未发,有足取焉。"否定了种子术。

(四)《医部》热衷神仙、房中、术数之分析

《医部》辑录那么多神仙、房中、术数的内容,既与陈梦雷的学术倾向有关,也与当时的政治背景有关。作为官方书籍,可能后者更为重要。《古今图书集成》编纂于康熙时期,印行于雍正时期。康熙皇帝对神仙及术数持宽容态度,曾云:

> 从来神仙之术非一,门路甚广,方士之言一闻轻信,其祸匪浅,况朕经过不止数百人,虽用功各异,来历则同,久而久之往往自不能保,或有暴死者。……至于盗天地、夺造化、攒五行、会八卦,永远不老可致,做释迦、做玉皇等语,闻之愈心寒胆颤,愈加难信矣。……朕六十年来闻佛、道二门,千方百计将三教九流书中可以相似者拟不过数句借为口实,若问全篇,则不贯串者十中八九,还有非常怪异避谷纳气、二便嘻水、采战铅汞、炼丹内丹之类,亲身目睹者不计其数,那肯轻信一言?朕以忠厚待人,凡有此者,必令罄其所会,可者试看,不可者也就罢了,总未追其根据。①

"经过不止数百人"和"亲身目睹者不计其数"的参与精神,以及"总未追其根据"的忠厚态度,实际上给神仙术及各种术数提供了存在的土壤。

与康熙皇帝相比,雍正皇帝更热衷于各种神仙术,常常特谕各级官吏访仙求丹。贾士芳案件是一个很好的例子。贾士芳是白云观道士,被田文镜推荐给雍正后,先受宠,不久又被斩。对于这个案件,雍正曾有谕旨(见《世宗宪皇帝实录》):

> (雍正八年九月辛卯,1730)谕内阁:从前因吾弟怡贤亲王气体清弱,时常抱恙,朕谕令访问精于医理之人,及通晓性宗道教者,以为调摄

颐养之助。上年吾弟奏称,京师白云观近有一人,通晓心性之学,……逾数日遵旨进见,朕所询问伊不能对。及谕以心性之学,伊则伪作钦服之状,极口称颂。朕察其虚诈,中无所有,略加赏赐而遣之。后朕降旨与外省一二督抚,令其便中访问通医学道之人,随经李卫奏称:"闻中州有贾士芳者,平素通知数学,臣未曾识面,不能确知其人。"朕随降旨与田文镜,将伊送来。初到时,朕令内侍试以卜筮之事,伊言语支离,启人疑惑。因自言上年曾蒙召见,朕始知即白云观居住之人也。伊乃自言长于疗病之法,朕因令其调治朕躬。伊口诵经咒,并用以手按摩之术。见伊心志奸回,语言妄诞,竟有"天地听我主持,鬼神听我驱使"等语。朕降旨切责,伊初闻之,亦觉惶惧,继而故智复萌,狂肆百出,公然以妖妄之技,欲施于朕前。……今则敢肆其无君无父之心,国法具在,难以姑容。且蛊毒魇魅,律有明条,着拿交三法司,会同大学士定拟具奏。①

这里面的有些说法并不符合实情,如雍正访求修炼之士是为自己而不是怡贤亲王等。② 但"口诵经咒,并用以手按摩之术"、"通晓性宗道教者,以为调摄颐养之助"、"平素通知数学"、"卜筮之事"都可看出雍正的兴趣所在。至于贾士芳被杀的原因,杨启樵推测,可能在于贾不讲究服饵丹药,不强调长生久视,从而得罪雍正,导致被杀。③

雍正十三年(1735)八月二十三日凌晨,雍正驾崩。一般认为,雍正是丹药中毒而死。这从乾隆皇帝事后的处理就能看出。八月二十五日,乾隆下谕旨,驱逐炼丹道士,命都统莽鹄立传谕曰:"皇考万几余暇,闻外间有炉火修炼之说,圣心深知其非,聊欲试观其术,以为游戏消闲之具。因将张太虚、王定乾等数人,置于西苑空闲之地。圣心视之,如俳优人等耳,未曾听其一言,未曾用其一药。且深知其为市井无赖之徒,最好造言生事。皇考向朕与和亲王面谕者屡矣。今朕将伊等驱出,各回本籍。令莽鹄立传旨宣谕。伊等平时不安本分,狂妄乖张,惑世欺民,有干法纪,久为皇考之所洞鉴。兹从

---

① 《世宗宪皇帝实录》卷九十八,《清实录》,第 8 册,第 309—310 页。
② 杨启樵著《雍正帝及其密折制度研究(增订本)》,岳麓书社,2014 年版,第 284 页。
③ 杨启樵著《雍正帝及其密折制度研究(增订本)》,第 282—291 页。

宽驱逐,乃再造之恩。"①

虽为雍正辩解,但此地无银三百两,越描越黑。有鉴于雍正沉湎于方术的恶果,乾隆皇帝对各种方术不感兴趣,更恢复度牒制度限制佛教、道教发展。对于神仙术,他明确说不,《题了髻山碧霞观》诗云:"平生懒问长生术,羽客休夸蹑景梯。"②神仙、方术在宫廷的生存环境也慢慢消失。

五、其他问题

当然,《医部》存在的问题不止上述这些,如还存在引用失当的问题。《医部》喜欢辑录有神秘色彩的医籍,如陈士铎《石室秘箓》。《四库全书总目》评价该书曰:

> 是书托名岐伯所传,张机、华佗等所发明,雷公所增补。凡分一百二十八法,议论诡异,所列之方,多不经见。称康熙丁卯遇岐伯诸人于京都,亲受其法。前有岐伯序,自题"中清殿下宏宣秘箓无上天大帝真君",又有张机序,自题"广蕴真人"。方术家固多依托,然未有怪妄至此者,亦拙于作伪矣。

四库馆臣将它列为存目,《医宗金鉴》也未采撷此书,《医部》不但采撷此书,而且大规模引用。据冈西为人统计,该书被引用达69次,超过《难经》(52次)、《中藏经》(52次)、张仲景《伤寒论》(19次)、王叔和《脉经》(16次)等经典医书。③冈西为人的统计虽遗漏了方(单方)等部分的引用,仍有一定的参考价值,已经表明《医部》存在引用失当的问题。

第五节 《古今图书集成·药部》

《药部》与《医部》一样,同属于《博物汇编》。《博物汇编》辑录了与生活

---

① 《高宗纯皇帝实录》卷一,《清实录》,第9册,第148页。
② 《御制诗二集》卷四十四,《景印文渊阁四库全书》,台北商务印书馆,1983年版,第1303册,第764页。
③ (日)冈西为人著,郭秀梅整理《宋以前医籍考·附录》,第1335—1337页。

世界相关的实用技艺、志异传说和知识积累。它下分四典：艺术典、神异典、禽虫典、草木典。《医部》属于《艺术典》，偏于技艺，偏于实用，即《古今图书集成·凡例》所言的"所纪多民用所资"。《药部》属于《草木典》，偏于博物，偏于知识，即《凡例》所言的"禽虫草木，多识所资也"。

《草木典》分为《草木总部》《草部》《木部》等 700 部，共 320 卷。《药部》排在第七位，名次比较靠前，但实际上意义不大。因为该典大致按照草木、五谷、药材、瓜果、蔬菜等分部，药应为草木的最后，后面就是五谷类。而且，《草木典》分类比较琐细，多有重合，也多有可归并之处。《古今图书集成·凡例》言："《禽虫》《草木》二典，虽一虫一草之微皆各自为部。有同一物而称谓各别，性味各殊者，虽于纪事、艺文合之，而于汇考仍分之。盖食品、药物各有所宜，风人赋物，取义亦别，故不厌求详也。"《药部》所关注的只是宏观概念的药而已，至于具体的药物，如当归、三七、厚朴等则有《当归部》《三七部》《厚朴部》，故要研究《图书集成》里的药，不能仅仅局限于《药部》，而要关注都其他部、典，如植物药要扩大到《草木典》，动物药要找《禽虫典》，矿物药要找《方舆汇编·坤舆典》等。

因为只涉及宏观问题，《药部》篇幅很小，只有六卷，即《草木典》第十七至二十二卷。因为主题单一，《药部》本身就是类目，不再细分更小的类目，这一点跟《医部》不同。

一、《药部》《医部》板块设置的不同

《古今图书集成·凡例》云："每部中有汇考，有总论，有图，有表，有列传，有艺文，有选句，有纪事，有杂录，有外编，无者阙之。"《药部》只有汇考、艺文、选句、纪事、杂录、外编，而无总论、图、表、列传等项。

与《医部》相比，《药部》缺少总论、列传。列传就是人物传记。何谓总论，《凡例》有阐述："总论之所取，必择其纯正可行者，圣经中单词片句，并注疏皆录于前。盖立论要以圣经贤传为主也，至子集中有全篇语此一事，必择其议论之当者，论得其当，虽词藻无足取，亦在所录。即一篇中所论不一事，而数语有关，亦节取之。惟史传、章奏名篇，本文前后尚有因革得失事由，则

入于汇考,此不复重载。"由此可见,总论将"议论之当"作为收录标准。《药部》缺少这一项,原因不详,可能在于涉及"因革得失事由"的内容已经"入于汇考",也可能在于药被视为"物"而不是技艺,不好议论。

《药部》虽然少了总论、列传,但比《医部》多了选句。《图书集成·凡例》对选句有说明:"选句,凡丽词偶句,或以对待见工,近体古风,或以警拔见赏,其全篇即无可观,而瑕不掩瑜,单词片语亦不可弃,况一时为佳句,日久遂为故实,故有选句之录。"也就是说,选句主要强调语言本身的文学美感。《药部》选句的确体现了这一点,共辑录 55 则,有短有长。长者如宋谢灵运《山居赋》:"本草所载,山泽不一。卢扁是别,和缓是悉。三枝六根,五华九实。二冬并称而殊性,三建异形而同出。水香送秋而擢蒨,林兰近雪而扬猗。卷柏万代而不殒,茯苓千岁而方知。映红葩于绿蒂,茂素蕤于紫枝。既住年而增灵,亦驱妖而斥疵。"通篇是对仗工整的骈俪文字。短者如李颀诗中的"药草空阶静","空""静"二字孤寂境界尽出。

二、重视文化类资料

《药部》一方面未设置"虽词藻无足取,亦在所录"的总论,一方面增加"丽词偶句"的选句,呈现出重视文学性、文化性资料的特点。这个特点亦能从艺文中看出。艺文与选句一样,强调文学性。《古今图书集成·凡例》云:"艺文以词为主,议论虽偏,而词藻可采者,皆在所录。篇多则择其精,篇少则瑕瑜皆所不弃,大抵隋唐以前从详,宋以后从略。"《药部》与《医部》都有艺文,但篇幅、数量差异很大。篇幅上,《药部》是《医部》的两倍多。数量上,《药部·艺文一》辑录晋王羲之《择药帖》、宋鲍照《谢赐药启》《药奁铭》、梁刘孝绰《谢给药启》、陶弘景《本草序》《肘后百一方序》《药总诀序》等各体文章 33 篇,文体涉及帖、启、铭、序、表等。而《医部·艺文一》只有 24 篇。《药部·艺文二》辑录无名氏《古诗》、晋庾阐《采药诗》、宋鲍照《过铜山采药》、齐王融《药名诗》、谢朓《和纪参军服散得益》、梁简文帝《药名诗》等诗词 62 首。而《医部·艺文二》只有诗 22 首。

纪事、外编、杂录篇幅的不同也体现出《药部》重视文化价值的倾向。

《药部》的纪事和外编篇幅较大,杂录篇幅最小。纪事是杂录的九倍左右,外编是杂录的四倍左右。而《医部》则是外编篇幅最小。纪事、外编、杂录各自的特点,《古今图书集成·凡例》有说明:"纪事之大者入于汇考,其琐细亦有可传者,皆按时代列正史于前,而一代之稗史子集附之。亦有后人杂记而及数代以前之事者,若按其著书之世代则疑于颠倒,故仍采附于前。""杂录,圣经之言多入总论。亦有非正论此一事而旁引曲喻偶及之者,则入于杂录。至于集中所裁,或有考究未真,难入于汇考;议论偏驳,难入于总论;文藻未工,难收于艺文者,统入于杂录。""外编,凡大纲皆入于汇考,琐细皆入于纪事,可谓详矣。而百家及二氏之书,所纪有荒唐难信,及寄寓譬托之辞,臆造之说,录之则无稽,弃之又疑于挂漏,故另入于外编。"也就是说,杂录主要为总论未及者,当然也有难入汇考、艺文者。《药部》未有总论,杂录篇幅又少,由此可见,议论性内容之少,也导致医学类知识减少。纪事主要是补充汇考,强调"琐细"。外编补充纪事,强调"所纪有荒唐难信,及寄寓譬托之辞,臆造之说",也就是说不强调客观性,而强调传奇性。这也可以看出,《药部》倾向于辑录有文化价值的资料。

应当说,《药部》的这个特点跟《草木典》一致。《古今图书集成·凡例》云:"禽虫、草木二典,虽一虫一草之微皆各自为部,……盖食品、药物各有所宜,风人赋物,取义亦别,故不厌求详也。"可见,《草木典》既重视辑录那些实用性知识,体现草木的食品或药物功能;也重视辑录那些文化类的知识,便于"风人赋物"。由于《药部》不关注具体药物,不可能呈现草木的食品或药物功能,重视文化的特点更为明显。

三、汇考的意义

汇考的体例,《古今图书集成·凡例》有详细说明:"汇考之体有二:大事有年月可纪者,用编年之体,仿《纲目》,立书法于前,而以'按某书'、'某史'详录于后,事经年纬,而一事之始末沿革,展卷可知。立书法于前,详录诸书于后,则一事之异同疑误,参伍可得,此典中之最宏巨者也。或大事无年月可稽,与一事一物无关政典者,则列经史于前,而以子集参互于后,虽岁月未详,而时代之后先,一事因革损益之源流,一物古今之称谓,与其种类性情及其制造之法,皆可概见矣。"

汇考的两种方式,《药部》都有采用。汇考一采用第一种,即按照时代次序记录关于药的大事。如上古时期列有"炎帝神农氏始尝药立方书"和"黄帝轩辕氏命岐伯尝百药主典医病"两件大事,前者详录《史记补》《搜神记》《路史》里的相关资料,后者排比了《史记》《家语》《世纪》《路史》中的相关事文。辑录的材料之间有时可以互相补充,有时也有冲突之处,如"黄帝轩辕氏命岐伯尝百药主典医病"辑录的材料就是如此,"按《史记》五帝本纪不载",这是否定性证据;"按《家语》黄帝尝味草木",这是相关性证据;"按《世纪》帝使岐伯尝味百药,主典医病",这是直接证据;"按《路史》黄帝命俞跗、岐伯、雷公察明堂,究息脉;命巫彭、桐君处方盅饵,湔浣刺治,而人得以尽年",这是辅助证据。这样"详录诸书",的确是"一事之异同疑误,参伍可得"。值得赞扬的是,《药部》依据《大清会典》,辑录了9则清代与药相关的大事。总1则:国朝设太医院官以掌修合药饵之事。顺治4则:顺治八年设医士一员转给狱囚药价、顺治十一年令医官施药、顺治十六年以生药库归太医院职掌、顺治十八年仍以生药库归礼部。康熙4则:康熙三年定采办药材制、康熙二十年发内帑施药、康熙二十一年发内帑施药岁以为例、康熙二十三年添取医士医治狱囚照例给药。《药部》记载时段那么近的事情,对后人来讲,具有一定的权威性。

汇考二至汇考五采用第二种方式,即"一事一物无关政典者,则列经史于前,而以子集参互于后",汇考二辑录了《山海经·大荒南经》、《大荒西经》、《汉书·艺文志》、扬雄《方言》"杂释"、张华《博物志》"药论"、《抱朴子》"论药"、侯宁极《药谱》、段成式《酉阳杂俎》"仙药""药草异号"、张世南《游宦纪闻》"本草异名"、《容斋随笔》"治药捷法"、《梦溪笔谈》"药议""补笔谈"、高濂《遵生八笺》"药室""药枕""药篮""高子论房中药物之害"等资料。汇考三至汇考五辑录的都是《本草纲目》中的内容,具体为《神农本经名例》、陶隐居《名医别录合药分剂法则》、采药分六气岁物、七方、十剂、气味阴阳、五味宜忌、五欲、五宜、五禁、五走、五伤、五过、五味偏胜、标本阴阳、升降浮沉、四时用药例、五运六淫用药式、五脏六腑用药气味补泻、五脏五味补泻、脏腑虚实标本用药式、引经报使、药五物同名、四物同名、三物同名、二物同名、比类隐名、相须相使相畏相恶诸药、相反诸药、服药食忌、妊娠禁忌、饮食禁忌、李东垣《随证用药凡例》、陈藏器《诸虚用药凡例》、张子和《汗吐下三法》、药对岁物药品、《神农本草经》目录、《宋本草》旧目录等。总体而言，汇考内容主要涉及到药物炮炙、本草名物、药性理论、本草历史等，即《图书集成·凡例》所说的"一物古今之称谓，与其种类性情及其制造之法，皆可概见矣"。

汇考为"此典中之最宏巨者也"，《药部》中汇考也一样，整部才六卷，汇考就占了四卷（第十七至二十卷），但与五百卷的《医部汇考》相比，仍是小巫见大巫。《药部汇考》虽然在内容丰富上无法相比，但仍有一定的意义，约有两点。第一，《药部》汇考对历代医药史实的叙述可以弥补《医部》汇考之不足。《医部》"汇考中统载《内经》及脏腑脉络图说于前，次则诸病，分门皆合诸家论此病之治法，次列方药，末列针灸医案"。① 其法则详，其史则略。医药不分家，《药部》汇考叙述药的历史某种程度上也是医的历史。再加上《官常典·太医院部》，《选举典》的《学校部》《杂流部》《吏员部》，《铨衡典·官制部》以及《礼仪典·先医祠典部》的相关记载，这就构成了完整的医史。诸如医政的因革损益，分科的始末沿革等，都可以展卷而知。第二，《药部》汇考中的药性理论可以供解读《医部》汇考时参考。《医部》汇考分门中"次列方药"，但方药深层的理论依据则需参考《药部汇考》。

四、《医部》《药部》之外的中医药内容

《古今图书集成》中的中医药内容不仅仅在于《医部》和《药部》，而是广泛分布于全书。赵立勋在《〈古今图书集成〉中有关医药卫生内容分布概要》中曾有统计：

计有6汇编、18典、1 093部、1 205卷，具体分布概况如下：

《历象汇编》：《乾象典》10部25卷、《岁功典》38部65卷、《历法典》2部

---

① 《古今图书集成·凡例》。

12 卷、《庶征典》5 部 14 卷；

《方舆汇编》：《坤舆典》12 部 16 卷；

《明伦汇编》：《官常典》1 部 2 卷、《人事典》25 部 31 卷；

《博物汇编》：《艺术典》3 部 524 卷、《神异典》3 部 21 卷、《禽虫典》245 部 106 卷、《草木典》642 部 214 卷；

《理学汇编》：《经籍典》3 部 45 卷、《学行典》7 部 15 卷；

《经济汇编》：《选举典》6 部 16 卷、《铨衡典》4 部 11 卷、《食货典》44 部 53 卷、《礼仪典》8 部 7 卷、《考工典》35 部 28 卷。[①]

并将《医部》以外内容相对集中的《庶征典·疫灾部》《庶征典·人异部》《官常典·太医院部》《人事典·身体部》《人事典·形貌部》《人事典·初生部》《人事典·寿夭部》《人事典·疾病部》《人事典·生死部》《人事典·养生部》《神异典·静功部》《神异典·服食部》《经籍典·诸子部》《礼仪典·先医祠典部》等十六部辑录，成书《古今图书集成医部续录》，近八十万字，可以参考。赵立勋所谓的"医药卫生内容"实际上就是中医药内容。当然，如果想查阅其他部类分散的医学内容及《方舆汇编·坤舆典》《博物汇编·禽虫典》《博物汇编·草木典》等集中的药学内容，还得查阅《古今图书集成》。总之，《古今图书集成》中的中医药内容非常丰富。我们重点探讨《医部》《药部》主要是尊重编纂者的医学、药学观念。

---

① 赵立勋编著《古今图书集成医部续录》，中国医药科技出版社，2002 年版，第 6 页。

第二章 《医宗金鉴》

《医宗金鉴》是清代最著名的官修医书,长期作为太医院教科书,影响深远。它不是纯粹的整理类医书,哪些部分属于整理、整理特点为何、有何优缺点等,都值得探讨。

第一节 《医宗金鉴》的编纂过程

《医宗金鉴》是清廷组织编纂的第一部也是唯一一部医学丛书。跟《古今图书集成》不同,关于《医宗金鉴》编纂的资料较多,这里稍加梳理。

一、编纂原因

关于编纂原因,学术界一般从政治、经济、文化等方面论述。这当然没有问题,但有一个事实往往被忽略,那就是乾隆皇帝是有鉴于康熙、雍正时期没有编纂医书才下令编纂的。《医宗金鉴》所载的太医院院使加光禄寺卿衔钱斗保等人奏疏就言道:"今惟我皇上仰体圣祖仁皇帝、世宗宪皇帝圣心未就,下颁修医书之旨。"

康熙皇帝曾对编纂中医书籍充满兴趣,康熙二十四年(1685)四月,谕太医院官曰:

> 朕研究经史之余,披阅诸子百家,至《黄帝素问内经》诸篇,观其义蕴,实有恻隐之心,民生疾苦,无不洞瞩。其后历代医家虽多著述,各执

意见。若《难经》及痘疹诸书，未能精思极论，文义亦未贯通，朕甚惜之。当兹海宇升平，正宜怀保吾民，跻春台而登寿域。尔等可取医林载籍，酌古准今，博采群言，折衷定论，勒成一书，以垂永久，副朕珍恤元元至意。①

但可惜的是，这件事并没有付诸实施。而康熙皇帝自己后来又对医书的态度发生了变化。康熙四十六年六月，谕大学士等曰：

朕观医书与儒书不同。儒者之书皆言五伦之理，作文者据以发挥，虽文之优劣，各由乎人，然其理总不出五伦之外。若医书，开一方于前，又列数方于后，果此一方尽善，则彼数方者又何用乎？以此揆之，彼著医书之人已自不能无疑也。②

康熙帝对编纂中医类书籍失去兴趣恐怕与康熙三十二年患病有关。该年五月初八日，康熙皇帝患汗病，十三日开始疟疾，隔一日发作一次，甚为严重。太医院束手无策，而西医治愈之。"时神父洪若翰（Fontaney）适有人从印度寄来奎宁一磅，遂与张诚、白晋三人将此药进御，帝病寻瘳，大加赏赉。事详西士费赖之《入华耶稣会士列传·洪若翰传》，黄伯禄《正教奉褒》亦记之。"③自此，康熙皇帝对西医的兴趣大增，宫廷行医的西洋人越来越多。与此相反，他对中医的兴趣减弱，编纂医书的热情也就消失了。康熙四十六年，除谈到医书不可靠外，康熙皇帝对养生也提出了自己的看法：

至服补药，竟属无益，药性宜于心者，不宜于脾，宜于肺者，不宜于肾。朕尝谕人勿服补药，好服补药者，犹人之喜逢迎者也，天下岂有喜逢迎而能受益者乎？先年，满洲老人多不服药，而皆强壮；朕亦从不服药。至使人推摩，亦非所宜，推摩则伤气，朕从不用此法。朕之调摄，惟"饮食有节，起居有常"，如是而已。④

① 《圣祖仁皇帝实录》卷一百二十，《清实录》，第 5 册，第 267 页。
② 《圣祖仁皇帝实录》卷二百三十，《清实录》，第 6 册，第 301—302 页。
③ 范行准著，牛亚华校注《明季西洋传入之医学》，第 146 页。
④ 《圣祖仁皇帝实录》卷二百三十，《清实录》，第 6 册，第 302 页。

陈捷先在《康熙与医学——兼论清初医学现代化》一文中认为："皇帝对中医有如此的坏印象，或者说是成见，可能是与他接触了西医、西药有关。"①

当然，康熙皇帝在患病之前就接触了西医、西药，甚至曾命人整理西医著作。康熙三十一年，康熙曾让传教士巴多明神父用满文编译西方医学著作，历时五年，成书九卷，定名为《钦定格体全录》。康熙曾打算将其译成汉文并刊印出来，后来改变了主意。康熙说："此乃特异之书，故不可与普通文籍等量观之，亦不可任一般不学无术之辈滥读此书也。"②深层的原因可能在于刊印有碍治国。陈捷先分析康熙不推广现代医学原因时就说："康熙皇帝为一国之君，他非常了解中国传统的夷夏之防精义，为了统治众多的汉人，为了巩固满族的统治大权，他绝无可能舍弃汉族传统主流学问而去崇尚西洋夷学。这是很明显的一项事实，为现实政治的需求，他是不能宣扬与推行西洋西医西药的。"③

也许是出于统治目的，康熙皇帝对中医并不是完全否定的。康熙四十三年，他赐太医院黄运诗曰："神圣岂能再，调方最近情。存诚慎药性，仁术尽平生。"④这说明，他对中医有一定的期待。康熙四十四年，张璐之子进呈张璐医学著作，康熙皇帝交与御前儒医张睿查看。康熙四十七年，张睿奏云："此书各卷全是原于《内经》，可比《证治准绳》。"康熙皇帝令"即发裕德堂，另为装订备览"。⑤可见，他还是翻阅中医书籍，有时甚至督促别人编纂医书。如曾督促御医张睿编纂《医学阶梯》，雍正五年（1727）鄂尔泰《医学阶梯序》云："今阅张子仲岩《医学初集》一书，昔邀圣祖睿鉴，久传宇内，可谓不朽之书。……张子恪遵圣祖谕旨，续著《医学阶梯》全集，已经脱

---

① （加）陈捷先《康熙与医学——兼论清初医学现代化》，见张国刚主编《中国社会历史评论》第二卷，天津古籍出版社，2000年版，第387页。
② 转引自董少新著《形神之间：早期西洋医学入华史稿》，上海古籍出版社，2012年版，第236—237页。
③ （加）陈捷先《康熙与医学——兼论清初医学现代化》，见张国刚主编《中国社会历史评论》第二卷，第395页。
④ （清）于敏中等编纂《日下旧闻考》，北京古籍出版社，1985年版，第1178页。
⑤ （清）张璐著，李静芳、建一校注《张氏医通》卷首《进〈医通〉疏》。

稿,行将复命。"①更为重要的是,他还多次给大臣开处中医方、赏赐中药。如康熙四十九年(1710)阴历十一月初三日江宁织造曹寅上折言:"臣今岁偶感风寒,因误服人参,得解后,旋复患疖,卧病两月有余。幸蒙圣恩,命服地黄汤得以痊愈。目下服地黄丸,奴身比先觉健旺胜前,皆天恩浩荡,重赐余生。"②明确表明了这一点。

与康熙不同,雍正、乾隆对西方文化的兴趣大减。"至雍正时期,由于皇帝对传教士的反感而没有一位传教士医生来华,乾隆朝虽然也有个别西医入宫,但都是为皇族成员治病而来。"③编纂大型中医书籍的障碍已经扫除。雍正朝曾有机会,但未实施。雍正元年(1723)八月十四日,翰林院侍讲学士戚麟祥"谨奏为医学有关生命恳恩鼓励以育人才事"提出:

> 《难经》《素问》等书,其文甚古,其道甚大,其理甚精,非一切艺术可比。臣见民间无聊之人,并未诵习经语,强记数方,便尔悬壶,寒热乱投,夭枉民命,实可痛心。窃谓宜命太医院及访精于医术者,汇辑方书,以岐黄为经,以张李刘朱为传,采其至精至要,刻为成书,颁示天下,列于学宫。每当科岁考之时,即以所颁之书命题,各集所辖之医生而试之。④

此折指出了编纂、使用医书的两个要点:第一,医书由"太医院"及"精于医术者"编纂;第二,将所编医书作为医学教材、考试教材,即所说的"列于学宫","以所颁之书命题"。看到奏折,"欲得良医以济众"的雍正皇帝命令礼部议奏,因"部议未能详尽,将原本签还,着吏、礼二部同刘声芳、林鸿勋、林祖成将如何教习方成良医之处详议具奏"。⑤ 编纂医书之事不了了之。但这些建

---

① 转引自张净秋《〈修事指南〉作者及存世版本考辨》,《中华医史杂志》,2018 年第 5 期,第 265—266 页。督促的具体时间不详,但从张睿审查张璐著作及《医学阶梯》成书等时间可以推断,应是康熙三十二年(1693)之后。

② 陈可冀主编《清宫医案研究》(横排简体字本),中医古籍出版社,2003 年版,第 8 页。

③ 董少新著《形神之间:早期西洋医学入华史稿》,第 248 页。

④ 中国第一历史档案馆编《雍正朝汉文朱批奏折汇编》,江苏古籍出版社,1991 年版,第 1 册,第 837 页。

⑤ 中国第一历史档案馆编《雍正朝起居注册》,中华书局,1993 年版,第 1 册,第 110 页。

议对乾隆朝的医书编纂产生了影响,《医宗金鉴》由太医院编纂,并成为了太医院教习所的教科书,也是太医院最重要的考试教材。

二、编纂过程

《医宗金鉴》的编纂经历了一个曲折过程,这都记载在卷首的奏疏中。简单而言,乾隆四年(1739)十一月十七日,乾隆皇帝谕太医院右院判王炳、御医吴谦曰:"尔等衙门该修医书,以正医学。钦此。"太医院诸人商定后,十二月初二日,王炳、吴谦上奏:"请将大内所有医书发出,再命下京省,除书坊现行医书外,有旧医书无板者,新医书未刻者,并家藏秘书,及世传经验良方,着地方官婉谕购买,或借抄录,或本人愿自献者,集送太医院命官纂修。上自三皇以至我朝,分门聚类,删其驳杂,采其精粹,发其余蕴,补其未备,成书二部。其小而约者,以便初学诵读;其大而博者,以便学成参考。"乾隆皇帝下旨,命大学士鄂尔泰总管考核纂修事宜。

十二月十二日鄂尔泰上奏,就场馆、编纂人员等提出建议。场馆方面:"所修医书,不必另行开馆,即于太医院衙门内,将现在闲房,照例量加修葺,尽可充用。该医院官员到馆办事,亦称近便。"编纂人员方面:"其纂修官只需八员,总修官须用二员。"总修官:"御医吴谦、刘裕铎,应令充总修官,仍兼纂修。"纂修官:"应令太医院堂官并吴谦、刘裕铎等,将平日真知灼见,精通医学、兼通文理之人,保举选派。如不足数,再于翰林院及各部院官员内,有通晓医学者,酌量查派。"可见纂修官的选拔标准是文理、医理兼通,"盖因前代医书,词义深奥,诠解不易,而分门别类,考订成书,既欲理明,亦须辞达,既贵详晰,尤须贯串"。至于太医院"院使钱斗保、左院判陈止敬、右院判王炳,俱有本衙门办理事件。且内庭差事,所关重大,难以分任修书之事",就负责照看经理修书馆一切应行事务,其他收掌官、效力人等及相关后勤保障事项一并上奏。并特意提出,搜集医书事项"应照所奏咨明该部,行文各省督抚,转饬地方官遵照办理可也"。乾隆皇帝下旨,除"医书馆与修书各馆不同,该馆纂修等官公费,着照修书各馆例减半支给"外,"余依议"。至此,一切顺利,但修书并未开始。

过了近两个月，乾隆五年二月初七日，照管医书馆事务和硕和亲王弘昼详查，发现："该院遵旨将纂修事宜、工食、什物等项，咨查各馆，尚未移覆。及行取各省医书之处，亦未咨部通行。其需用人员且未选定，是以至今未曾开馆。"且吴谦称："以前之书有法无方，惟《伤寒论》《金匮要略杂病论》等书创立，始有法有方。谦于余暇已详加删订，书成八九，稍加增减，即可告竣。"有鉴于此，弘昼等提议："请将大内所有医书，及吴谦删订未成之书，一并发与太医院，选择吉期，即行开馆纂修。其应行事宜，俱照原议办理。今既有大内之书，并吴谦未成之书，足可纂修。应将行文各省咨取医书之处，毋庸议等因。"乾隆皇帝准奏，修书正式开始，于乾隆七年十二月十五日修成。

看这个纂修过程，可以发现，原有计划变动很大。第一，原来设想在全国范围内广泛采集医书，后来变成只以"大内之书，并吴谦未成之书"为基础，"行文各省咨取医书"取消。其原因有可能在于乾隆皇帝所说的"纵天下之书，亦未必有过于此者也"，更有可能在于时间紧迫。后来修纂《四库全书》就搜集了很多内府无藏的善本医书。第二，本来预计成书两部，一部小而约者，一部大而博者，后来只编成"小而约者"。

《清史稿·吴谦传》据奏疏也叙述了《医宗金鉴》的编纂过程："乾隆中，敕编医书，太医院使钱斗保请发内府藏书，并征集天下家藏秘籍，及世传经验良方，分门聚类，删其驳杂，采其精粹，发其余蕴，补其未备，为书二部。小而约者，以为初学诵读；大而博者，以为学成参考。既而征书之令中止，议专编一书，期速成，命谦及同官刘裕铎为总修官。"[1]明确说是"期速成"。

需要说明的是，医史学界往往只引用太医院征集书籍的建议，不引用征书取消的材料，错误地认为编纂《医宗金鉴》时征集了很多书籍。[2] 有些学术著作引用时则将"既而征书之令中止"误引为"既而征术之令中止"，又论述说征集书籍是便于编纂时的详细对照与参考。[3] 这些说法都有待修正。

①　赵尔巽等撰《清史稿》，第46册，第13879页。
②　如甄志亚主编《中国医学史》(第二版)，人民卫生出版社，2008年版，第348页；梁永宣主编《中国医学史》，人民卫生出版社，2016年版，第137页。
③　陈可冀、李春生主编《中国宫廷医学》，中国青年出版社，2009年版，第743页。

三、《医林大观书目》反映的编纂信息

在某种程度上,《医宗金鉴》的纂修是编纂《四库全书》的先声。但与浩瀚的《四库全书》档案资料相比,《医宗金鉴》的档案资料较少,基本上都收在《医宗金鉴》卷首。学术界研究《医宗金鉴》的编纂,依据的材料也只有卷首的奏疏。实际上,还有一些材料能够补充,首先就是改师立的《医林大观书目》。

《医林大观书目》的出现源自《医宗金鉴》的编纂。改师立《医林大观书目题辞》云:

> 乾隆四年(1739)冬,上命和亲王、相国西林鄂公、院副汝敬兴公充总裁官,开馆修书以正医学。……时予滥馆职,得窥其富有焉。爰上自三皇,下讫昭代,旁及释典道书,哀集其目,区分门类,都为一帙,以待学者之稽询。①

也就是说,改师立在参与《医宗金鉴》编修的过程中,得以接触当时编书所需的大量参考书籍,辑录这些书目并区分门类,也就编成了《医林大观书目》。查《医宗金鉴》卷首所载职名誊录官有"监生臣改师立",可见所述不差。更加可贵的是,《医林大观书目》的编纂离《医宗金鉴》的成书很近。乾隆七年(1742)十二月十五日,《医宗金鉴》修好,和硕和亲王弘昼等人奏表向乾隆皇帝汇报。"乾隆九年甲子春王正月",改师立撰写了《医林大观书目题辞》,这说明《医林大观书目》在《医宗金鉴》成书一年后就完成了,当事人改师立的记载有很高的可信性。

学术界一般认为,《医林大观书目》早就散佚,已不存世。代表当今中医目录最高水平、收录范围最广、种类最多的《中国中医古籍总目》没有著录此书。② 中医文献大家马继兴先生更明确地说:"清代以后的医书目录专书既

---

① 见《医林大观书目》,收入四库未收书辑刊编纂委员会《四库未收书辑刊》第10辑,北京出版社,2000年版。

② 薛清录主编《中国中医古籍总目》,2007年版。

知的有清代王宏翰氏《古今医籍考》……改师立氏《医林大观书目》等。但均不传世。"①马先生的观点代表了学术界的普遍看法,随后乔好勤《中国目录学史》(1992),严世芸《中国医籍通考》第4卷(1993),严季澜、张如青《中医文献学》(2011)等均持这一看法。可见学术界曾普遍认为《医林大观书目》已经散佚。只有王瑞祥在其主编的《中国古医籍书目提要》中著录了《医林大观书目》,并在"主要版本"项下著录"稿本(收入《四库未收书辑刊》)"。②

正如王瑞祥先生所言,《医林大观书目》一直以稿本传世。19世纪20至40年代,中日两国利用部分庚子赔款成立了东方文化事业总委员会,着手进行《续四库全书》的编纂和《四库全书》的补遗,收集到《医林大观书目》的稿本,并撰写了提要,即《续修四库全书总目提要·医林大观书目》。该篇提要五百多字,详细介绍了《医林大观书目》的版本、作者、成书过程、体例及价值等情况,认为"亦谈医林掌故者所不废也"。提要可谓考论皆佳,对于后人了解认识《医林大观书目》具有重要意义。需要注意的是,提要中的"是书自序"实际上是改师立自己撰写的《医林大观书目题辞》。后来《医林大观书目》稿本被中国科学院图书馆收藏。1997年北京出版社开始影印出版《四库未收书辑刊》,2000年出版的第拾辑的第肆册中有《医林大观书目》。该影印本首页的右下角有"中国科学院图书馆藏"印。

根据《医林大观书目》的记载,可以澄清《医宗金鉴》编纂过程的很多问题,如《医宗金鉴》编纂时是否利用了民间书籍,《素问》《难经》是否曾被列入整理计划等。

(一)《医宗金鉴》的成书是否利用了民间书籍

弘昼上奏云:"应将行文各省咨取医书之处,毋庸议等因。"那么《医宗金鉴》的编纂是否利用民间书籍呢? 实际上,改师立在《医林大观书目题辞》中明言:"宫府秘笈悉予奉至馆局,以听采择,其购自书肆者复数千卷。"购自民间有数千卷之多,这说明利用了民间书籍。况且,宫府之书均由改师立运送

---

① 马继兴著《中医文献学》,第15页。
② 王瑞祥主编《中国古医籍书目提要》,第1595页。

到修书馆,故他非常清楚"大内之书"的情况,也更明白书坊之书的价值,特意加以说明。反过来再看"应将行文各省咨取医书之处,毋庸议等因"这句话,只是指征集书籍取消,并不意味着不自书肆购买。

(二)《素问》《灵枢》《难经》是否曾被列入整理计划

《御定医宗金鉴》首为《订正仲景全书·伤寒论注》十七卷,次为《订正仲景全书·金匮要略注》八卷。其原因《四库全书总目》曾有解释:

> 盖医书之最古者无过《素问》,次则《八十一难经》,然皆有论无方(案:《素问》有半夏汤等一二方,然偶然及之,非其通例也)。其有论有方者自张机始,讲伤寒及杂证者亦以机此二书为宗。然《伤寒论》为诸医所乱,几如争《大学》之错简,改本愈多而义愈晦,病其说之太杂。《金匮要略》虽不甚聚讼,然注者罕所发明,又病其说之不详。是以首订二书,纠讹补漏,以标证治之正轨。

那么一开始是否有整理《素问》《灵枢》《难经》的计划呢?《医林大观书目》依次著录了"素问诸家注释"、"灵枢诸家注释"、"扁鹊难经诸家注释"、"仲景伤寒论诸家注释"、"仲景金匮要略诸家注释"相关书籍。利用"仲景伤寒论诸家注释"、"仲景金匮要略诸家注释",吴谦等人订正了《伤寒论》《金匮要略》。"素问诸家注释"、"灵枢诸家注释"、"扁鹊难经诸家注释"则未加使用,这说明,医书馆曾有整理《素问》《灵枢》《难经》的计划,因而收集了相关书籍。奏疏也能侧面证实这一点。乾隆四年太医院院使钱斗保等在奏疏提出编成两部医书:"上自三皇以至我朝,分门聚类,删其驳杂,采其精粹,发其余蕴,补其未备,成书二部。其小而约者,以便初学诵读;其大而博者,以便学成参考。使为师者,必由是而教;为弟子者,必由是而学,则医学昌明,寿民于万万世矣。"他们还具体提到了《黄帝内经》《难经》等书:"考医之书,《天元玉册》《本草》《灵枢·素问》三经,始自伏羲氏、神农氏、轩辕黄帝与臣岐伯等所作也。……战国时扁鹊著《难经》……皆当改正注释,分别诸家是非。"但随着"大而博"医书的流产,《素问》《灵枢》《难经》的整理也就付之阙如了。

四、乾隆铜人铭文反映的编纂信息

《医宗金鉴》一书完成后,清廷对编纂人员曾有奖励。《高宗纯皇帝实录》记载,乾隆八年(1743)四月:"纂修《医宗金鉴》书成,总修以下官议叙有差。"①乾隆九年十一月辛巳谕:"《医宗金鉴》一书告成。和亲王、大学士鄂尔泰,暨本馆经理、总修、提调、纂修、校阅、收掌、誊录等官,并该院官员人等,着各赏给一部。吴谦亦着给一部。再各直省布政司俱着发给一部,听其翻刻刷印颁行。"②这些记载较简略,另外也有遗漏。实际上,除赏赐《医宗金鉴》外,清廷还赏赐铜人一座,至今尚存。

现存铜人为排名第一的誊录官福海之物。福海后代为太医院医生,保藏铜人至清末。光绪二十九年癸卯(1903)福氏九世孙振声的《御制针灸像重修记》云:"予九世儒医,施术济世,供职于太医院,累辈皆有声名。并有家藏祖遗御制针灸像一具,颇甚精粹完整。"③后铜人流转到古董商手上,1943年由王吉民提议,丁济民出资购买,现收藏于上海中医药大学博物馆。丁济民撰有《铜人始末》一文,发表在《中华医学杂志》1945年第31卷第5、6期合订本。该文介绍了铜人情况,并逐录了《御制针灸像(武英殿监造)》和《御制针灸像重修记》两篇重要文献。

这里将《御制针灸像(武英殿监造)》转引如下:

> 照管医书馆事务和硕和亲王臣弘昼等,奉敕纂修《医宗金鉴》一书,今已告成工竣,谨奉表恭进以闻。为遵旨议奏事。乾隆五年二月初七日奉旨太医院纂修医书一事,著臣详细查照,妥议具奏,钦此。钦遵各在案。臣谨查得前派辑书各员,俱令太医院、翰林院及各部院堂官并行文国子监、直隶学政等,秉公即将平日真知灼见、精通医学、深照文理之人保举选派。且查各员在馆供事殷勤奋勉,焚膏继晷,不辞午夜,丹铅分校,同衷共济,恭辑书成,实属有功,尚堪嘉奖,以资鼓励。所有提调、

① 《高宗纯皇帝实录》卷一百八十九,《清实录》,第11册,第428页。
② 《高宗纯皇帝实录》卷二百二十八,《清实录》,第11册,第948页。
③ 丁济民《铜人始末》,《中华医学杂志》,1945年,第31卷第5、6期合订,第254页。

纂修、校阅、誊录、收掌等官，以及供事人员、效力人等，其应如何奖励，及如何颁给之处，臣不敢擅便，谨奏请旨。于乾隆九年十二月十二日奏。奉旨：著照修书各馆及八旗志书馆旧例，各按原职加一级外，特赏铜人像一个，是书一部，以资鼓励，而期将来医学日新月异，诸员更宜力加策勉也钦！余依议，钦此。

诸臣职名：武英殿监理照管医书馆事务和硕和亲王臣弘昼、太保议政大臣大学士三等伯总管医书馆事务臣鄂尔泰、太医院院使加光禄寺卿衔官三品俸纪录三次臣钱斗保、太医院左院判官五品俸纪录三次臣陈止敬、太医院右院判五品俸兼经理事纪录三次臣吴谦、内务府南苑郎中兼佐领加五级纪录三次臣雅尔岱、内务府广储司司库加二级臣三格、监造加一级臣李保、库掌臣李延伟。

太保议政大臣大学士三等伯总管医书馆事务臣鄂尔泰为遵旨酌议事，太医院院使钱斗保等为钦奉上谕著修书各馆旧例办理。查有在馆纂修医书各员，分别奖励等因一折，奉旨遵行在案。今查该馆誊录官监生捐职州同臣福海因在馆供事有功，除按原职各加一级外，特赏御制铜人像一个、《医宗金鉴》书一部。翌日，当即齐集带领引见谢恩。太医院院使加光禄寺卿衔臣钱斗保照发（花押），右领官监生捐职州同加一级臣福海收领（花押）。大清乾隆十年四月初九日发。[①]

据这篇材料记载，清廷选派纂修人员比较慎重，"俱令太医院、翰林院及各部院堂官并行文国子监、直隶学政等秉公即将平日真知灼见、精通医学、深照文理之人保举选派"。

联系《清实录》，可以大致推导出奖励过程。乾隆八年（1743）四月，"总修以下官议叙有差"。乾隆九年十一月，上谕一体赏赐《医宗金鉴》。十二月十二日，弘昼就"应如何奖励，及如何颁给之处"请旨。旨下："著照修书各馆及八旗志书馆旧例，各按原职加一级外，特赏铜人像一个，是书一部，以资鼓励。"铜人的特点，丁济民曾有描述："此铜人仅有镂刻脸穴而无脸穴名称，内

---

① 丁济民《铜人始末》，第253—254页。原文多误字，有校改。

空而不可开合,更无脏腑诸事,故制作不及宋天圣时之精详。"①关于赏赐的时间,丁济民也有论述:"而今此购归的铜人,并不与弘昼等同时受赏,而是后诸人一年。大概福氏是太医院的末秩,所以不与诸人同受上赏。隔了一年才由鄂尔泰等具奏请求赏赐的。"查《御制针灸像(武英殿监造)》,请赏的奏疏于乾隆九年十二月十二日上奏,赏赐物品于乾隆十年四月初九日发放,时间间隔不到半年,且有"当即齐集带领引见谢恩"的话语,编纂人员分批受赏的说法可能有误。乾隆九年十一月上谕说的是一体赏赐,也能证明这一点。

第二节　《医宗金鉴》的编纂人员

《医宗金鉴》卷首诸臣职名记载了编纂人员,除照管医书馆事务和硕和亲王弘昼、总管医书馆事务鄂尔泰外,经理提调官 6 人,总修官 2 人,纂修官14 人,效力副纂修官 12 人,校阅官 10 人,收掌官 2 人,誊录官 11 人,效力誊录官 12 人,武英殿监造 9 人。这些人员中,总修官、纂修官、效力副纂修官、校阅官等是编纂的核心成员,其他为外围协助人员。两年多的时间内,纂修人员能成功完成《医宗金鉴》的编纂,这既要归功于总修官的统筹,也要归功于编纂队伍的合理搭建。

一、总修官

纂修人员中,总修官最为重要。他们既要负责具体的纂修,还要负责总体的统筹。总修官共有两位,分别是吴谦、刘裕铎。

（一）吴谦

总修官排名第一的是吴谦,在《医宗金鉴》的成书中,他起了决定性的作用。修书方式据他提议而定。乾隆五年(1740)二月十六日弘昼奏疏言:"据吴谦词称:以前之书有法无方,惟《伤寒论》《金匮要略杂病论》等书创立,始

---

① 丁济民《铜人始末》,第 255 页。

有法有方,谦于余暇已详加删订,书成八九,稍加增减,即可告竣等语。"自此,修书得以启动。而以吴谦原稿为基础的《订正仲景全书》又占了全书的三分之一。故《清史稿·吴谦传》就说,《医宗金鉴》"虽出众手编辑,而订正《伤寒》《金匮》,本于谦所自撰"①。其他部分,也应该在他的总体规划下完成。故编纂成功后,乾隆皇帝上谕特意指出,"吴谦亦著给一部"。吴谦也从御医升为太医院右院判食五品俸。

关于吴谦的生平,学术界知之甚少。比较常见的是《清史稿·吴谦传》的记载:"吴谦,字六吉。安徽歙县人。官太医院判,供奉内廷,屡被恩赉。"②除此之外,其他资料就很稀见了。因为资料匮乏,以至于他的生卒年出现了多种说法,实际上都不可靠。③ 甚至连著名的《中国医学大成总目提要·医宗金鉴》的诸多说法都有问题:"吴谦,大兴县人,以诸生在太医院肄业,专崇仲景之学,颇受知于高宗。高宗尝谓近臣曰:吴谦品学兼优,非同凡医,尔等皆当亲敬之。嗣拜总修医官之命,纂修医书。拟凡例十二条,进呈称旨。《医宗金鉴》一书,全出吴谦一人手笔。"④"《医宗金鉴》一书,全出吴谦一人手笔"说法明显错误,如果全出他一人手笔,根本不需要设置那么多纂修官、效力副纂修官了。高宗对近臣说的这些话也找不到文献根据。"大兴县人,以诸生在太医院肄业"更是张冠李戴,因为这是另一位吴谦。这位吴谦,字如敬,宛平人,生活在晚清时期,著有《伤寒神秘精粹录》一书。该书在学术观点上与《医宗金鉴·订正伤寒论注》《医宗金鉴·伤寒心法要诀》差异很大。对此,孟庆云先生曾有论述。⑤

实际上,吴谦的人生经历很丰富,也很曲折。早在康熙四十三年(1704),他就已经成为太医院吏目,却因卷入官司被判绞刑。《清史列传·王士祯传》有详细记载:

---

① 赵尔巽等撰《清史稿》,第 46 册,第 13880 页。
② 赵尔巽等撰《清史稿》,第 46 册,第 13879 页。
③ 柴瑞霁《吴谦生卒年质疑》,《四川中医》,1991 年第 6 期,第 14 页。
④ 曹炳章编《中国医学大成总目提要》,通治类第 59 页。
⑤ 孟庆云《吴谦〈伤寒神秘精粹录〉写本介绍》,《中医药文化》,2013 年第 6 期,第 42—44 页。

　　(康熙)四十三年七月,步军统领托合齐以宛平县民薛应元控诉捐纳通判王五、太医院吏目吴谦,送刑部治罪。刑部奏:"王五逼索私债,纵仆斗殴,革通判职。吴谦不知情,免议。"得旨,下三法司严审。王五系已革工部匠役,改名捐纳通判,屡逞凶毙命,应斩;吴谦同谋诈索,应绞;原审未得实之部臣,降革有差。士祯降三级调用。九月,左都御史舒辂等奏:"据革职刑部司员孙叔贻、关福、席尔璊赴诉,原审王五、吴谦,先已取定口供,续派办稿。有云南司主事马世泰嘱开脱吴谦,是以但拟王五流徙,士祯同侍郎陈论谓一流徙、一免议,轻重太觉悬殊,令改稿,乃改流徙为褫革。"请旨集质,复得王府护卫色尔弼以开脱吴谦嘱长史穆尔泰转嘱马世泰状,各论罪如律。士祯与陈论辨未受嘱,坐瞻徇革职。①

　　从这个材料来看,吴谦善于交际,故马世泰、色尔弼等人为他开脱。

　　特别值得注意的是色尔弼"王府护卫"的身份。这里的王府可能是直郡王府。后来,雍正皇帝上谕指出:"医生吴谦原系钻营生事,不守本分之人,从前在大阿哥允禔处行走,招摇撞骗,种种不法。"允禔失势后,吴谦又追随康熙十四子允禵,"及允禔获罪之后,伊又在允禵处行走,肆意妄为"。有这样的人际交往,故被判绞刑的吴谦能被赦免:"曾犯重法,应正典刑,幸邀赦免。"②

　　允禔、允禵都是雍正争夺帝位的主要对手。雍正三年(1725),服阕,雍正皇帝加大追杀这些政敌的力度,特别提及这些政敌们通过笼络的医卜等造谣生事。雍正四年五月,谕大学士等:"从前阿其那、允禵、允禵等,结党营私,每好造言生事。凡僧道喇嘛、医卜星相,甚至优人贱隶……若欲排陷何人,即捏造无影响之言,使此等人传播,以簧惑无识见之辈。"③又谕诸王大臣

<hr/>

　　① (清)佚名撰,王钟翰点校《清史列传》卷九,中华书局,1987年版,第658—659页。
　　② 《谕着将调理皇后疾病无效之医生吴谦免死永远在监为监犯治病》(雍正六年六月初四日),见中国第一历史档案馆编《雍正朝汉文谕旨汇编》,广西师范大学出版社,1999年版,第4册,第169页。
　　③ 《世宗宪皇帝实录》卷四十四,《清实录》,第7册,第646页。

九卿等："从前阿其那、塞思黑、允禵、允祺等,共为党与包藏祸心。将不守本分诡随之人,百计千方,引诱交结。又将生事凶乱、喇嘛僧道医卜棍徒优人之属,种种贪利小人,留心收揽,重利贿买,各致死命。"①

在此背景下,跟允禔、允禵多有交往的吴谦命运可想而知。政局初定时期,吴谦的处境还好,雍正上谕:"朕念其尚明脉理,格外加恩,于雍正元年授为太医院吏目,令其效力行走。"到了雍正四年,随着政治追杀的加剧,吴谦被处理,雍正上谕:"乃伊怙恶不悛,于雍正四年以京察浮躁革职。"幸亏雍正帝欣赏的太医院院判刘声芳帮忙,吴谦有惊无险:"后因伊堂官刘声芳奏称,吴谦人虽浮躁,而于脉理尚好,是以雍正五年朕又开恩,特赏御医之职,令其效力赎罪。"到了雍正六年,吴谦又被处罚:"乃朕如此宽罪加恩,而伊全无感激悔过,并无一实心效力之处,昨因皇后偶感风寒,命伊用药调理,伊用药数日并未见效,及降旨寻问,伊全无愧惧之色,是其光棍行动总不悛改,甚属可恶,着内务府总管将吴谦上九条锁,交刑部定拟具奏,其所有家产资财皆伊平日招摇撞骗之所得,着交与九门提督阿齐图抄没,赏给太医院人等。"大臣的方案是"拟以斩决",雍正下旨"改为应斩着监候,秋后处决,余依议"。又一次被判死刑。不过后来雍正再次下旨:"吴谦从宽免死,着永远在监,会同医官医治监犯,倘有意伤人,仍照伊原罪即行正法。"②吴谦又一次逃过死劫。

到了乾隆朝,吴谦终于苦尽甘来,主持编纂了《医宗金鉴》。需要说明的是,吴谦历经劫难而能逢凶化吉,很大程度上在于他高超的医术。不管是雍正皇帝所说的"尚明脉理",还是刘声芳所说的"脉理尚好",都表明了这一点。特别是刘声芳的评述更有说服力。刘声芳在康熙雍正两朝行医近三十年,被雍正皇帝称为"好大夫",以至于"加太子少傅,尚书衔,仍管理户部侍郎事务"。③ 到了乾隆朝,吴谦的医术也得到了皇帝的赞誉。乾隆五年

---

① 《世宗宪皇帝实录》卷四十四,《清实录》,第7册,第652页。
② 以上见中国第一历史档案馆编《雍正朝汉文谕旨汇编》,第4册,第169—170页。
③ 张田生《医疗与政治——清代御医刘声芳政治沉浮考论》,《福建师范大学学报(哲学社会科学版)》,2012年第5期,第122—129页。

(1740)三月,上谕:"今年二月中旬,朕躬偶尔感冒。陈止敬、吴谦、刘裕铎敬谨调理,甚属勤劳。今朕躬全愈,且奏效甚速。陈止敬、吴谦、刘裕铎俱著授为五品食俸。该部院知道。"①

(二) 刘裕铎

刘裕铎是排名第二的总修官。与吴谦相比,学术界对其关注较多,杨大业《清宫回族御医赵士英和刘裕铎》、马红治《清代"第一医官"刘裕铎》、杨钧彝《"回医"大家——刘裕铎》等都曾专门论述。②刘裕铎,回族,北京牛街人,记载康雍时期牛街情况的志书《冈志》记载了其早期情况:"刘裕铎,字辅仁,裕锡从弟。精医学,充太医院吏目,后补知州。"③后期情况散见于各种档案中。概括而言,他医术高明,曾被雍正皇帝称为"医院第一良医"④。但在雍正时期,因被怀疑是康熙八子胤禩党羽,曾外放西北边营效力。乾隆时期,又重新受到宫廷重视。

总之,不管是吴谦还是刘裕铎都是医术高明的医官,这是他们能够总修医书的学术基础。吴谦自己提前编纂的《订正仲景全书》虽未完稿,但却奠定了《医宗金鉴》整个的学术框架,故吴谦可以称得上整个编纂队伍的灵魂。

二、纂修队伍分析

(一) 太医院是编纂的主力

总修官2人全部是太医院医官,分别是太医院右院判食五品俸兼经理事纪录三次吴谦、太医院右院判食五品俸纪录三次刘裕铎。

纂修官14人,除原任钦天监博士刘裕锡、遴选廪贡生孙埏柱外,其他十二位都是太医院医官:太医院御医加二级纪录三次李毓清、太医院御医加二级纪录三次武维藩、太医院御医加二级纪录三次花三格、太医院御医加三级纪录三次施世德、太医院御医加一级纪录二次邓锡璋、太医院御医加一级樊

① 《高宗纯皇帝实录》卷一百一十二,《清实录》,第10册,第648页。
② 分别见《历史档案》,1995年第4期;《中华医史杂志》,2004年第4期;《中国穆斯林》,2010年第2期。
③ 刘东声、刘盛林注释《北京牛街志书——〈冈志〉》,北京出版社,1991年版,第11页。
④ 《文渊阁四库全书·世宗宪皇帝朱批谕旨》卷二下"朱批齐苏勒奏折"。

君彩、太医院八品吏目加一级纪录二次刘绅、太医院八品吏目加一级纪录二次甄瀚、太医院八品吏目纪录三次何征图、太医院九品吏目纪录二次章垣采、太医院额外九品吏目加一级纪录二次金世荣、太医院额外吏目加一级刘植。

效力副纂修官12人,除遴选监生考授县丞祁宏源、遴选生员任永年外,其他都是太医院医官:太医院御医加二级俞士炬、太医院八品吏目纪录二次朱伯德、太医院九品吏目纪录二次栗坚、太医院九品吏目纪录二次张隆、太医院医士纪录三次张圣格、太医院医士纪录三次李国勋、太医院恩粮纪录三次屠文彬、太医院顶带吏目肯国忠、太医院遴选医生孙铨、太医院遴选医生吴灏。

校阅官10人全部来自太医院:太医院御医纪录二次沈恒宲、太医院御医加二级盛继祖、太医院御医加二级纪录二次施世琦、太医院御医加一级纪录二次陈灿、太医院御医加二级纪录二次龚可法、太医院八品吏目加四级纪录二次朱廷锦、太医院八品吏目纪录二次朱嘉猷、太医院吏目加一级军功纪录二次又二次陶起麟、太医院医士纪录二次周嚚、太医院医士纪录二次姬斌。

收掌官2人全部来自太医院:太医院额外吏目加一级崔生伟、太医院额外吏目加一级甘仁。

这些编纂人员素质很高,有些虽然年轻,但后来的发展证明了他们的能力。如担任效力副纂修官的太医院八品吏目纪录二次朱伯德后来成为太医院院判,嘉庆本《长垣旧志》载:"朱伯德精医理,官太医院左院判。子庸,太医院吏目。"[①]校阅官太医院御医加二级纪录二次施世琦后来也成为太医院院判,曾在乾隆三十年(1765)、三十三年京察中列为一等,见《高宗纯皇帝实录》。

其他相关人员中,有些也是太医院医官,如经理提调官六人中有两人为太医院医官:太医院院使加光禄寺卿衔食三品俸纪录三次钱斗保、太医院左

---

① 长垣县地方史志编纂委员会编《明清民国长垣县志》(整理本),长垣县地方史志编纂委员会,1993年版,第426页。

院判食五品俸纪录三次陈止敬。这两位都是太医院的高级官僚，事务繁忙，"内庭差事，所关重大，难以分任修书之事"，故任经理提调官。

誊录官等本来也计划用太医院人员。乾隆五年二月十六日弘昼奏疏言："再于该医院效力人等内，选取字画尚好者，以备誊录。"可能因为太医院无"字画尚好者"，更有可能因为太医院要从事纂修、校阅等更重要的工作，故只能由其他人员担任誊录工作。①

由太医院等专业人士编纂专业典籍具有重要意义。《汉书·艺文志》记载，汉成帝时侍医李柱国校方技。这说明，中国历史上有专业人士编纂专业典籍的传统。但随着儒学社会的发展，儒臣开始反对。最著名的是宋代道士陈景元校黄本道书引起的风波。李焘《续资治通鉴长编》卷四百六十五载，哲宗元祐六年（1091），秘书监王钦臣乞差道士陈景元校黄本道书。给事中范祖禹反对，提出了几个理由，其中有两个理由与医籍编纂有关。第一，儒学为本，其他典籍并不重要："六经之书不可不尊，孔氏之道不可不明。至于诸子百家、神仙、道释，盖以备篇籍，广异闻，以示藏书之富，无所不有，本非有益治道也。"第二，儒臣有能力编纂，"今馆阁群聚天下贤材，宜有殚见洽闻之士，博极群书，乃使陈景元先取道藏之书，校定成本，供秘书省委本省官校对，书皆取正于景元，不亦轻朝廷之体，羞朝廷之士乎"，更称"既使景元校道书，则他日僧校释书，医官校医书，阴阳卜相之人校技术，其余各委本色，皆可用此为例，岂祖宗设馆阁之意哉"。②"僧校释书""医官校医书"等本为好事，但由于儒臣的反对，这种行为被扼杀在摇篮中。故宋代校正医书，大都由儒臣为之。术业有专攻，专业人士编纂专业典籍实际上更有学术优势，故太医院主导《医宗金鉴》的编纂具有重要意义。

（二）纂修官、效力副纂修官中非太医院人员医学素养也很高

乾隆四年（1739）十二月十二日鄂尔泰奏疏言，如果纂修人员不足，就

---

① 弘昼奏疏设想只需纂修官八人，而实际纂修官多达十四人，另外还有效力副纂修官十二人，校阅官十人。

② （宋）李焘撰，上海师范大学古籍整理研究所、华东师范大学古籍研究所点校《续资治通鉴长编》，中华书局，1993 年版，第 31 册，第 11123—11124 页。

"于翰林院及各部院官员内,有通晓医学者,酌量查派"。实际也是如此,如纂修官中非太医院医官共两位。第一位是"原任钦天监博士"刘裕锡,钦天监是承担观察天象、颁布历法职责的机构,与医学关系不大,似乎刘裕锡不擅长医学。实际上不然,刘裕锡是总修官刘裕铎的从兄,同样擅长医学。《冈志》记载:"刘裕锡,字鼎臣。沉雅好学,通天文、岐黄之术。"①第二位是"遴选廪贡生"孙埏柱。查清宫医案,有孙埏柱的脉案。如揆常在淋痛经闭症治案:"乾隆二十年八月三十日,臣邵正文、臣孙埏柱、臣栗坚请得揆常在脉息微细,系阴虚气弱,淋痛经闭之症。……臣等议仍用调中益气汤加减,兼温经丸调理。谨此奏闻。"②乾隆二十年离《医宗金鉴》的编纂成书只有十二三年的时间,故孙埏柱应该是同一人。另外,孙埏柱比较高寿,清宫医案有他嘉庆年间的脉案,如:"嘉庆 年十月十五日,孙埏柱、栗世功看得八阿哥脉息虚弦,两关微数。系病后元气未复,肝胃不和。现服资生丸与症相宜,今仍用资生丸调理。谨奏。"③至于他如何成为太医院医官,情况不明。但雍正朝就有民间医生"由礼部、太医院面为考试,即行引见入直供事"的上谕。估计孙埏柱在编纂《医宗金鉴》时显示出很高的医学修养,进而进入了太医院。

效力副纂修官也一样,如遴选监生考授县丞祁宏源。他出身外科医学世家。乾隆八年,他在《外科大成序》中言:"自家忠敏公殉前明难后业医。先王父广生公,……膺世祖章皇帝召,以御医侍值内庭。先王父性谨慎自重,圣祖仁皇帝尤嘉信之,赐与优渥,累擢太医院判官。……是时先大人亦以御医侍值内庭,性实介慎,历事圣祖仁皇帝、世宗宪皇帝两朝,恩眷特殊,赠太医院判官。……源不肖,惟恐不克仰承,用是黾勉,不敢自逸,于今五十余年。"④可见,祁家自明亡就业医,祁宏源的祖父、父亲更为太医院医官。至乾隆八年,祁宏源已经从事医学"五十余年",故其编纂《医宗金鉴》时绝对称

① 北京市政协文史资料研究委员会、北京市民族古籍整理出版规划小组编,刘东声、刘盛林注释《北京牛街志书——〈冈志〉》,第11页。
② 陈可冀主编《清宫医案研究》(横排简体字本),第203页。
③ 陈可冀主编《清宫医案研究》(横排简体字本),第425页。
④ (清)祁坤编著《外科大成》,科技卫生出版社,1958年版。

得上学验俱丰了。

(三)纂修人员组织合理各尽所长

纂修官、效力纂修官负责具体纂修,要求具有一定的学术能力,特别是学科专业能力。《医宗金鉴》子目书甚多,涉及到内外妇幼各科,编纂人员的配置很好地满足了这个需求。如子目书有《编辑外科心法要决》,纂修官里就有擅长外科的人员,如祁宏源,他在《外科大成序》中就言道:"乾隆己未冬,今上谕太医院判官吴谦等纂《医宗金鉴》一书,以源世外科医,钦命纂修。"①可见,是因为"世外科医","遴选监生考授县丞"的祁宏源才得以充任效力副纂修官。又如子目书有《编辑眼科心法要决》,纂修官中就有太医院御医加三级纪录三次施世德。清初太医院设置十一科,眼科为其中之一。施世德就负责眼科。雍正七年(1729)四月二十七日潘之善奏折云:"复遣太医院眼科施世德到卜隆吉。"②后施世德将《原机启微》加以编纂整理成书《眼科正宗原机启微》,这也表明了他的专长。再如子目书有《编辑运气要诀》,原任钦天监博士刘裕锡可能就比较擅长这部分内容。

与纂修官相比,校阅官侧重于文献功底。《医宗金鉴》的校阅官也很好地体现了这一点。如太医院御医加二级纪录二次施世琦就是很好的例子。施世琦为纂修官施世德之弟,曾帮助施世德整理《眼科正宗原机启微》,从分工中就能看出他们特长。施世德负责按语说明,《序》中自言"于论条之末各为之按,所以泄其蕴蓄,彰其幽闳"③。这需要学科专业功底。而施世琦的任务则是句读,偏于文献功底。他在《跋》中言:"述堂语世琦:'此书笺疏,吾为素不谈医而乍读论条者设,君其句读之,不更易于省览乎?'世琦承命,遂泚不律,点其句读,圈其段落已,复谬于肯綮处僭加密圈,切要处僭加圈点,并请于述堂,蒙首肯焉。"④述堂即施世德。施世琦负责句读虽是出于兄长的嘱咐,但应该具有这方面的专长。如此看来,在《医宗金鉴》编纂中,他们兄弟

① (清)祁坤编著《外科大成》,前言第 3 页。
② 文渊阁《四库全书》本《世宗宪皇帝朱批谕旨》卷九十八"朱批潘之善奏折"。
③ (清)施世德撰,王兴伊、刘庆宇校注《眼科正宗原机启微》,中国中医药出版社,2015年版,序第 3 页。
④ (清)施世德撰,王兴伊、刘庆宇校注《眼科正宗原机启微》,第 71 页。

两人一参与纂修，一参与校阅，可谓是各尽其才。另外，《医宗金鉴》重视图文结合。校阅官中也有擅长绘画的人才，如陶起麟。太医院吏目办公室堂壁悬挂的纸屏上的马就是他画的，"纸屏八幅，每幅绘马八匹，共六十四匹马"。[①] 当然，校阅官对学术能力也有要求，施世琦后升为太医院院判，陶起麟于雍正年间为北路随营医官时发现青腿牙疳这种疾病并命名。这都证明了他们的学术功底。

三、编纂态度谨慎

限于资料，除了《订正仲景全书》，其他内容的编纂过程并不清楚，但从一些外围资料可以推导一二。

（一）普通的纂修官并不能确定编纂内容

太医院眼科御医施世德在纂修官中排名第四，排名比较靠前，但在确定《编辑眼科心法要诀》内容时并没起到决定性作用。施世德个人推崇倪维德的《原机启微》，他在《眼科正宗原机启微序》中说：

> 医学古无眼科书，明初有敕山老人倪仲贤先生者，并著十八病论，四十六方，列上下卷，命名《原机启微》以垂世。繇是，眼科书始备于医学。其书博而约，简而文，成一家言，……盖自仲景《伤寒论》以来杰出之书也。……此书本名《原机启微》，今冠之以《眼科正宗》者，盖以此书宗《内》《难》，后学宗此书，要皆弗失于正，且以别夫偏方、曲治之邪讹，又以告夫天下后世之学眼科之学者，俎豆敕山弗替也。

该序写于乾隆二十二年（1757）六月，但这种认识产生得很早，《序》言："世德资材驽钝，见闻寡浅，曩识此书《薛氏医案》中，迄今三十余年。"[②]也就是说，在《医宗金鉴》编纂之前，施世德就有这种认识。也许是兄长影响，施世琦也是很早研习《原机启微》，认为《原机起微》价值很高。他在《眼科正宗原机启

①　赵绍琴《清代太医院考》，见中国人民政治协商会议北京市委员会文史资料研究委员会编《文史资料选编》第 29 辑，北京出版社，1986 年版，第 162 页。

②　（清）施世德撰，王兴伊、刘庆宇校注《眼科正宗原机启微》，序第 1—3 页。

微跋》中说：

> 夫《原机启微》一书，予所熟习也。……尝考眼科一事，《难经》《素
> 问》有说而无方，《局剂》《千金》有方而无说。若乃准今酌古，方说俱良，
> 实自敕山老人《原机启微》始。于是推为正宗，盖亦人心之大公，而非述
> 堂一己之私也。①

施氏兄弟推重《原机启微》，而《医宗金鉴》对该书并不重视。《医宗金鉴·凡
例》云：

> 眼科，自《灵枢·大惑篇》数语，已足该后世五轮八廓之义。《千金》
> 《外台》又演其旨，《银海精微》列证百余条，《龙木论》分为五轮八廓、内
> 障、外障七十二证。宋、金、元、明诸贤著述，各有发明，可谓既详且尽
> 矣。然五轮之说，尚本于经，而八廓则凭臆立论，三因病情未见精切。
> 兹特据经订正，采辑诸书精蕴，弃其驳杂。

这里提到《银海精微》《龙木论》眼科著作，而未涉及《原机启微》。由此可见，
施氏兄弟对《编辑眼科心法要诀》的编纂并没有决定权。

（二）多人合力编辑相关内容

这点从《编辑外科心法要诀》的编纂就能看出。《编辑外科心法要诀》以
《外科大成》为蓝本。选择《外科大成》的原因可能很多，除了学术的原因之
外，可能还与《外科大成》作者祁坤在太医院的影响力有关。祁坤为太医院
院判，祁坤之子祁嘉钊、祁嘉钲也都为太医院外科大夫。祁坤能升任为院
判，身受康熙皇帝恩眷自不必言，祁嘉钊也深受康熙，特别是雍正厚待，赠太
医院判官。因担心其学术失传，雍正皇帝让太医院吏目武维藩、马士伟师承
受业，②武维藩就是《医宗金鉴》排名第二的纂修官。祁氏父子多人担任太医
院医官，且负责外科，又在太医院培养了弟子，可以说，祁氏外科在太医院具
有绝对的影响力。纂修《编辑外科心法要诀》时自然会选择祁氏的著作。

---

① （清）施世德撰，王兴伊、刘庆宇校注《眼科正宗原机启微》，第70页。
② 关雪玲《康熙朝御医考述》，见朱诚如、王天有主编《明清论丛·第7辑》，紫禁城出版
社，2006年版，第350页。

确定蓝本后,参与编纂的又有谁呢? 肯定有祁坤之孙、祁嘉钊之子、效力副纂修官祁宏源,他在《外科大成序》中自言:"乾隆己未冬,今上谕太医院判官吴谦等纂《医宗金鉴》一书,以源世外科医,钦命纂修。"[1]他可能是确定《外科大成》为蓝本后特意招纳的,因为他本人为"遴选监生考授县丞"。除他以外,参与纂修的可能还有纂修官武维藩、花三格等人。武维藩师承祁嘉钊,外科没有问题。"花三格,清乾隆年间御医,擅治外科病,曾任太医院左院判"[2],在纂修官中排名第三。另外,参与人员可能还有校阅官陶起麟,因为《编辑外科心法要诀》记载了他的医学发现。《医宗金鉴》卷七十《股部·青腿牙疳》注云:

> 此证自古方书罕载其名,仅传雍正年间,北路随营医官陶起麟颇得其详。略云:军中凡病腿肿色青者,其上必发牙疳;凡病牙疳腐血者,其下必发青腿,二者相因而至。……麟初到军营,诊视青腿牙疳之证,亦仅知投以马乳。阅历既久,因悟马脑之力,较马乳为效倍速,令患者服之,是夜即能发出大汗,而诸病减矣。……由是习为成法,其中活者颇多,因不敢自私,著之于书,以公于世,并将所著应验诸方,备详于后。

后面详细记录了服马乳法、服马脑法、活络流气散(一名和中既济汤)、加味二妙汤、砭刺出血法、搽牙牛黄青黛散等验方。"青腿牙疳"古代未有记载,只有陶起麟"著之于书",并和验方一起"以公于世"。《医宗金鉴》能够采撷之,跟陶起麟参与校阅可能有一定关系。

四、编纂之成效

学验丰富的编纂人员、谨慎的编纂过程、"小而约者,以便初学诵读"的编纂定位,以及官方提供的藏书、后勤保障等便利,保证了《医宗金鉴》的系统、全面与精湛。编纂完成后,该书又被定为官方教材,影响深远,得到了官方、民间的一致赞誉。

---

① (清)祁坤编著《外科大成》,前言第 3 页。
② 陈可冀、李春生主编《中国宫廷医学》,第 620 页。

先看清代的评价。《四库全书总目》代表了官方的评价,《御定医宗金鉴》提要先是介绍诸子目书的内容及价值,如:"《删补名医方论》八卷,辑医方者往往仅题某丸、某散治某病,不知病状相似者病本多殊。古人随证消息,君臣佐使有其宜,攻补缓急有其序,或以相辅为用,或以相制为功,甚或以相反相激、巧投而取效,必明制方之意,而后能详审病源,以进退加减,故方、论并载也。"接着论述总体特点:"皆有图、有说、有歌诀,俾学者既易考求,又便诵习也。"然后在与宋代官撰医书的比较中突出了《医宗金鉴》的价值:"自古以来惟宋代最重医学,然林亿、高保衡等校刊古书而已,不能有所发明。其官撰医书如《圣济总录》《太平惠民和剂局方》等,或博而寡要,或偏而失中,均不能实裨于治疗,故《圣济总录》惟行节本,而《局方》尤为朱震亨所攻。此编仰体圣主仁育之心,根据古义,而能得其变通,参酌时宜,而必求其征验。寒热不执成见,攻补无所偏施,于以拯济生民,同登寿域,涵濡培养之泽,真无微不至矣。"

学界又是如何评价呢? 徐大椿《慎疾刍言》云:"《御纂医宗金鉴》,源本《灵》《素》,推崇《伤寒论》《金匮要略》,以为宗旨。后乃博采众论,严其去取,不尚新奇,全无偏执,又无科不备,真能阐明圣学,垂训后人,足征圣朝仁民之术,无所不周。习医者,即不能全读古书,只研究此书,足以明世。"①评价甚高。

满清鼎革之后,学界对《医宗金鉴》的评价并没变化。民国时期,谢观《中国医学源流论》认为"《医宗金鉴》,以政府之力,集全国医家学说,取中正平和者,厘为十一科,纲举目张,常识充足,遂为有清一代医林之楷范",而"书成后颁布天下,乾嘉道咸同五朝之习医者,于《内》《难》、仲景之外,即以此书为入手方法",其原因就在于该书"平正通达,条理分明,所集方药虽多,而以理法为重,不拘泥于一偏之说,故全国可以通行"。而他自己创办"中医专校时,即以此书为教科蓝本"。② 直至今日,该书仍受学界推重,如李经纬、

① (清)徐灵胎著《慎疾刍言》,中华书局,1985年版,第16—17页。
② 谢观著,余永燕点校《中国医学源流论》,第74—75页。

林昭庚《中国医学通史·古代卷》认为，"此书实亦清代医学之集大成者"，"为历来医学丛书、全书中最精当、完备、简要而实用之一部"。①

第三节 《医宗金鉴》非整理类医书

《医宗金鉴》是否属于整理之作，学术界有不同看法。和中浚认为："（该书）有不少学科沿袭前人，如《外科心法要诀》以《外科大成》为基础，《正骨心法要诀》以薛己的《正体类要》为蓝本，《眼科心法要诀》主要承袭《眼科龙木论》，《删补名医方论》系对《古今名医方论》的增补，汇编成书的比例较大。"②郑金生则认为："该书始终立足于为广大学习中医者提供系统而又实用的教本，而不是汲汲于经典著作的校勘整理。因此，该书大多数的子目书都是重新编纂的精粹之作。"③虽然观点迥异，但他们都认为《医宗金鉴》不是纯粹的汇编也不是纯粹的重新编纂。也就是说，《医宗金鉴》子目书中有整理之作，也有非整理之作。

哪些是整理之作，哪些是非整理之作呢？我们从子目书的名称就能看出端倪。《医宗金鉴》作为丛书，共有15种子目书，名称分别是：《订正仲景全书·伤寒论注》《订正仲景全书·金匮要略注》《删补名医方论》《编辑四诊心法要诀》《编辑运气要诀》《编辑伤寒心法要诀》《编辑杂病心法要诀》《编辑妇科心法要诀》《编辑幼科杂病心法要诀》《编辑痘疹心法要诀》《编辑幼科种痘心法要旨》《编辑外科心法要诀》《编辑眼科心法要诀》《编辑刺灸心法要诀》《编辑正骨心法要旨》。除《订正仲景全书·伤寒论注》《订正仲景全书·金匮要略注》《删补名医方论》外，其他书籍都有"编辑"二字，表明这些书籍不仅仅是"订正""删补"，而是编写而成。比较复杂的是那些有蓝本的医书。下面具体分析，这些书籍为什么不属于整理类作品。

---

① 李经纬、林昭庚主编《中国医学通史·古代卷》，第671页。
② 和中浚主编《图说中医学史》，广西科学技术出版社，2010年版，第158页。
③ （清）吴谦等编，郑金生整理《医宗金鉴》，人民卫生出版社，2006年版，导读第2页。

一、《编辑外科心法要诀》

学术界公认，《编辑外科心法要诀》是以祁坤《外科大成》为蓝本编辑而成。①祁坤之孙祁宏源《外科大成序》言道："乾隆己未冬，今上谕太医院判官吴谦等纂《医宗金鉴》一书，以源世外科医，钦命纂修，源识谫学陋，何所与能？惟窃取先王父《大成》之意旨而敷扬之耳，而谬叨优录，感愧交并。"②具体内容也能证明这一点。如《外科大成·总论部·痈疽之别》《编辑外科心法要诀·痈疽总论歌》都有痈疽阳症歌、痈疽阴症歌、痈疽半阴半阳症歌、痈疽五善歌、痈疽七恶歌等，歌词内容大同小异，但语句稍有不同。当然，除歌词外，《医宗金鉴》还有注语。这的确证明了《编辑外科心法要诀》是从《外科大成》而来，但又经过了改写。当然，如果深究，我们还会发现，《外科大成》还参考了《外科正宗》等书。

汲取其内容，改写其语句，这已经初步证明了不只是整理，而是重新编写。如果比较全书结构，更能说明这一点。总体看来，《编辑外科心法要诀》与《外科大成》结构一致，都是先总论、次治法、次主治方、次分治（头部、面部等）、次不分部位③、次杂症、次婴儿。但细究就能发现问题，以总论而言，《外科大成》"总论部"具体包括痈疽之脉、痈疽之源、痈疽之别、痈疽生死法、察形色顺逆法、内消外托法、虚实症治法、经络大略、十二经补泻药品、针砭灸烙烘焙蒸拔等法。对于这个顺序，祁坤有自己的考虑，他在《外科大成自叙》中说："其法首列六脉，则邪正虚实若眉分；次列三因，则病源若犀照；再次则列阴阳、善恶、生死、顺逆之诀，辨之则吉凶立判；再次则列肿疡、溃疡二治，则先后治法、内外诸方无不具矣。"④而《医宗金鉴》完全打乱了这个结构顺

---

①　此处《外科大成》指的是祁宏源整理的乾隆八年（1743）刊刻本。另外，首都图书馆藏有《祁氏家传外科大罗》，不分卷，抄本，卷端首题"祁坤广生氏纂辑，乾隆十年岁次乙丑族孙祁文鞴与亭氏述录"，内容较为驳杂，具体参见《祁氏家传外科大罗》（中医古籍出版社，2014年版）及首都图书馆编《首都图书馆藏国家珍贵古籍图录》（北京图书馆出版社，2013年版，第414—415页）。

②　（清）祁坤编著《外科大成》，前言第3页。

③　《编辑外科心法要诀》作"发无定处"。

④　（清）祁坤编著《外科大成》，前言第1页。

序,具体为:十二经循行部位歌、脉诀、十二经气血多少歌、痈疽总论歌、痈疽总论治法歌。

特别是"十二经循行部位歌"取代"痈疽之脉"列在首位,完全有违《外科大成》作者祁坤的初衷。《外科大成》首列"痈疽之脉",是为了强调外科医生必须重视内科理论素养:

> 粤稽炎农御世,而医之名始立。夫医者济世之统名也。名虽一,而实有内外科之异也。科之分有内外,盖因人之疾有内外故也。因其疾以命医,神而明之,则因内可以推外,由外可以测内。精微之理,岂易言哉。胡为乎今之重于内者精其内,而疡科或有所遗;专于外者精其外,而方脉或有未谙。斯二者诚未合乎中庸之道,不几失先正之薪传乎?故惟仁者之心,深长周密,思欲兼之而无遗内遗外之憾者,必先以脉为首务也。①

《医宗金鉴》将"十二经循行部位歌"列在首位已经失去了这个意义。《医宗金鉴》这么做的原因,可能是因为这些是《医宗金鉴》新增的内容。《外科大成》只有"经络大略",没有具体的部位歌。这又说明,《外科大成》并不是《编辑外科心法要诀》全部内容的蓝本。故张赞臣说:"《外科大成》四卷四册,现存。作者清祁坤撰于康熙四年,……其孙宏源奉命参与编纂《医宗金鉴·外科心法》时,将此作为部分内容的蓝本。"②

《编辑外科心法要诀》的部分调整不但打乱了原来的体系,也使结构出现混乱之处。如先有"十二经循行部位歌",接着出现了"脉诀",后又出现了"十二经气血多少歌",这就将经络内容割裂成两块。不仅如是,"十二经气血多少歌"设置的目的是为了用药。《外科大成·经络大略》"十二经气血多少歌"最后言:

> 治以气多者行其气,血多者破其血。气少者难于起发,补托之;血

---

① (清)祁坤编著《外科大成》,第1页。
② 张赞臣编著,余瀛鳌增订《中医外科医籍存佚考》,人民卫生出版社,1987年版,第38页。

少者难于收敛,滋养之。虽然,厥阴经有相火难治,少阳经有相火而更难治,故足少阴当作气血两虚治也。用药之道,如东垣之处方,剙有兼风、兼痰、兼湿、兼气、兼血、兼阴虚等症,病本不同,治当求备,较之世俗图人形疮样而不分经络者,大相径庭矣。①

这里阐述经络气血,是为了用药,故接着是"十二经补泻药品"。《编辑外科心法要诀》"十二经气血多少歌"的注也说:

人之十二经,有气血多少之分,多则易愈,少则难痊,疡医明此,临证可豫知痈疽、疮疡之始终难易,而用药消补之法始当也。……故明其经之气血多少,则用药不致有妄汗妄下之弊矣。

但奇怪的是,《编辑外科心法要诀》没有采撷《外科大成》的"十二经补泻药品"。这也导致"十二经气血多少歌"失去了针对性。

综上所述,《编辑外科心法要诀》虽据《外科大成》编辑而成,但并不是《外科大成》的整理本,而是一部新书。《续修四库全书总目提要》著录了《外科大成》,并云:"宏源承世业,乾隆朝敕纂《医宗金鉴》,其中外科一门尤为精当,世称善本,实为宏源所承辑,自言多取是书之意而敷扬之。用两书相证,可得其授受之渊源,而详略互见之处有资考索者,当复不少也。"这里也强调了《外科大成》《编辑外科心法要诀》是两部书,虽有"授受之渊源",但"详略互见之处"甚多。

二、《正骨心法要诀》

最早认为《正骨心法要诀》以《正体类要》为蓝本的是谢观,其在《中国医学源流论》中说:"伤科书传者更少,《医宗金鉴》所载,即本薛氏《正体类要》而扩充之。"②严世芸主编的《中医各家学说》更明确地说:"《正体类要》……对后世影响较大,清代《医宗金鉴·正骨心法要诀》即以本书为蓝本。"③和中

---

① (清)祁坤编著《外科大成》,第17页。
② 谢观著,余永燕点校《中国医学源流论》,第92页。
③ 严世芸主编《中医各家学说》,中国中医药出版社,2003年版,第217页。

浚只不过是延续前代说法而已。但从严格意义上讲,《正体类要》称不上《正骨心法要诀》的蓝本。所谓蓝本,指的是所依据的底本,只能是一个。而实际上,《正体类要》只不过是《正骨心法要诀》重要参考书而已。李大钧、吴以岭指出:"《医宗金鉴》在清朝被规定为医生必修课本,其《正骨心法要旨》①是仿《疡医准绳·损伤门》编撰的,内容广泛具体,实为骨伤科一部较好的参考书。其中所载内伤的辨证及治法,也多宗《正体类要》。"②可见,《正骨心法要诀》只是在"内伤的辨证及治法"上"多宗《正体类要》"而已。除了《正体类要》,它还参考了《证治准绳》等书籍。《医宗金鉴·凡例》言:"正骨科向无成书。各家著述,惟《准绳》稍备,然亦只言其证药,而于经络、部位、骨度、名目、手法,俱未尝详言之。今考《灵素·骨度篇》,及十二经络与所伤部位,及外治、内治、药饵、手法、器具,一一绘图立说,汇集成书。"可见,《疡医准绳·损伤门》的价值并不次于《正体类要》,其对《正骨心法要旨》的影响也不容小觑。

三、《眼科心法要诀》与《眼科龙木论》

和中浚认为,《眼科心法要诀》主要承袭《眼科龙木论》。将两书加以对比考察可以发现,《眼科心法要诀》的确汲取了《眼科龙木论》的内容,但又不限于此。《医宗金鉴·凡例》亦言:"眼科,自《灵枢·大惑篇》数语,已足该后世五轮八廓之义。《千金》《外台》又演其旨,《银海精微》列证百余条,《龙木论》分为五轮八廓,内障、外障七十二证。宋、金、元、明诸贤著述,各有发明,可谓既详且尽矣。……兹特据经订正,采辑诸书精蕴,弃其驳杂。"可见,除了《眼科龙木论》,《眼科心法要诀》还采撷了《银海精微》等诸书精蕴。

四、《四诊心法要诀》与《四言脉诀》

郑金生认为,《四诊心法要诀》"实际上是以所谓宋崔嘉彦《四言脉诀》为

---

① 即《正骨心法要诀》,《四库全书》本"要诀"皆作"要旨"。
② 李大钧、吴以岭主编《易水学派研究》,河北科学技术出版社,1993年版,第233页。

基础,再加润饰和解说而成"①。实际情况如何呢?《医宗金鉴·凡例》云:"今取崔紫虚《四言脉诀》,上合《灵》《素》之言望、闻、问、切者,集为一编,学者熟读玩味,临证之时,自有得心应手之妙。"这里明确表明把《四言脉诀》作为基础。但卷三十四《四诊心法要诀下》言:"《四言脉诀》,始自汉张仲景《平脉法》,宋崔嘉彦衍之,明李时珍删补。及李中梓又补其缺略,删其差谬,复加注释,固已文简义赅矣。然犹有与经义不合者,今皆删去,其未备者补之。""与经义不合者今皆删去"表明经过了重编,不过仍然采取了四言歌诀形式。这也是《医宗金鉴》的歌诀大都是七言,这里是四言的原因。

五、《删补名医方论》偏于重编

(一) 相关论述回顾

学术界早就认识到《删补名医方论》是以罗美《古今名医方论》为蓝本编纂而成。《续修四库全书总目提要·古今名医方论》云:"乾隆朝敕撰《医宗金鉴》,中有《删补名医方论》八卷,即以是书为蓝本,篇数增至一倍有余,其小序即摘录是书凡例中语。论中间有评语,《金鉴》未经采入。"这里谈到几点:第一,《删补名医方论》比《古今名医方论》篇数多一倍有余;第二,《删补名医方论》小序是摘录《古今名医方论》凡例而成;第三,罗美的眉批等评语,《删补名医方论》没有采入。《续修四库全书总目提要》只是简略言之,后来学者研究更加深入。如来雅庭指出,《医宗金鉴》把罗美(罗东逸)的方论误为罗天益,部分医家字号做了改动。② 严世芸《中医学术发展史》在论述《删补名医方论》时也指出:"该书在罗美《古今名医方论》的基础上,删其驳杂,补其阙漏而成。增入了上至李杲,下至汪昂的方论,但多数仍是明、清医家的方论,其中把罗美方论误为罗天益方论;又把医家字号作了改动,还将《古今名医方论》中的凡例改成卷首之小序。虽经删改,但仍能窥见其原出罗氏

---

① (清)吴谦等编,郑金生整理《医宗金鉴》,导读第 6 页。
② 来雅庭《〈删补名医方论〉蓝本与作者考源》,《吉林中医药》,1992 年第 1 期,第 42—43 页。

之手。"①这些论述都强调《古今名医方论》是《删补名医方论》的蓝本,也谈到了《删补名医方论》对《古今名医方论》的改动。但限于篇幅,未具体分析改动程度及改动原因。

(二) 改动程度

《医宗金鉴》对《古今名医方论》改动很大。这里以《删补名医方论》卷一为例述之。该卷从独参汤起至朱砂安神丸止,计二十五方。跟《古今名医方论》一致的只有十方:独参汤、保元汤、四君子汤、香砂六君子汤、当归补血汤、圣愈汤、黄耆建中汤、人参养荣汤、归脾汤、酸枣仁汤。新增四方:七味白术散、佛手散、双和饮、妙香散。其他都有改动。卷次变化的有五方:地骨皮饮(原在《古今名医方论》卷二)、犀角地黄汤(原在《古今名医方论》卷二)、四生丸(原在《古今名医方论》卷四)、天王补心丹(原在《古今名医方论》卷四)、朱砂安神丸(原在《古今名医方论》卷四)。集注改动的有三方:生脉饮(删除《古今名医方论》中柯琴注)、四物汤(保留张璐注,增加柯琴注)、当归六黄汤(《古今名医方论》为季楚重的注解,《删补名医方论》替换为喻昌)。另外三首方:参附汤、五味异功散、六君子汤,是新独立方,《古今名医方论》虽述及但未单列。新增方加上新独立的方,共有七首,可见《医宗金鉴》增方之多。

即使那些未改动的十方前后次序也有改动。《古今名医方论》中这十方的次序是:黄耆建中汤、人参养荣汤、归脾汤、保元汤、四君子汤、香砂六君子汤、圣愈汤、当归补血汤、酸枣仁汤、独参汤。当然,所谓的未改动指的是未有大的改动,如黄耆建中汤,都在卷一,都迻录了喻昌的注。但实际上《医宗金鉴》引用喻昌注时做了改动。《古今名医方论》为:

> 喻氏曰:虚劳而至于亡血失精……然用法贵立于无过之地,宁但呕家不可用建中之甘,即服甘药,微觉气阻气滞,更当虑甘药太过,令人中满。……又曰:伤寒有小建中一法,治二三日心悸而烦,以其人中气馁弱,不能送邪外出,故用饴糖之甘,小小建立中气以祛邪也。《金匮》有

① 严世芸主编《中医学术发展史》,上海中医药大学出版社,2004 年版,第 606 页。

黄芪建中一法，加黄芪治虚劳里急，自汗，表虚，肺虚，诸不足症，而建其中之卫气也。《金匮》复有大建中一法，以其人阴气上逆，胸中大寒，呕不能食，而腹痛至极，用蜀椒、干姜、人参、饴糖，大建其中之阳，以驱逐浊阴也。后人复广其义，曰乐令建中汤，治虚劳发热，以之并建其中之荣血。曰十四味建中汤，治脏气里虚，以之两建其脾中肾中之阴阳。仲景为祖，后人为孙，使虚羸之体，服建中之后，可汗可下，诚足恃也。至理中，则燮理之义。……学者心手之间，所当会其大义也。①

《删补名医方论》则改为：

> 喻昌曰：虚劳而至于亡血……然用法贵立于无过之地，不独呕家不可用建中之甘，即微觉气滞，更当虑甘药太过，令人中满也。至大建中则大建其中之阳，小建中则小小创建之义，理中则燮理之义。……学者心手之间，所当会其大义也。

查喻昌《医门法律》，这本是两段话，分属卷十、卷四。《古今名医方论》引为"喻氏曰"和"又曰"为确，《删补名医方论》改动后变为一段话。从文献学而言，不加说明擅自改动原文并不可取。另外，喻昌论述时又及乐令建中汤、十四味建中汤等，正好符合罗美"更引诸方而比类之，又推本方而互通之"的编纂原则，更能实现"论一病而不为一病所拘，明一方而得众病之用"的目的，显然更加可取。

如此看来，《删补名医方论》在《古今名医方论》的基础上增加了部分内容，调整了部分内容，也删除了部分内容。

（三）改动分析

有些改动明显有误，如将罗东逸方论误为罗天益方论。《古今名医方论》中罗东逸（美）的方论共十三则，分别见于归脾汤、酸枣仁汤、温胆汤、芍药汤、仙方活命饮、木防己汤四方、五苓散、旋覆代赭汤、吴茱萸汤、滋肾丸、资生丸、石斛夜光丸、清胃散。《医宗金鉴》采撷了除芍药汤、木防己汤四方、

---

① （清）罗美著，田代华等点校《古今名医方论》，天津科学技术出版社，2000 年版，第 3—4 页。

五苓散、滋肾丸外的九则，均误为罗谦甫。

有些改动无关紧要，如将医家字号改成名字。《订正仲景全书·凡例》曾说原因："古人姓氏，有传记详明者，昭昭可考。若仅书其字，则无从知其名矣。夫以其人竭虑殚精，久而泯其迹，所不忍也。故于无考者书其字，可考者书其名，以示不没其善之意。"但古人本来就有"以字行""以号行"的情况，这种改动实际上意义不大。

而有些改动则是学术主张的不同，如将《古今名医方论》的凡例改成卷首之小序。《古今名医方论》的凡例很长，《医宗金鉴》卷首小序则很短，删除什么，保留什么，里面蕴含着不同的学术主张。

《删补名医方论》小序可以分为三部分，第一部分为："古医方得人乃传，非人勿言。故扁鹊、仓公皆称禁方，不轻授人，诚重之也。后汉张机著《伤寒杂病论》，始立众方，公之天下。"这一部分源自《古今名医方论·凡例》第一则的部分内容："古之方书，得人乃传，非人勿言，诚重之也。故扁鹊、仓公辈，皆称禁方，不轻授人。后汉张仲景夫子，伤横夭之莫救，博采众方，平脉辨证，著《伤寒杂病论》，公之天下。"这后面还有一大段内容："欲人见病知源，是世医方之祖也。其方发表攻里，固本御邪，内外证治，无乎不备。后人惑伤寒为一家书，束之高阁。即专治伤寒者，又为《活人》《全生》诸书所掩，未尝好学深思，心知其故。则见为古方难用，竞营肤浅，以矜捷得，所以瓦釜雷鸣也。兹编本欲以仲景方为首简，恐人犹重视而畏远之。姑以日用诸方表表耳目者为先导，诸方义明，而后入仲景之门，亦行远登高之自迹。"①此处罗美强调《伤寒杂病论》中"方发表攻里，固本御邪，内外证治，无乎不备"，最应学习。现将"日用诸方"放在前，是为了从易到难，"诸方义明"后"入仲景之门"。而《医宗金鉴》子目书中有《订正仲景全书》，且在首位，故《删补名医方论》没有必要强调仲景方，也没必要迻录这一段。

第二部分为："故建安以前，苦于无方；元丰而后，虽有《局方》，漫无指归，不可为法。今博集《金匮》《千金》《外台》诸书，及王好古、李杲、刘完素、

---

① （清）罗美著，田代华等点校《古今名医方论》，凡例第 1 页。

朱震亨、张从正、薛己诸方之佳者,采录成编。"这源自《古今名医方论·凡例》第二则:"汉建安以前,苦于无方,宋元丰以后,《局方》猥赜,蔓延今时,何有根柢,漫无指归。惟薛立斋先生所用诸方,简严纯正,可为后法,是编多所采录。而《金匮》《千金》《外台》诸书,及洁古、东垣、太无、丹溪方之佳者,咸择而录焉。仲景有云:学者能寻余所集,思过半矣。"①两相比较,我们可以发现罗美对薛己所用方评价甚高,认为"简严纯正,可为后法",所以"多所采录"。而《医宗金鉴》并没强调温补派薛己,却加上了刘完素、张从正两位寒凉、攻下的大师。

　　第三部分为:"然方论始于成无己,近代则有吴昆、李中梓、柯琴、汪昂诸家,于医方虽各有发明,但其间或有择焉未精、语焉未详者。复推其立方之意,综其简要,删繁补阙,归于明显,名之曰《删补名医方论》,以昭示来兹云。"这部分主要来自《古今名医方论·凡例》第三则,原文为:"有方即有柄,自仲景始也;有方更有论,自成无己始也。明代赵以德有《金匮衍义》,于方颇有论,吴氏鹤皋著《医方考》,近时医林复有张景岳、赵养葵、喻嘉言、李士材、程郊倩、张路玉、程扶生诸公,各有发明,余喜得而集之矣。然其间或择焉而未精,语焉而未详,亦间有不慊于心者。因与素交诸同人,往来探索古作者之意,时时析疑欣赏,得见一斑,即各与分方补论,因而附列增入,少开后学,本非啖名,实未辞续貂之愧云。"②加以对比,我们可以发现:第一,罗美自言有"续貂",《医宗金鉴》未加理会,这也许是把罗东逸误为罗谦甫的原因之一;第二,罗美强调赵以德、吴昆、张景岳、赵养葵、喻嘉言、李士材、程郊倩、张路玉、程扶生等人的方论变成"吴昆、李中梓、柯琴、汪昂诸家",张景岳、赵养葵、张璐等都偏于温补的医家都被《医宗金鉴》去掉。再联系上文,可见,罗美对温补颇多欣赏,而《医宗金鉴》则更多元。

　　《古今名医方论》的凡例除上述三则外,还有四则,《医宗金鉴》均未采纳。值得探讨的有两点。

---

①　(清)罗美著,田代华等点校《古今名医方论》,凡例第1页。
②　(清)罗美著,田代华等点校《古今名医方论》,凡例第1—2页。

1. 罗美反对"拘证论方"。他认为："病名多端,不可以数计",很多方书"莫不贵叙证之繁,治法之备,集方之盛,求胜前人。不知病名愈多,后学愈昏;方治愈繁,用者愈无把柄。一遇盘根错节,遍试诸方,眇无所措"。吴昆《医方考》虽有诸多优点,但"拘证论方,譬多疏注以迁就之,仍与诸家类书无别",因为"分门分方,第知有证之可寻,徒列方以备员,亦何知有方之神奇变化,考其所用之精妙乎?"①这就导致《古今名医方论》诸方并不是按照病证排列,显得有些混乱。《医宗金鉴》对此并不赞同,按照病证排列诸方,以卷一为例。《医宗金鉴》将《古今名医方论》第十三方独参汤列为第一方,并增参附汤、生脉饮两方,后列《古今名医方论》第五方保元汤,再列四君子汤、香砂六君子汤,均为补气;后列当归补血汤、佛手散、四物汤、圣愈汤均为补血。这个排序是先气后血,体现了重视急危重症"有形之血不能速生,无形之气所当急固",以及气血关系中"气为血之帅"的特点。同时,四物汤、圣愈汤、地骨皮饮、犀角地黄汤、四生丸(从《古今名医方论》卷四第二十方调至此)、当归六黄汤、黄芪建中汤构成了以血证为特点,以血热、失血过多而阴亏气弱、阴虚火旺、热伤吐衄、阳盛阴虚、阴虚有火、虚劳里急病机证候群不断发展演变的方组,更加工整、有序。

2. 强调"活法示人"。罗美认为《古今名医方论》的优点在于:"非但论其方之因、方之用,详其药性、君臣法制、命名之义而已,必论其内外新久之殊、寒热虚实之机,更引诸方而比类之,又推本方而互通之。论一病而不为一病所拘,明一方而得众病之用,游于方之中,超乎方之外,全以活法示人,比之《方考》,稍有一得耳。"②为了"以活法示人","引诸方而比类之"就是一种很好的方法。具体方法有二,一是相关方放在一起论述,卷一的"《三因》芪附、术附、参附三汤"、卷二的"小半夏汤三方合论""人参清肺汤三方合论""九味羌活汤活人败毒散合论""木防己汤等四方合论""越婢加半夏、小青龙加石膏汤合论""桂枝人参、葛根黄芩黄连二汤"、卷三的"大小二承气汤合论""桂

---

① (清)罗美著,田代华等点校《古今名医方论》,凡例第3页。
② (清)罗美著,田代华等点校《古今名医方论》,凡例第3页。

枝加芍药、加大黄二汤合论""干姜附子、茯苓四逆二汤合论""四逆、通脉四
逆汤合论"、卷四的"四神、二神、五味子散合论"等就是如此;一是方后附录
相关方或论,卷一"清暑益气汤(附:暑门诸方论)"、卷二"仙方活命饮(附:
托里消毒散)"、卷四"枳术丸(附:《金匮》枳术汤)""失笑散(附:独圣散)"等
就是如此。而《医宗金鉴》并没有强调这一点。

　　总而言之,《删补名医方论》以《古今名医方论》为蓝本编纂而成,增加了
部分内容,但也失去了《古今名医方论》的部分优点。《续修四库全书总目提
要·古今名医方论》云:"是书采择精当,有裨医学,故为官撰所取则,虽官撰
益臻详备,而原本评语点睛之处颇资启发,亦自有特长。"这里只是指出《删
补名医方论》删除原本评语的遗憾,但正如上文所言,因内容改动导致的遗
憾也很多。

第四节　《订正仲景全书》

　　《订正仲景全书》(《伤寒论注》《金匮要略注》)属于标准的整理作品。
《订正仲景全书》约占《医宗金鉴》全书的三分之一,可见《订正仲景全书》分
量之重。《订正仲景全书》也使《医宗金鉴》具有了一定的整理性质。但《订
正仲景全书》的整理方法如何,得失如何,值得探讨。

一、底本之选择

　　吴谦等非常重视底本的选择,《订正仲景全书·凡例》云:

　　　《伤寒论》与《金匮要略》原是一书,自林亿校刊,遂分为二,殊失先
　　贤之意。后赵开美仍合为一书。今复其旧,使后学知伤寒与杂证原非
　　有二也。

　　　　全书经文,诸家旧本或字有增减,或节有分合,或重出不书衍文,或
　　正误各不相同,是集则以《仲景全书》为准,而参之各家,以昭画一。

　　可见,《订正仲景全书》是以赵开美本《仲景全书》为底本。

赵开美(1563—1624),又名琦美,字玄度,号清常道人,明末江苏常熟人,性好网罗古今载籍,为著名藏书家,其藏书楼曰"脉望馆",抄、校、刊书籍多种,抄校以《脉望馆抄校本古今杂剧》名世,校刊就以《仲景全书》为代表。据《刻仲景全书序》,赵开美之父赵用贤胸怀"达而以奏疏医天下,穷而聚方书以医万民"之志。为了实现父亲的志愿,赵开美注重收集仲景之书而无获。"岁乙未",赵氏家乡疫疠大作,家中多位奴婢染病,幸得沈明卿救治。进一步交往后,赵开美获知沈明卿藏有成无己《注解伤寒论》,听从父命准备刊刻。沈明卿建议与《金匮要略》合刻,"以见古人攻击补泻、缓急调停之心法"。赵用贤命名为《仲景全书》。如此看来,《仲景全书》包含成无己《注解伤寒论》和《金匮要略》两种。实际上不然。赵开美《刻仲景全书序》接着说:"既刻已,复得宋版《伤寒论》焉。予曩固知成注非全文,及得是书,不啻拱璧,转卷间而后知成之荒也,因复并刻之,所以承先大夫之志欤。又故纸中检得《伤寒类证》三卷,所以隰括仲景之书,去其烦而归之简,聚其散而汇之一。其于病证脉方,若标月指之明且尽,仲景之法,于是粲然无遗矣,乃并附于后。"①宋版《伤寒论》即北宋校正医书局林亿等校订本。治平二年(1065)初刊,为大字本;元祐三年(1088)重刻,为小字本。赵开美所刻本有小字本的造呈文,故其翻刻底本当为小字本系统。《伤寒类证》,金朝宋云公撰。也就是说,《仲景全书》包括4种书:成无己《注解伤寒论》、张仲景《金匮要略方论》、张仲景《伤寒论》、宋云公《伤寒类证》。这实际上是无奈之举。钱超尘先生曾言:"严格论之,既称《仲景全书》,则不当收录宋云公《伤寒类证》及成无己《注解伤寒论》。当时仲景书善本极难寻觅,赵开美序已详言之,收此两书,亦无奈之举。"②如果一开始就有宋版《伤寒论》,可能就不会收录成无己《注解伤寒论》,因为存在"成注非全文""成之荒"等问题。

赵开美对两个版本的评价得到学术界的认同。对伤寒版本研究颇多的

①　(汉)张仲景著《仲景全书之伤寒论·金匮要略方论》,中医古籍出版社,2010年版,刻仲景全书序。
②　钱超尘序,见周仲瑛、于文明主编《中医古籍珍本集成·伤寒金匮卷·伤寒论》,湖南科学技术出版社,2013年版,第11页。

章太炎在《论〈伤寒论〉原本及注家优劣》说："明赵清常所刻《伤寒论》有二：一单论本，为林亿等校定者，一论注本，即成无己所注者。单论本方下，时有叔和按语（大字者叔和按语也，夹注者林亿校语也），而成注本多删之……林之校《伤寒论》，犹大徐之校《说文解字》也。其文简质，缀学者观之欲卧，既读诸家书，则知林校之精绝矣。"①《仲景全书》，特别是翻刻的宋版《伤寒论》也成了公认的善本。王重民《善本医籍经眼录》给予了很高评价："《仲景全书》二十六卷。（明万历间刻本。十行，十九字）。汉张机撰，明赵开美辑刻。辑刻旨意，均详序文。全书凡四种：张仲景《伤寒论》十卷，成无己《注解伤寒论》十卷，又《伤寒类证》《金匮要略方论》各三卷。其《伤寒论》据宋本翻刻，尤足宝贵。"②

吴谦等以赵开美《仲景全书》为底本，将《伤寒论》与《金匮要略》合为一书，即《金匮要略注》卷首所说的"《伤寒论》论伤寒，《金匮要略》论杂病，乃《仲景全书》"，显示出较高的学术眼光。这也得到了很多医家的赞同，譬如日本的山边文伯，他的《伤寒论笺注》《金匮要略笺注》就以《医宗金鉴》本为底本。

二、参校本之选择

吴谦等虽强调"全书经文""以《仲景全书》为准"，实际操作并不如是。《订正仲景全书·凡例》又云：

> 《伤寒论》《金匮要略》，法律本自井然，但系千载遗书，错误颇多。虽经历代注家编次诠解，然各执己见，位置无常，难以为法。兹集《伤寒》分经，仍依方有执《条辨》，而次序先后，则为变通。《金匮》门类，悉照林亿校本，而纲领条目，则详为分别，并不拘泥前人，惟在启发后学，足裨实用。

"《金匮》门类，悉照林亿校本"值得赞赏。"《伤寒》分经，仍依方有执《条辨》"

---

① 潘文奎等点校《章太炎全集·医论集》，第 304—306 页。
② 丁福保、周云青编《四部总录·医药编·附录 2》，广陵书社，2006 年版，第 436 页。

则值得探讨。

"方有执《条辨》"指的是明代方有执所撰的《伤寒论条辨》。方有执,字仲行,歙县人。他认为张机《伤寒卒病论》[①]初编次于晋王叔和,已有改移,及金成无己作注,又多所窜乱,乃竭二十余年之力,寻求端绪,排比成编,一一推作者之意,为之考订,成《伤寒论条辨》。他"对于《伤寒论》六经诸篇,重加改编,尤于太阳篇移动更大,分'卫中风'、'营伤寒'、'营卫俱中风寒'三篇,将《伤寒论》太阳篇原文重编纳入此三篇中。此即后世所称'三纲鼎立说'。"[②] 方有执的主张得到了喻嘉言的赞赏,喻嘉言《尚论篇》卷首《尚论张仲景〈伤寒论〉大意》云:"万历间方有执著《伤寒条辨》,始先即削去叔和《序例》,大得尊经之旨。……其于太阳三篇,改叔和之旧,以风寒之伤荣卫者分属,卓识超越前人。"[③]在方有执的基础上,喻嘉言继续倡导伤寒错简说,引领了一代学术风气,"王氏(叔和)、成氏(无己)之书遂微"(《四库全书总目》)。

当时编纂伤寒书籍,原文依据方、喻也就成为潮流。如《古今图书集成医部全录》伤寒部分采用的底本就是喻昌的《尚论篇》。《医宗金鉴》依从的则是方有执《伤寒论条辨》。作为官方编纂的书籍为何一依据方,一依据喻呢? 其原因可能在于《伤寒论条辨》的命运。《四库全书总目·伤寒论条辨》云:

> 有执既殁,其板散佚,江西喻昌遂采掇有执之说,参以己意,作《伤寒尚论篇》,盛行于世,而有执之书遂微。国朝康熙甲寅(1674),顺天林起龙得有执原本,恶昌之剽袭旧说而讳所自来,乃重为评点刊板,并以《尚论篇》附刊于末,以证明其事,即此本也。

这样看来,《古今图书集成》编纂时,林起龙刊刻的《伤寒论条辨》尚未流行,盛行的是喻昌著作,故而采撷。而《医宗金鉴》编纂时,林氏本已经流行。另

---

① 一般认为,《伤寒卒病论》应为《伤寒杂病论》,"卒"为"杂"之误。方有执认为,书名无误。《伤寒论条辨引》云:"《金匮序略》曰:'《伤寒卒病论》,卒读仓卒之卒。'诚书之初名,此其有据也。"见(明)方有执编著《伤寒论条辨》,人民卫生出版社,1957年版,伤寒论条辨引。

② 叶发正著《伤寒学术史》,华中师范大学出版社,1995年版,第93页。

③ (清)喻嘉言撰《尚论篇》,学苑出版社,2009年版,第11页。

外,吴谦个人也特别喜欢方有执。"吴谦词称:以前之书有法无方,惟《伤寒论》《金匮要略杂病论》等书创立,始有法有方"①,这个说法与方有执《伤寒论条辨跋》所说的"昔人论医,谓前乎仲景,有法无方,后乎仲景,有方无法。方法具备,惟仲景此书"②较为一致。

从学术研究的角度而言,方有执是有益的尝试,但如果从文献整理的角度而言,他的做法并没有依据,即谢观《中国医学源流论》所说的"以此论医理,则可谓各抒所得,以此治古方,则未免凭虚臆断"。③ 清代就已经有所认识。徐灵胎《医学源流论·〈伤寒论〉论》说:"则此书乃叔和所搜集,而世人辄加辨驳,以为原本不如此,抑思苟无叔和,安有此书? 且诸人所编,果能合仲景原文否耶?"④《四库全书简明目录·伤寒论条辨》云:"其说以张机《伤寒论》一乱于王叔和之编次,再乱于成无己之注释,全失其旧,因考定以为此编。亦如改本《大学》,于学者不为无功,必以为孔门旧本如是,则未有据也。"⑤曹禾《医学读书志》亦云:"然《伤寒论》屡经兵燹,王氏萃集之后,又为高继冲编辑,必以为何人改移,何人窜乱,非质诸仲圣,终系穿凿。"⑥到了现在,这更成为了学术界的共识。如叶发正言:"按风伤卫、寒伤营、营卫俱中风寒之论,《伤寒论·伤寒例》早已言之;突出以桂枝汤、麻黄汤、青龙汤治伤寒,《千金翼方》已有记载;三纲鼎立之名始见于《伤寒发微论》,方氏合数家之言而发挥之,以此来研究《伤寒论》,不失为研究方法之一种,至于谓仲景原著即此顺序则未必然。"⑦又如伤寒大家刘渡舟专门写了《试论"错简派"之非》一文对错简派进行批判。⑧ 总之,从文献角度,《伤寒论条辨》的考定并不可靠。《医宗金鉴》"《伤寒》分经""依方有执《条辨》"同样也不可取。日本明

① 乾隆五年(1740)二月十六日弘昼奏疏。
② (明)方有执编著《伤寒论条辨》,第200页。
③ 谢观著,余永燕点校《中国医学源流论》,第52页。
④ (清)徐灵胎著,刘洋校注《医学源流论》,中国中医药出版社,2008年版,第78页。
⑤ (清)永瑢等著,傅卜棠点校《四库全书简明目录》,华东师范大学出版社,2012年版,第396页。
⑥ (清)曹禾撰《医学读书志》,第109页。
⑦ 叶发正著《伤寒学术史》,第93页。
⑧ 刘渡舟《试论"错简派"之非》,《北京中医药大学学报》,1997年第1期,第3—5页。

治时代汉方医学巨匠浅田宗伯对《医宗金鉴·订正仲景全书》评价甚高，也认为这点不可取："《伤寒论》，……此书自明以来为诸家篡改殆尽，惟《医宗金鉴》所注稍得其旨统，然犹未免诋篡之诮。"①

三、注释

注释，即吴谦等人的注释，主要是《订正仲景全书》里的"注"，但不限于"注"。注释原则，《订正仲景全书·凡例》曾有说明：

> 书中辞精义奥，注释诚难。若徒尚辞华，必支离蔓衍，何以阐发微言。是注惟期简易明显，发挥经旨，间或旁参互证，亦惟援引本经，不事虚文，用滋眩惑。

析言之，其特点有二：

一是简易明显。如《金匮要略注·百合狐惑阴阳毒病脉证并治》云："百合病，见于阴者，以阳法救之；见于阳者，以阴法救之。"陈纪藩主编《金匮要略》认为："诸注家皆认为此论百合病的治疗原则，但对经文中'阳法'、'阴法'的注释却多隐晦欠明，而本书（引者按：指《订正仲景全书》）则明确注为'温养阳之法'、'凉养阴之法'。"②又如《伤寒论注·太阳病中篇》云："伤寒汗出而渴者，五苓散主之。"吴谦等注："此申上条或渴而不烦，或烦而不渴者，以别其治也。伤寒发汗后，脉浮数，汗出烦渴，小便不利者，五苓散主之，今惟曰汗出者，省文也。"注释指出，五苓散主治的证候应为脉浮数，汗出烦渴，小便不利，这里只言"伤寒汗出而渴者"，没说脉浮、烦渴等证是承上文省略，这就使经文的意思更加清晰。

二是重视实用。吴谦等人的注释追求实用，不事虚文。如《伤寒论注·合病并病篇》："三阳合病，腹满身重，难以转侧，口不仁，面垢，谵语，遗尿。发汗则谵语，下之则额上生汗，手足逆冷。若自汗出者，白虎汤主之。"吴谦等注："此承上条复详其证，以明其治也。三阳合病者，太阳、阳明、少阳合而

---

① 潘桂娟、樊正伦编著《日本汉方医学》，中国中医药出版社，1994年版，第242页。
② 陈纪藩主编《金匮要略》（第2版），人民卫生出版社，2000年版，第1007页。

为病也。必太阳之头痛、发热，阳明之恶热、不眠，少阳之耳聋、寒热等证皆具也。太阳主背，阳明主腹，少阳主侧。今一身尽为三阳热邪所困，故身重难以转侧也。胃之窍出于口，热邪上攻，故口不仁也。阳明主面，热邪蒸越，故面垢也。热结于里则腹满；热盛于胃，故谵语也。热迫膀胱则遗尿；热蒸肌腠，故自汗也。证虽属于三阳，而热皆聚胃中，故当从阳明热证主治也。若从太阳之表发汗，则津液愈竭，而胃热愈深，必更增谵语；若从阳明之里下之，则阴益伤而阳无依则散，故额汗肢冷也。要当审其未经汗下，而身热自汗出者，始为阳明的证，宜主以白虎汤，大清胃热，急救津液，以存其阴可也。"这里没有字词的辨析，而是就三阳合病证候及误治仔细阐释。阐释具体而全面，陆渊雷《伤寒论今释》云："诸家释口不仁甚析，而不及面垢，惟《医宗金鉴》以为阳明主面，热邪蒸郁，故面垢。"①

另外，很多注释也改正了前人的讹误。如《伤寒论注·合病并病篇》："太阳与阳明合病者，必自下利，葛根汤主之。"这里的"必"，一般都解释为"必定"。金成无己云："太阳阳明合病者，与太阳少阳合病，阳明少阳合病，皆言必自下利者，以邪气并于阴，则阴实而阳虚；邪气并于阳，则阳实而阴虚。寒邪气甚，客于二阳，二阳方外实而不主里，则里气虚，故必下利，与葛根汤，以散经中甚邪。"②可见，成无己认为是"必定"。明方有执云："必，定然之词。自，谓自然而然也。盖太阳者，膀胱也，膀胱主水。阳明者，胃经也，胃主谷。寒为阴，阴气主下降，故伤寒无他故，自然而然下利者，太阳阳明合病，经中之邪热甚，胃气弱不化谷不分清，杂进而走注，所以谓之必也，以必定自然而然下利，故但用葛根汤散经中之寒邪，而以不治治利。"③可见，方有执也认为是"必定"，"定然之词"。但解释为"必定"与下文"太阳与阳明合病，不下利但呕者，葛根加半夏汤主之"有矛盾。也就是说，太阳与阳明合病并不一定下利，至少还有"不下利但呕者"的情况。实际上，"必"的义项并不

---

① 《伤寒论今释》卷六，见陆渊雷著；宋白杨等点校《陆渊雷医书合集》（天津科学技术出版社，2010 年版，第 368 页）。

② （汉）张仲景著，（晋）王叔和撰次，（金）成无己注，（明）汪济川校《注解伤寒论》，人民卫生出版社，2004 年版，第 62 页。

③ （明）方有执编著《伤寒论条辨》，第 54 页。

是只有一个作为副词的"一定，必然"，还有作为连词表示假设的义项，相当于"假使""如果"。清吴昌莹《经词衍释·补遗》："必，若也。"①《史记·廉颇蔺相如列传》"王必无人，臣愿奉璧往使"之"必"，即为假使、如果之义。吴谦等人注释就采纳了这个义项："太阳与阳明合病者，谓太阳之发热，恶寒无汗与阳明之烦热不得眠等证，同时均病，表里之气，升降失常，故不下利，则上呕也。治法只须先解太阳之表，表解而阳明之里自和矣。若利，则宜葛根汤，表而升之，利自可止。呕则加半夏，表而降之，呕自可除也。"但遗憾的是，《医宗金鉴》的正确解释未被后人吸纳，现代人还是常常错误理解。如胡希恕："既有太阳病的表热证，又有阳明病的里热证，二者不分先后同时发作者，则谓为太阳阳明合病。二阳的邪热不得外越而迫于里，故必自下利，宜葛根汤主之。"②

因为这些优点，《医宗金鉴·订正仲景全书》的注也得到了海外学人的高度赞誉。日本浅田宗伯在《医学读书规》中就称《伤寒论》"惟《医宗金鉴》所注稍得其旨统"；《金匮要略方》"《金鉴》所注，亦颇明显"。③ 海外医家也多受《医宗金鉴》注释的影响。日本汉方医学古方派的一代宗师汤本求真的《皇汉医学》多次引用《医宗金鉴》的注释。《皇汉医学》以实用著称，对中国传统医学特别是民国中医产生了极大影响。

当然，《订正仲景全书》的注释并不是十全十美。因为不尚训诂，吴谦等人的文字训释往往有误。如《金匮要略注·脏腑经络先后病》有"槧飪之邪，从口入者，宿食也"，吴谦等人按："《字典》无'槧'字，当是'漀'字。漀，音倾，侧水也。后之积聚门，槧气之'槧'字亦误。"查《康熙字典》，正集的确无此字，但"补遗"有，"《字典》无'槧'字"的说法有误，"槧"当为"漀"的说法自然也有误。另外，《康熙字典》对这个字的解释可能也不准确，《午集补遗·禾

① 宗福邦、陈世铙、萧海波主编《故训汇纂》，商务印书馆，2003年版，第700页。
② 胡希恕注按，冯世纶解读《经方医学：六经八纲读懂伤寒论》，中国中医药出版社，2014年版，第47页。
③ （日）长泽规矩也、阿部隆一编《日本书目大成》第四卷，东京汲古书院，日本昭和五十四年（1979），第447页。

部》："檓。《字汇补》：读与馨同。《金匮要略》：檓饪之邪。"①沈澍农认为："'檓'的释义颇有争议……《吴医汇讲》《中医名词术语选释》谓为'馨'字。《中国医籍字典》谓'通榖'。《简明中医字典》据《论衡·偶会》刘盼遂之注谓同'榖(谷)'；此前则赵开美本《金匮要略》卷一之释音亦注：'音榖，即榖也。'详之文意，当以后释为妥。而检于《碑别字新编》，则从'榖'到'檓'的演变痕迹昭然若揭。"②

　　另外，"医者意也"，因医学理解不同，很多学者不认同《订正仲景全书》的诸多注释。熊曼琪主编《伤寒论》就指出很多。如《伤寒论注·太阳病上篇》"若酒客病，不可与桂枝汤。得之则呕，以酒客不喜甘故也"条，吴谦注为："酒客，谓好饮之人也。酒客病，谓过饮而病也。其病之状：头痛、发热、汗出、呕吐，乃湿热薰蒸使然，非风邪也。若误与桂枝汤服之，则呕，以酒客不喜甘故。"熊曼琪主编《伤寒论》迻录了诸家言论，并评述道："诸论皆精当。惟《医宗金鉴》释酒客过饮而病，虽言之成理，但恐不符原文精神，当以嗜酒之人患太阳中风的解释为妥。"又如《伤寒论注·太阳病下篇》"下之后，复发汗，必振寒，脉微细，所以然者，以内外俱虚故也"条，吴谦等注为："发汗当于未下之先，今下之后，复发汗，必振寒。脉微细者，表里皆虚也。所以然者，以下之失宜，则内守之阳虚，故脉微细也。以汗之失宜，则外固之阳衰，故振寒也。"熊曼琪主编《伤寒论》评述道："本条论汗下逆施，内外阴阳俱虚，多无异词，惟《医宗金鉴》谓为内外、阳气俱虚，欠妥。"③

四、集注

　　集注，即汇集的诸家注释。与吴谦等人注释相比，《订正仲景全书》集注价值更大。《订正仲景全书·凡例》对集注也有说明：

　　　　《伤寒论》自成无己创注以来，踵之者百余家；《金匮要略》自赵良衍

①　(清)张玉书等编纂《康熙字典》，中华书局，1958年版，补遗第19页。
②　沈澍农著《中医古籍用字研究》，学苑出版社，2007年版，第20页。
③　熊曼琪主编《伤寒论》，人民卫生出版社，2000年版，第68页，第146页。

义后，继之者十余人。各有精义，羽翼经文。然或涉浮泛，或近隐晦，醇疵并见，难以适从。兹汰其重复，删其冗沓，取其精确，实有发明者，集注于右，用资考证。

应当说，这个汇集是相当成功的。以《金匮要略》注释而言，因注本少，馆臣修纂《四库全书》时只著录徐彬《金匮要略论注》一个注本，而《医宗金鉴》却搜集了十余家，十分难得。汇集诸家之长提升了《医宗金鉴》的价值。

一般认为，《订正仲景全书》集注采录诸家著作达二十余家。这种说法源自《清史稿·吴谦传》：

> 其采引清代乾隆以前医说凡二十余家，张璐、喻昌、徐彬、张志聪、高世栻、张锡驹、柯琴、尤怡，事具本传。其次者：林澜，著《伤寒折衷》《灵素合抄》，兼通星象、堪舆之学；汪琥，著《伤寒论辨注》；魏荔彤，著《伤寒金匮本义》；沈明宗，著《伤寒金匮编注》；程应旄，著《伤寒后条辨》；郑重光，著《伤寒论条辨续注》；周扬俊，著《伤寒三注》《金匮二注》；程林，著《金匮直解》《圣济总录纂要》；闵芝庆，著《伤寒阐要编》。而遗书湮没无考者，尚六七家云。[①]

《清史稿》所言并不准确。以《伤寒论注》而言，《医林大观书目》提供了另外一种说法。它分两条著录"仲景伤寒论诸家注释"，前一条为《御纂医宗金鉴》采录者：

> 《伤寒全书》，成无己；《伤寒明理论》，成无己；《伤寒条辨》，方有执（中行）、林起龙（北海）；《伤寒经注》，程知（扶生）；《尚论篇》，喻昌（嘉言）；《伤寒集注》，张志聪（隐庵）、高世栻（士宗）；《伤寒大成（缵论、绪论）》，张璐（路玉）；《后条辨》，程应旄（郊倩）；《伤寒折衷》，林澜（观子）；《伤寒辨注》，汪琥（苓友）；《伤寒编注（内附金匮要略一套）》，沈明宗（目南）；《伤寒启承》，吴人驹（灵雅）；《条辨续注》，郑重光（在辛）；《伤寒

翼》,柯琴(韵伯);《伤寒直解》,张锡驹(令韶);《伤寒阐要编》,闵芝庆;《伤寒本义》,魏荔彤(念庭);《伤寒三注》,刘宏璧(廷宾);《伤寒论原方发明》,徐彬(忠可)。已上俱《御纂医宗金鉴》采录。

　　这跟《清史稿》的说法有诸多不同。(1)《清史稿》中的尤怡、程林等并不在《医林大观书目》目录里。但查《医宗金鉴》的确引用了尤怡、程林等人的言论。这说明,《医宗金鉴》的引用可能是转引,不是第一手资料。(2)《清史稿》未提及林起龙,《医宗金鉴》也未引用其言论。但《医林大观书目》的著录却明确著录"《伤寒条辨》,方有执(中行)、林起龙(北海)",这说明《医宗金鉴》参考所用的《伤寒条辨》为林起龙刊刻。(3)《清史稿》未及的程知、吴人驹、刘宏璧等人,《医林大观书目》都有著录。查《医宗金鉴》,他们的注释的确被引用。这可以弥补《清史稿》"湮没无考"之缺憾。

　　可惜的是,改师立只将注释《伤寒论》所采录者加以标出,《金匮要略》等部分均未标出,使研究《医宗金鉴》的授受关系缺少了直接依据。但他著录伤寒注家,已经是很大的贡献。《续修四库全书总目提要·医林大观书目》云:"独于《医宗金鉴》注释《伤寒论》所采录十九家,详为标出。而后来《四库总目》于十九家中著录仅及数家,余并其目亦未存,不可谓非阙典。"在与《四库全书总目》的比较中,《续修四库全书总目提要》编纂者突出强调了《医林大观书目》的贡献。

五、校勘

　　《订正仲景全书·凡例》阐明了校勘所处位置及原则:

> 　　经中凡错简遗误,文义不属,应改、补、删、移者,审辨精核,皆详于本条经文之下。其有全节文义不相符合,绝难意解者,虽勉加注释终属牵强。然其中不无可采之句,故另汇二帙:一曰"正误"一曰"存疑",附之卷末,以备参考。《金匮要略》仿此。

位置方面:一个是"本条经文之下",即"按",这是小的"错简遗误";一是"正误""存疑",这是大的讹误。原则方面:对于讹误不径改,而是出按语或者见于"正误""存疑"。这表明了纂修人员严谨的学术态度。因为径改容易导致"书坏于校"的恶果,无法恢复原貌。不轻易改动原文,也是中国古代整理书籍的优良传统。程毅中就说:"归纳宋代以来前人的经验教训,共同的一条还是要慎于改字。不论死校、活校,或偏重于版本的对校,或偏重于文义的理校,首先要有客观的依据,不能主观臆断。改字必须郑重,一定要说明理由,主要的一条是要尽量保存底本的原貌,如果改字,应当用校记或其他方式说明原本为何和改正的依据,即使改错了,读者还可以找出根源,把它改回来,这样就可以避免'书坏于校'的弊病了。"①

虽然态度严谨,但吴谦等人校勘质量一般,大都禁不起推敲。如《伤寒论注·太阳病中篇》"太阳病,脉浮紧,无汗,发热,身疼痛,八九日不解,表证仍在,此当发其汗。服药已,微除,其人发烦目瞑,剧者必衄,衄乃解。所以然者,阳气重故也。麻黄汤主之",吴谦等认为该条存在"错简遗误"导致的"文义不属":"按:张兼善曰:'麻黄汤主之'五字,不当在'阳气重'之下,岂有衄乃解之后而用麻黄汤之理乎?其说甚是。况'服药已'之上,并无所服何药之文,宜将此五字移于其上始合"。后世医家对此有大加赞扬者。民国名医张山雷说:"今本乃以'麻黄汤主之'一句,缀在节末,此则传写者误脱之而补于下,以致未及移正之过,而后之为仲景书作注者,犹复以讹传讹,皆谓衄血后可用此汤,岂不误尽天下后世?惟《医宗金鉴》用张兼善说,订而正之,最为仲景之莫大功臣。"②"最为仲景之莫大功臣"可谓很高的评价。实际上,这里根本不是错简,古代方书,为使随证所用之方醒目易见,往往将主治方剂置于条文之末,这是古代的常例。很多学者也熟稔这个方法。就该条而言,《医述》卷四"伤寒析疑倒"把它列为"倒序",并引柯琴言论加以论述:"解后复烦,烦见于内,此余邪未尽,故用桂枝更汗。微除复烦,是烦见于外,此大邪已解,故不可更汗。仲景每有倒句法,前辈随文衍义,谓当再用麻黄以散余邪,不知得衄乃解句,何处着落?""粗工不知倒序等法,又溺于风寒二

① 程毅中《古代校勘学的得失与当代古籍整理》,见程毅中著《古籍整理浅谈》,北京燕山出版社,2001年版,第62页。
② 张山雷著,崔京艳点校《脉学正义》,福建科学技术出版社,2006年版,第441页。

字,而曰是虽热甚,邪犹在经,以麻黄治衄,是发散经中邪气耳。请问邪气寒乎,热乎? 若寒邪,则血凝不流,焉得有衄? 若热邪,则清降不遑,而敢升发耶?"①

更多的校勘则是没有文献依据的理校,容易聚讼纷纭,不能形成定论。如有名的去桂去芍之争。《伤寒论注·太阳病中篇》云:"服桂枝汤,或下之,仍头项强痛,翕翕发热,无汗,心下满,微痛,小便不利者,桂枝汤去桂加茯苓白术汤主之。"吴谦等云:

> 按:去桂当是去芍药。此方去桂,将何以治仍头项强痛、发热无汗之表乎? 细玩服此汤,曰余依桂枝汤法煎服,其意自见。服桂枝汤已,温覆令一时许,通身漐漐微似有汗,此服桂枝汤法也。若去桂则是芍药、甘草、茯苓、白术,并无辛甘走荣卫之品,而曰余依桂枝汤法,无所谓也。且论中有脉促胸满,汗出恶寒之证,用桂枝去芍药加附子汤主之。去芍药者,为胸满也。此条证虽稍异,而其满则同,为去芍药可知矣。

赞同者很多,反对者亦不少。伤寒大家刘渡舟就写了《试论〈伤寒论〉的水火痰郁证治——兼驳吴谦对28条去桂改为去芍之非》批驳这种观点。② 可见,吴谦等人的校勘只宜作为一种参考。正如李华、王玉民所言:"但由于《伤寒论》成书年代久远,原本不存,对校无据,他校亦难以为凭,故《医宗金鉴》之校正主要是采用理校辅以本校法进行,但并无文献学方面的过硬证据,只宜于作为研究《伤寒论》的参考,并不必急于将其作为定论。"③这是比较温和的评价。有些评价则严厉得多,日本汉方大家丹波元坚云:"《医宗金鉴》汇纂之治,殊为有益,其删章改句,无所不至,抑亦妄矣。"④中国学者也有类似观点,恽毓鼎在民国元年(1912)三月初七日的日记中说:"连日夜间细读《金匮》。自来注《金匮》者少于《伤寒论》。余所见数家,皆不甚惬意……《金鉴》臆断甚多,遇所不解,则指为讹错,最为劣妄。"民国四年(1915)二月二十七

---

① (清)程杏轩著《医述》,安徽科学技术出版社,1983年版,第203页。
② 见《国医论坛》,1986年第1期,第3—5页。
③ 李华、王玉民《〈医宗金鉴〉校正〈伤寒论〉论评》,《中医研究》,2001年第5期,第66页。
④ (日)浅田宗伯著,徐长卿点校《先哲医话》,学苑出版社,2008年版,第147页。

日日记亦云:"又《伤寒论》精简赅括,语无虚设,往往句中藏句,句外藏意,在人深思而自得之。注家以后世浅冗文法读《伤寒》,不曰文义不贯,即曰中有遗脱,臆增臆改,可谓胆大心粗(此弊《金鉴》尤甚)。"①

综上所述,《订正仲景全书》在版本选择、注释、集注、校勘等方面都有可取之处,特别是集注、集解更是汇集诸家之长,具有很高的学术价值。首届国医大师、著名中医文献学家张灿玾对《医宗金鉴·订正仲景全书》有高度评价:"详该书吴氏自注,于文理医理,颇能发皇经旨,亦注家上乘之作。其按校之处,亦甚可参,其采摘诸家注文,除个别有宋人者外,大都为明代及清代前期名家之作,其中有些如王三阳、唐不岩、沈亮宸等之著,今皆佚。故该集注亦颇有文献学价值。又卷十七'正误'诸篇六十余条,虽大多出于理校,个别有本校或他校者,其中亦不乏卓见之处;存疑三十余条,皆存而不论之条文。总之,该书在明清两代《伤寒论》集注与校勘诸本中,为业绩最大者。""及校勘正文及正误存疑诸条,均有一定参考价值。其注释内容,除自注外,博采诸家有赵良仁……孙思邈等,亦可谓集诸家之大成,对《金匮》一书,发挥处良多。"②前者评价的是《伤寒论注》,后者评价的是《金匮要略注》。"业绩最大""集诸家之大成"都可谓至高的评价了。

《医宗金鉴》成书后,成为后人学习伤寒、金匮的重要参考书。日本浅田宗伯为和汉医学讲习所学员撰写的《医学读书规》推荐了《伤寒论》《金匮要略》两书,特意指出了《医宗金鉴》的注释可取。有些名医甚至通过直接学习《医宗金鉴·订正仲景全书》而入门、成才,如伤寒大家刘渡舟,他在《学习中医的点滴体会》中说:"在老师的指示下,我买了一部《医宗金鉴》。通过自己的学习,发现其中的《订正伤寒论注》搜集了诸家之长,参以己意,说理明畅,使人读之发生兴趣。于是,我如饥似渴地埋首于《伤寒论》的学习。从这开始,方由被动的学习,变为主动的学习,而向自学迈出了新的一步。"③

---

① (清)恽毓鼎著,史晓风整理《恽毓鼎澄斋日记》,浙江古籍出版社,2004年版,第588页、第724页。
② 张灿玾著,张增敏、张鹤鸣整理《中医古籍文献学》(修订版),第158页、第165页。
③ 朱世增主编《刘渡舟论伤寒》,上海中医药大学出版社,2009年版,第1页。

第三章 《四库全书》医家类

　　《四库全书》是中国历史上最大的一部丛书，"卷帙浩博，为亘古所无"①。按经、史、子、集四部收录各种典籍，其中子部医家类收录医书96种（未计算附录、子目书籍）。因影响最广的浙本《四库全书总目》著录医书为97种，中医专科目录书一直误以为《四库全书》收录97种医书，连中医界公认最权威的中医书目《中国中医古籍总目》也不例外。②这些中医目录书又以讹传讹，导致中医界普遍认为《四库全书》收录医书97种。实际上，文渊阁等《四库全书》并未收入浙本《四库全书总目》著录的《卫生十全方》。早在1933年，著名历史学家陈垣《景印四库全书未刊本草目签注》就指出："《卫生十全方》三卷《奇疾方》一卷（宋夏德撰），此书殿本《总目》不著录，惟外刻《总目》及《简目》著之，文津、文渊均无此书。《奇疾方》三十八道共九叶，已附《传信适用方》卷四后。"③这也表明，中医界还未重视《四库全书》医家类的相关研究。

第一节　纂修、誊录、校勘人员

　　《四库全书》纂修时间长。乾隆三十八年（1773），《四库全书》开馆。乾

---

① 《四库全书总目·凡例》。
② 薛清录主编《中国中医古籍总目》，第983页。
③ 陈垣著，陈智超编《陈垣四库学论著》，商务印书馆，2012年版，第34页。

隆四十六年,第一部告成,清廷于紫禁城建文渊阁庋之。乾隆四十七年,第二部完成,藏于北京圆明园文源阁。乾隆四十八年,第三部完成,藏于热河文津阁。乾隆四十九年,第四部完成,藏于奉天文溯阁。这就是"北四阁"。到了乾隆五十二年,后三部也都完成,分别藏于扬州文汇阁、镇江文宗阁、杭州文澜阁,这是"南三阁"。后宫廷又组织人员多次校勘之。在纂修过程中,很多人参与其中,《四库全书总目》卷首"钦定四库全书勘阅缮校诸臣职名"列举的只是一部分。

至于医家类的编纂,由于资料匮乏,还有很多疑团未能解开。如是否有专门人员负责医书? 分纂官翁方纲有提要云:"《金匮玉函经》一种应归医书内另办。""此书(引者按:即《本草经疏》)应归医书门内办理,是以无庸另拟提要。"①按照这个记载,医家类好像有专门机构负责(医书门),但浙本《四库全书总目》"乾隆四十七年七月十九日奉旨开列办理《四库全书》在事诸臣职名"中有"天文算学纂修兼分校官"而无"医学纂修兼分校官"之类的名称,好像又没有专人负责。据现有情况来看,医家类的编纂离不开很多人的贡献,包括提调官。《全书处汇核上年十至十二月全书内缮写讹错并总裁等记过次数清单(乾隆四十七年二月)》就有提调官因医书讹误受罚的记录:"《针灸甲乙经》面签'子部'讹写作'集部',提调官吴裕德记过一次。"②当然,贡献有大有小。下面根据现有资料对贡献较大者梳理一二。

一、纂修官

(一)纪昀及其助校者劳树棠

纪昀(1724—1805)是排名第一的总纂官。他对医家类的贡献主要有:

1. 提高医家部次位置

古代正史类史书,医家一般处于较后位置。《汉书·艺文志》分为七略,

① 转引自司马朝军著《〈四库全书总目〉编纂考》,武汉大学出版社,2005年版,第439页、第442页。

② 张书才主编《纂修四库全书档案》,上海古籍出版社,1997年版,第1475页。

方技略处于最后。《隋书·经籍志》采用四分法,子部共十四类,医家①为最后一类。《旧唐书·经籍志》《新唐书·艺文志》子部分类增多,共十七类,医家位居十六②和十七③两类。《宋史·艺文志》,子部也分十七类,医家④被压缩为一类,位居最后。到了《明史·艺文志》,子部分为十二类,没有医家,第九类的艺术类后附医家⑤。医学者,"所以除疾疢,保性命之术者也"(《隋书·经籍志》),对于民众、对于国家都极为重要,正史给予它如此低的地位实属不当。纪昀看到了这种情况,故在主持《四库全书》的编纂过程中加以调整,将医家类的位置大幅度提前。他在《济众新编序》中说:"余校录《四库全书》,子部凡分十四家。……农家、医家,旧史多退之末简,余独以农家居四,而其五为医家。农者民命之所关,医虽一技,亦民命之所关,故升诸他艺术上也。"⑥可以说,这是极大的进步。后来,《清史稿·艺文志》延续了这种做法,子部共分十四类,医家位居第五。

2. 认为太素脉不属于医学

太素脉通过脉搏的变化预断人的祸福、吉凶及贵贱。关于它的起源及性质,众说纷纭。明代李濂认为它起源于先秦时期,属于医学。其《医史》载:"或问:医和诊晋侯之脉,而知其良臣将死,有是理邪?曰:有之。不闻僧智缘乎?智缘诊父之脉,而能道其子之吉凶,罔不奇中。王珪盖尝疑之,荆公晓之以为实有是理。夫诊子既可以知其父,则诊君亦可以知其臣,非洞达阴阳造化之妙者,其孰能兴于斯。"⑦《四库全书总目·医史》对此有反驳:"然如医和诊晋侯而知赵孟之死,据和所称主不能御,吾是以云,盖以人事天道断之,而濂以为太素脉之祖……至于宋僧智缘,本传但有'善医'二字,别无治验,特以太素脉知名,与张扩之具有《医案》者迥别,载之医家,尤为滥

---

① 《隋书》称之为"医方"。
② 《旧唐书》称之为"经脉类",《新唐书》称之为"明堂经脉类"。
③ 两书均称之为"医术类"。
④ 《宋史》称之为"医书类"。
⑤ 《明史》称之为"医书"。
⑥ (清)纪昀著,孙致中、吴恩扬、王沛霖、韩嘉祥校点《纪晓岚文集》第一册,河北教育出版社,1995年版,第179页。
⑦ (明)李濂辑,俞鼎芬等校注《李濂医史》,第4页。

及。"这个观点来自纪昀,《阅微草堂笔记》卷十九云:"唯太素脉、揣骨二家,前古未闻。太素脉至北宋始出,其授受渊源,皆支离附会,依托显然。余于《四库全书总目》已详论之。"①跟《阅微草堂笔记》相比,《医史》提要已经较为详细,但更详细的是《四库全书总目·太素脉法》,不惜篇幅全面具体地阐述了太素脉的起源、特点。前文已引,这里不赘。更加值得注意的是,纪昀认为太素脉不属于医学。《医家类序》云:"《太素脉法》,不关治疗,今别收入术数家,兹不著录。"这对于厘清医学的概念有重要意义。

3. 安排其他编纂人员

纪昀是总纂官,除了负责处理医学部次、厘清医学概念等宏观问题外,还得组织人员进行具体地编纂。《阅微草堂笔记》卷十二言:"此书(引者按:《苏沈良方》)世无传本,惟《永乐大典》收其全部。余领书局时,属王史亭排纂成帙。"②这里明确表明,王史亭辑《苏沈良方》是纪昀的命令。由此可见,纪昀在组织编纂人员方面的贡献。

4. 助手劳树棠

纪昀自称"不知医",在《阅微草堂笔记》卷八中言:"余不知医。"③协助他编纂医家类的是劳树棠。纪昀在《重刻活人辨证序》中说:"侍御劳镜浦,余甲辰春闱所得士也……余每阅《四库》所收名医方论诸书,延侍御参校。"④劳镜浦即劳树棠。劳树棠(1739—1816),字宝琳,号镜浦,山东阳信人。劳氏家族诗书传世,劳树棠父亲劳凤翔又精于医,故劳树棠也通医。纪昀《重刻活人辨证序》云:"镜浦家阳信,……其封公精于岐黄,……(劳树棠)辄述其封公平日论议,剧有名理,故侍御亦明于医。"⑤劳树棠在协助纪昀编纂医书的过程中,经常谈及其父劳凤翔的医学主张,故一定程度上影响到纪氏。这在《四库全书总目·医家类》里有体现。⑥ 不过,劳树棠的作用也不能高估。

---

① (清)纪昀著,汪贤度校点《阅微草堂笔记》,上海古籍出版社,2001年版,第413—414页。
② (清)纪昀著,汪贤度校点《阅微草堂笔记》,第239页。
③ (清)纪昀著,汪贤度校点《阅微草堂笔记》,第138页。
④ (清)陈尧道撰,李明廉点校《伤寒辨证》,人民卫生出版社,1992年版,前言第17页。
⑤ (清)陈尧道撰,李明廉点校《伤寒辨证》,前言第17页。
⑥ 杨东方、李柳骥《劳树棠与〈四库全书总目·医家类〉》,《北京中医药大学学报》,2011年第3期,第164—166页。

劳氏父子最欣赏的医书是陈尧道的《伤寒辨证》，纪昀《重刻活人辨证序》云：
"询其所传，则以《活人辨证》一书封公所最得力者。"①但《伤寒辨证》不但未
被《四库全书》收入，甚至未列于《四库全书总目》存目。

需要补充的是，纪昀收藏了很多医书，当时就向四库馆提供了《医垒元
戎》《得心录》等医书。其中，《四库全书》本《医垒元戎》就是以纪昀藏本为底
本。纪昀部分藏书传世，如中国台北傅斯年图书馆藏的《金匮要略绎注》三
卷（三册，清延陵居士注，清抄本，民国十三年邓邦述手书题记，有"瀛海纪氏
阅微草堂藏书之印""吾未信斋晏氏小亭之章""正闇经眼""群碧楼"等印）、
《伤寒论集注》十卷（七册，清延陵居士注，清抄本，雍正辛亥延陵居士自序，
有"瀛海纪氏阅微草堂藏书之印""吾未信斋晏氏小亭之章""群碧楼"等印）
等②。《金匮要略绎注》《伤寒论集注》现均为孤本医书。

（二）陆锡熊

陆锡熊（1734—1792），字健男，号耳山，上海人。他跟纪昀一样也是
总纂官，排名次于纪昀，为《四库全书》提供了《灵枢经》的底本。他跟《四
库全书》医家类的关系，《宝奎堂集》卷七《伤寒论正宗序》一文有透露，迻
录在此：

> 仲景《伤寒论》一书，自明以来为诸家窜改殆尽，惟成无己所注犹为
> 近古。当时，韩祗和有《伤寒微旨》，庞安时有《伤寒总病论》，其出在无
> 己之前，皆能推阐详密，得长沙未尽之意，而世顾罕传其书。近时盛行
> 者独方氏《伤寒论条辨》，其说欲考次论定，以正诸家之失，然未必得张
> 氏本旨。亦如改本《大学》，于理固不为无因，若以为孔门旧本如是，则
> 未有依据也。

> 族孙师尚，精岐扁之术，于《伤寒论》熟复绸绎者数十年，久之而尽
> 得其脉络条贯所在，谓前人于篇第分析未明，故每穿凿龃龉而失其大
> 旨，乃为离章别句，提携纲领，集众说为注，而附以己见，勒成一编，名之

---

① （清）陈尧道撰，李明廉点校《伤寒辨证》，前言第17页。
② 汤蔓媛纂辑《傅斯年图书馆善本古籍题跋辑录》，台北"中研院"史语所，2008年版。

曰《正宗》，文简而义赅，言近而指远，学者由此求之，庶于张氏所谓"见病知源"者可以窥测万一，洵仲景之功臣，而无己之诤友矣。往余典校秘书，子部医家类最为完备，自隋唐以来诸名师著述具在。今著录文渊阁者尚百数十种，余皆尝审正一过。而于《灵兰》《金匮》之要未有所得，故茫然莫辨其津涯，安能与师尚共读之，为一论其源流得失也。

这篇序值得注意的地方有三：第一，《四库全书》医家类经过陆氏的"审正"，且"皆尝审正一过"；第二，陆氏对伤寒学术源流得失的评论跟《四库全书总目》一致，这从对成无己、方有执的评价及认定庞安常《伤寒总病论》、韩祗和《伤寒微旨论》为宋代伤寒学最重要的代表就能看出；第三，陆氏对医学并不精通，他的医学观点有可能来自《四库全书总目》。

（三）王嘉曾

王嘉曾（1729—1781），字汉仪，一字宁甫，号史亭。他参与《四库全书》时间长，以至于被称为"在四库馆最久"。[①]《四库全书总目》（浙本）"校勘《永乐大典》纂修兼分校官""缮书处分校官"都有他的姓名。这也表明他主要负责《永乐大典》本书籍的辑佚及一般书籍的校勘。

《四库》医籍中，《永乐大典》本《苏沈良方》由他辑佚，见纪昀部分。除了辑校，王嘉曾还撰写了提要，载《武英殿聚珍版丛书》卷首。所谓《武英殿聚珍版丛书》，指的是武英殿奉敕于乾隆三十八年（1773）至五十九年刊行书籍的汇集。当时，清廷把收入四库馆的书籍分为三类：应刊、应抄、存目。应刊的就由武英殿印行，应抄的收入《四库全书》，存目就是入《四库全书总目》存目。应刊的都是清廷认为价值最高的书籍，即从《永乐大典》中辑录的重要典籍及其他的珍善本书籍。

《武英殿聚珍版丛书》收录医书两部，除《永乐大典》本《苏沈良方》外，还有《永乐大典》本《小儿药证真诀》。该书也应为王嘉曾的整理成果，这从卷首提要"总纂官内阁学士臣纪昀、光禄寺卿臣陆锡熊、纂修官翰林院编修臣王嘉曾"的落款就能看出。这三个人，纪昀和陆锡熊是总纂官，应该负责宏

---

① （清）许仲元著，范义臣标点《三异笔谈》，重庆出版社，2005年版，第264页。

观指导,具体整理的应该是王嘉曾。但跟《苏沈良方》不同,《小儿药证真诀》未被收入《四库全书》。原因何在呢?《续修四库全书总目提要》有分析,《钱氏小儿药证直诀》条云:"聚珍本书名作'真诀',孝忠名作'季忠',乃沿《书录解题》之讹,得此(引者按:指仿宋刊本)可校正之。所录论证四十七条,此本八十一条;医案二十三条,此本同;方一百一十有四,此本一百二十;且其中往往有阎氏方论误入钱氏者。真本既出,辑本自废,窃疑馆臣校上辑本之后,真本或经发见,而聚珍本业已印行,当时恐招物议,遂将辑本、真本一并置之不论,以泯形迹,而《总目》终归阙如耳。"也就是说,四库馆臣一开始核查有误,认为《钱氏小儿药证直诀》散亡,进而辑佚整理,后来发现原书存世,故未纳入《四库全书》。应当说,《续修四库全书总目提要》分析比较合理。

(四) 其他人员

1. 邵晋涵

邵晋涵(1743—1796),字与桐,号南江,四库馆"四布衣"和"五征君"之一。《四库全书》本《续名医类案》由他进呈,《四库全书总目》载:"《续名医类案》六十卷,编修邵晋涵家藏本。"提要分纂稿也由他撰写,介绍了《续名医类案》的作者、资料来源及特点。

邵氏认为,《续名医类案》存在下述缺点:"然就其所采诸书而论之,如赵献可《医贯》,多割裂《素问》,不顾上下文义以自伸其偏见,而此书仍存其医案。又如高斗魁《己任编》所载诸医案,当时已讥其以医贸贩,无异于世俗庸医而点缀医案以欺人,今此书仍次第分载。"[1]这里表面说的是学术问题,实际上蕴含着政治问题。《医贯》《己任编》都跟吕留良有关。清雍正十年(1732),死亡多年的吕留良受曾静案牵连被清廷钦定为"大逆"罪名。乾隆朝,清廷开始禁毁包括《吕晚村先生评医贯》等医学典籍在内的吕留良著作。邵氏所说的《医贯》跟《吕晚村先生评医贯》的关系不言而喻。至于《己任

---

[1]　(清)翁方纲等著,吴格、乐怡点校《四库提要分纂稿》,上海书店出版社,2006 年版,第485 页。

编》,即《医宗己任编》,是一部医学丛书,收书 4 种,其中 1 种是吕留良的《东庄医案》。奇怪的是,文渊阁、文津阁本《续名医类案》继续保持了吕留良的医案,多达二十几则,书前提要也不再讨论《续名医类案》的引书问题。[①] 这表明,清廷对于医书并不是特别在意。

2. 姚鼐

姚鼐(1731—1815),字姬传,室名惜抱轩,曾短暂担任《四库全书》纂修官。他为《难经本义》《类证普济本事方》两部医书撰写了提要分纂稿,具体见《四库提要分纂稿》。

3. 周永年

周永年(1730—1791),字书仓。山东历城人。他主张编纂"儒藏",在一定程度上促成了《四库全书》的编纂。关于他在《四库全书》编纂上的贡献,清代学者李慈铭在《越缦堂读书记》中说:"《总目》虽纪文达、陆耳山总其成,……子部属之周书仓,皆各集所长。""子部"自然包括医部。而现有的资料,未发现周永年撰写的医书提要。更为重要的是,周永年推重黄元御,向四库馆呈送了黄氏的《素问悬解》《灵枢悬解》《难经悬解》等 11 部医籍,但未得到认同、重视,这些医籍均未入选《四库全书》,只是存目。这说明,周永年在《四库全书》医家类编纂上的贡献不应该被放大。

4. 黄元御

黄元御(1705—1758),字坤载,山东昌邑人,清代著名医家。著名藏书家、医学史家范行准认为,黄元御"曾参加《四库全书》医家类的编纂工作"。[②] 惜范氏未提供证据,估计是臆测。当前学术界也未发现直接的资料。

二、誊录生

参与《医家类》的誊录生人数很多,但限于资料,无法一一查实。著名医学家吴瑭曾作为誊录生参与《医家类》的誊录。吴瑭(1758—1836),号鞠通,

① 杨东方《〈续名医类案〉与〈四库全书〉》,北京中医药大学学报,2012 年第 1 期,第 12—14 页。
② 范行准著《中国医学史略》,中医古籍出版社,1986 年版,第 202 页。

以号行,温病四大家之一,著有《温病条辨》等。其在《温病条辨自序》中说:
"来游京师,检校《四库全书》。"①所谓"检校"实际上是誊录。朱士彦《吴鞠通
传》云:"君十九而孤,家贫弃举子业,走京师,时四库馆开,佣书以自给。"②
"佣书以自给"已经明确表明这一点。但要注意的是,吴瑭"佣书以自给"时
的年龄不是十九岁,而是二十六岁。《温病条辨自序》有明确记载:"瑭十九
岁时,父病年余……因慨然弃举子业……越四载,犹子巧官病温……又越三
载,来游京师,检校《四库全书》。"

　　吴瑭参与誊录的是"南三阁"。在誊录人员的选拔方面,"南三阁"跟"北
四阁"不同。"北四阁"通过保举考试选拔誊录人员,自备钱财誊录,并视完
成情况议叙授官。此方式产生了选拔作弊、影响铨叙等一系列弊端。"南三
阁"采取"觅书手予值缮写"。乾隆皇帝《御制诗五集》卷六《题文澜阁》次联
小注云:"前办理《四库全书》四分时,准各誊录自备资斧效力,五年期满,给
予议叙。其中人数众多,不无幸进,借此为终南捷径者。既虑有碍选法,亦
非策励人才之意,是以后次续缮《全书》三分,饬发内帑银百余万两,觅书手
予值缮写。"③在此情况下,吴鞠通参与《四库全书》的誊录。

　　吴鞠通誊录的有医家书籍,其《温病条辨自序》在"检校《四库全书》"后
有"得明季吴又可《温疫论》,观其议论宏阔,实有发前人所未发"语。这说
明,吴鞠通至少参与了《温疫论》的誊录。这段誊录经历对吴鞠通温病学说
的形成具有重要意义。在此之前,吴鞠通对温病"未得其要领",因为前代书
籍记载混乱,"盖张长沙悲宗族之死,作《玉函经》,为后世医学之祖,奈《玉
函》中之《卒病论》,亡于兵火,后世学人,无从仿效,遂至各起异说,得不偿
失"。而在誊录《四库全书》过程中,吴鞠通阅读到吴又可《温疫论》,"遂专心
学步焉"。随后,他又经过思考、消化等一系列过程,终于形成了自己的学术
思想:"进与病谋,退与心谋,十阅春秋,然后有得。"当然,影响吴鞠通温病学
形成的不仅仅是《温疫论》一书,还有《四库全书》医家类编纂者寒温分治的

　　①　(清)吴瑭著,南京中医药大学温病学教研室整理《温病条辨》,问心堂温病条辨自序。
　　②　(清)吴瑭著《温病条辨·医医病书》,山西科学技术出版社,2008年版,第162页。
　　③　(清)纪昀总纂《景印文渊阁四库全书》,第1309册,第325页。

学术观点。① 限于篇幅,这里不再赘述。

三、校勘人员

《四库全书》的校勘周期长,任务繁重,很多人参与其中。

（一）蔡新

蔡新(1707—1799),字次明,号葛山。曾出任四库馆正总裁。他对《苏沈良方》用力颇多。纪昀《阅微草堂笔记》卷十二载:"蔡葛山先生曰:'吾校四库书,坐讹字夺俸者数矣,惟 事深得校书力。吾 幼孙,偶吞铁钉,医以朴硝等药攻之不下,日渐弱。后校《苏沈良方》,见有小儿吞铁物方,云剥新炭皮研为末,调粥三碗,与小儿食,其铁自下。依方试之,果炭屑裹铁钉而出。乃知杂书亦有用也。'"② 可见,蔡新不但参与了医书的整理,且曾受益于此。

（二）太医院官

据《纂修四库全书档案》记载,太医院参与医书校勘源于乾隆皇帝的命令。乾隆五十二年(1787),乾隆皇帝翻阅文津阁《四库全书》时发现讹误甚多,进而推想文渊阁等应该也有错误,故敕令校勘。《寄谕六阿哥永瑢等文渊文源所贮全书着派科甲出身尚书等校阅》(乾隆五十二年五月十九日)有详细记载:

> 热河文津阁所贮《四库全书》,朕偶加翻阅,其中讹谬甚多,已派随从热河之阿哥及军机大臣并部院随出之阮葵生、阿肃、胡高望、嵩贵、吉梦熊,再行详加校阅改正。因思文渊、文源二阁所贮《四库全书》,其讹舛处所,亦皆不一而足。除年老大学士稽(嵇)璜不派外,着派科甲出身之尚书、侍郎、京堂以及翰、詹、科、道、部属等官,分司校阅。

对于历算等特殊书籍,乾隆敕令由专业人士校勘:

---

① 杨东方、刘平《吴鞠通与〈四库全书〉医家类》,《北京中医药大学学报》,2012 年第 10 期,第 661—663 页。

② (清)纪昀著,汪贤度校点《阅微草堂笔记》,第 239 页。

内中天文、推算等书交钦天监堂司各官专看,乐律等书交乐部专看,医药等书交太医院官员专看。

另外,谕旨还提出了校勘的要求及校勘人员的生活安排:"除校出一二错字即随时挖改,毋庸零星进呈,如有语句违碍,错乱简编,及误写庙讳,并缮写荒谬,错乱过多,应行换五页以上者,再随报进呈。仍查明原办总纂、总校、提调、校对各员,分别治罪,并将业经议叙已登仕版之该誊录亦予斥革,俾甄叙不得滥邀,而藏书益臻完善";"天气炎热,阅书诸人家中早饭,于辰正进,申初出,仍给与清茶暑汤"。① 军机大臣等立刻奉旨办理,《军机大臣奏拟写在京官员校改文渊文源阁书籍谕旨进呈片(附清单)》(乾隆五十二年五月十九日)云:"臣等面奉谕旨,寄信六阿哥、阿桂,派在京阿哥及大小各官阅看文渊阁书籍。……附清单:遵旨拟派看书,……太医院专看医书。"②《质郡王永瑢等奏现办覆校文渊文源两阁书籍事宜折(附清单二)》(乾隆五十二年五月二十三日)云:"附清单二:……医药、方书二百四十七函,计一千三百十六册,应归太医院看。"③

校勘任务很快完成,太医院官得到了赏赐。《军机大臣奏开列拟赏文津阁校书人员纱匹数目进呈片(附清单)》(乾隆五十二年七月初四日)云:"查现在热河详校文津阁书籍人员,除太医院官已蒙恩赏外,谨将各员开写名单,并拟赏纱匹数目进呈。谨奏。"④这是文津阁的情况。太医院官既然"已蒙恩赏",则他们应该参与了校勘工作。但遗憾的是,具体是哪些太医"蒙恩赏",我们并不清楚。查文津阁《四库全书》,《永乐大典》本医书没有总校官及详校官;其他医书的总校官是章维桓或叶佩荪,详校官是李严。章维桓、叶佩荪是总校,负责书籍甚多,不限于医书。李严是详校官,署为"详校官助教臣李严",也不是太医院官。这就产生了一个问题,既然太医院官因详校医籍而受赏,但为何没有署名呢? 或许参与程度较少。《寄谕六阿哥永瑢等

①　张书才主编《纂修四库全书档案》,第 2004—2006 页。
②　张书才主编《纂修四库全书档案》,第 2003—2004 页。
③　张书才主编《纂修四库全书档案》,第 2015 页。
④　张书才主编《纂修四库全书档案》,第 2037 页。

文渊文源所贮全书着派科甲出身尚书等校阅》(乾隆五十二年五月十九日)谈及参与校勘的人员:"已派随从热河之阿哥及军机大臣并部院随出之阮葵生、阿肃、胡高望、嵩贵、吉梦熊,再行详加校阅改正。"这里面就没有太医院官。但具体实情如何,限于资料,我们还无法给出一个结论。

跟文津阁相比,文渊阁、文源阁医书的校勘者比较清楚。《军机大臣奏遵旨查明文渊文源阁详校各员等拟赏缎匹名单进呈片(附清单一)》(五十二年十月初九日)有具体名单:

> 臣等遵旨查明文渊、文源两阁详校各员,从未曾充当四库馆总阅、总纂、总校、分校等官及校对清文者,每人拟赏缎一匹。谨开写名单进呈。谨奏。附:拟赏详校《四库全书》各员名单:……太医院张肇基、姜晟、屠景云、黄发、吕显功、栗国柱、吴尊夔、宋桂、周世泰、吕德润、陆廷贵、赵正池、舒岱、程泰、丁涟、孙绍元、王辅臣、赵圣功、袁天锡、孔毓秀、赵庆麟、梅尚志。①

查文渊阁本《四库全书》,详校官署名与这个名单比较一致。

张肇基等22人并没有受到学术界重视。收录中医人物较多的《中医人名辞典》未著录任何一人。② 以《中医人名辞典》为基础增修的《中医人名大辞典》有了部分改进,补录了4人:吴尊夔、周世泰、袁天锡、孔毓秀,③但内容简略,未言生平里居,且"乾隆三十七年(1772)任《四库全书》子部医家类校勘官"的介绍存在时间讹误等问题。

1. 张肇基

张肇基,出生于康熙五十九年(1720)。《钦定千叟宴诗(乾隆五十年)》卷十五有署名为"太医院左院判张肇基年六十六"的诗歌一首,④古人用虚龄计算年龄,故可推张氏生年。卒年不详,但他高寿,清宫档案有他参与乾隆

---

① 张书才主编《纂修四库全书档案》,第2070—2071页。

② 该书著录了同名的张肇基、宋桂、王辅臣,见李云主编《中医人名辞典》(国际文化出版公司,1988年版,第483页、第400页、第66页)。

③ 李云主编《中医人名大辞典》,中国中医药出版社,2016年版,第438页、第725页、第864页、第130页。

④ (清)纪昀总纂《景印文渊阁四库全书》,第1452册,第361页。

皇帝临终治疗的医案,时间为"乾隆六十三年(嘉庆三年,1798)十二月初一日",当时他已 79 岁高龄。

在太医院,张肇基位阶高。太医院的品级情况,赵尔巽《清史稿·职官志二》有详细记载:"太医院,管理院事王大臣一人。(特简。)院使,(初制正五品。宣统元年升正四品。)左、右院判,(初制正六品,宣统元年升正五品。)俱汉一人。其属:御医十有三人,(内兼首领厅事二人。初制正八品。雍正七年升七品,给六品冠带。宣统元年升正六品。)吏目二十有六人,(内兼首领厅事一人,初制八、九品,各十有三人。宣统元年,改八品为七品,九品为八品。)医士二十人,(内兼首领厅事一人,给从九品冠带。)医生三十人。院使、院判掌考九科之法,帅属供医事。"①乾隆五十年(1785),张肇基为左院判,位置已经很高。不久,他就升为院使,为太医院负责人,他校勘的文渊阁本医书署的就是"详校官太医院院使臣张肇基"。

张肇基医术高超,这从清宫档案就能看出。② 治疗的对象有皇帝(乾隆皇帝),有嫔妃(乾隆朝的惇妃、禄贵人以及嘉庆朝的华妃等),还有其他皇室子孙(如乾隆朝的十一阿哥、绵勤阿哥、定郡王及十一阿哥福晋、十五阿哥福晋)等。他各科兼备,内科医案最多,口齿科、疮疡科等方面的医案也有,且疗效不错。

至于校勘医书情况,因为文源阁本不存,我们只能就文渊阁本加以统计。其校阅医书共 7 部五十四卷:宋董汲《旅舍备要方》一卷、宋刘温舒《素问入式运气论奥》三卷附《黄帝内经素问遗篇》一卷、宋唐慎微《证类本草》三十卷、宋杨士瀛《仁斋伤寒类书》③七卷、明张介宾《类经附翼》四卷、清徐大椿《兰台轨范》八卷。整体看来,校勘医书数量不多,卷帙不多。这可能跟他临床、管理事务繁忙有关。因其位阶最高,故被列为受赏的首位。另外,他选择医书比较随机,有医有药(本草类),有方有论。

2. 姜晟

姜晟比张肇基年长一岁,《钦定千叟宴诗(乾隆五十年)》卷十五载其诗,

---

① 赵尔巽等撰《清史稿》,第 12 册,第 3325—3326 页。
② 具体参见陈可冀主编《清宫医案研究》(横排简体字本)。
③ 《四库全书总目》著录为《伤寒类书活人总括》。

共两首,署名为:"太医院御医姜晟年六十七",①故知生于康熙五十八年(1719)。卒年不详,清宫档案有其乾隆五十三年(1788)三月的医案,当时已七十高龄。在太医院中,姜晟品级较高。他校勘的文渊阁本医书署的是"详校官太医院医官臣姜晟",不能确知其地位,毕竟不管品级高低都可以称为"太医院医官"。相较而言,《钦定千叟宴诗(乾隆五十年)》"太医院御医"的署名有意义。按照《清史稿·职官志》的记载,御医共十三人,内兼首领厅事二人,乾隆年间为七品,给六品冠带,算太医院的高级医生,"负责宫中上层官员医疗事宜"。②

姜晟的医案较多,时间跨度较长,自乾隆四十二年(1777)六月至乾隆五十三年三月。他医术高超,常常为领衔医生,治疗对象有嫔妃(乾隆朝的惇妃、循嫔、禄贵人等)、公主(和恪和硕公主)、皇子眷属(十一阿哥福晋、十五阿哥福晋等)及大臣(郎中翁悟托)等。为取得更好的临床效果,太医院重视分科,自御医以下专攻一科。《清史稿》载:"御医、吏目、医士各专一科,曰大方脉、小方脉、伤寒科、妇人科、疮疡科、针灸科、眼科、咽喉科、正骨科,是为九科。"③任锡庚《太医院志·职掌志》亦云:"国初依明制,术分十一科,曰大方脉、曰小方脉、曰伤寒科、曰妇人科、曰疮疡科、曰针灸科、曰眼科、曰口齿科、曰咽喉科、曰正骨科、曰痘疹科。嘉庆二年,以痘疹科并入小方脉、咽喉口齿共为一科。"④姜晟的治疗对象主要是女性,这表明他可能专妇人科。

校勘分工时可能考虑到他的优势。文渊阁《四库全书》中,妇科杰作《妇人大全良方》二十四卷(另目录二卷、《辩识修制药物法度》一卷)就由他负责。当然,他还校对了其他医籍:金成无己《伤寒明理论》三卷附《伤寒论方》一卷、隋巢元方《巢氏诸病源候总论》五十卷、托名孙思邈《银海精微》二卷、

---

① 纪昀总纂《景印文渊阁四库全书》,第 1452 册,第 362 页。
② 赵绍琴《清代太医院考》,见中国人民政治协商会议北京市委员会文史资料研究委员会编《文史资料选编》(第 29 辑),第 156 页。
③ 赵尔巽等撰《清史稿》,第 12 册,第 3326 页。
④ 任锡庚撰《太医院志》,1923 年石印本,第 1 页。

宋陈言《三因极一病证方论》十八卷、无名氏《急救仙方》六卷、金李杲《兰室秘藏》三卷、元王好古《此事难知》二卷、明江瓘《名医类案》十二卷、明孙一奎《赤水元珠》三十卷①、明张介宾《类经图翼》十一卷、清喻昌《医门法律》十二卷、清徐大椿《伤寒类方》二卷。也就是说,姜晟共校勘文渊阁本医书15部一百七十九卷。

3. 屠景云

清宫档案有他的部分医案,时间跨度自乾隆四十三年(1778)四月十七日到乾隆五十九年正月初二日。这表明,他在太医院时间至少十六年。在此期间,参与了嫔妃(乾隆朝循嫔、禄贵人等)及皇室人员的治疗(乾隆朝绵勤阿哥、定郡王、十五阿哥福晋等)。虽然独当一面的机会较少,但临床效果还不错。

除了清宫医案,关于屠景云的资料很少,无法断定其生卒年。值得注意的是,文渊阁本医书上没有他的署名,这表明他只参与了文源阁《四库全书》的校对。根据他在表彰名单中的位置,大致可以推断其品级。前面的姜晟为太医院七品御医,给六品冠带。后面的黄发为太医院八品吏目。② 太医院八品吏目为高级吏目,当时太医院吏目分为八、九两品,总共二十多人。如此看来,屠景云高则为太医院七品御医,低则为太医院八品吏目。

4. 黄发

清宫档案中没有黄发的医案。文渊阁医书中,他共校勘 10 部二百零七卷:金成无己《伤寒论注释》十卷③、宋张杲《医说》十卷目录一卷、元王好古《医垒元戎》十二卷、元朱震亨《格致余论》一卷、元朱震亨《局方发挥》一卷、明戴元礼校补《金匮钩元》④三卷、明王肯堂《证治准绳》一百二十卷、明张介宾《类经》三十二卷、清王子接《绛雪园古方选注》十六卷附《得宜本草》一卷⑤。

---

① 即《赤水玄珠》,避康熙皇帝玄烨讳,下同。
② 文渊阁本《伤寒论注释》等署有"详校官太医院八品吏目臣黄发"。
③ 《四库全书总目》著录为《伤寒论注》。
④ 即《金匮钩玄》,避康熙皇帝讳改,下同。
⑤ 《四库全书总目》著录为三卷。

5. 吕显功

清宫档案有吕显功的一则医案。乾隆四十三年(1778)七月初一日,"马秀、吕显功请得嫔脉息和缓,惟微有湿热,外受微风,以致巅项黄水湿疮。议内服防风通圣丸,黄连汤送,外上渗湿膏调治"。[①] 在此前后,循嫔症状为"头痛恶心,少腹作痛,便泄白冻","头疼身热,呕恶胀满","伤风头疼,鼻塞声重,牵引左目大眦微红"等。这说明"巅项黄水湿疮"只是"乾隆四十三年七月初一日"的症状。在这个症状出现前及治愈后,吕显功都未参与治疗。这表明,吕显功可能专疮疡科,为太医院疮疡科医生。

除了这则医案,关于吕显功的资料一片空白,文渊阁《四库全书》中也没有吕显功署名校对的医学书籍。关于其品级,我们也只能通过受赏位置推测。前面的黄发为太医院八品吏目,后面的栗国柱信息匮乏。栗国柱后为吴尊夔。在文渊阁《四库全书》中,吴尊夔校勘的医学书籍署"详校官太医院吏目臣吴尊夔"。吏目分八品、九品两类。黄发为八品,特意署为"太医院八品吏目"。而吴尊夔只署为"太医院吏目",则九品的可能性比较大。两人之间的吕显功、栗国柱应该都是吏目,至于是八品吏目还是九品吏目,还无法断定。

另外,吕显功于乾隆五十二年七月份受赏,又有乾隆四十三年七月的医案,这表明,他在太医院时间不少于九年。

6. 栗国柱

清宫档案中有他的一则医案。乾隆四十七年(1782)七月二十八日,"陆廷贵、丁连、栗国柱请得十一福晋加味甘桔汤"。[②] 这里,栗国柱排在陆廷贵后,跟表彰名单不一致。可能原因有二。第一,栗国柱升迁快,品级超越陆廷贵。第二,两人品级相同,排名有随机性。[③] 栗国柱时为太医院吏目,上文已经断定。至于其他信息,限于资料匮乏,暂时还无法得出。

---

① 陈可冀主编《清宫医案研究》(横排简体字本),第 115 页。
② 陈可冀主编《清宫医案研究》(横排简体字本),第 209 页。
③ 其他医案也存在随机排名现象。如刘太平、姜晟两人在乾隆五十年(1785)八月间多次参与十五福晋的治疗,有时刘太平排名在前,有时姜晟排名在前。

7. 吴尊夔

吴尊夔可能又名吴遵夔。文源阁《四库全书》中的《针灸甲乙经》等医书署"详校官太医院吏目臣吴尊夔",这跟奖赏名单的姓名一致。而《钦定千叟宴诗(乾隆五十年)》卷二十三有吴遵夔的诗一首,署名为"太医院吏目吴遵夔年六十四"。① 按照《清史稿》记载,太医院共有二十六名吏目,九品吏目才十三个。如此看来,吴遵夔、吴尊夔为同一人的可能性很大。如果是同一人,则其生年应为康熙六十一年(1722)。卒年不详,清宫档案中有其乾隆五十二年(1787)十二月十二日治疗定郡王(即以后之定亲王)的医案,当时他已六十六岁。

清宫档案中,吴尊夔的医案不多。乾隆五十年十一月初七日,"吴尊夔看得十一爷齿病,原因风火相激,以致作痛。宜用散火宣风汤漱之,吐去勿咽"。② 乾隆五十二年十二月十二日,"吴尊夔看得定郡王疏风散火汤。防风一钱……引生姜一片、水二钟煎八分,先漱后咽。漱口药:防风一钱五分……青盐一钱。水煎漱口,一贴"。③ 这表明,吴尊夔可能是口齿科太医,且临床水平较高,因这两次治疗效果都不错。

文渊阁医书中,吴尊夔共校对 10 部五十四卷:晋皇甫谧《针灸甲乙经》十二卷④、无名氏《颅囟经》二卷、无名氏《铜人针灸经》七卷、西方子《明堂灸经》八卷、宋王执中《针灸资生经》七卷、元王国瑞《扁鹊神应针灸玉龙经》一卷、元齐德之《外科精义》二卷、明戴思恭《推求师意》二卷、明汪机《针灸问对》三卷、明卢之颐《本草乘雅半偈》十卷。这些医籍中并没有口齿类著作,其原因在于古代口齿类医书少而《四库全书》没有收录。另外,吴尊夔可能对针灸有心得,故校勘的大都是针灸类著作。

8. 宋桂

在校勘文渊阁本医书时,宋桂为太医院九品吏目,其校勘医书上署"详

---

① (清)纪昀总纂《景印文渊阁四库全书》,第 1452 册,第 521 页。
② 陈可冀主编《清宫医案研究》(横排简体字本),第 205 页。
③ 陈可冀主编《清宫医案研究》(横排简体字本),第 278 页。
④ 《四库全书总目》著录为八卷。

校官太医院吏目臣宋桂"。此时宋桂应该还年轻,清宫档案有其二十八年之后即嘉庆二十年(1815)的医案,想必品级后来有所提高。

文渊阁医书中,宋桂共校勘6部二百零七卷:唐孙思邈《备急千金要方》九十三卷①、唐王焘《外台秘要方》四十卷目录二卷②、宋杨士瀛《仁斋直指》二十六卷、明汪机《外科理例》七卷《附方》一卷、明缪希雍《神农本草经疏》三十卷、清喻昌《尚论篇》八卷。

宋桂擅长治疗阴蚀症。嘉庆二十年四月十四日,"宋桂、郝进喜请得二阿哥大侧室福晋脉息和缓。原系肝阴不足,湿热下注,阴蚀之症。用药调治已来,症势俱好。惟肝阴素虚,今议用和肝养荣丸,常服调理"。③ 治疗中间由郝进喜单独负责一段时间后,又换成宋桂自己治疗:"(八月)二十四日,宋桂请得二阿哥大侧室福晋脉息弦数。系肝脾湿热下注之症。以致肿疼作痒,破流湿水。今议内服清肝渗湿汤,外敷渗湿散调治。……二十五日,宋桂请得二阿哥大侧福晋藜芦散一零。……二十六日,宋桂请得二阿哥大侧福晋脉息弦数。原系肝脾湿热下注之症。以致肿疼作痒,破流湿水。服清肝渗湿汤,肿疼渐减,湿水亦少。今议内服清热除湿汤,外敷渗湿散调治。……二十九日,宋桂请得二阿哥大侧福晋脉息弦数。原系肝脾湿热下注之症。以致肿疼作痒,破流湿水。自服药以来,肿痛已消,湿痒渐减。今议内服和荣除湿汤,外敷渗湿散调治,四贴,每晚服一贴。"④ 对于宋桂的治疗,《清宫医案研究》评价道:"阴蚀之症,多因于情志郁火,损伤肝脾,湿热下注,蕴而'生虫','虫'蚀阴中所致。治疗大法,不外清热、利湿、杀虫诸途,临床治疗亦多内外兼行。二阿哥大侧福晋之病阴蚀,亦源于情志导致湿热下注为患。因之宗清热解毒、除湿和营诸法而收效。其中以和营除湿法善后,颇具深意。因其情志郁而化火,必定伤阴以致营亏,营阴亏损,必致阳亢,为火为热,故救其营,亦是治本之法。"⑤

---

① 《四库全书总目》著录为《千金要方》。
② 《四库全书总目》著录为《外台秘要》。
③ 陈可冀主编《清宫医案研究》(横排简体字本),第361页。
④ 陈可冀主编《清宫医案研究》(横排简体字本),第362—363页。
⑤ 陈可冀主编《清宫医案研究》(横排简体字本),第363—364页。

宋桂的医疗专长可能跟其早期校对四库医籍有一定关系。宋桂校勘的典籍多有阴蚀症的记载。以"阴蚀"为关键词进行检索,共有 46 条,其中《神农本草经疏》最多,有 26 条,其他《备急千金要方》6 条、《外台秘要方》9 条、《仁斋直指》5 条。而整个《四库全书·医家类》才有 205 条。也就是说,这些医籍的记载占了《全书》的 22%。而宋桂校对部数只占典籍总数的 5% 左右,卷数只占总数的 12% 左右。可见,宋桂校勘的医籍中记载阴蚀症的比例偏高,这对于其医术形成可能有一定帮助。

9. 周世泰

周世泰校勘的文渊阁本医籍署"详校官太医院吏目臣周世泰"。文渊阁本医籍中,他校勘 9 部五百九十卷:《灵枢经》十二卷、元滑寿《难经本义》二卷、宋王贶《全生指迷方》四卷、金刘完素《伤寒直格方》三卷附《伤寒标本心法类萃》二卷①、金刘完素《保命集》三卷②、明朱橚《普济方》四百二十六卷《直音略》一卷、明薛己等《薛氏医案》七十七卷③、清魏之琇《续名医类案》六十卷。

在太医院受赏名单中,周世泰校阅医籍卷数最多,占总卷数的 33.4%。当然,跟当时的要求相比,这个工作量还算正常。《质郡王永瑢等奏遵旨酌定校勘文渊文源阁全书章程折(乾隆五十二年五月二十日)》载有乾隆皇帝对工作量的要求:"其尚书、侍郎管理事务繁多者,每日每人着看书一匣;六阿哥、八阿哥及事简之堂官,各看书二匣;京堂、翰、詹、科、道、部属等官,每人每日各看书二匣。再,六部司员中,并着该堂官每司各派出一人,每日各看书二匣。总计大小各官不下二百余人,每人每日二匣计算,不过两月,两阁书籍即可校阅完竣。"④《四库全书》共六千多匣。《军机大臣阿桂等奏酌议纪昀请筹办新添空函诸书情形折》(乾隆五十六年十月初十日)云:"《四库全

---

① 四库馆臣认为,该书作者存疑。此说欠妥,作者就是金刘完素,(日)丹波元胤《医籍考》等考证颇详,可参考。

② 四库馆臣认为,该书作者为金张元素。此说欠妥,作者就是金刘完素,(日)丹波元胤《医籍考》等考证颇详,可参考。另,《四库全书总目》著录书名为《病机气宜保命集》。

③ 《四库全书总目》著录为七十八卷。

④ 张书才主编《纂修四库全书档案》,第 2007 页。

书》共六千一百四十四函。"①"据《四库全书总目》统计,它著录书籍3 461种,
79 309卷。"②这样看来,一匣近十三卷。"每人每日各看书二匣"也就是每人
每日要看近三十卷。而周世泰每天的工作量还不到十卷。当然,这只是周
世泰校勘文渊阁的工作量,至于他是否参与了文源阁的校勘则无法得知。

10.吕德润、陆廷贵

文渊阁《四库全书》中没有两人署名校对的医学书籍。可见,他们两位
校勘的是文源阁本医书。太医院受赏名单上,他们两位前面是周世泰(九品
吏目),后面是赵正池(太医院医士)。这表明,吕德润、陆廷贵高则是九品吏
目,低则是太医院医士。

清宫档案中,没有吕德润的医案,而有陆廷贵的医案。乾隆四十三年
(1778)八月十二日,"陆廷贵、花映墀请得十五阿哥福晋疏风清热饮……引
生姜二片,二贴,每晚服"。③ 乾隆四十六年三月十九日,"陆廷贵请得十五福
晋浮麦二钱,煎汤代茶"。④ 乾隆四十七年七月二十六日,"陆廷贵请得十一
福晋脉息浮数。病系风热之症,以致发热恶寒、咽喉疼痛。今用疏风清热汤
调理。……二十七日,陆廷贵请得十一福晋疏解利咽汤。……二十八日,陆
廷贵、丁连、栗国柱请得十一福晋加味甘桔汤。……八月初二日,罗衡、田
福、陆廷贵请得十一福晋脉息弦数,原系风热咽喉之症,服清咽利膈汤风凉
已解,咽痛大减,惟余热未清,胃气不和,议用清热和胃汤调治。"⑤这些医案
显示出以下信息:第一,陆廷贵在太医院发展不顺,乾隆四十三年就能领衔
请脉,乾隆五十二年受赏时还排在九品吏目周世泰之后;第二,太医院分科
中,陆廷贵应为咽喉科;第三,陆廷贵医术可能一般,就治疗十一福晋为例,
八月初二日的医案载"服清咽利膈汤风凉已解,咽痛大减",而清咽利膈汤由
罗衡、田福在二十九日开具。

---

① 张书才主编《纂修四库全书档案》,第2243页。
② 黄爱平《纪昀与〈四库全书〉》,《安徽史学》,2005年第4期,第33页。
③ 陈可冀主编《清宫医案研究》(横排简体字本),第226—227页。
④ 陈可冀主编《清宫医案研究》(横排简体字本),第234页。
⑤ 陈可冀主编《清宫医案研究》(横排简体字本),第208—209页。

11. 赵正池

赵正池校勘的文渊阁本医籍上署"详校官太医院医士臣赵正池"。医士,也就是太医院里没有品级的低级医生。因地位低,不入流,医士很难独立请脉。清宫档案里有赵正池的医案。自乾隆四十七年(1782)六月十二日始,他跟随其他太医参与皇十五子福晋(仁宗孝淑睿皇后喜塔腊氏)孕期期间的检查、护理,直至八月初十日皇十五子福晋顺利生产,出生的孩子就是清宣宗(道光皇帝)。这些医案表明,赵正池可能是妇人科太医。

赵正池校勘的医书跟妇人科无关。文渊阁本医书中,他共校勘17部一百七十五卷:宋韩祗和《伤寒微旨论》①二卷、宋庞安时《伤寒总病论》六卷《音训》一卷《修治药法》一卷、宋太平惠民和剂局编《太平惠民和剂局方》十卷、金刘完素《素问玄机原病式》一卷、金刘完素《宣明论方》十五卷、元戴起宗《脉诀刊误》二卷附录一卷②、元王履③《医经溯洄集》二卷、明徐用诚撰明刘纯续增《玉机微义》五十卷、明汪机《石山医案》三卷附录一卷、明孙一奎《医旨绪余》二卷、明李时珍《奇经八脉考》一卷、明李时珍《濒湖脉学》一卷、明缪希雍《先醒斋广笔记》四卷、明张介宾《景岳全书》六十四卷、明吴又可《瘟疫论》二卷《补遗》一卷、明卢之颐《痎疟论疏》一卷、清喻昌《寓意草》四卷。

12. 舒岱

舒岱校勘的文渊阁本医书上署"详校官太医院医士臣舒岱"。医士的身份可能跟舒岱年龄小,在太医院资历短有关。清宫档案有其三十二年后即嘉庆二十四年(1819)的医案。

嘉庆时期,舒岱较为活跃,多次参与或独立诊视皇室重要人员。治疗对象较多,有孝淑睿皇后、莹嫔(华妃)、二阿哥福晋、三阿哥、三阿哥下二格格等。舒岱医术高超,用药颇有章法。《清宫医案研究》评价其参与治疗的嘉

---

① 《四库全书总目》著录为《伤寒微旨》。
② 《四库全书总目》著录为附录二卷。
③ 王履为元末明初人,《明史》有传。这里尊重四库馆臣意见,列为元代人。

庆朝三阿哥医案云:"寒湿腹痛,因于内有饮滞,外受寒邪而致。治疗先以温中除湿,此则温中和胃,终以健脾除湿,治疗之先有序,自当收效。"①

文渊阁医书中,舒岱共校对 12 部医籍五十二卷:晋葛洪《肘后备急方》八卷、托名南齐褚澄《褚氏遗书》一卷、宋陈直撰元邹铉续增《寿亲养老新书》四卷、宋董汲《脚气治法总要》二卷、宋吴彦夔《传信适用方》二卷、宋东轩居士《卫济宝书》二卷、宋李迅《集验背疽方》一卷、宋严用和《济生方》八卷、无名氏《产宝诸方》一卷、元危亦林《世医得效方》二十卷、清徐大椿《神农本草经百种录》一卷、清徐大椿《医学源流论》二卷。

13. 程泰

程泰校勘的文渊阁本医籍共 9 部六十卷:清徐彬《金匮要略论注》二十四卷、宋许洪《太平惠民和剂局方指南总论》三卷、金李杲《内外伤辨惑论》三卷、金李杲《脾胃论》三卷、明徐谦《仁端录》十六卷、明方有执《伤寒论条辨》八卷《本草抄》一卷《或问》一卷《痉书》一卷。这些书籍上署"详校官太医院医士臣程泰"。至于其他信息,因资料匮乏,还无法得出。

14. 丁涟、孙绍元、王辅臣、赵圣功

丁涟、孙绍元、王辅臣、赵圣功四人在受赏名单中位居程泰后,袁天锡前。程泰为太医院医士。袁天锡为太医院恩粮,其校勘的文渊阁本医籍署"太医院恩粮"。故丁涟、孙绍元、王辅臣、赵圣功四人当时要么为"太医院医士",要么为"太医院恩粮"。太医院恩粮,《清史稿》无载。任锡庚《太医院志·学位志》有述:"凡初进医生令其随时取具六品以上同乡官印结,旗籍取具该管佐领图结,均仍取本院官保结,由首领官查明粗知医书,通晓京语,加结呈堂,面为考试,准其入院,听候肄业,是谓医生,挨名传其到院,肄业者曰肄业生,旧例三年期满经礼部考试取中者曰医士,不取者仍照常肄业,以待再考。顺治九年礼部奏准医士定额四十名,月给银米,在院供事粮生二十名。……由是凡肄业一年以上,且季考三次一等者,遇有粮生缺,出签掣申明礼部充补。雍正八年奉旨添设粮生十名并改粮生曰恩粮生。自是遇有医

---

① 陈可冀主编《清宫医案研究》(横排简体字本),第 371—372 页。

士缺出,由院签掣申部充补,不复考取矣。"①可见,恩粮生原本是经过选拔在太医院学习的医生,通过考试后可以成为太医院医士。后来改革,恩粮生不用考试可以直接补为太医院医士。三代御医之后赵绍琴对恩粮生也有解释,《清代太医院考》云:"恩粮生相当于助理住院医师。"②《京都名医赵文魁》云:"恩粮、医士、吏目均为太医院中之职称,恩粮级别较低,医士次之,吏目为八品医官。"③

丁涟、孙绍元、王辅臣、赵圣功四人资料均很少。四人相较,王辅臣稍微好一些。清宫档案有他嘉庆十七年(1812)的医案。这说明王辅臣在太医院时间很久,最少也有25年。当然,他的职衔后来也一定会有所提高。

15. 袁天锡

袁天锡校勘的文渊阁本医籍有4部八十五卷:《黄帝内经素问》④二十四卷、清程林《圣济总录纂要》二十六卷、无名氏《小儿卫生总微论方》二十卷、金张从正《儒门事亲》十五卷。这些书籍署"详校官太医院恩粮臣袁天锡"。

16. 孔毓秀

孔毓秀校勘的文渊阁本医籍有11部一百八十七卷:宋王衮《博济方》五卷、宋苏轼宋沈括《苏沈良方》八卷、宋许叔微《类证普济本事方》十卷、无名氏《太医局诸科程文格》⑤九卷、无名氏《产育宝庆集》⑥二卷、元王好古《汤液本草》三卷、元沙图穆苏《瑞竹堂经验方》五卷、明李时珍《本草纲目》五十二卷⑦、清吴谦等《御纂医宗金鉴》九十卷《首卷》一卷、清张登《伤寒舌鉴》一卷、清张倬《伤寒兼证析义》一卷。这些书籍署有"详校官太医院恩粮臣孔毓秀"。

---

① 任锡庚撰《太医院志》,1923年石印本,第3页。
② 赵绍琴《清代太医院考》,见中国人民政治协商会议北京市委员会文史资料研究委员会编《文史资料选编》(第29辑),第157页。
③ 赵绍琴、袁立人《京都名医赵文魁》,《北京中医》,1985年第4期,第9页。
④ 《四库全书总目》著录为《黄帝素问》。
⑤ 《四库全书总目》著录为《太医局程文》。
⑥ 《四库全书总目》著录为《产育宝庆方》。
⑦ 另有《图卷》,因不是文字没有计入。

17. 赵庆麟、梅尚志

表彰名单的最后两位是赵庆麟、梅尚志。文渊阁《四库全书》中没有两人署名校对的医学书籍,清宫档案中也没有两人的医案。限于资料,很难对两人进行具体的研究。这里只就两人品级推测一二。受赏时,排在两人前面的是太医院恩粮孔毓秀。太医院恩粮后面是肄业生,前面所引《太医院志》已经表明了这一点。赵绍琴《清代太医院考》亦云:"太医院的官职有院使(即正院长)一名,……恩粮生(相当于助理住院医师)约二十至三十人不等,肄业生(相当于实习生,没有处方权)约五至十人左右。"①晚清太医赵文魁(赵绍琴之父)就曾担任肄业生,后一路升到太医院院使:"1890年入太医院,先后任肄业生、恩粮生、医士、吏目、御医等职。宣统末年升任太医院院使。"②这样看来,赵庆麟、梅尚志高则为太医院恩粮,低则为太医院肄业生。

<h2 style="text-align:center">第二节　收　　书</h2>

《四库全书》医家类收入医籍百余种,③这些书籍都是四库馆臣经过仔细筛选而收入的,呈现出自己的特点。当然,有些特点是四库馆臣主动追求的,而有些特点则是无意形成的。

一、收书特点

(一) 兼收各流派著作

中国传统医学发展到清代,已经呈现出各种学术流派互相争鸣的状态。出于门户之见,有些医学丛书就专收某一流派著作,譬如著名的《济生拔粹》,该书由元代官僚、藏书家杜思敬编。杜思敬推重易水学派,他在《济生

---

①　赵绍琴《清代太医院考》,见中国人民政治协商会议北京市委员会文史资料研究委员会编《文史资料选编》(第29辑),第156—157页。

②　赵绍琴《清代御医赵文魁医案选》,《北京中医》,1988年第2期,第3页。

③　计算规则说明:1. 附录书单独计算,如《寓意草》附在《医门法律》后,也单独算为1种;2. 丛书按子目书计算,如《薛氏医案》收入16种书籍,即按照16种计算。

拔粹序》中说:"昔尝闻许文正公语及近代医术,谓洁古之书,医中之王道。服膺斯言,未暇寻绎。洁古者,张元素也,洁古其号也。云岐子璧,其子也。东垣李杲明之,海藏王好古进之,宗其道者也。罗天益谦夫,绍述其术者也,皆有书行于世。……大抵其言理胜,不尚幸功,圆融变化,不滞一隅,开阖抑扬,所趣中会其要,以扶护元气为主,谓类王道,良有以也。于是择其尤切用者……劂为五帙,帙具各书,总名之曰《济生拔粹》。"①《济生拔粹》收入张元素、张璧、李杲、王好古、罗天益等人著作 19 种,明显显示出编者的学术偏好。

四库馆臣无门户之见。《医家类序》云:

儒之门户分于宋,医之门户分于金、元。观元好问《伤寒会要序》,知河间之学与易水之学争。观戴良作《朱震亨传》,知丹溪之学与宣和局方之学争也。然儒有定理,而医无定法。病情万变,难守一宗。故今所叙录,兼众说焉。

馆臣认为,"医无定法",各种医学流派自然会出现,而"病情万变,难守一宗",故应该兼收并蓄。于是,"河间之学""易水之学""丹溪之学""宣和局方之学"最具代表性的著作都被收入《四库全书》。"河间之学"有《素问玄机原病式》《宣明论方》等。"易水之学"有《内外伤辨惑论》《脾胃论》《兰室秘藏》《此事难知》《医垒元戎》《汤液本草》等。"丹溪之学"有《格致余论》《局方发挥》《金匮钩玄》《推求师意》《医经溯洄集》等,"宣和局方之学"有《太平惠民和剂局方》。

除了河间、易水等学派,馆臣对其他流派也持开放态度。譬如伤寒学派,《续修四库全书总目提要·伤寒论直解》认为,《四库全书》过于偏爱伤寒错简派:"清代治《伤寒论》者,约分数派:从方有执之说,专攻王叔和之羼乱,几无一是者,喻昌《尚论篇》,程应旄《后条辨》是也。但斥叔和序例,虚衷分别是非者,张志聪《集注》及是书是也。不用叔和原编,以病分篇,条析方法

---

① （元）杜思敬辑《济生拔粹》（涵芬楼景元刊本）,上海商务印书馆,1938 年版,济生拔粹方序。

者,柯琴《来苏集》、尤怡《贯珠集》之类是也。诸书中除《后条辨》原非醇诣,余皆非苟作。当乾隆前,喻氏之名最显,《四库》于《伤寒》专收《尚论篇》,于《金匮》专取徐彬注,亦喻氏之学,而二张、柯、尤诸书皆不见录,不免遗珠之憾,所亟当表章者也。"应当说,《续修四库全书总目提要》的指责有一定道理。自明方有执倡伤寒错简说,赞成者、反对者、修正者互相争鸣,形成了错简重订派、维护旧论派、辨证论治派,也产生了大量的著作,如清喻昌《尚论篇》、清程应旄《伤寒论后条辨》、清张卿子《伤寒论》、清张志聪《伤寒论集注》、清张锡驹《伤寒论直解》、清柯琴《伤寒论注》、清徐大椿《伤寒类方》等。对于这些著作,《四库全书》收录上的确有缺失。但从流派的角度言,缺失并不是那么明显。维护旧论派认为王叔和的整理、成无己的注释是可靠的,《四库全书》虽没收入张卿子《伤寒论》、张志聪《伤寒论集注》、张锡驹《伤寒论直解》等著作,但收入了成无己的《伤寒论注解》,也就是说收入了维护旧论派的立论基石。辨证论治派方面,《四库全书》虽没有收入柯琴《伤寒论注》等,但收入了徐大椿《伤寒类方》。可见,《四库全书》对于流派著作的包容性是极强的。

(二) 涵盖各科著作,方书一枝独秀

《四库全书》没有对所收医书进行分类,《医家类序》有解释:

> 明制,定医院十三科,颇为繁碎。而诸家所著,往往以一书兼数科,分隶为难。今通以时代为次。

正是出于对"繁碎"的警惕,四库馆臣强化了编纂的整体意识、全面意识,兼收各科医籍。乾隆五十年(1785)完成的《续通志》把这些医籍稍加分类,脉经有《素问入式运气论奥》《素问元(玄)机原病式》等,医书有《圣济总录纂要》《寿亲养老新书》《卫济宝书》等、针灸有《针灸资生经》《扁鹊神应针灸玉龙经》《针灸问对》等,本草有《汤液本草》《本草纲目》《神农本草经疏》等,方书有《旅舍备要方》《全生指迷方》《类证普济本事方》等,伤寒有《伤寒微旨》《伤寒直格方》《伤寒论条辨》等,脚气有《脚气治法总要》,杂病有《瘟疫论》《痎疟论疏》,疮肿有《集验背疽方》《外科精义》《外科理例》,妇人有《妇人大全良方》《产宝诸方》《产育宝庆方》，小儿有《小儿卫生总微论方》，可谓全面。当然，《续通志》只是初步分类。李经纬、孙学威编校的《四库全书总目提要·医家类及续编》①及刘时觉编注的《四库及续修四库医书总目》分类更加详细，更可见《四库全书》收书之全面，可以参见。

在各科著作中，方书一枝独秀。综合性方书有二十多种：《肘后备急方》《备急千金要方》《外台秘要方》《太平惠民和剂局方》《博济方》《苏沈良方》《旅舍备要方》《全生指迷方》《类证普济本事方》《传信适用方》《三因极一病证方论》《济生方》《仁斋直指》《急救仙方》《宣明方论》《兰室秘藏》《瑞竹堂经验方》《世医得效方》《绛雪园古方选注》《圣济总录纂要》等，再加上各科的方书：外科的《集验背疽方》、妇科的《妇人大全良方》《产育宝庆方》《产宝诸方》、儿科的《小儿卫生总微论方》、伤寒的《伤寒类方》等，数量极为可观，占了医家类总数的四分之一左右。卷帙方面，医家类共一千九百八十三卷。方书中，仅《普济方》（四百二十七卷，含《直音略》一卷）、《备急千金要方》（九十三卷）、《外台秘要方》（四十二卷，含目录二卷）三部就占了四分之一以上。

出现这种现象的原因很复杂。相较于其他著作，医方著作本身就很多，这从《中国医籍大辞典》著录各科医籍的情况就能看出。② 虽然方书数量最多，但所占比例之高仍值得注意。《中国中医古籍总目》著录医方著作 2 191 种，占了总医籍的近六分之一。朱建平据《中国医籍通考》统计："先秦至清代的方书类医籍共计 3 538 种，其中现存 2 097 种，占全部中医古籍的五分之一强。"③不管是五分之一还是六分之一，都没有《四库全书》中方书的比例高。这说明，四库馆臣的主动选择起了很大的作用。方书收入跟存目的比例更证明了这一点。一般方书中，《四库全书》收入二十多种，存目只有《如

① 李经纬、孙学威编校《四库全书总目提要·医家类及续编》，上海科学技术出版社，1992 年版。

② 裘沛然主编《中国医籍大辞典》将医籍分为二十一类：内难经、基础理论、伤寒金匮、诊法、本草、方书、临证综合、温病、内科、妇科、外科、伤科、眼科、耳鼻咽喉口齿、针灸、推拿、养生、医案医话、医史、综合性论著、其他。其中方书类数量最多，几近内难经、基础理论、伤寒金匮、诊法四类之和。

③ 朱建平主编《中医方剂学发展史》，学苑出版社，2009 年版，第 2 页。

宜方》《类编南北经验医方大成》《医方选要》《万氏家抄济世良方》《摄生众妙方》《急救良方》《灵秘十八方加减》《经验良方》《避水集验要方》《鲁府秘方》《普门医品》《成方切用》《得心录》13 种。其他类比例远低于此,譬如学术界公认最重要的医经类,《四库全书》收录 7 种(《黄帝素问》《灵枢经》《难经本义》《类经》《素问人式运气论奥》《素问玄机原病式》《病机气宜保命集》),却存目 14 种(《素问运气图括定局立成》《素问抄补正》《续素问抄》《运气易览》《运气定论》《素问注证发微》《医津筏》《素问悬解》《灵枢悬解》《四圣心源》《素灵微蕴》《图注难经》《难经经释》《难经悬解》)。《续修四库全书总目提要》在《素问集注·灵枢经集注》条就指出,四库馆臣对收入《内经》注本比较严苛:"《四库》于《内经》仅收王冰、林亿、史崧旧本,明以后注本皆不录,持旨甚严。"《内经》注本如此,整个医经类亦如此。这也衬托出馆臣对方书的偏爱。

四库馆臣偏爱方书跟他们文人士大夫的身份有关。"医乃仁术",出于"仁义立身"的目的,文人士大夫喜欢搜集医方,编纂成书,如陆贽《陆氏集验方》、刘禹锡《传信方》、苏轼和沈括《苏沈良方》、陆游《陆氏续集验方》、元好问《集验方》、丘濬《群书抄方》等。如果不能编纂,校刊、传抄也被视为仁义之举。排名第一的总纂官纪昀就在《阅微草堂笔记》卷十二赞扬了吕含晖刊刻医方的行为:"刑曹案牍,多被殴后以伤风死者,在保辜限内,于律不能不拟抵。吕太常含晖,尝刊秘方,……后其子慕堂,登庚午贤书,人以为刊方之报也。"①于是,《四库全书》大量收入方书,其中很多是文人士大夫编纂的方书,如葛洪《肘后备急方》、王焘《外台秘要方》、王衮《博济方》、苏轼与沈括《苏沈良方》、王贶《全生指迷方》、许叔微《类证普济本事方》、吴彦夔《传信适用方》等。

(三)慎收养生著作

关于何谓医学,跟《古今图书集成》《医宗金鉴》的编纂者模糊化处理不同,四库馆臣认为需要厘清。《医家类序》云:

① (清)纪昀著,汪贤度校点《阅微草堂笔记》,第 238 页。

　　　　《汉志》医经、经方二家后有房中、神仙二家,后人误读为一,故服
　　　饵、导引,歧涂颇杂,今悉删除。

这就将房中、神仙,及服饵导引明确排除到医学之外,对医学的净化有一定
意义。但处理起来很难。以神仙为例言之,它早期跟医学关系密切。著名
道教学家、炼丹家,同时也是医药学家的葛洪在《抱朴子·内篇·杂应》中言
道:"古之初为道者,莫不兼修医术。"①明代医学家龚廷贤在《云林暇笔·医
家病家通病》中亦曰:"医道,古称仙道也。"②两者分开后,也往往互有纠葛,
这就导致很多著作兼有道家和医学两方面的性质。宋郑樵《通志》卷七十一
曰:"大抵炉火与服饵两种,向来道家与医家杂出。"③其归属就存在两难之
处。如《黄庭内景五脏六腑图》,在《崇文总目》中被归属"医书类",而在《宋
史·艺文志》《百川书志》中又被著录在"道家类""神仙类"。再如《石药尔
雅》,在《崇文总目》中被归属"道书类",而在《抱经楼藏书志》中又被著录在
"医书"类中。

　　四库馆臣处理这类著作比较慎重。如《褚氏遗书》里面具有房中内容,
明高儒《百川书志》将它归为房中类。四库馆臣不赞同,书前提要具体分
析道:

　　　　是书分受形、本气、平脉、津润、分体、精血、除疾、审微、辨书、问子
　　　十篇,大旨发挥人身气血阴阳之奥。……中颇论精血化生之理,所以辨
　　　病源、戒保啬耳。高儒《百川书志》列之房中类,则其误甚矣。

也就是说,四库馆臣承认《褚氏遗书》有房中内容,但认为这些内容是为了
"辨病源、戒保啬",应该属于医学,故放到医家类。馆臣的处理非常妥当。
《百川书志》虽将《褚氏遗书》归为房中类书籍,提要仍然强调的是其医学价
值:"发挥人身中造化之秘,明白要约,殆无余蕴,盖沉酣于《内经》'素问''灵

<hr>

① (晋)葛洪撰《抱朴子》,上海古籍出版社,1990年版,第114页。
② (明)龚廷贤撰《龚廷贤医学全书》,山西科学技术出版社,2016年版,第396页。
③ (宋)郑樵著《通志》,浙江古籍出版社,1988年版,第834页。

枢'之旨也。"①

房中、神仙及服饵、导引与医学的交集点不在"因病处方,随证着论"②,而主要在养生。这就导致四库馆臣不愿意将养生类著作归入医家类。如明高濂的《遵生八笺》,书名为"遵生",是标准的养生著作,也是中国历史上著名的养生学名著。馆臣承认它的养生学著作性质,《四库全书总目·遵生八笺》云:

> 其书分为八目。卷一、卷二曰《清修妙论笺》,皆养身格言,其宗旨多出于二氏。卷三至卷六曰《四时调摄笺》,皆按时修养之诀。卷七、卷八曰《起居安乐笺》,皆宝物器用可资颐养者。卷九、卷十曰《延年却病笺》,皆服气导引诸术。卷十一至卷十三曰《饮馔服食笺》,皆食品名目,附以服饵诸物。卷十四至十六曰《燕闲清赏笺》,皆论赏鉴清玩之事,附以种花卉法。卷十七、十八曰《灵秘丹药笺》,皆经验方药。卷十九曰《尘外遐举笺》,则历代隐逸一百人事迹也。书中所载,专以供闲适消遣之用。

但馆臣仍然不把它视为医学著作,归为杂家类。

又如元代饮膳太医忽思慧③的《饮膳正要》,是著名的服食类养生著作。四库馆臣同样承认它的养生学性质,《四库全书总目·饮膳正要》云:

> 是编前有天历三年进书奏,称世祖设掌饮膳太医四人。于《本草》内选无毒、无相反、可久食补益药味,与饮食相宜,调和五味,及以每日所造珍品御膳,所职何人,所用何物,标注于历,以验后效。和斯辉自延祐间选充是职,因以进用奇珍异馔,汤膏煎造,及诸家本草名医方术,并日所必用谷肉果菜,取其性味补益者,集成一书。

惜馆臣亦不将之视为医学著作,归为"谱录类·食谱"。

---

① 《宋元明清书目题跋丛刊4》,第765页。
② 马金《褚氏遗书序》,(南朝齐)褚澄撰,许敬生、马鸿祥校注《〈褚氏遗书〉校注》,河南科学技术出版社,2014年版,第32页。
③ 忽思慧,清改译名为"和斯辉"。

应当说,馆臣不把养生视为医学并不可取,"服食、养生,原属医家范图之内。"①况且,"古医籍于养生一门,乃所必备,所谓'上工治未病'之义"。②当然,承认养生的医学性质,并不是说房中、神仙都是医学,这需要具体分析。

四库馆臣虽然排斥养生学著作,却收录了陈直《寿亲养老新书》,值得稍加分析。浙江进呈《寿亲养老新书》时将之归到"农家类"。③ 馆臣认为,该书是养生学著作,书前提要云:

> (陈)直书自饮食调治至简妙老人备急方,分为十五篇,二百三十三条,节宣之法甚备。明高濂作《尊生八笺》,其《四时调摄笺》所录诸药品,大抵本于是书。(邹)铉所续者,前一卷为古今嘉言善行七十二事,后两卷则凡寝兴器服及馆粥药石之宜,更为赅具。而附以妇人小儿食治诸方,凡二百五十六条。

又认为该书存在诸多问题:

> 其中如祝寿诗词,连篇载入,不免失于冗杂。又叙述闲适之趣,往往词意纤仄,采掇琐碎。明季清言小品,实亦滥觞于此。

那为何收入且放到医家类呢? 原因就在于这是部寿亲养老著作,能够满足当时社会"为人子者,不可不知医"的社会需求。书前提要也有表述:

> 然征引方药,类多奇秘,于高年颐养之法,不无小补,固为人子所宜究心也。

(四) 不收术数著作

在四库馆臣眼中,太素脉等跟医学没关系,《医家类序》就言:"《太素脉法》,不关治疗,今别收入术数家,兹不著录。"这应该是纪昀的主张,前文已

---

① 《续修四库全书总目提要·茹草编》。
② 《续修四库全书总目提要·摄疾恒谈》。
③ (清) 沈初等撰,杜泽逊、何灿点校《浙江采集遗书总录》,上海古籍出版社,2010 年版,第 481 页。

述,这里不赘。

应当说,太素脉跟术数、医学都有一定关系。太素脉的终极目的在于察人之寿夭智愚、穷通祸福,属于术数,但又"循其脉"而得之,跟医学也有一定关系。其他著作一般将之归为医家,《续修四库全书提要·太素脉秘诀》就云:"自来著录者,于太素脉之类,隶之医家。"理由及处理方法却各不相同。丹波元胤《医籍考》卷二十《诊法四》著录太素脉著作,理由为太素脉"托言于医":"太素脉之术,虽无裨于治法,以其托言于医流,别编为一卷,附于诊法之后。"①裘庆元《珍本医书集成》收入《订正太素脉秘诀》,认为它就是医学著作,提要云:"探源河洛,秘阐苞苻,抉《内经素问》之微,穷叔和脉理之奥。以五行为基础,体一元而通变。凡人智愚贤否,寿夭穷通,富贵贫贱,疾病生死,皆可决兆于指下,洵脉理之上乘也。"②这里将"智愚贤否,寿夭穷通,富贵贫贱"等也视为医学,明显不妥。《续修四库全书提要》认为《太素脉秘诀》乃医者所撰,故于医家类著录,提要云:"是书则为医者依托术数以立言,用示玄妙,弥复纠轕,故仍列之医家存目。"也就是说,《太素脉秘诀》为医者"依托术数以立言",归为医学比较妥当。曹炳章《中国医学大成》第三集收入《重订太素脉秘诀》,因为该书"无关医学者多已删削",提要云:"故寿夭智愚何能循其脉而皆验,是已近不经之谈,而书中故神其说,更以为能知某年得某官,某年得财若干,父母何人,子孙何若,则更属荒唐。此等事于脉中见之,无是理也。……本书则从豫章龚云林序刻,已经删繁就简,辑录关于医学病理、决生死各要法,厘订为二卷。如徐大椿所言,无关医学者,多已删削。"③就处理方式而言,《中国医学大成》最为妥当,即删除非医学内容,保持医学内容,重新校订整理。四库馆臣将《太素脉法》归入术数类,失之简单。

因有术数性质被拒的书籍还有《玄珠密语》,该书托名唐王冰撰。林亿《素问新校正》云:"详王氏《玄珠》,世无传者。今有《玄珠》十卷、《昭明隐旨》

---

① （日）丹波元胤著,郭秀梅、（日）冈田研吉校译《医籍考》,第139页。
② 裘庆元辑,吴唯、宋乃光主校《珍本医书集成》（第一册）,中国中医药出版社,2012年版,第582页。
③ （明）张太素著,（清）刘伯祥注《重订太素脉秘诀》（曹炳章主编《中国医学大成·第三集诊断类》,上海大东书局,1936年版）。

三卷,盖后人附托之文也,虽非王氏之书,亦于《素问》第十九卷至二十二卷颇有发明。"①这说明,该书对于《素问》研究,特别是五运六气的研究具有重要意义。四库馆臣对五运六气评价不高,这从《素问运气图括定局立成》《素问悬解》《运气易览》《运气定论》《医学汇纂指南》等多篇提要就可以看出。在馆臣看来,《玄珠密语》"本《素问》五运六气之说,而敷衍之,始言医术,浸淫及于测望占候",故将之踢出医家类,归入术数类:"其书旧列于医家,今以其多涉禨祥,故存其目于术数家焉。"②因其"发明五运六气,亦医所不废"③,《玄珠密语》在历史上一向被视为医书,如《读书敏求记》《廉石居藏书记》《持静斋书目》《郘亭知见传本书目》《皕宋楼藏书续志》《适园藏书志》等都著录为医书。《续修四库全书总目提要》也认为是医书,并云:"于天运、地气、物理与人生相关之故,言之颇详。世以宋代林、郑诸人所未见之本,疑信参半。要之,汉、唐以来此类固是专门学说,渊源有自,不得概以附会五行目为荒诞也。"可见,馆臣不将《玄珠密语》归入《医家类》也存在可议之处。

(五) 存目兽医著作

兽医是中国传统医学的重要组成部分。按照《周礼·天官冢宰》记载,上古时期的医事制度是医师负责医之政令,下分食医、疾医、疡医、兽医四类。其中"兽医掌疗兽病,疗兽疡。凡疗兽病,灌而行之,以节之,以动其气,观其所发而养之。凡疗兽疡,灌而劀之,以发其恶,然后药之,养之,食之"。④这说明,在上古时期,兽医跟内科医生(疾医)、外科医生(疡医)等并列。即使到了中古时期,兽医也被归入医学。《隋书·经籍志》将《疗马方》《伯乐治马杂病经》《马经孔穴图》《治马牛驼骡等经》等兽医学著作杂列医书间。不过,兽医学毕竟跟人类医学有区别,到了《宋史·艺文志》,虽然在医书部分著录了《司牧安骥集》《司牧安骥方》《绍圣重集医马方》等书籍,但将更多的兽医学著作归为其他小类,如将《医马经》《明堂灸马经》《疗驼经》《医驼方》

① 《黄帝内经素问》(影印本),人民卫生出版社,2013年版,第7页。
② 《四库全书总目·玄珠密语》。
③ (清)莫友芝撰,傅增湘订补,傅熹年整理《藏园订补郘亭知见传本书目》卷八第6页,中华书局,1993年版。
④ 杨天宇撰《周礼译注》,上海古籍出版社,2004年版,第73页。

等归在杂艺类,将《相马病经》《鹰鹞五脏病源方论》等归在五行类,将《贾耽医牛经》归在农家类等。馆臣对兽医发展的历史过程及兽医学著作的情况做了考察,并有自己的处理,《医家类序》云:

> 《周礼》有兽医,《隋志》载《治马经》等九家,杂列医书间。今从其例,附录此门,而退置于末简。贵人贱物之义也。

应当说,这个处理比较高明,一方面承认兽医学属于大医学,另一方面只存目,不至于喧宾夺主。

总之,《四库全书》医家类收书比较丰富,且无门户之见,得到了学界的好评。陆锡熊《伤寒论正宗序》云:"往余典校秘书,子部医家类最为完备,自隋唐以来诸名师著述具在。今著录文渊阁者尚百数十种。"[①]陆锡熊为总纂官,评论有自夸之嫌。其他人又是什么看法呢? 这里列举两位。晚清黄遵宪为著名诗人,但很关注医学,他在《先哲医话跋》中说:"考文渊阁著录之书,凡医家类九十七部,一千五百三十九卷,列于存目者又九十四部,六百八十一卷。证之内外,药之气性,方之佐使,无不备也。"[②]这个评价甚高。第四届国医大师余瀛鳌先生为著名中医文献学家,也是临床大家,他在《中医古籍整理与文献研究的今昔观》中说,《四库全书》医家类"共选乾隆以前历代中医名著97种以上,也是以临床医著为主,选辑亦颇精要"。[③] 这也是正面评价。

二、漏收

《四库全书》医家类虽然收书丰富,但毋庸讳言,也遗漏了很多经典医籍。

(一) 遗漏医书举隅

1.《脉经》

晋王叔和撰。该书是我国现存最早的脉学专著,学术价值极高。四库

---

① 顾廷龙主编《续修四库全书·集部》,第1451册,第87页。
② 裘庆元辑《三三医书·第一集》,中国中医药出版社,2012年版,第723页。原断句有误,引用时做了调整。
③ 余瀛鳌《中医古籍整理与文献研究的今昔观》,《中医药文化》,2008年第3期,第8—10页。

馆臣知道《脉经》存世。《四库全书总目·图注脉诀》云："今《脉经》十卷,尚有明赵邸居敬堂所刊林亿校本。"明知道赵府居敬堂本存世,却不收入,这是馆臣的极大失误。《续修四库全书总目提要·脉经》云："是明知《脉经》原书尚存而终未采录,馆臣之疏也。"

2.《华氏中藏经》

《华氏中藏经》,又名《中藏经》,托名华佗撰。该书虽系伪书,但价值颇高。中华人民共和国卫生部曾认定它为十一部重点中医古籍之一,于20世纪80年代加以整理。学术界一直认为,该书应该入选《四库全书》,清阮元《四库未收书目》加以著录。清孙星衍也鉴于《四库》未收,加以校刊,《重校华氏中藏经序》云："此书《四库书》既未录存,……急宜刊刻,以公同好。"①

3. 朱肱、柯琴、尤怡等人的伤寒类名作

柯琴等人著作的情况,前引《续修四库全书总目提要·伤寒论直解》已经阐明,这里不赘,仅就朱肱《南阳活人书》说明一二。该书对仲景学术发明颇多,被徐大椿视为宋代伤寒第一书。他在《医学源流论》卷下《〈活人书〉论》中说:"宋人之书,能发明《伤寒论》,使人有所执持而易晓,大有功于仲景者,《活人书》为第一。"②徐大椿为清代名医、大医,他的观点代表了学术界的普遍态度。就学术影响力而言,《南阳活人书》在宋代伤寒书中也首屈一指。陈大舜、周德生《中国历代医论选讲》言:"朱肱的《类证活人书》在仲景学说的研究中占有相当重要的位置,后世名家注释、改编、提要、正误者众,如许叔微《活人书指南》、李先知《活人书括》、钱闻礼《类证曾注伤寒百问歌》《伤寒百问方》、杨士瀛《活人总括》、王好古《活人节要歌括》、吴恕《伤寒活人指掌图》、熊宗立《伤寒活人指掌图说》、程迥《活人书辨》、卢祖常《拟进活人参同余义》、李庆嗣《考证活人书》、戴启宗《活人书辨》、赵嗣真《活人释意》、童学养《伤寒活人指掌补注释疑》等等,南宋推《活人书》为世尊,其影响之深

①　黄作阵校注《中藏经校注》,学苑出版社,2008年版,第14页。
②　(清)徐灵胎著,刘洋校注《医学源流论》,中国中医药出版社,2008年版,第82页。

远,由此可概见矣。"①《四库全书》未收入,实属不妥。

4.《黄帝内经》的部分注本

前面已经论述《四库全书》于《黄帝内经》仅收王冰等旧本,明以后注本均未收录。实际上,有些明清注本价值颇高。如明马莳《黄帝内经灵枢注证发微》,该书是我国现存最早的《灵枢经》注本,也是《灵枢经》的较好注本,值得《四库全书》收入。《续修四库全书总目提要·黄帝内经灵枢注证发微》云:"《灵枢》晚出,注家绝少……明以后惟莳是书最著,汪昂《内经类纂约注》多取其说,谓其疏经络穴道颇为详明,有功后学……(馆臣)未见是书,亟当补为著录者也。"又如清张志聪《素问集注》《灵枢经集注》,《清史稿·张志聪传》甚为推重:"注《素问》《灵枢》二经,集诸家之说,随文衍义,胜明马元(玄)台本。"②《续修四库全书总目提要》更直接提出"当补为著录"。

5.《本草衍义》《本草述》等本草类著作

《本草衍义》,宋寇宗奭撰。《续修四库全书总目提要·本草衍义》认为应该补入:"《四库》未见专书,仅附考于《证类本草提要》之内……亟当著录以补《四库》所未备焉。"《本草述》,明刘若金撰。该书深受学术界推重。《郑堂读书记》认为:"业医者究心本草,博求之《纲目》,而约守之是书,则于斯道已大适矣。"③《医学读书志》认为:"与卢氏父子互相补苴,允为注释药性家之祖。"④

6.其他著作

胡玉缙《四库未收书目提要续编·仁斋直指小儿附遗方论》认为《仁斋直指小儿附遗方论》应该入选:"宋杨士瀛撰,明朱崇正附遗。……此江南图书馆所藏明刊本。当与《四库》所录《直指》及《活人总括》同出一原,《提要》特未之见耳。"⑤樊建开、王有朋认为,《刘涓子鬼遗方》《疮疡经验全书》《外科

① 陈大舜、周德生编著《中国历代医论选讲》,中国医药科技出版社,1997年版,第56—57页。
② 赵尔巽等撰《清史稿》,第46册,第13871页。
③ 《郑堂读书记》卷四十三,见《宋元明清书目题跋丛刊15》,第200页。
④ (清)曹禾撰《医学读书志》,第109页。
⑤ 胡玉缙撰《续四库提要三种》,上海书店出版社,2002年版,第152页。

正宗》等外科书籍应该被收录。①

(二) 遗漏原因

学术界一般认为,《四库全书》漏收《脉经》等书籍的原因是疏漏。如章太炎先生在谈及《四库全书》未收录赵开美本《伤寒论》时就有这个观点,《覆刻何本〈金匮玉函经〉题辞》云:"幸有何氏得宋本,写授其人刻之,下去乾隆校《四库》时才六十余岁,而《四库》竟未列入。盖时校录诸臣于医书最为疏略。"②

太炎先生观点无误。馆臣于医籍的确有疏漏。就吴慰祖《四库采进书目》著录的医籍而言,就有四部医书被遗漏:"两江第二次书目"中的"《金匮玉函经》八卷,汉张(机)仲景著,晋王叔和编(抄本)"和"《医先》,海盐王文禄著";"武英殿第二次书目"中的"《证治要诀》十二卷、《类方》四卷,明戴原礼著"。③《金匮玉函经》《医先》未被收入可能还存在客观原因:《金匮玉函经》跟《伤寒论》同体而异名,《医先》"冗琐无当"不值一提。《证治要诀》十二卷、《类方》四卷未被收入只能是遗漏。实际上,四库馆臣知道这两部书。《四库全书总目·推求师意》云:"又有《证治要诀》《证治类方》《类证用药》总若干卷,皆檃括丹溪之书而为之。"《四库采进书目》"其未收者岂皆'冗琐无当'或'语涉干碍'等,可作为不收之正当之理由乎"④的反诘说明了馆臣疏漏之常见。

但另一方面,馆臣在上万种书籍中遗漏了四种医书也可以理解,⑤毕竟其他采进的医书都被收入或存目。可见,《四库全书》漏收那么多医书可能还有更深层的原因。至少有两部医书,馆臣知道存世却未将它们收入《四库全书》。一是《脉经》,上文已有所述。一是《阴证略例》,《四库全书总目·伤

①   樊建开,王有朋《四库全书医家类外科医籍评述》,《上海中医药大学学报》,1997 年第 2 期,第 52—55 页。

②   潘文奎等点校《章太炎全集·医论集》,第 410 页。

③   吴慰祖校订《四库采进书目》,商务印书馆,1960 年版,第 51、195 页。

④   吴慰祖校订《四库采进书目》,第 187 页。

⑤   孙毓修《进呈书目跋》云:"书中次第,先外省,后京官所进,凡九千余种。"又,"武英殿第一次书目,计共四百种"和"武英殿第二次书目,计共五百种。"(吴慰祖校订《四库采进书目》,第 186、187 页)可见,采进目录中的书籍至少有一万余种。

寒微旨》云:"其书向惟王好古《阴证略例》中间引其文。"未收的原因可能是四库馆没有。知道存世而未能搜集到,这表明了一个态度,那就是对医书不太用心。《四库全书总目·凡例》就有类似表达:

> 九流自《七略》以来,即已著录,然方技家递相增益,篇帙日繁,往往伪妄荒唐,不可究诘。抑或卑琐微末,不足编摩。今但就四库所储,择其稍古而近理者,各存数种,以见彼法之梗概。其所未备,不复搜求。盖圣朝编录遗文,以阐圣学明王道者为主,不以百氏杂学为重也。

可见,馆臣对于方技类(含医学)著作"但就四库所储"加以处理,收入或存目。而"其所未备,不复搜求"的处理方式也就导致馆臣明知《脉经》《阴证略例》等书籍存世而未用心搜集。① 当然,政府还是购买了部分医书。章太炎先生在《覆刻何本〈金匮玉函经〉题辞》中说:"盖时校录诸臣于医书最为疏略,……而时程永培所为购得诸书,往往弃之不采,即其比也。"②现有资料无法证实程永培曾为四库馆购买书籍。而《四库全书总目》有英廉、金简购买书籍的线索,著录为"大学士英廉购进本"或"侍郎金简购进本",具体有《妇人大全良方》《三因极一病证方论》《珍珠囊指掌补遗药性赋》《石室秘箓》《伤寒论条辨续注》。《妇人大全良方》《三因极一病证方论》等被收入《四库全书》,其他存目。

第三节　版　本

　　为保证《四库全书》的质量,四库馆臣非常重视版本,在《四库全书总

---

　　① 在古代社会,信息闭塞,在不动用政治力量的情况下,搜求一部书非常困难。以《四库全书》收入的部分医书为例言之。王松堂《经验各种秘方辑要自序》云:"方书昉自晋人,葛洪《肘后》实启权舆。嗣是而降,代有撰述。《四库总目》列其类入子部,著录者不下数十种。然遗篇古简,世俗或不得见。"(严世芸主编《中国医籍通考》第3卷,第3650页)这还可以说,"世俗"之人没有刻意搜求。即使读书人刻意探求也不容易。出身于高级官宦家庭的陶保廉,花费二十年时间在吴江之地搜求吴江人所著的《舌鉴辨证》,仍未成功。其在《舌鉴辨证序》中说:"见《四库书目》载吴江张登《舌鉴》一卷,以舌审病,立术颇新,寓吴江二十余载未见此书。"(高日阳、刘小彬主编《岭南医籍考》,广东科技出版社,2011年版,第22页)
　　② 潘文奎等点校《章太炎全集·医论集》,第410页。

目·凡例》中明确表明："诸书刊写之本不一,谨择其善本录之;增删之本亦不一,谨择其足本录之。"馆臣认为,好版本主要有两类:善本、足本。如果版本不一,馆臣就按这个标准收入。如果版本只有一个,那就是孤本,也就是绝对的善本了。这是宏观原则,但具体到哪些版本好哪些版本不好,还得具体分析。

一、善本

(一) 据宋元抄本

学术界虽对善本的界定有不同看法,但普遍认为,宋元旧刻肯定属于善本。自明清时期,很多大学者、大藏书家就酷嗜宋元精椠。明代时,著名学者王世贞曾用花园换取宋刻《两汉书》、著名藏书家毛晋曾按页购求宋版书籍。清代时,藏书界更出现"百宋一廛"(黄丕烈)、"千元十驾"(吴骞)、"皕宋楼"(陆心源)等佳话、雅事。宋元旧刻善在何处? 明高濂《遵生八笺》卷十四《燕闲清赏笺上》"论藏书"有解释:"宋元刻书,雕镂不苟,较阅不讹,书写肥细有则,印刷清朗。况多奇书,未经后人重刻,惜不多见。佛氏、医家二类更富,然医方一字差误,其害匪轻,故以宋刻为善。"①高濂本人收藏了很多宋元旧刻,其中多有医书。据黄丕烈《玄珠密语跋》,高濂藏有宋本《外台秘要》《朱氏集验方》,旧抄《玄珠密语》等。

《四库全书》编纂时的乾隆时期,佞宋风气正盛。叶德辉《书林清话·藏书偏好宋元刻之癖》言:"自钱牧斋、毛子晋先后提倡宋元旧刻,季沧苇、钱述古、徐传是继之。流于乾嘉,古刻愈稀,嗜书者众,零篇断叶,宝若球琳。盖已成为一种汉石柴窑,虽残碑破器,有不惜重赀以购者矣。"②在此风气下,馆臣非常推重宋本,在《四库全书总目》中常以宋本断是非。《黄帝素问》条云:"其名,晁公武《读书志》作王砅,《杜甫集》有《赠重表侄王砅诗》,亦复相合。然唐、宋《志》皆作'冰',而世传宋椠本亦作'冰'字。或公武因杜诗而误欤?"

---

① (明)高濂著,赵立勋校注《遵生八笺校注》,人民卫生出版社,1994年版,第536页。
② 叶德辉撰《书林清话》,上海古籍出版社,2012年版,第240页。

王冰的名字记载不一,馆臣据宋本断定为"冰"。又如《外台秘要》条云:"案:'视絮'二字未详,然《玉海》所引亦同,是宋本已然,姑仍其旧。"馆臣不明"视絮"之义,怀疑有误,因宋本如此,故未改动。①

《四库全书》收入的部分医书依据的是宋元旧本,特别是据宋元抄本。所谓据宋元抄本,也就是说这些抄本是据宋元旧本抄录的,内容上跟宋元旧本一致。当然,抄本能否在版式上保持原本原貌,则是另一个问题。这里主要以影宋抄本为例加以探讨。

1.《伤寒总病论》

该书版本一向较少,连明代王肯堂刻本都很少见。清黄丕烈《题宋刻庞安常伤寒总病论后》云:"是书自王宇泰活字印行之后,未见重梓,即王本相传,止有二百部,故行世绝少。"②而《四库全书》本的底本是影宋抄本。《四库全书总目·伤寒总病论》云:"此本犹从宋本抄出。"由此可见《四库全书》本价值之高。直至清道光年间,黄丕烈仿宋刊本问世,"行世绝少"的问题才得以部分解决。

2.《类证普济本事方》

《类证普济本事方》版本少,流传不广。《四库全书总目》就云:"其书属词简雅,不谐于俗,故明以来不甚传播。"陆心源《仪顾堂集》卷十九《本事方跋二》亦云:"是书罕见旧刻。"乾隆四十二年(1777)云间王陈梁加以重刊,扩大了流传范围。耿文光收藏此本,并给予了较高评价,《万卷精华楼藏书记》卷七十九云:"云间本,王陈梁校刊,有序并目录,不记刻书年月,写刻甚佳。无原序。"③但与宋本相比,王陈梁本错误较多。陆心源《仪顾堂集》卷十九《本事方跋二》比较了两个版本,其中有云:

> 世所通行,有乾隆中云间王梁陈刊本。夏长无事,与宋本六卷对

---

① "视絮"无误,杨守敬《日本访书志》卷十云:"《唐书·王焘传》(附《王珪传》)有'视絮汤剂'语,《提要》谓视絮二字未详。按:《曲礼》:'毋絮羹。'郑注:'絮犹调也。'《释文》:'絮,敕虑反,谓加以盐梅也。'则视絮即调剂之义,非误字。"见《宋元明清书目题跋丛刊19》,第183页。
② (宋)庞安时撰,邹德琛、刘华生点校《伤寒总病论》,人民卫生出版社,1989年版,第205页。
③ 《宋元明清书目题跋丛刊16》,第675页。

校。卷首序文、卷一"治药总例",王本皆缺。中间多出二十余方,卷一:苏合香圆;卷二:卫真汤、鳖甲圆、气虚头痛第三方、白附子散第二方、荆芥散、透顶散第三方、异龙丸第二方、第三方;卷三:川芎圆;卷四:灵砂丹第二方、寒热痁疾方、浸酒牛膝丸;卷五:槐花散第二、第三方、治热毒下血方、搐鼻第三方、菊花散第二方、治睛痛难忍方、针头丸二方、治风齿第二方、治膈上积热口舌生疮三方、加减甘露饮三方、治耳聋卒闭方;卷六:治鼠瘘第二方,皆宋本所无,未知何所据也。卷首"珠母圆",宋本:真珠母、当归、干地黄、人参、酸枣仁、柏子仁各一两,犀角、伏神、沉香、龙齿各半两;王本则真珠母、地黄、枣仁、当归各两半,茯神、柏子仁、犀角各一两,沉香、龙齿各半钱。轻重悬殊,不一而足。查王梁陈刊本序云:"抄本相传,亥豕良多,余用是取坊贾抄本与家藏善本,校订厘正,镂板以传。"其书之不足据,已自为供状矣。①

而《四库全书》依据的是从宋本抄出者。《四库全书总目·类证普济本事方》云:"此本从宋椠抄出,其中凡丸字皆作圆,犹是汉张机《伤寒论》《金匮要略》旧例也。"由此可见,《四库全书》本之价值。另,查文渊阁本,发现跟王陈梁本差异大,跟宋本雷同多,但也有差异。其原因可能在于,《四库全书》所据宋本与陆心源所藏宋本不同。

3.《传信适用方》

《四库全书》本的底本是影宋本。《四库全书总目·传信适用方》云:"此本由宋椠影写。"跟《伤寒总病论》《类证普济本事方》相比,《传信适用方》版本更少,流传更稀。现有传本几乎都跟《四库全书》本相关。有些是《四库全书》的传抄本,如陆心源收藏的文澜阁传抄本。《皕宋楼藏书志》卷四十六云:"《传信适用方》两卷,文澜阁传抄本。"②有的是据《四库全书》的刊本,如清丁丙《当归草堂医学丛书》本。因为《传信适用方》刊本稀少,民国时期,学术界要刊刻《四库全书》珍稀本时曾想把《传信适用方》列在其中,具体见国

---

① 顾廷龙主编《续修四库全书·集部》,第 1560 册,第 594 页。
② 《宋元明清书目题跋丛刊7》,第 514 页。

立中央图书馆筹备处编制的《景印四库全书未刊本草目》(1933年)[1]。后发现有《当归草堂医学丛书》本[2]，故《四库全书珍本初集》未收入。这表明，《四库全书》对于《传信适用方》流传极其重要，没有它的收入，该书可能已不存世。

（二）稿本、珍稀本

稿本是指作者撰写或作者亲朋修订的书稿。珍稀本就是比较稀见的版本。有学者将稿本、珍稀本跟善本并列，这里不再区分，均归为善本。《四库全书》中有些医书的底本就是稿本、珍稀本，各举一例。

1. 稿本之《续名医类案》

《续名医类案》，清魏之琇（约1722—1772）撰。民国十一年（1922）《杭州府志》有《魏之琇传》，称其"晚年以医自给，辑《续名医类案》六十卷，以补江瓘所未备。采取宏富，间有辨论。自述医案数十，其治胁痛、胃脘、疝瘕诸证，收效极神"。[3] 魏之琇在乾隆三十五年（1770）初步完成《续名医类案》，还未来得及整理，于乾隆三十七年骤然病逝。清王孟英《归砚录》卷二有详细叙述：

> 《四库全书提要》谓魏氏《续名医类案》网罗繁富，变证咸备，惜编次潦草，不免芜杂。愚按此书十一卷《疟门》陆祖愚治陈雅初案后云：已丑长至后一日录是案。嗣考仁和胡书农学士《先友记》云：魏君没于乾隆壬辰。然则以六十卷之书，仅三年而蒇事，虽极敏捷，殆不过草创初就耳。[4]

---

① 孙彦、王姿怡、李晓明选编《民国期刊资料分类汇编·四库全书研究》，国家图书馆出版社，2010年版。

② 张崟《最近景印四库书三种草目比较表》言《传信适用方》有"《当归草堂医学丛书》本"。所谓三目指的是《景印四库全书未刊本草目》（国立中央图书馆筹备处编）、《景印四库全书罕传本拟目》（国立北平图书馆编）、《四库孤本丛刊拟目》（审查景印四库全书未刊本目录委员会编）。具体见《民国期刊资料分类汇编·四库全书研究》（国家图书馆出版社，2010年版，第1410页）。

③ 卷一百五十《人物十一·艺术二》，见天津中医学院编，郭霭春主编《中国分省医籍考·上册》（天津科学技术出版社，1987年版，第1164—1165页）。

④ 盛增秀主编《王孟英医学全书》，中国中医药出版社，1999年版，第421页。

魏之琇去世不久，乾隆三十八年，四库馆开馆。魏之琇的好友朱明斋将《续名医类案》誊录、整理，携带入京，进而入选《四库全书》。清陆以湉《冷庐医话》卷二《今书》录魏之琇之子魏鈊跋语云：

> 乾隆甲午岁，恭逢朝廷开《四库全书》馆，父友朱先生明斋携此册入都，丞录副详校以进，幸蒙采录。①

《四库全书总目》著录的是"编修邵晋涵家藏本"。这表明，朱明斋入京找的是邵晋涵。邵晋涵是余姚人，属浙东，魏之琇是杭州人，属浙西。② 浙东浙西同属浙江，而邵晋涵又有很厚的桑梓情结，故向四库馆推荐了《续名医类案》。另外，余集（1738—1823）应该也发挥了部分作用。余集跟邵晋涵一样，为"五征君"之一，参与了《四库全书》的纂修工作。余集和魏之琇都是浙江杭州人，两人关系密切，曾共同校勘《名医类案》，由鲍氏知不足斋刊刻，该本卷端下署："仁和余集蓉裳、钱塘魏之琇玉横、仁和沈烺教曾、歙鲍廷博以文重校"。魏之琇病逝后，余集曾起草《为柳洲营葬刻集启》，其中有"或捐赀而刊集以垂千载之名"。③ 这表明，余集很关心魏之琇著作的出版情况。当魏氏著作有机会被《四库全书》收入进而"垂千载之名"时，相信余集一定会积极努力促成。

《四库全书》的收入使《续名医类案》免于亡佚。王孟英《柳洲医话序》云："魏柳洲先生辑《续名医类案》六十卷，脱稿未久，先生寻逝，幸已邀录四库馆书，不致散佚。"根据《四库全书》本，王氏加以整理。他在《柳洲医话序》中接着说："《提要》病其编次潦草，盖未经删定之故也。雄不才，僭删芜复，而卷帙犹繁，未能付梓，爰先录其所附按语为《柳洲医话》，以示一斑云。咸丰元年冬十一月后学王士雄书于潜斋。"④后王氏整理本刊刻出版，广传于世。

---

① （清）陆以湉著，张向群校注《冷庐医话》，第63—64页。
② 乾隆年间《浙江通志》（文渊阁《四库全书》本）卷一云："国朝因之，省会曰杭州，次嘉兴，次湖州，凡三府，在大江之右，是为浙西。次宁波，次绍兴、台州、金华、衢州、严州、温州、处州，凡八府。皆在大江之左，是为浙东。"
③ 《为柳洲营葬刻集启》，见《秋室学古录》卷二，《清代诗文集汇编》，第395册，第15页。
④ 盛增秀主编《王孟英医学全书》，第873页。

《四库全书》本《续名医类案》虽然流传不广，但也使很多医家受益。譬如清陆以湉从文澜阁借录一部阅读，发现魏之琇自创的"一贯煎"特别好用，于是"仿其法治此数证，获效甚神"，进而在《冷庐医话补编·选案》中"表其功用"。[①]

2. 珍稀本之《针灸资生经》

珍稀本可能是旧刻旧抄，也有可能是坊刻。一般而言，坊刻本质量不高，存在纸墨粗糙、校勘不精、随意删改等问题。四库馆臣对坊刻本印象一般，这从《四库全书总目》就能看出，如《东垣十书》条云："盖书肆刊本，取盈卷帙，不计其名实乖舛耳。"又如《雷公炮制药性解》条云："卷首太医院订正姑苏文喜堂镌补字，亦坊刻炫俗之陋习。殆庸妄书贾随意裒集，因中梓有医名，故托之耳。"

《四库全书》收入的《针灸资生经》依据的是坊刻本，书前提要云："旧本题叶氏广勤堂新刊，盖麻沙本也。"在文献学上，麻沙本几乎是劣本的代名词。早在宋代，麻沙本名声就不佳，陆游《老学庵笔记》卷七有这样的记载："三舍法行时，有教官出《易》义题云：'乾为金，坤又为金，何也？'诸生乃怀监本《易》至帘前请云：'题有疑，请问。'教官作色曰：'经义岂当上请？'诸生曰：'若公试，固不敢。今乃私试，恐无害。'教官乃为讲解大概。诸生徐出监本，复请曰：'先生恐是看了麻沙本。若监本，则坤为釜也。'教授皇恐，乃谢曰：'某当罚。'即输罚，改题而止。"[②]宋后也如此。程千帆、徐有富《校雠广义·版本编》就言道："还有一点应当说明的就是建阳麻沙镇所刻书，由于粗制滥造，当时及后世都获得了不好的名声。麻沙本几乎成了劣本的代称。"[③]这样看来，叶氏广勤堂本《针灸资生经》无疑就是质量次，价值低了。

实际情况并不如此。叶氏广勤堂为元明间著名书坊。叶德辉《书林清话·元建安叶氏刻书》云：

继之者有叶日增广勤堂，自元至明，刻书最夥，亦有得余板而改易其姓名堂记者，如元天历庚午(是年改元至顺)仲夏刻《新刊王叔和脉

① （清）陆以湉著，张向群校注《冷庐医话》，第197页。
② （宋）陆游撰，李剑雄、刘德权点校《老学庵笔记》，中华书局，1979年版，第94页。
③ 程千帆著《程千帆全集·第一卷》，河北教育出版社，2000年版，第161页。

经》十卷,见《张志》《森志补遗》(《针灸资生经》下,元刊本)、《瞿目》(旧抄本)。明正统甲子(九年)良月吉日三峰叶氏广勤堂,刻《增广太平惠民和剂局方》十卷,《指南总论》三卷,《图经本草》一卷,见《森志补遗》。正统十二年孟夏三峰叶景逵刻《针灸资生经》七卷,有墨图记,云"广勤书堂新刊",见《瞿目》《陆续志》《丁志》(误作元刻)。[①]

可见,叶氏广勤堂擅长刊刻医书,而《针灸资生经》刊刻于元天历中。刊刻的具体时间,张金吾《爱日精庐藏书志》所载的《元版脉经跋》透露出部分信息:"先以《针灸资生经》梓行矣,今复刻《脉经》,时天历庚午仲夏建安叶日增志于广勤堂。"[②]也就是说,至迟于天历庚午(1330),叶氏广勤堂本已经问世。刊刻时间早保证了该本的价值。

在《针灸资生经》现存的版本中,叶氏广勤堂本被公认为最早的刻本,也是最佳的刻本,而据此版本抄入的《四库全书》本也被视为善本之一。严世芸《中国医籍通考》就云:"《针灸资生经》……元广勤书堂刊本,为现存最佳刻本……其国内外抄本较多,以《四库全书》本及八千卷楼影抄本为佳。"[③]另外,《针灸资生经》传本流传少。民国期间,国医砥柱社曾在杂志上公开征求《针灸资生经》:"今欲收购《针灸资生经》……一部。"[④]征求时间近一年。这也从一个方面说明,《四库全书》收入《针灸资生经》之必要。

二、足本

足本一方面保持书籍的完整性(不残缺),一方面保持书籍的纯粹性(不滥增),进而保证了编撰者思想的完整与纯粹,故一向被学术界所重视。《四库全书》很重视收入足本医书。

1.《薛氏医案》

作为书籍的《薛氏医案》概念有二,一指专收薛己内科医案的医案类书

---

① 叶德辉撰《书林清话》,第92页。
② 《宋元明清书目题跋丛刊11》,第455页。
③ 严世芸主编《中国医籍通考》第2卷,第1908—1909页。
④ 《征求针灸书籍》,《国医砥柱月刊》,第11、12册,1938年,第71页。

籍,一指医学丛书。《四库全书》收入的为丛书《薛氏医案》。丛书《薛氏医案》版本很多,收入书籍少的有八种本、九种本等,多的有十六种本、二十四种本等。《四库全书》收入的为十六种本。应当说馆臣的处理非常恰当。八种本收书为《钱氏小儿药证直诀》《原机启微》《外科枢要》《疠疡机要》《正体类要》《外科精要》《明医杂著》《保婴撮要》。① 这个版本收书明显不完整,连薛己自己撰写的《内科摘要》《口齿类要》《保婴金镜录》等都没收入,更不用说薛己注的《妇人良方大全》等书籍了。九种本收为《内科摘要》《原机启微》《原机启微附录》《保婴金镜》《痘疹撮要》《痘疹方论》《女科撮要》《外科枢要》及原缺的《嗣产法论》。② 这个版本也不完整,缺少《口齿类要》等著作。而十六种本收书情况,文渊阁本书前提要中有说明:

> 是书凡十六种。己所自著者为《内科摘要》二卷、《女科撮要》二卷、《保婴粹要》一卷、《保婴金镜录》一卷、《原机启微》三卷、《口齿类要》一卷、《正体类要》二卷、《外科枢要》四卷、《疠疡机要》三卷。其订定旧本附以己说者,为王履《明医杂著》六卷、陈自明《妇人良方》二十三卷、《敖氏伤寒金镜录》一卷、《钱氏小儿直诀》四卷、其父铠《保婴撮要》二十卷、又陈自明《外科精要》三卷、陈文中《小儿痘疹方论》一卷。

提要虽有讹误,如"王履《明医杂著》"应为"王纶《明医杂著》",又如《原机启微》原作者为元倪维德,薛己为增补者而已。但这个版本的确比八种本、九种本完整、合理得多。至于二十四种本,与十六种本相比,未收薛己的《保婴粹要》,却增加了与薛己无关的《十四经发挥》《难经本义》《本草发挥》《平治会萃》《伤寒钤法》《外科发挥》《外科心法》《痈疽神秘验方》《外科经验方》等九部医书,质量不高。对此,馆臣也有考察,文渊阁本书前提要云:

> 世所行者别有一本,益以《十四经发挥》诸书,实非己所著,亦非己

① 《薛氏医案八种》现存明刊本,见严世芸主编《中国医籍通考》第4卷,上海中医学院出版社,1993年版,第5293页。
② 《薛氏医案九种》现存明崇祯五年壬申(1632)十竹斋刊袖珍本、清刊本,见严世芸主编《中国医籍通考》第4卷,第5292页。

所校,盖坊贾务新耳目,滥为增入,犹之《东垣十书》《河间六书》泛收他
家所作以足卷帙,固不及此本所载皆已原书矣。

由此可见,《四库全书》收入十六种本之高明。

2.《妇人大全良方》

《四库全书》本《妇人大全良方》的底本是元勤有堂本。该版本为陈自明
原本,非常稀见,杨守敬《日本访书志补》云:"此书《四库》著录,载有元勤有
堂刻本,而近代藏书家如张氏爱日精庐、陆氏皕宋楼、丁氏八万卷楼、黄氏士
礼居均不载,则其传本之稀可知。"①明薛己删订本则流行较广,谢观《中国医
学源流论》云:"陈自明《妇人大全良方》,以薛立斋尝加删订,刻入《薛氏医
案》中,通行较广。"②但两本差异很大,观点也不一致,第一章已经论述,这里
不赘。馆臣就是看到这个问题,才以元勤有堂本为底本。《四库全书总目·
妇人大全良方》云:

> 明薛己《医案》曾以己意删订,附入治验,自为一书。是编刻于勤有
> 书堂,犹为自明原本。

这样,四库本也成了保存陈自明原本原貌的重要版本。

3.《医垒元戎》

该书的底本为书帕本。书帕本盛行于明代。叶德辉《书林清话·明时
书帕本之谬》云:"明时官吏奉使出差,回京必刻一书,以一书一帕相馈赠,世
即谓之书帕本。"③这种书籍"供馈赆之用",大都很注意表面装潢,不太注重
文字内容,故质量一般不高。明陆深《金台纪闻》、清顾炎武《日知录》等都有
批评,认为在坊刻本之下。叶德辉《书林清话·明时书帕本之谬》亦云:"明
时官出俸钱刻书,本缘宋漕司郡斋好事之习。然校勘不善,讹谬滋多,至今
藏书家均视当时书帕本比之经厂坊肆,名低价贱,殆有过之。"④

---

①　《宋元明清书目题跋丛刊19》,第304页。
②　谢观著,余永燕点校《中国医学源流论》,第78页。
③　叶德辉撰《书林清话》,第148页。
④　叶德辉撰《书林清话》,第149页。

馆臣承认所用底本有一定问题,文渊阁本书前提要云:

> 此本为嘉靖癸卯辽东巡抚右都御史余姚顾遂所刻,万历癸巳两淮盐运使鄞县屠本畯又重刻之。体例颇为参差。盖书帕之本,往往移易其旧式。今无原本可校,亦姑仍屠本录之焉。

《四库全书》仍然收入就在于该本(十二卷本)为足本,比较难得。世上流行广的是一卷本,由元代杜思敬删订,收入《济生拔粹》,后《东垣十书》《古今医统正脉全书》等收入①,流传极广,而十二卷本反而很稀见。耿有光费尽心力收集到,在《万卷精华楼藏书记》卷八十高兴地说:"十二卷之本,最为难得,予求之有年,癸亥春试毕,得于厂中书肆。"②这也说明,《四库全书》本底本较好,进而保证了它的质量。

三、藏书家的贡献

好版本医书的背后是整个国家力量的支持,如《传信适用方》《针灸资生经》为"两淮盐政采进本",《妇人大全良方》为"大学士英廉购进本",《类证普济本事方》为"浙江巡抚采进本",《伤寒总病论》为"大学士于敏中家藏本",《医垒元戎》为"兵部侍郎纪昀家藏本"等。其中一个群体的力量不容忽视,那就是藏书家,值得专门论述。

藏书家参与进来,源于乾隆皇帝的命令:"闻东南从前藏书最富之家,如昆山徐氏之传是楼,常熟钱氏之述古堂,嘉兴项氏之天籁阁、朱氏之曝书亭,杭州赵氏之小山堂,宁波万(范)氏之天一阁,皆其著名者。"③

这几家中,范氏天一阁表现突出,共呈送书籍 602 种,其中有大量医籍,如《葛仙翁肘后备急方》八卷、《(扁鹊神应)针灸玉龙经》不分卷、《褚氏遗书》一卷、《普济方》四百二十六卷、《玉机微义》五十卷、《铜人针灸经》七卷、《西

---

① 王巧明、竹剑平《〈医垒元戎〉版本流传考略》,《中华医史杂志》,2013 年第 3 期,第169—172 页。
② 《宋元明清书目题跋丛刊16》,第 678 页。
③ 《浙江巡抚三宝奏查访范氏天一阁等藏书情形折》(乾隆三十八年闰三月二十六日),见张书才主编《纂修四库全书档案》(第 89 页)。

方子明堂灸经》八卷、《经验良方》十一卷、《东恒(应为垣)珍珠囊》二卷、《袖珍小儿方》十卷、《志斋医论》二卷、《医开》七卷、《医学正传》八卷、《医史》十卷、《(司牧马经)痊骥通元(玄)论》六卷等。①《四库全书》收入6种：《肘后备急方》《褚氏遗书》《铜人针灸经》《明堂灸经》《扁鹊神应针灸玉龙经》《普济方》；存目7种：《杂病治例》《袖珍小儿方》《医开》《医史》《医学正传》《志斋医论》《司牧马经痊骥通元论》。其中《杂病治例》不见于《四库采进书目》。很多医书的版本价值颇高,存目中的明王世相《医开》、明高士《志斋医论》因未被收入《四库全书》而失传。② 收入的也多为善本。

1.《普济方》

该书是我国现存最大的古代方书,由明朱橚(周定王)主持,教授滕硕、长史刘醇等人执笔编纂而成。它收辑资料广泛,除博引各家方书外,并兼收传记、杂说等各类书籍。有些书籍、方剂早已佚失,故它在保存古代文献上有很大价值。文渊阁本书前提要云："凡一千九百六十论,二千一百七十五类,七百七十八法,六万一千七百三十九方,二百三十九图,可谓集方书之大全者,李时珍《本草纲目》采录其方至多。"《四库全书总目》更云："采摭繁富,编次详析,自古经方,无更赅备于是者……然宋、元以来名医著述,今散佚十之七八。橚当明之初造,旧籍多存,今以《永乐大典》所载诸秘方勘验是书,往往多相出入,是古之专门秘术,实藉此以有传。"不过,因卷帙太大,久无刊刻,《普济方》传本稀少。《四库全书总目》云："又卷帙浩博,久无刊版,好事家转相传写,舛谬滋多,故行于世者颇罕,善本尤稀。"

浙江范懋柱家天一阁进呈《普济方》,四库馆臣慧眼识珠,将之收入《四库全书》,使学者、医人得以有机会阅读这部医学大书。清陆以湉《冷庐医话》云："明周定王橚《普济方》四百二十六卷,为方六万一千七百三十九首。余在杭州时欲借抄是书,需钱百余万,因而不果。"③陆以湉想借抄的是文澜

---

　　① 吴慰祖校订《四库采进书目》,第107—115页。

　　② 因未被《四库全书》收入,现已亡佚的存目医书还有《杜天师了证歌》《流注指微赋》《医学管见》《经验良方》《避水集验要方》《伤寒指掌》《运气定论》《金鎞秘论》《扁鹊指归图》《医学汇纂指南》《医学求真录总论》《得心录》等。

　　③ (清)陆以湉著,张向群校注《冷庐医话》,第131页。

阁本,惜因钱财原因未能成功,但全面阅读没有问题。随着时间的流逝,《四库全书》本《普济方》的价值越来越高。当前,除极少数藏书家藏有一些残卷(永乐刻本十九卷,明抄本三十五卷等)外,惟《四库全书》收有该书全文。严世芸《中国医籍通考》云:"本书明初刊行,后即散佚,唯《四库全书》幸存其全,而得以流传于世。"①人民卫生出版社以《四库全书》本为底本加以整理,于1958年出版,扩大了它的流传和使用。

2.《扁鹊神应针灸玉龙经》

该书托名扁鹊传,实为元王国瑞撰。它篇幅不大,但学术价值很高。文渊阁本书前提要对其内容及价值做了详细阐述:

> 其书专论针灸之法。首为一百二十穴玉龙歌八十五首。次为《注解标幽赋》一篇。次为天星十一穴歌诀十二首。次为人神尻神太乙九宫歌诀。次为六十六穴治证。次为子午流注心要秘诀。次为日时配合六法图。次为盘石金直刺秘传。次又附以针灸歌及杂录切要……而剖析简要,循览易明,非精于其技者亦不能言之切当若是也。

该书传本极少,各家公私书目极少著录,故《四库全书》《四库全书荟要》均加收入,进而传世。为保存文献,上海商务印书馆于1933年将从未付印或已绝版之书籍进行影印,成书《影印四库全书珍本初集》,共收书231种,其中就有《扁鹊神应针灸玉龙经》。②

3.《明堂灸经》

该书情况,文渊阁本书前提要有介绍:

> 《明堂灸经》八卷,题曰西方子撰,不知何许人。与《铜人针灸经》俱刊于山西平阳府。其书专论灸法,《铜人》惟有正背左右人形,此则兼及侧伏,较更详密。

可见,天一阁进呈的是山西平阳府本。这个版本很好,丁丙、丁申兄弟于光

---

① 严世芸主编《中国医籍通考》第2卷,第2440页。
② 复旦大学图书馆古籍部编《四库系列丛书目录·索引》,上海古籍出版社,2007年版,第92页。

绪十年(1884)重印《当归草堂医学丛书》时增刻的《西方子明堂灸经》依据的就是山西平阳府本,并在书前抄录了阁书提要。该版本由冯一梅校勘,并附冯一梅校勘记一卷,质量比《四库全书》本要高。后出转精本是学术常态,并不能以此否定《四库全书》本的价值。实际上,《四库全书》本也是很多藏书家收藏的重点,如《嘉业堂藏书志》著录的《西方子明堂灸经》就为文宗阁传抄本。①

4.《肘后备急方》

该书八卷,晋葛洪撰,梁陶弘景补阙,金杨用道增广。天一阁进呈本为明嘉靖本,文渊阁本书前提要云:"此本为明嘉靖中襄阳知府吕颙所刊。"在《肘后备急方》的现存版本系统中,该版本最早,惜已残缺,只存六卷。② 而《四库全书》收入全本,价值不菲,意义不凡。

5.《褚氏遗书》

该书旧题南齐褚澄撰,一直流传不广,清程永培《褚氏遗书跋》云:"兹书世传甚少⋯⋯业医而见此书者,十不一二。"③该书由天一阁进呈,被《四库全书》收入,有利于它的流传。

综上所述,在藏书家等诸多力量的支持下,《四库全书》中《肘后备急方》《褚氏遗书》《类证普济本事方》《伤寒总病论》《传信适用方》《针灸资生经》《明堂灸经》《妇人大全良方》《医垒元戎》《扁鹊神应针灸玉龙经》《普济方》《薛氏医案》《续名医类案》的版本质量都不错,这也有助于提高《四库全书》的质量。

四、劣本举隅

一方面搜集医书不广,一方面不精通医学,导致四库馆臣在医书版本、注本等选择上出现了很多问题。

① 缪荃孙、吴昌绶、董康撰,吴格整理点校《嘉业堂藏书志》,复旦大学出版社,1997年版,第408页。

② 薛清录主编《中国中医古籍总目》,第259页。

③ (南齐)褚澄著,赵国华校释《〈褚氏遗书〉校释》,河南科学技术出版社,1986年版,第82页。

1.《伤寒论》

《四库全书》收入的是金成无己注本。成无己对原书有改动,在保持原貌方面,不如宋本,也不如同体异名的《金匮玉函经》。对于馆臣的选择,章太炎在《覆刻何本〈金匮玉函经〉题辞》中批评道:"宋馆阁虽尝校定,传者已稀,元明以来,不绝如线,幸有何氏得宋本,写授其人刻之,下去乾隆校《四库》时才六十余岁,而《四库》竟未列入。盖时校录诸臣于医书最为疏略,如《伤寒论》只录成无己注本,不录治平原校……即其比也。"①太炎先生所说的"治平原校"指的是北宋治平二年(1065)校正医书局刊行的大字本《伤寒论》。后来,元祐三年(1088)又刊行小字本《伤寒论》。成无己《注解伤寒论》的底本为治平本或元祐本,惜成无己对之有删改。故在保持原貌上,成无己本远逊宋本。宋本现已不存。明赵开美据宋本翻刻,基本保持原书面貌,故被学术界称为"宋本伤寒论"。穷几十年心力精心研究《伤寒论》版本的钱超尘就言道:"赵开美所刻宋版《伤寒论》为《伤寒论》首善之本,胜成无己本不知几许。"②章太炎《论伤寒论原本及注家优劣》对两个本子有详细比较,可参见。③

2.《金匮要略》

《四库全书》收入的是徐彬注本,即《金匮要略论注》,文渊阁本书前提要云:"彬注成于康熙辛亥,注释尚为显明。今录存之,以便讲肆。彬字忠可,嘉兴人,江西喻昌之弟子,故所学颇有师承云。"徐彬注本不错,但赵以德注本更好。赵以德,生卒年不详。其注本,学界普遍认为高于徐本。清叶万青《重刊金匮玉函经二注序》云:"《金匮》有国朝徐彬《论注》,虽云明显,要未若宋赵以德之明且详也。"④清陈文述《重刊金匮二注序》云:"后之注者,以宋赵君以德《衍义》为最精。"⑤曹炳章《中国医学大成总目提要·重刊金匮玉函经

① 潘文奎等点校《章太炎全集·医论集》,第 410 页。
② 钱超尘《宋本〈伤寒论〉刊行后流传演变简史》,《江西中医学院学报》,2004 年第 1 期,第 24 页。
③ 见潘文奎等点校《章太炎全集·医论集》。
④ (明)赵以德衍义,(清)周扬俊补注,周衡、王旭东点校《金匮玉函经二注》,人民卫生出版社,1990 年版,序。
⑤ (明)赵以德衍义,(清)周扬俊补注,周衡、王旭东点校《金匮玉函经二注》,序。

二注》引用了陈序并赞同其观点。谢观在《中国医学源流论》中也说:"明初赵以德乃有《衍义》之作,其书传本甚少,故《四库》著录,惟得徐忠可所注。然徐书实敷衍无精义,不及赵书之尚有发明。"①

3.《诸病源候论》

《四库全书》本的底本是明汪济川本。书前提要云:"此本为明汪济川、方矿所校,前有宋绶奉敕撰序。"实际上,该书有元本传世。《四库简明目录标注》云:"《孝慈堂目》有元刊本。"②与明汪济川本相比,元本有很多优点,清陆心源《仪顾堂题跋》云:"元刊本,前有翰林学士知制诰宋绶序,每半页十三行,每行二十三字。以明刊本校之,卷十瘴气候条四百七十一字,明刊只存五十四字;青草瘴以下,夺四百十七字。此外字句之讹夺,亦复不少。"③

4.《备急千金要方》

《四库全书》本的底本是明人传刻的《道藏》本。《续修四库全书提要·备急千金要方》云:"《四库》著录九十三卷,承明人传刻,其源出于《道藏》。"这个版本的最大特征是《千金要方》《千金翼方》两书合二为一,融为一体。实际上,《千金要方》《千金翼方》都有单行本存世,《四库全书》应当分别收入。余嘉锡《四库提要辨证》曾有论述:

> 此二书刻本传世者,《千金方》有北宋本,不著年月,只存二十卷(每叶二十八行,行二十四字),题曰《新雕孙真人千金方》,其书为孙思邈原本,未经林亿等校正者。……其林亿等所校正者,名《千金备急要方》(见《书录解题》卷十三),或作《备急千金要方》(宋元刻本皆如此题),或简称《千金要方》(见《读书敏求记》卷三),凡三十卷,目录一卷。有宋治平三年刻本(见《经籍访古志》)。有元刻本,不题年月(见《访古志》及《铁琴铜剑楼书目》卷十四、《皕宋楼藏书志》卷四十四),即从宋阁本出(见黄丕烈跋)。有明正德辛巳慎独斋刘氏刊本(见《访古志》及《四库简

明目录标注》卷十）。……其《千金翼方》三十卷，目录一卷，亦林亿等校正者，有元大德丁未梅溪书院刻本（见《访古志》），明万历间王肯堂刻本（见《访古志》及《四库简明目录标注》《郘亭知见传本书目》，今故宫所藏观海堂书及北平图书馆并有之），又有乾隆癸未金匮华希闳校刻本（见《访古志》，行款字数与王刻同，孙祠书目及邵、莫两家均作明华氏刻本，疑误也）。……又考钱曾《述古堂书目》卷三于《要方》《翼方》皆注宋阁本抄，则疑《翼方》宋本，清初尚有存者。……夫宋元本固不易得，日本覆刻又出在后，皆不可以责《提要》，然如慎独斋所刻之《要方》，王肯堂、华希闳所刻之《翼方》，在乾隆时当不难得（华氏即刻于乾隆二十八年），而竟不获著于录，岂非失之眉睫之前也软！①

5.《外台秘要方》

《四库全书》的底本是明程衍重刻本，《四库全书总目》云："此本为宋治平四年孙兆等所校，明程衍道所重刻。"该书有宋本存世，质量更胜一筹。清陆心源曾有比较，《仪顾堂题跋》卷七云：

> 以崇祯中程衍②刊本校之，删削几及二万字，妄改处亦复不少。……此本宋刊初印，无一断烂，洵海内外之鸿宝也。书中"痰"字皆作"淡"，明本改作"痰"。"檐"字皆作"檐"，明本改作"擔"。案：《说文》无痰字。《广韵》始有痰字，云："胸上水病。"《一切经音义》卷三："淡饮，胸上液也。"其字作淡，不作痰。与此本合。《说文》亦无擔字。……明初改"淡"为"痰"，改"檐"为"擔"。此明人不识字之通病也。是此书不但有功医学，并可参证《小学》，宋本之可贵如此。焘书原有双行夹注，明刊往往于原书夹注上加"通按"二字，窃为己说，尤可笑也。③

6.《证类本草》

《证类本草》版本复杂，主要分为两大系统：《政和本草》系统和《大观本

---

① 余嘉锡著《四库提要辨证》，第 665—667 页。
② "程衍"当为"程衍道"，脱"道"字。
③ 《宋元明清书目题跋丛刊9》，第 86 页。

草》系统。《四库全书》本的底本属于《政和本草》系统。这是非常明智的,就版本质量而言,《政和本草》比《大观本草》要高。尚志钧《〈政和本草〉〈大观本草〉同异考》指出:

> 通过《政和》和《大观》的勘比,可以看到《大观》讹误、脱漏很多,而《政和》因刊刻、校勘很精,讹误较少,故成为《证类本草》现存最好的刊本,因此对临床、教学、科研、生产应用有较高的学术价值。①

虽然选对版本系统,但在具体版本选择方面,四库馆臣存在问题。馆臣选择的是明成化戊子本(源自元大德丙午本),与泰和晦明轩相比,这个版本讹误脱漏很多,这也导致《四库全书》本质量不高。②

7.《伤寒直格方》

《四库全书》收入的是三卷本。该书有五卷本,叶德辉《郋园读书志》云:"核与《四库》本,除前三卷,余并不同。……而此书则未经藏书家著录,宜乎《四库全书》仅见坊行窜乱之本,未见此原本也。"③

8.《宣明论方》

《四库全书》采录的是十五卷本,这是当时的通行本。《增订四库简明目录标注》云:"拜经楼吴氏有旧刻本七卷,云:后人妄分为十五卷。十四行,行二十五字。"④可见,七卷本版本质量较高。

9.《儒门事亲》

《四库全书》本依据的是十五卷本,即嘉靖本或嘉靖本的翻刻本。这个版本不精,因它以"儒门事亲"的书名概括了张子和的多部医书。真正的《儒门事亲》只有三卷。⑤ 现存的元中统三年(1262)刊本,即是张氏《儒门事亲》三卷、《直言治病百法》二卷、《十形三疗》三卷等三部医籍合刊,各标目录,各

---

① 尚志钧著,尚元藕、尚元胜整理《本草人生:尚志钧本草论文集》,中国中医药出版社,2010 年版,第 401 页。
② 《四库全书〈证类本草〉版本的讨论》,见尚志钧著,尚元藕、尚元胜整理《本草人生:尚志钧本草论文集》,第 365—368 页。
③ 叶德辉撰,杨洪升点校《郋园读书志》卷六,上海古籍出版社,2019 年版,第 298 页。
④ (清)邵懿辰撰,邵章续录《增订四库简明目录标注》,第 437 页。
⑤ 薛瑞兆《〈儒门事亲〉的卷帙问题》,《文史知识》,2014 年第 2 期,第 108—112 页。

自独立、互不相属。黄丕烈据自己所藏版本对十五卷本进行了批评,其《荛圃藏书题识》卷四云:

> 太医张子和先生《儒门事亲》三卷……《治法杂论》一卷,金刊本。……向称是书总名之曰《儒门事亲》十五卷,唯此各标目录,逐种分析,始悉戴人之书,自有真面目在,非可以《儒门事亲》概之也。①

后陆心源《金刊张子和医书跋》梳理了从三卷本到十五卷的过程,并指出了十五卷存在的问题:

> 张子和医书十二卷,金刊本。……卷一至卷三题曰太医张子和先生《儒门事亲》。……嘉靖本总题为《儒门事亲》,已名是而实非,又分割卷第,颠倒前后,金本真面目几无一存。《撮要图》《五泄图》本图也,而改为篇。《扁华诀病机论》本附于《撮要图》后,刘河间《三消论》本附于《治法杂论》后,而别出为卷十三、卷十四。《世传神效方》《治法杂论》本别为卷,而列《治法杂论》为卷十一,《神效方》为卷十五。金本《神效方》后有七古一首,七绝四首,嘉靖本有录无书。其他分两之参差,字句之讹夺,尤难枚举。即如《神效方》接骨药半两铜钱,乃古半两钱也,嘉靖本讹铜钱半两,郢书而燕说矣。②

当然,黄丕烈、陆心源所谓的金刻本是否为真正的金刻,学术界有不同认识,③但他们对十五卷本的分析却得到学术界的普遍认可。倡议编纂《四库全书》的朱筠(1729—1781)曾收藏元中统三年刊本,不知为何未被馆臣们选作底本。

需要说明的是,《伤寒论》等上述医书的善本在国内都有收藏,如果全力搜集,应该可以找到。惜馆臣未尽心力,只是采录了较次的版本,实为遗憾。另外,劣本应该不止上述几部,这需要学术界继续探求。

---

① 《宋元明清书目题跋丛刊13》,第81页。
② 顾廷龙主编《续修四库全书·集部》,第1560册,第594—595页。
③ 苏春梅《元中统三年刻本〈儒门事亲〉的文献价值》,《兰州学刊》,2011年第10期。

第四节　辑　　佚

在编纂《四库全书》的过程中,馆臣们从《永乐大典》里辑出大量医书。其中《武英殿聚珍版丛书》收入 2 种:《小儿药证真诀》三卷、《苏沈良方》八卷。《四库全书》收入 15 种,除《苏沈良方》外,其他为:《颅囟经》二卷、《博济方》五卷、《脚气治法总要》二卷、《旅舍备要方》一卷、《伤寒微旨》二卷、《全生指迷方》四卷、《卫济宝书》二卷、《太医局程文》九卷、《产育宝庆方》二卷、《集验背疽方》一卷、《济生方》八卷、《产宝诸方》一卷、《急救仙方》六卷、《瑞竹堂经验方》五卷。《四库全书总目》存目 4 种:《流注指微赋》一卷、《水牛经》三卷、《安骥集》三卷、《痊骥集》二卷。另外,《卫生十全方》三卷附《奇疾方》一卷,虽被《四库全书总目》著录,却未被《四库全书》收入。这些辑本是馆臣整理医书的重要成果,但辑佚本身有得有失。

一、为何辑佚

《永乐大典》,明姚广孝、解缙等奉敕编纂。该书编纂时间长:历时四年,于永乐六年(1408)编成;参与人数多:编校、誊写圈点者达三千人左右;内容极丰富:辑入约八千种图书,可谓经史子集百家之文皆囊括其中,号称"遗编渊海";规模极宏大:全书目录六十卷,正文二万二千八百七十七卷,总字数约三点七亿字。因书籍篇幅太大,明廷没有能力刊刻,编成时仅完成一部写录本(即正本),嘉靖、隆庆年间又抄录一部副本。明代中后期,正本失踪,至今不知下落;副本也在战乱动荡中不断散失,现存不到千卷。在《永乐大典》所辑入的书籍中,宋元时期的书籍较多。到明正统时编《文渊阁书目》时,这些书籍已经十不存三四了。到了清代,散佚的更多,为了阅读这些散佚书籍,只能去查阅《永乐大典》。

清廷编纂《四库全书》的缘起之一就是从《永乐大典》中辑录散佚书籍。乾隆皇帝提倡"稽古右文",多次下令征书。乾隆三十七年(1772),乾隆皇帝第三次下达征书谕旨后,安徽学政朱筠上奏,提出翰林院所藏的《永乐大典》

收有许多已经轶失的珍贵典籍,应派专人进行辑录。《大学士刘统勋等奏议覆朱筠所陈采访遗书意见折》(乾隆三十八年二月初六日)载:

> 该学政又称:"前明《永乐大典》,其书虽少次伦,然古书之全者具在,请择取其中若干部,分别缮写,各自为书,以备著录。"等语。①

乾隆帝赞同支持。《谕内阁传令各督抚予限半年迅速购访遗书》(乾隆三十八年三月二十八日)云:

> 前经降旨,令各该督抚等访求遗书,汇登册府。近允廷臣所议,以翰林院旧藏《永乐大典》,详加别择校勘,其世不经见之书,多至三四百种,将择其醇备者付梓流传,余亦录存汇辑,与各省所采及武英殿所有官刻诸书,统按经史子集编定目录,命为《四库全书》。②

《四库全书》正式启动编纂。《旧五代史》等许多失传的重要典籍得以重现于世。

值得注意的是,《永乐大典》里面的医学资料极为丰富,这是因为该书的编纂人员多知医。监修之一姚广孝本为医家子,副总裁中的赵同友、蒋用文为太医院名医等。特别是赵同友,文医兼通,明沈德符《万历野获编》卷十"医官再领著作"云:"太医院御医赵友同,字彦如,大臣荐其文学,时文皇帝方修《永乐大典》,用为副总裁。"③跟其他书籍一样,随着时间的流逝,许多医籍逐渐散佚,从《永乐大典》里辑录相关医书也就成为了必然选择。早在明代,弘治皇帝就已经从《永乐大典》中辑录医方。明王鏊《震泽集》卷三十二《御赐禁方颂(弘治间赐)》云:"今上皇帝读《永乐大典》,命录其禁方,赐御药房诸臣工,臣宠得其二焉。"④同卷《御书秘方赞》云:"今上皇帝万几之暇,留心翰墨,间阅《永乐大典》,得金匮秘方外人所未睹者,乃亲御宸翰,识以御宝,赐太医院使臣王。盖欲推之以福海内也。"⑤明刘若愚《酌中志》卷十八亦

---

① 张书才主编《纂修四库全书档案》,第53页。
② 张书才主编《纂修四库全书档案》,第67页。
③ (明)沈德符撰《万历野获编》,中华书局,1959年版,第256页。
④ (清)纪昀总纂《景印文渊阁四库全书》,第1256册,第469页。
⑤ (清)纪昀总纂《景印文渊阁四库全书》,第1256册,第470页。

载:"累臣若愚曾闻成祖敕儒臣纂修《永乐大典》一部……因卷帙浩繁,未遑刻板。其写册原本,至孝庙弘治朝以《大典》金匮秘方外人所未见者,乃亲洒宸翰,识以御宝,赐太医院使臣王、圣济殿内臣庞,盖欲推之以福海内也。"①

四库馆臣从《永乐大典》里辑录了大量的中医药文献,并形成了自己的辑佚原则。总结下来,主要有以下两点。

1. 充分利用历代公私目录及相关文献,确定卷帙等,从而尽可能恢复书籍原貌。确定卷帙的有《颅囟经》《博济方》等,《颅囟经》书前提要云:"至《宋艺文志》,始有师巫《颅囟经》二卷。……谨据《永乐大典》所载,裒而辑之,依《宋志》旧目厘为二卷";《博济方》书前提要云:"晁公武《读书志》作五卷。……谨分立三十五类,依次排比,从《读书志》之目,厘为五卷"。确定其他内容的有《产宝诸方》等,书前提要云:"惟陈振孙《书录解题》有之。……今检《永乐大典》所载,尚得七十余方。又有《十二月产图》一篇,与振孙所记并合,盖即宋时之原本。"

2. 强调专业性,主动放弃某些医学书籍。如回回医书,专业性太强,馆臣放弃了辑录。纪昀《济众新编序》云:"《永乐大典》载明初回回医书近百卷,其论证论脉之文,皆出重译。通其术者,不习其字,习其字者,不通其术。大抵诘曲晦涩,不甚可句读。至所用之药,皆回回之名,一味有至十余字者,不知于中国为何物。又对音不确,不能得其三合四合之法,即今之回部,亦不能尽解为何语。故弃置其书,不更编次。"②

这两个原则显示出馆臣认真的态度,方法的得当。但由于很多辑本成于众手,又存在诸多问题。

二、未佚之书被辑

部分"辑佚"之书实际上尚有原本存世,四库馆臣曾有所察觉并加以修正,如不将辑本《小儿药证真诀》收入《四库全书》。《四库全书》成书后,学术

①　(明)刘若愚著《酌中志》,北京古籍出版社,1994年版,第162页。
②　(清)纪昀著,孙致中、吴恩扬、王沛霖、韩嘉祥校点《纪晓岚文集》第一册,第179页。

界更发现此问题，如范行准《述现存永乐大典中的医书》云："有三种为未佚之书，如《瑞竹堂经验方》《严氏济生方》《苏沈良方》等，今皆有原本存世。"①不过，这些辑本的价值还得具体分析。

1.《济生方》

该书未佚，有日本刻本存世。在中国，原本是否存世呢？馆臣辑佚之前，最晚著录此书的是《孝慈堂目》。《四库简明目录标注》云："《孝慈堂目》有真元版《严氏济生方》六卷。"②《孝慈堂目》成书于康熙年间，离《四库全书》开馆约有五十年，而后再没有此书的记载。由此我们可以推测，编纂《四库全书》时，《济生方》在中国本土已经散亡。著名藏书家陆心源也认同这一点，在《济生方跋》中说："原本久佚，此则馆臣从《永乐大典》辑出者，日本尚有原书。"③这表明，馆臣当时辑录《济生方》具有合理性。

2.《苏沈良方》

该书在中国本土没有散佚，中国中医科学院图书馆现藏有明嘉靖刻本。④ 与此本相比，辑本多有遗漏。《增订四库简明目录标注》就云："明刊本，前有图，……聚珍版本，不佳，……可证《大典》本之脱误。"⑤清程永培对嘉靖本加以校刊，收入《六醴斋医书》。但嘉靖本并非十全十美。程永培《苏沈良方跋》云："余藏旧刻印本书十卷，不列存中氏原序，而载有林灵素一叙，亦止论沈未及苏。其卷首一叙，兼及苏沈，文颇拙瞀，不著作者姓名，盖俗笔也。……其中误字甚多，几至不可读，为之订正。"⑥因为明本之讹误，辑本的价值得以呈现。鲍廷博校刊《苏沈良方》时，就以《六醴斋医书》本为底本，以馆臣辑本为校本，从而整理出学术界公认的最好版本，收入《知不足斋丛书》。

3.《瑞竹堂经验方》

该书也未散佚，现存最早的版本是上海图书馆所藏的明成化十年甲午

---

① 中华书局上海编辑所编辑《中华文史论丛》（第2辑），中华书局，1962年版，第258页。
② （清）邵懿辰撰，邵章续录《增订四库简明目录标注》，第435页。
③ 《仪顾堂续跋》卷九，见《宋元明清书目题跋丛刊9》，第305页。
④ 薛清录主编《中国中医古籍总目》，第263页。
⑤ （清）邵懿辰撰，邵章续录《增订四库简明目录标注》，第429页。
⑥ （宋）沈括、苏轼撰，宋珍民、李恩军校《苏沈内翰良方》，中医古籍出版社，2009年版，第247页。

(1474)鳌峰熊氏种德堂刻本,为十五卷。① 馆臣辑本为五卷。《增订四库简明目录标注》云:"昭文张氏有明刊足本十五卷,四库本非原本也。……(续录):明刊足本分十五门,门一卷。"②至于十五卷的具体内容及五卷本的残缺,瞿氏《铁琴铜剑楼藏书目录》卷十四云:"《瑞竹堂经验方》十五卷,明刊本。……全书分十五卷,卷一诸风门,卷二心气痛门,卷三小肠疝气门,卷四积滞门,卷五痰饮门,卷六喘嗽门,卷七羡补门,卷八泻痢门,卷九头面口眼耳鼻门,卷十发齿门,卷十一咽喉门,卷十二杂治门,卷十三疮肿门,卷十四妇人门,卷十五小儿门。……别本有作五卷者,文多残缺,分类亦不合。"③

4.《急救仙方》

馆臣辑本为六卷,而现存原本为十一卷。胡玉缙《四库未收书目提要续编》著录了原本:"《四库》著录六卷,乃从《永乐大典》辑出者,杂疮、杂证诸门,每多阙佚,此则全帙也。每卷题'恻一'至'测(恻)十一',盖影写《道藏》本。为江南图书馆所藏。考《道藏目录》,有《急救仙方》十一卷,宋林亿等校,卷数正合。"④《增订四库简明目录标注》亦云:"《天一阁目》有《急救仙方》十一卷,旧抄本。朱修伯曰:《道藏》本十一卷,林亿校正。平津馆亦有抄本十一卷,云:《四库》所收止六卷。罗镜泉曰:《道藏本》十一卷,系外科,尚有内科,不知几卷,《四库》不知内外科之分,乃杂而撮之。"⑤《中国医学大成续集》收录了《道藏》本,提要云:"考白云霁《道藏目录》,太玄部'恻'字一至十一号即《急救仙方》。其卷一至卷五,论妇科调经胎前产后,附杂症小儿方。前有金川徐守真序。其卷六、七,乃《仙授理伤续断秘方》,其序云……卷八,即疗疮治法。卷九,为秘传五痔品。卷十,《上清紫庭追劳仙方论法》。卷十一,《上清紫庭追劳仙方品》。"⑥这都表明,馆臣辑本的确存在缺漏。

① 薛清录主编《中国中医古籍总目》,第 271 页。
② (清)邵懿辰撰,邵章续录《增订四库简明目录标注》,第 439 页。
③ 《宋元明清书目题跋丛刊 10》,第 216 页。
④ 胡玉缙撰《续四库提要三种》,第 153 页。
⑤ (清)邵懿辰撰,邵章续录《增订四库简明目录标注》,第 436 页。
⑥ 曹炳章原编《中国医学大成续编·方剂》,上海科学技术出版社,2000 年版,前言第 1 页。

5.《安骥集》

馆臣辑本未被收入《四库全书》，现已不存。该书原本存世，《四库全书存目丛书》影印的就是明万历二十一年(1601)张世则刻本。[①]

6.《小儿药证直诀》

馆臣辑本书名为《小儿药证真诀》。该书也有原本存世，具体见前。跟原本相比，辑本问题较多。清季周学海就云：“聚珍本往往有阎氏方论误入钱书者，……其药味分量间有不同。”[②]

另外，有学者认为，《卫济宝书》《伤寒微旨》两部医籍也属于未佚而辑。前者，清陆以湉认为有影宋本存世，《冷庐医话》卷二云：“董氏琏《卫济宝书》，吴晓钲得袁永之影宋定本二十二篇，完善无缺，视文劳同之本多三之一。”[③]至于后者，《增订四库简明目录标注》云：“(续录)：明刊本，附《素问》后。”[④]惜直至今天，这两个版本仍未现世，还需进一步考察。

三、漏辑与补辑

跟未佚而辑一样，漏辑也是馆臣辑佚存在的突出问题。漏辑表现有二，一是辑录医书数量少，很多散佚医书未被辑佚；二是辑佚质量差，所辑医书漏掉了很多内容。

(一)漏辑医书

范行准首先提出这个问题，他在《述现存永乐大典中的医书》中说：“从这次影印《大典》中所载的医书来看，尚有一百三十多种，其亡佚超过四分之一，则在修《四库》时存于《大典》中的医书，当数倍于此。”[⑤]据当时已发现的《永乐大典》残存七百三十卷，范氏辑出医书62种。医经2种：党永年《扁鹊脉髓》、詹炎举《太素脉诀》。《本草》9种：王继先《绍兴本草》(今日本尚有几

---

① 复旦大学图书馆古籍部编《四库系列丛书目录索引》，第436页。

② (宋)钱乙著，王萍芬、张克林点注《小儿药证直诀》，江苏科学技术出版社，1983年版，前言第7—8页。

③ (清)陆以湉著，张向群校注《冷庐医话》，第62页。另，《卫济宝书》《总目》云：“旧本题东轩居士撰，不著名氏。”因前有董琏序，故陆以湉称“董琏《卫济宝书》”。

④ (清)邵懿辰撰，邵章续录《增订四库简明目录标注》，第430页。

⑤ 中华书局上海编辑所编辑《中华文史论丛》(第2辑)，第258页。

种抄写残本,类皆图多文少)、陈衍《宝庆本草折衷》(今有元刻残本)、张元素《真珠囊》(今有元刊《济生拔粹》本及明嘉靖据洪武本写本等,并各不同)、尚从善《本草元命苞》(今有旧抄本,残)、胡仕可《本草歌括》、詹端方《本草类要》、李氏《食经》、无名氏《食经诸品》、无名氏《食用本草》。妇产2种:崔氏《产蓐方》、无名氏《产宝诸方》。婴孺6种:陈文中《养子直诀》、李柽《小儿保生要方》、汤民望《婴孩妙诀总要》、张元素《洁古钱氏补遗》、刘世荣《保婴集验名方》、无名氏《经济小儿保命方书》。眼目3种:无名氏《黄帝七十二证眼论》、无名氏《眼科诀髓》、无名氏《龙木论》(与明刻诸本不同)。宋代医方14种:王衮《博济方》、杨子建《万全护命方》、董汲《旅舍备要方》、韩祗和《伤寒微旨论》、初虞世《养生必用说》("说"一作"方",《宋志》作《养生录验必用方》)、王贶《济世全生指迷论》、夏德《卫生十全方》、夏德《治奇疾方》、罗适《伤寒救俗方》、张永《卫生家宝》、陈晔《家藏经验方》、无名氏《是斋售用录》(《大典》原无"录"字,据宋陈敬《香谱》诸书补)、无名氏《太医局方》、无名氏《兰室宝鉴》。金元医方26种:张元素《洁古家珍》、段奇《野夫多效方》、万俟述中《济生经验单方》、索矩《伤寒新书》、刘智《普济经验加减方》、忽光济《伤寒集义》、赵嗣真《活人百问释疑》、江畴《伤寒发明书》、吴恕《伤寒指掌图》(今有明刻本,已被增改,并非原书之旧)、朱震亨《丹溪医案》、韩义和《烟霞圣效方》、李宪《德生堂经验方》、陈敏《济急捷用单方》、袁当时《大方》、何焱《卫生至宝》、郭弥明《方便集》、施圆端《效方》、潘思敬《加减药证集》、阮霖《经验良方》、柳森《可用方》、王瀿《医学类证》、孙氏《仁存活法秘方》、无名氏《续刊经验良方》、无名氏《许孙二真人方》、无名氏《类集本草诸方》、无名氏《证治》。① 除《博济方》《旅舍备要方》等几部医书外,其他都是馆臣漏辑的医书。

跟范行准一样,其他学者也认为馆臣有漏辑,但统计的数量稍有不同。如张如青、张雪丹《现存〈永乐大典〉儿科文献研究》据《永乐大典医药集》一书统计,现存《永乐大典》中儿科文献部分征引的佚书有79种,始见于卷九七

---

① 　中华书局上海编辑所编辑《中华文史论丛》(第2辑),第261—265页。

五的 33 种：

《惠眼观证》、《至道御书》、《仙人水鉴》、《汉东王先生方》、《保生论》、《飞仙论》、《惊风方论》、《小儿保生要方》(宋李樱)、《简易方》(黎民寿)、《茅先生方》、《惠济》、《婴孩妙诀总要》、《隐居方》(温大明)、《经济小儿保命方书》、《本草》、《斗门方》、《日华子》、《灵苑方》(宋沈括)、《谭氏殊圣方》、《婴孺方》、《医方妙选》(张涣)、《凤髓经》、《王氏手集(方)》、《刘氏家传(方)》、《张氏家传(方)》、《庄氏家传(方)》、《孔氏家传(方)》、《吴氏家传(方)》、《吉氏家传(方)》、《长沙医者丁时发传(方)》、《长沙医者郑愈传(方)》、《济急捷用单方》(陈敏)、《方便集》(郭弥明)。

始见于卷九七六的 8 种：

《宝庆方》、《经验普济加减方》(刘智)、《烟霞圣效方》(韩义和)、《效方》(施圆端)、《续刊经验良方》、《保婴集验名方》(刘世荣)、《活法秘方》(孙仁存)、《大方》(袁当时)。

始见于卷九七八的 13 种：

《养生必用》、《万全方》、《医学证类》(僧本璇)、《玉诀方》(又名《小儿玉诀》)、《保生信效方》、《聚宝方》、《野田多效方》(段奇)、《赵氏家传(方)》、《长沙医者胡氏家传(方)》、《安师传(方)》、《长沙医者相焉传(方)》、《长沙医者丁安中传(方)》、《长沙医者易忠信传(方)》。

始见于卷九八〇、九八一、一〇三三、一〇三六、一〇三七等五卷的 25 种：

《颅囟经》(托名周穆王时师巫所传，一说东汉卫汛撰)、《必效方》(唐孟诜)、《子母秘录》(唐许仁)、《姚和众方》(疑即《延龄至宝方》，唐姚和众撰)、《广济方》(唐李隆基)、《古今录验》(唐甄权)、《食疗本草》(唐孟诜)、《兵部手集(方)》(唐李绛，佚文收入《外台秘要方》)、《九籥卫生(方)》(宋赵士纡，又作赵士衍，佚文收入《幼幼新书》《本草纲目》)、《简要济众方》(宋周应)、《钱氏补遗》(金张洁古)、《经验良方》(阮霖)、《产乳方》(杨氏)、《秘要指迷论》、《长沙医者李刚中传(方)》、《石壁经》、《备

急纂要方》、《吉州医者传（方）》、《长沙医者毛彬传（方）》、《朱氏家传
（方）》、《长沙医者丘松年传（方）》、《陶善化传（方）》、《国医李安仁传
（方）》、《修真秘旨》、《五关贯珍珠囊》。①

　　总之，学术界普遍认为，馆臣漏辑了医书，且数量不少。不过，这些观点
都是建立在《四库全书》收入、存目的《永乐大典》本以上的。实际上，馆臣所
辑医书多于这个数量。史广超《〈永乐大典〉辑佚述稿》后附的《〈永乐大典书
目〉残本》（国家图书馆藏）、《上图本〈永乐大典书目〉》著录了馆臣所签的佚
书单，其中医书有：《水牛经》二卷（造父撰）、《痊骥集》三卷、《安骥集》三卷
（刘豫时书）、《医驼方》一卷、《寿元养老新书》四卷（邹铉撰）、《回□医治内
科》二十二卷、《小儿证治全书》七十四卷、《雷公药性论》一卷（雷敩撰）、《流
注紫微赋》（何若愚撰）、《子午流注井荣俞经合部分图》二卷（何若愚撰）、《流
论八穴》（窦肥卿撰）、《灸膏肓腧穴法》（庄季裕撰）、《运气精华要旨》一卷（程
德斋撰）、《本草叙论》三卷、《医经》、《针灸法》二十卷、《瑞竹堂经验方》五卷
二册、《济生方》八卷三册（宋严用和撰）、《脚气治法总要》二卷一册（宋董汲
撰）、《博济方》五卷五册、《颅经》二卷一册（师巫撰）、《集验背方》一卷二册
（宋李迅撰）、《伤寒微旨论》三卷一册（宋）、《急救仙方》六卷二册、《医书符
禁》四卷、《产育宝庆集》二卷一册、《太医局科式程文》九卷五册、《旅舍备要》
一卷一册、《医书诸经证治》二卷、《卫济宝书》二卷一册。② 因为残缺，书单并
不完整，漏掉了《全生指迷方》《卫生十全方》等医书。仅据残目而言，里面就
有很多不是《四库全书》收入、存目的《永乐大典》本，如《回□医治内科》《雷
公药性论》《运气精华要旨》等。可见，馆臣所辑医书不限于收入或存目的所
谓《永乐大典》本。学术界仅凭《永乐大典》本来评判馆臣的辑佚成绩并不公
允，故张升就认为应该"修正我们对馆臣辑书工作的批评"。③ 至于这些医书
为何未被收入或存目，原因不详。总之，因资料缺失，我们无法确知馆臣所

---

① 见《中医文献杂志》，2008 年第 2 期，第 2—3 页。
② 史广超著《〈永乐大典〉辑佚述稿》，中州古籍出版社，2009 年版，第 240—277 页。其中
《寿元养老新书》为《寿亲养老新书》之讹。
③ 张升著《〈永乐大典〉流传与辑佚研究》，北京师范大学出版社，2010 年版，第 142 页。

辑医书的数量,故也难以讨论馆臣在多大程度上漏辑《永乐大典》中的医书。

(二) 漏辑内容

很多学者都曾指出,"《永乐大典》本"漏辑了《永乐大典》中的内容。范行准《述现存永乐大典中的医书》指出王衮《博济方》卷四《惊痫门》漏掉褊银丸、镇心丸、乳香散三方。[①] 程磐基《〈伤寒微旨论〉佚文两篇探讨》指出《伤寒微旨论》漏掉了《戒桂枝汤篇》《辨桂枝葛根麻黄汤篇》两篇论。[②] 其中,程磐基使用的材料是《永乐大典医药集》。

漏辑的当然不止这些。查阅《永乐大典医药集》,我们发现《济生方》漏辑防风汤一方。补辑如下:"防风汤:治血痹,皮肤不仁。防风(去芦,二两)、川独活(去芦,洗)、川当归(去芦,洗)、赤茯苓(去皮)、秦艽(去芦,洗)、赤芍药、黄芩(各一两)、桂心(不见火)、杏仁(去皮,尖)、甘草(炙,各半两)。右咬咀。每服四钱,水一盏半,姜五片,煎至七分,去滓温服,不拘时候。"[③]

馆臣的部分疏漏不可思议,如《博济方》中的"天麻煎"。馆臣所辑的《苏沈良方》卷二"天麻煎丸"注云:"案:此方原缺,今从王衮《博济方》补入。"这说明,馆臣已经辑录"天麻煎",并将之补入《苏沈良方》,但《博济方》定本又看不到该方。这实属不妥。

利用馆臣所辑的《博济方》,我们还可以发现《永乐大典》本《产宝诸方》的两处漏辑。《博济方》卷四"保生丸"载:"《产宝诸方》云:忌生冷油腻鱼鸡等物,汤酒入口,温热得所,但未产以前与产后一腊,好依方合";卷四"香桂散"云:"治产后脐下疼痛不止(《产宝诸方》作"当归散")。当归、川芎(各一分)、官桂(去皮,半两)。右三味同为细末,分作三服,每服酒一盏,煎三五沸,更入童便少许,同煎至七分,温服,甚者不过再服必瘥"。

馆臣漏辑的原因一方面是疏漏,另一方面是当时宫廷的《永乐大典》并不完整。《军机大臣奏检出〈永乐大典〉目录及全书各十本呈进片》(乾隆三

---

① 中华书局上海编辑所编辑《中华文史论丛》(第 2 辑),第 259 页。

② 程磐基《〈伤寒微旨论〉佚文两篇探讨》,《中医药文化》,2008 年第 3 期,第 45—47 页。

③ 《永乐大典》卷之一万三千八百七十九"末"韵"痹"字"诸痹证治三",见萧源、张守知、张永安等辑《永乐大典医药集》,人民卫生出版社,1986 年版,第 915 页。

十八年二月初十日）云：“臣等查《永乐大典》原书共一万一千余本，今现序（存）九千余本，丛杂失次，一时难以遍查。”①

总之，馆臣在辑佚中的确存在漏辑现象。而且，有些内容明明已经辑出，但最后定稿却未收入，实在遗憾。②

（三）利用其他医籍补辑馆臣辑本

在辑佚时，馆臣除依据《永乐大典》外，有时还参考其他书籍补入相关内容。这从《集验背疽方》的辑佚就能看出。该书书前提要云：

> 谨从《永乐大典》中采掇衰订，仍为一卷。其麦饭石膏及神异膏二方，乃诸方中最神妙者，而《永乐大典》乃偶佚之，今据《苏沈良方》及危亦林《得效方》补入。又《赤水元珠》亦载有神异膏方，与《得效方》稍有不同，今并列之，以备参考焉。

查《集验背疽方》，馆臣除参考《苏沈良方》《世医得效方》《赤水玄珠》外，还参考了《和剂局方》，如“内托散”“化毒排脓内补十宣散”两方就是据《和剂局方》而补。这大大提高了辑本医书的质量。

惜馆臣利用其他医籍有限，《四库全书》本《普济方》《证治准绳》《本草纲目》等医书都可以对《永乐大典》本医籍加以补充。

1.《普济方》

馆臣认为，《普济方》可以跟《永乐大典》相互补充。《四库全书总目·普济方》云：“橚当明之初造，旧籍多存，今以《永乐大典》所载诸秘方勘验是书，

---

① 张书才主编《纂修四库全书档案》，第56页。
② 其他部类也存在类似问题。傅增湘《〈永乐大典〉跋》就有论述：“至《敬斋古今黈》《瓮牖闲评》《爱日斋丛抄》《考古质疑》四种，皆原书久佚，四库馆臣自《大典》中辑出，印入《聚珍版书》者，固宜悉相吻合矣。乃取聚珍本校之，惟《爱日斋丛抄》四十六则在今本之第四卷中，初无歧异。其《古今黈》所引共二十九则，今本只有《孟郊失志夜坐》《聚星堂雪诗》《纳纸投名》三则，且末则尚夺二十九字，其余二十六则悉未采入，近时有编拾遗者始收之。《瓮牖闲评》所引凡四十则，今本所有者惟《黄太史西江月》一则，余悉不载。《考古质疑》只引三则，通四千余言，而今本乃全失收，殊可怪诧。若谓当日馆臣于兹册失检耶？则其固有已收之数则在；若谓已见兹册耶？顾何以收采者正复无几而漏失者转闳多也。意者编辑官书，事出众手，分纂者既徒完官课，总核者复未暇详求，加以中旨督促，急于成书，展转抄编，任其遗落，又岂料吾辈今日据原本以发其覆哉！然《大典》辑出诸书蹈此弊者正多，无足怪也。”傅增湘《藏园群书题记》，上海古籍出版社，1989年版，第484页。

往往多相出入。"可惜的是,馆臣未利用《普济方》完善《永乐大典》本医籍。不然,《永乐大典》本医籍质量会更高。这里举《博济方》《产育宝庆集》《集验背疽方》三书为例稍加论述。

(1)《博济方》。《普济方》引用《博济方》达二百条左右,很多未见于馆臣辑本。如卷一百一十六引用《博济方》五次,除"灵宝丸""神宝丹"外,"大羌活丸""治大风疾方""龙胆膏"三方均未见于馆臣辑本。

(2)《产育宝庆集》。何时希曾据《普济方》重辑该书,补辑轶方十一首,见《珍本女科医书辑佚八种·产育宝庆集》。[①] 但何氏小有讹误,一是两首方名有误,"活血丸"误为"治血丸","必效方"误为"必效散";一是漏收一方:"小地黄丸,治妊娠吐清水,酸心,腹痛不能食。人参、干姜(炮,各等分)。右为末。用生地黄汁丸如梧桐子大。每服五十丸。米汤下。食前服之。"(《普济方》卷三百三十七)

(3)《集验背疽方》。该书中的"麦饭石膏",馆臣是据《苏沈良方》补辑的。《普济方》不但载有此方,且更详细、更具体,见《普济方》卷二百八十三。另外,还可以补辑一方。辑本《集验背疽方》云:"肾脉虚甚,当用补药,……遂选用山药丸,所用皆平补肾气。……案:山药丸缺。"《普济方》载有此方,卷二百八十二引用《集验背疽方》内容后(直接引用,没有点明引自《集验背疽方》),云"无比山药丸,方见'虚劳羸瘦类'",查卷二百三十三,果有此方。

2.《证治准绳》

这里以《全生指迷方》为例言之。《证治准绳》引用该书论四条,方六首,其中一条论、一首方不见于馆臣辑本,补辑如下:"《全生指迷论》曰:……大人、小儿疟疾,若寒从背起,冷大如手,不甚战栗,似欲发热而汗出;或即头痛呕吐时作,其脉迟小。此由脾胃素弱,因气寒而收聚,水谷不能克化,变而成痰。伏痰在内,阴上乘阳,阳为阴所乘,所以作寒,逼而成汗。宜服旋覆花丸、半硫丸。热多于寒,小柴胡汤。"(《证治准绳》卷九十九)"《全生指迷》:旋

---

① 何时希编校《珍本女科医书辑佚八种》,学林出版社,1984年版,第84—91页。

覆花丸：旋覆花、桂心、枳实（麸炒）、人参（各五分）、干姜、芍药、白术（各六分）、茯苓、狼毒、乌头（炮，去皮）、礜石（火煅一伏时，各八分）、细辛（去苗）、大黄（湿纸裹煨）、黄芩、葶苈（炒）、厚朴（去粗皮）、姜汁（炙）、吴茱萸（炒）、芫蓿（炒）。右为细末。炼蜜和丸如梧子大，米饮下三丸，未知加至七丸。小儿黄米大二丸。"（《证治准绳》卷九十九）

3.《本草纲目》

这里以《集验背疽方》为例言之。① 《本草纲目》引用不下五条，四条可补馆臣辑本：

(1)《本草纲目》卷十《金石之四·石类下·麦饭石》载："李迅云：麦饭石处处山溪中有之。其石大小不等，或如拳，或如鹅卵，或如盏，或如饼，大略状如掘聚一团麦饭，有粒点如豆如米，其色黄白，但于溪间麻石中寻有此状者即是。"②

(2)《本草纲目》卷十一《金石之五·卤石类·矾石》载："李迅《痈疽方》云：凡人病痈疽发背，不问老少，皆宜服黄矾丸。服至一两以上，无不作效，最止疼痛，不动脏腑，活人不可胜数。用明亮白矾一两生研，以好黄蜡七钱溶化，和丸梧子大。每服十丸，渐加至二十丸，熟水送下。如未破则内消，已破即便合。如服金石发疮者，引以白矾末一二匙，温酒调下，亦三五服见效。有人遍身生疮，状如蛇头，服此亦效。"

(3)《本草纲目》卷十二上《草之一·山草类上·甘草》载："阴下悬痈：生于谷道前后，初发如松子大，渐如莲子，数十日后，赤肿如桃李，成脓即破，破则难愈也。用横文甘草一两，四寸截断，以深洞长流水一碗，河水、井水不用，以文武火慢慢蘸水炙之。自早至午，令水尽为度，劈开视之，中心水润乃止。细剉，用无灰好酒二小碗，煎至一碗，温服，次日再服，便可保无虞。此药不能急消，过二十日，方得消尽。兴化守康朝病已破，众医拱手，服此二剂

---

① 馆臣辑本《集验背疽方》的内容不限于"背疽"，书末云："以上二方，一治脑疽，一治乳疽，皆与背疽无涉，以其为李氏之书，故并附于此。"此处将《本草纲目》中"李迅"的相关内容均加辑录。

② 馆臣据《苏沈良方》补辑了麦饭石膏，惜内容简略，缺少对麦饭石的介绍。

即合口,乃韶州刘从周方也。(李迅《痈疽方》)"

(4)《本草纲目》卷二十六《菜之一·荤辛类·葫》载:"李迅论蒜钱灸法云:痈疽之发,着灸胜于用药。缘热毒中鬲,上下不通,必得毒气发泄,然后解散。凡初发一日之内,便用大独头蒜切如小钱厚,贴顶上灸之。三壮一易,大概以百壮为率。一使疮不开大,二使内肉不坏,三疮口易合,一举而三得之。但头及项以上,切不可用此,恐引气上,更生大祸也。"

除了《普济方》等书籍,其他医书有时也可以完善辑本医籍。辑本《产育宝庆方》书前提要云:"其体玄子借地法,《永乐大典》佚不载,今亦阙焉。"实际上,《四库全书》本《外台秘要方》《太平惠民和剂局方》《妇人大全良方》等均载此内容。如《太平惠民和剂局方》卷九载:"体玄子借地法:咒曰:东借十步,西借十步,南借十步,北借十步,上借十步,下借十步,壁方之中,四十余步,安产借地,恐有秽污。或有东海神王,或有西海神王,或有南海神王,或有北海神王,或有日游将军。白虎夫人远去十丈,轩辕招摇举高十丈,天符地轴入地十丈,令此地空闲,产妇某氏安居。无所妨碍,无所畏忌,诸神拥护,百邪逐去,急急如律敕。"

当然,利用非《四库》医籍也可以补辑馆臣辑本。如《颅囟经》的补辑就是如此,《经籍访古志补遗》卷八云:"《颅囟经》二卷……又《幼幼新书》所援,亦有足是正此本者,如初生儿一月内乳痫如血证一条,治孩子脱肛方二道,此本俱脱,尤宜从录补者。"[1]后来学术界利用更多的医书补辑了该书更多的内容。[2]

四、改窜

范行准《述现存永乐大典中的医书》指出,馆臣辑本存在"随意改窜之

---

① 《宋元明清书目题跋丛刊19》,第462页。
② 如尚启东《今传〈颅囟经〉考并补》(《浙江中医学院学报》,1984年第2期,第8—9页)、高晓山《〈颅囟经〉及其〈四库全书提要〉》(《中国中医基础医学杂志》,2006年第8期,第608—609页,第613页)、司洁如《〈颅囟经〉佚文初探》(《中医文献杂志》,2011年第2期,第10—12页)、《三国两晋南北朝医学总集》(严世芸、李其忠主编,人民卫生出版社,2009年版,第99—109页)等都有补辑。

处":"如《旅舍备要方》之定命丹,其中麝香分两原作'贰字',而《库》本改为
'贰钱';又原书'右捣研匀',改为'右研细拌匀','薄荷汤化下一丸',改为
'每服一丸薄荷汤化下。'《大典》此处所录《旅舍方》原据《幼幼新书》,今持校
两书,一无讹误。其他尚有不少相类似之处,这里无须一一举证。"①查文渊
阁本、文津阁本《旅舍备要方》,麝香的分两无误,仍是"贰字",其他两处的确
如范氏所言。这表明,馆臣辑本的确存在改窜现象。对此,馆臣并不讳言,
且认为改动有理,《钦定四库全书考证》卷五十子部云:

> 《卫济宝书》卷上《骑竹马灸法》:一条尾闾穴。原本"闾"讹"间",今
> 改。卷下《正药指授散》:此药本无名,因先生遇老人于山,自云姓徐,指
> 而授之,乃号徐仙芝。原本"遇"讹"愚",今改。②

馆臣认为,原文讹误,所以改动。可见,对于改动,我们不能简单地肯定或否
定,需要具体分析。

有些改动较好。如《博济方》中牛黄朱砂丸的炮制方法,《永乐大典》卷
九百八十《二支·儿·小儿证治十三》记载为:"右七味一处研,令匀如粉,以
食蒸饼和为丸。"③馆臣将"食"改成"蒜",查《大典》本、文渊阁本,该句话后文
为"如天瘹搐搦开口不得者,便用苦柳草蒜入盐同杵,涂药一丸在儿后心上,
以前蒜蒸下饼子盖之,用手帛子系定,后更服一丸化破,入麝香少许,以煎汤
下之,觉口内蒜气,浑身汗出立差"。"以前蒜蒸下饼子"证明了"以蒜蒸饼和
为丸"为善。

又如《颅囟经》中治疗火丹的部分方,馆臣辑本有改动。《永乐大典》卷
一千三十七《二支·儿·小儿证治七十》载:"朱田火丹赤豆色遍身上起。右
用慎火草捣汁和酒调涂之。""废灶火丹从曲臂起。右用屋四角茅草灰,鸡子
白调涂之。""尿灶火丹从踝起。右用屋四角头茅草烧灰,使鸡子白调涂
之。"④馆臣将"火丹"均改成"丹"字,又将"朱田"改为"朱黄",查前文的"火丹

①　中华书局上海编辑所编辑《中华文史论丛》(第2辑),第259页。
②　(清)纪昀总纂《景印文渊阁四库全书》,第1499册,第62页。
③　萧源、张守知、张永安等辑《永乐大典医药集》,第207页。
④　萧源、张守知、张永安等辑《永乐大典医药集》,第414页、第417页、第418页。

证治"，《大典》本和文渊阁本均作"伊火丹从两胁起，神灶丹从肚起，尿灶丹从踝起，胡吹灶丹从阴囊上起，天火丹从腹背遍身起，天雷丹从头项起，熛火丹从背甲起，胡漏灶丹从脐中起，废灶丹从曲臂起，神气丹从头背上起，土灶丹从阴踝起，朱黄丹赤豆色遍身上起。"则《永乐大典》的"朱田火丹"中的"田"为讹字，应为"黄"。依据前后文一致的原则，没有"火"较为恰当。这表明，馆臣改动较好。

再如，《全生指迷方》论及"久而不去，各传其藏"时，《永乐大典》卷一万三千八百七十七《三未·痹·诸痹证治一》为"筋痹不已……脉痹不已，舍之于心。……肌痹不已，舍之于痹。其状：四肢懈惰，发渴呕汁，上为大塞。皮痹不已，舍之于肺。……骨痹不已，舍之于肾"。[①] 这里的"肌痹不已，舍之于痹"不通，明显有误，馆臣改为"肌痹不已，舍之于脾"。在治法上，《永乐大典》为"其治，治当以增损小续命汤，证状小不同者，当依本法。病久入深，鲁公酒主之"。[②] 馆臣将"其治"改作"其始"，既然后面"病久入深"，前面当然是初始，故这个改动合理。

上述改动纠正了原文的讹误，提高了原文的质量。与这些改动相比，有些改动可能利弊参半，但利大于弊。如《脚气治法总要》中木瓜丸的炮制，《永乐大典》卷一万三千八百七十九《三未·痹·诸痹证治三》为："右为细末，先以前木瓜、艾和搜，俟少干"。[③] 这里的"搜"为俗字，正字应为"溲"，以水和为溲，故其字从"氵"。又因为和须用手，乃手的动作，故民间书写又将其字变化改从"扌"旁。[④] 但"搜"和水无关，容易引起歧义，故"溲"较好，文渊阁本就为"右为细末，先以前木瓜、艾和溲，俟少干"。这个改动虽然丢失了原本丰富的语言信息，但有助于理解。

这些改动可能出于馆臣的自觉，提高了原书的质量或有助于读者的理解。还有些改动可能是馆臣粗疏态度使然，成了明显的讹误。如《博济方》

---

① 萧源、张守知、张永安等辑《永乐大典医药集》，第839—840页。
② 萧源、张守知、张永安等辑《永乐大典医药集》，第840页。
③ 萧源、张守知、张永安等辑《永乐大典医药集》，第912页。
④ 沈澍农著《中医古籍用字研究》，第350页。

卷四"青黛丸"的主治,《永乐大典》卷九百七十五《二支·儿·小儿证治八》为"治小儿惊食哽气",[①]文渊阁本则讹为"治小儿惊食硬气"。又如《全生指迷方》中"鲁公酒"的药物组成特别是剂量,《永乐大典》本和文渊阁本稍有不同,迻录如下:

> 文渊阁本:茵芋、石斛(去根)、川乌头(炮,去皮脐)、天雄(炮,去皮脐)、防己、踯躅花(各一两)、细辛(去苗)、牛膝(去苗)、甘草(炙)、柏子仁、通草、桂(去皮,取心)、秦艽(去苗、土)、山茱萸、黄芩、瞿麦、附子(炮,去皮脐)、茵陈蒿、杜仲(去皮)、泽泻、防风、石楠叶、远志(去心)、王不留行、生干地黄(各半两)。

> 《永乐大典》本:茵芋、川乌头(炮,去皮脐)、踯躅花(各一两一分)、天雄(炮,去皮脐)、防己、石斛(去根,各一两)、细辛(去苗)、柏子仁、牛膝(去苗)、甘草(炙)、通草、桂(去皮取心)、山茱萸、秦艽(去苗、土)、黄芩、茵陈蒿、瞿麦、附子(炮,去皮脐)、杜仲(去皮)、泽泻、王不留行、石楠、防风、远志(去心)、生干地黄(各半两)。[②]

馆臣辑本将"石楠"改为"石楠叶",调整了药物次序,特别是药物剂量,将"一两一分"改为"一两",实属不妥。

当然,馆臣改动最多的是不伤害文意的字句调整。如《济生方》中论"血瘕",《永乐大典》卷一万四千九百四十九《六暮·妇·妇人证治二十五》为"遇寒搏之,寒搏则凝",[③]文渊阁本改为"遇寒,搏则凝"。从尽可能恢复原书原貌的辑佚原则而言,这是明显的失误。但另一方面,这个改动并不影响医书的实用性。

五、误辑

这个问题,学术界发现较早。早在光绪早期,陆心源就发现《永乐大典》

---

① 萧源、张守知、张永安等辑《永乐大典医药集》,第 92 页。
② 萧源、张守知、张永安等辑《永乐大典医药集》,第 846 页。
③ 萧源、张守知、张永安等辑《永乐大典医药集》,第 1000 页。

本《博济方》存在误辑问题，《仪顾堂题跋》卷七《博济方跋》曰："《博济方》三卷，宋王衮撰。传抄《大典》本。……盖衮于庆历中为酒官，至嘉祐、治平年间，官屯田员外、都官员外，熙宁中为中书堂后官，元丰中为大理少卿。……著《妇人良方》之陈自明，乃南宋嘉熙时人，非衮所及见。卷四'大琥珀丸'下引自明《管见良方》，必非原本所有，盖为后人羼入耳。"①不过，陆心源的表述并不完全准确。后日本学者冈西为人补正说："今查文溯阁本，卷四'大琥珀丸'下不引陈自明，而其次'二十六味牡丹煎丸'即引陈自明《管见良方》，盖陆氏偶误之乎？"②查文渊阁本，的确如冈西为人所言，"二十六味牡丹煎丸"下引陈自明《管见良方》。另外，卷一"金沸草散"下也引了陈自明《管见良方》。

而范行准则指出，几乎所有《永乐大典》本医书都存在误辑问题，《述现存永乐大典中的医书》云："《四库》从《大典》中辑出的十多种医书，几乎都存在此种误辑的缺点。……如《博济方》的作者王衮是北宋庆历时人，但辑本的《博济方》，却杂有南宋末年时人陈自明《管见大全良方》在内；《全生指迷方》也是北宋宣和间王贶的书，却有南宋绍兴淳熙间的陈言《三因方》和元人柳森《可用方》、袁当时《大方》诸书在内。他们不知《指迷方》诸方证治，例载每门论中，其方下即不再赘证治的文字。但在纂修《大典》者，往往于每方之下，引用其他方书加以参校，自不能认作原书的文字。如所引史堪《指南方》诸书即其实例。乃馆臣不予削去，径为录入。又《卫济宝书》，乃北宋人编集的外科书，而方后有元人危亦林《世医得效方》之说；《产育宝庆集》乃北宋李师圣等所辑，其中二十一论即师圣得诸他人者，乃每论后有陈言评语，如此等类，诚是不一而足。"③范氏所举例，除《产育宝庆集》外，其他的确存在误辑问题。至于《产育宝庆集》，它作为历代累积型作品，里面有陈言的评语可谓正常。

在前人研究的基础上，《历代中医珍本集成·博济方》内容提要指出，

① 《宋元明清书目题跋丛刊9》，第91页。
② （日）冈西为人著，郭秀梅整理《宋以前医籍考》，第622页。
③ 中华书局上海编辑所编《中华文史论丛》（第2辑），第260页。

《永乐大典》本《博济方》误辑严重,云:"清修《四库全书》,复从《永乐大典》中辑出,得方三百五十余。今本尚见陈自良《管见良才》(引者按:应为陈自明《管见良方》)、许叔微《普济本事方》、杨士瀛《仁斋直指方》及《圣济总录》言,显系后人羼乱。"①

馆臣误辑很多,当然不止学术界指出的这些。如《全生指迷方》卷二"七气汤"引用了《杨仁斋直指方》。《仁斋直指方》作者杨士瀛的生活时代,馆臣有考察,《四库全书总目·仁斋直指》云:"士瀛字登父,仁斋其号也,福州人,始末无考。前有自序,题景定甲子。甲子为景定五年,次年即度宗咸淳元年,则宋末人矣。"景定五年即1264年,该年十月,宋理宗赵昀去世,宋度宗赵禥即位。《全生指迷方》作者王贶生平履历,清陆心源有考证,《仪顾堂题跋》卷七云:"贶字子亨,考城人。……宣和中以进颂,补从事郎,积迁至奉直大夫,靖康中例行追夺。建炎二年,补朝奉郎假拱卫大夫,合州防御使,副刘海为金军通问使。"②可见,王贶为北宋末南宋初的人,比杨士瀛早一百多年,《全生指迷方》当然无法引用《仁斋直指方》。

六、馆臣辑本之价值

如何评价馆臣的辑佚呢?范行准曾有这样的判断:"以现存从《大典》中辑出的医书来看,可说没有一部是够格的。"③应当说,范氏所言有一定道理。但另一方面,馆臣为辑佚做了很多工作,校勘减少讹误、参考多种典籍等,进而使很多散亡的珍贵医籍重现于世。这是很大的贡献。

学术界通过这些辑本汲取前人经验,进而一定程度上促进了学术的发展。这里列举一二。清代名医程杏轩撰写《医述》时参考了辑本《颅囟经》,在卷十四的《幼科集要》多次引用,如:"小儿惊痫,一从虚邪客热相搏,而生其候,当补养安和即愈。加以生冷及消伐太过,即死(《颅囟经》)。""一、眼青

① 上海中医学院中医文献研究所主编《历代中医珍本集成·博济方》,上海三联书店,1990年版,前言第3页。
② 《宋元明清书目题跋丛刊9》,第92页。
③ 中华书局上海编辑所编辑《中华文史论丛》(第2辑),第258页。

揉痒是肝疳。二、齿焦是骨疳。三、毛落鼻干是肺疳。四、皮干肉裂是筋疳。五、发焦黄是血疳。六、舌上生疮是心疳。七、爱吃泥土是脾疳（《颅囟经》）。"①"孩儿头面胸膊肌厚，臂胫细瘦，行走迟者，是小时抱损（《颅囟经》）。"①等等。又如清代名医陆以湉《冷庐医话》参考了辑本《旅舍备要方》，卷二不但摘录辑本的提要，更"录其方以备用。治蚰蜒入耳：胆矾末一匙，以醋少许滴灌之，须臾虫化为水。……又一方甚平易可用，并录之。治跋涉风雨，或道路误为细尘眯目，隐痛不能视物，随所眯目以手分开，自以唾搽之即愈"。② 也正因为这些辑本有促进学术发展的作用，名医谢观在《中国医学源流论》中对《全生指迷方》等《永乐大典》本医书给予了很高评价，并大力推荐。

藏书家、学者多视这些辑本为珍本，多方传抄。如陆氏皕宋楼就收藏了很多，《皕宋楼藏书志》著录有"《脚气治法总要》二卷，文澜阁传抄本"、"《卫济宝书》二卷，文澜阁传抄本"、"《产宝诸方》一卷，文澜阁传抄本"、"《产育宝庆方》二卷，文澜阁传抄本"、"《济生方》八卷，文澜阁传抄本"、"《瑞竹堂经验方》五卷，文澜阁传抄本"等。③ 为了抄录这些典籍，他们多方努力，如陈鳣抄录《颅囟经》，《善本书室藏书志》载陈鳣跋云："鳣多方托友亟录以归。"④

为了使这些珍贵医籍流传下去、传播开来，很多人积极刊刻之。早在乾隆年间，李调元辑刊《函海》，收录自汉迄明蜀人著述中的罕传秘籍，其中有《颅囟经》《产育宝庆集》。《郑堂读书记》云："《颅囟经》一卷，《函海》本。……李雨村从文澜阁本写出，刻入《函海》。""《产育宝庆集》二卷，《函海》本。……李雨村即从文澜阁本写出，刊入《函海》。"⑤乾隆之后更是如此。嘉庆年间张海鹏辑刊《墨海金壶》，收录《伤寒微旨论》《博济方》《旅舍备要

① （清）程杏轩著《医述》，安徽科学技术出版社，1983 年版，第 933 页、第 946 页、第 948—949 页。

② （清）陆以湉著，张向群校注《冷庐医话》，第 56—57 页。

③ 《宋元明清书目题跋丛刊 7》，第 494 页、第 514 页、第 514 页、第 517 页、第 517 页、第 531 页。

④ 《善本书室藏书志》卷十六，见《续修四库全书·史部》第 927 册，第 345 页。

⑤ 《郑堂读书记》卷 42，《宋元明清书目题跋丛刊 15》，第 191 页、第 193 页。

方》《全生指迷方》。道光年间鲍泰圻刊刻《鲍氏汇校医书四种》，收录《产宝诸方》《急救仙方》，①钱熙祚刊刻《珠丛别录》丛书，收录《博济方》《旅舍备要方》《伤寒微旨论》《全生指迷方》。咸丰年间庄肇麟辑刊《长恩书室丛书》，收录《旅舍备要方》《伤寒微旨论》《全生指迷方》。同治年间吴坤修刊刻《半亩园丛书》，收录《伤寒微旨论》《旅舍备要方》《全生指迷方》。光绪年间丁丙辑刻《当归草堂医学丛书》，收录《颅囟经》《卫济宝书》《太医局诸科程文》《产育宝庆集方》《济生方》《产宝诸方》《急救仙方》《瑞竹堂经验方》；陈隆泽刊刻《求志居丛书》，收录《博济方》《旅舍备要方》《伤寒微旨》《全生指迷方》等。民国时期也一样，1933 年上海商务印书馆影印出版《四库全书珍本初集》，共收书 231 种，其中医书 3 种，《永乐大典》本就有 2 种：《集验背疽方》《脚气治法总要》。而在中医界，裘庆元于 1924 年刊刻著名的《三三医书》，②也收录了《集验背疽方》《脚气治法总要》。

这些刊印的《永乐大典》本也往往被视为珍本，多被收藏。《郑堂读书记》除著录《函海》本《颅囟经》《产育宝庆集》外，还著录有《墨海金壶》本《博济方》《旅舍备要方》《伤寒微旨论》《全生指迷方》。③ 丁立中《八千卷楼书目》、莫友芝《邵亭知见传本书目》著录更加丰富。前者，《颅囟经》著录有《函海》本、《当归草堂》本，《博济方》著录有《墨海金壶》本，《旅舍备要方》著录有《曾氏丛书》本、《守山阁》本、《半亩园》本，《伤寒微旨》著录有《守山阁》本、《半亩园》本，《全生指迷方》著录有《半亩园》本，《产育宝庆方》著录有《函海》本、《当归草堂》本，《卫济宝书》《太医局程文》《济生方》《产宝诸方》《救急仙方》《瑞竹堂经验方》均著录有《当归草堂》本。④ 后者，《博济方》著录有《墨海金壶》本、《珠丛别录》本，《旅舍备要方》著录有《墨海金壶》本、《珠丛别录》本、长恩书室本，《伤寒微旨》著录有《墨海金壶》本、《珠丛别录》本、长恩书室

---

① 《鲍氏汇校医书四种》所收书籍均为四库医籍，分别为《伤寒类书活人总括》《传信适用方》《产宝诸方》《急救仙方》。
② 《三三医书》取名于《礼记》"医不三世，不服其药"及《左传》"三折肱知为良医"之典。
③ 《宋元明清书目题跋丛刊 15》，第 191 页、第 192 页、第 192 页、第 193 页。
④ 顾廷龙主编《续修四库全书·史部》，第 921 册，第 209—212 页。

本,《产育宝庆方》著录有《函海》本。

　　总之,学术界(含医学界)的推重、收藏、抄录、刊刻等都表明辑本的价值所在。这种价值既是历史的,也是当下的。在更好的辑本出来之前,馆臣辑本仍将继续发挥其作用。

第四章　官书局校刊医书

官书局是清代同治、光绪年间,曾国藩等封疆大吏在各省创设的出版机构。

太平天国起义期间,大量藏书(含书版)被损坏,其中就包括医书。平江卖药人《劝翻刻医书说》就云:"今各省遭乱,板片半化劫灰。前年阅《本草纲目》,其中引用医书、经史百家旧本共一百三十五家,李时珍增入七百十六家。问诸坊友,据云今仅存数十家而已。即康熙年间汪苓友讳琥所著《伤寒辩证广注》,其引用伤寒书名目亦五十一种,摘录杂引书目又四十种,近半为坊间所罕睹。呜呼! 难矣!"[①]

为了重建战后文化,两江总督曾国藩于同治三年(1864)在南京首创金陵书局,随后各地仿行。这些书局大量整理、刻印及流传各种古籍,形成清季官刻图书之中兴现象。张舜徽先生曾言:"近百年来,刊布古籍、嘉惠士林之事,以清季各省官书局所营为者为最著。其中如金陵、浙江、江苏、淮南、湖北等五大官书局以及江西、广雅诸局,刻印书籍皆不少。凡常见常用之书,次第付刊,使人易得易求,至便学者,此乃百余年间一大事也。"[②]

这些官书局以整理刊印经史著作为主,很少刊刻医书。直至同治十二年,这种情况仍未改善。对此,平江卖药人撰写了《劝翻刻医书说》一文,其中谈到:

---

① 平江卖药人《劝翻刻医书说》,《申报》1873年3月21日第2版。
② 周国林编《张舜徽学术文化随笔》,中国青年出版社,2001年版,第241页。

今虽大宪设局翻刻各经史,诚为正学起见,但医书亦足关民命。灵方妙法,尽载陈编,倘任其消灭,医者虽好古有心,而恨于无书可读;纵号见机灵活,心性聪明,终归师心自用,一遇疑难之症,付之束手,可慨也已。无论唐宋元三代之书不可多得,即有明一代,不少名家著作,今虽仅存数种,而板已久毁矣。就至近而言,若徐灵胎之《医书六种》,当日曾收入《四库全书》,向购一部,计钱八百余文,今乱后仅见一二部,索价四五元。外又有《慎疾刍言》一卷,皆老年阅历之论,字字精确,坊间亦未曾见过。嘉庆年间,闽中陈修园讳念祖,所著医书十数种,今坊间缺而不全。内有《伤寒浅注》《金匮浅注》两种,陈自云"一生精力,尽在此书",惜板印漫漶,阅之沉闷。考陈公系名孝廉,兼精医理,所著各种,实能独会百家,折衷至当,与徐公皆医中集大成之手笔也。倘业此者将其所著研究,何患不成名乎,断无杀人之过。仆读医家三十年,宋元明诸家,终有驳而不纯之处,若徐、陈二公,吾无间然矣。特其书不甚风行,折肱家不尽案置一编。[①]

在社会的呼吁下,官书局开始出版医书,数量可观,不乏精品,部分影响较大。数量上,如果把子目书和附录书都算上,官书局出版医书有上百种之多。质量上,浙江书局整理刊刻的《素问直解》《素问集注》《灵枢集注》等书籍为公认的善本。影响上,《续修四库全书总目提要》《中国医学大成总目提要》等都有著录,且数量不少。另外,书局本医书的情况往往可以看出书局主管者的医学态度,同时也是管窥书局特色的一扇窗户。

惜相关研究严重不足,综合研究官书局的学者因把中心放在经史类书籍上,在医书的梳理及阐述上着力不多。医史文献学界同样关注不多,即使稍有关注,也错误很多。如吉文辉、王大妹《中医古籍版本学》和张建中、金芷君《中医文化撷芳》是较少论及官书局刊行医籍情况的书籍,但论述都有错误。前者云:"清后期的木刻本医籍也主要是各地官书局和书坊所刻。据《官书局书目汇编》统计,其中仅山东官书局所刊行的医书就有《黄帝内经》

《素问集注》等 112 种。由此可以想见这一时期各省官书局刻印的医书是相当多的。"①后者可能参考了前者,也说:"据 1930 年朱士嘉在其《官书局书目汇编》中的统计,仅山东官书局就刊印了包括《黄帝内经》《素问集注》在内的112 种书。至于其他各官书局也都刊印了相当数量的医籍。"②这两部书所说的"相当多""相当数量"不好限定,也不好评价。但山东官书局刊印《黄帝内经》《素问集注》的说法有误,刊印数量为 112 种的说法也不符合实情。其原因就在于误将销售目录的《官书局书目汇编·山东书局》视为刊印目录。

第一节　崇文书局（湖北官书局）

崇文书局（湖北官书局）由湖广总督李瀚章奏设。李瀚章（1821—1899）,又名章锐,字敏旃,号筱荃（亦作小泉）,晚号钝叟,安徽合肥人,李鸿章之兄。同治六年（1867）,李瀚章署理湖广总督,奏设书局。黄嗣艾《湖北省立官书处本末记》载:"考官书处初名官书局,清同治六年十月十五日在候补街正觉寺内开设。合肥李文忠公方为湖广总督兼湖北巡抚,奏派候补道平湖张炳堃、补用道金华胡凤丹经理之。"③当然,书局的设立不仅仅是李瀚章一人之功。黄嗣艾《湖北省立官书处本末记》接着言:"当初议开设书局,动自胡文忠公,而湘乡曾文正公赞之,曾忠襄公渐行之,至李文忠公实集其事。"④也就是说,胡林翼、曾国藩、曾国荃都发挥了作用。

一、刊刻医书概况

崇文书局整理刊印书籍较多,其中包括大量医书。黄嗣艾《湖北公藏经

①　吉文辉、王大妹主编《中医古籍版本学》,上海科学技术出版社,2000 年版,第 154 页。
②　张建中、金芷君主编《中医文化撷芳》,上海中医药大学出版社,2005 年版,第 198—199 页。
③　见阳海清、汤旭岩主编《湖北官书局版刻图录》,湖北教育出版社,2014 年版,第 239 页。
④　见《湖北官书局版刻图录》,第 239 页。

籍提要·医学》著录 10 种:《巢氏诸病源论》(隋巢元方著)、《徐氏医书八种》(清徐大椿撰)、《沈氏尊生书》(清沈金鳌撰)、《温热经纬》(清王士雄纂)、《伤寒审症表》(清包诚纂)、《医宗备要》(明曾鼎著)①、《外科证治全生集》(清王洪绪纂)、《男科》(清傅山撰)②、《女科》(清傅山撰)③、《产孕集》(清张曜孙纂)。④ 湖北官书处《湖北官书局书目·杂著》著录 1 种:《拯婴图说》(一册)。⑤ 在上述基础上,今人阳海清、汤旭岩整理的《湖北官书局刻印图书总目》又增加 4 种:《徐氏医书六种》(清徐大椿撰,清同治十二年湖北崇文书局刻本)、《随息居重订霍乱论》(清王士雄撰)、《霍乱括要》一卷(清岳晋昌撰,清光绪二十八年湖北官书局刻本)和《验方新编》。⑥ 但仍有遗漏,最少可以补充 2 种:《白喉治法忌表抉微》⑦、《产育宝庆集》⑧。这样看来,崇文书局(湖北官书局)共刊印医书 16 种。

值得注意的有两点。第一,《沈氏尊生书》等丛书有子目书。《沈氏尊生书》含 7 种:《脉象统类》一卷、《诸脉主病诗》一卷、《杂病源流犀烛》三十卷、《伤寒论纲目》十六卷、《妇科玉尺》六卷、《幼科释谜》六卷、《要药方剂》十卷。《徐氏医书六种》含 6 种:《难经经释》二卷、《医学源流论》二卷、《神农本草经百种录》一卷、《医贯砭》二卷、《伤寒论类方》一卷、《兰台轨范》八卷。《徐氏医书八种》又多 2 种:《洄溪医案》一卷、《慎疾刍言》一卷。第二,《女科》后有附书。《女科》二卷后附《产后编》二卷。这样计算下来,崇文书局(湖北官书局)刊印医书有 29 种。

另外,湖北崇文书局辑刊的《子书百家》(又名《百子全书》)中的下列子目也常被视为医书:《抱朴子内篇》四卷《外篇》四卷(晋葛洪撰)、《天隐子》一卷(唐司马承祯撰)、《胎息经疏》一卷(明王文禄撰)、《胎息经》一卷(幻

---

① 曾鼎,应为清人,曾问学于喻嘉言。
②③ 傅山为托名。
④ 见《湖北官书局版刻图录》,第 252—253 页。
⑤ 见《湖北官书局版刻图录》,第 269 页。
⑥ 见《湖北官书局版刻图录》,第 295—296 页。
⑦ 现存光绪壬辰(1892)湖北官书处刻本。
⑧ 《产育宝庆集》,清同治十年辛未湖北崇文书局刊本,中国中医科学院收藏,据《中国中医古籍总目》《中国中医科学院图书馆古籍普查登记目录》。

真先生注）。① 这样算来，崇文书局刊印医书就达 33 种之多。②

一部医书的刊刻是多人努力的结果，但部分人起到的作用比较大。这里稍加阐述。

二、李瀚章与《沈氏尊生书》

李瀚章是崇文书局的设立者，关心书局的发展，当然也会关注医籍的刊刻。黄嗣艾《湖北公藏经籍提要·医学》谈到《沈氏尊生书》《伤寒审症表》两部医书"李总督瀚章刻行之"。除此之外，李瀚章还曾对《徐氏医书六种》的刊刻发布过命令。《伤寒审症表》《徐氏医书六种》后面有论述，这里只谈《沈氏尊生书》。

《沈氏尊生书》，清沈金鳌（字芊绿，号汲门、尊生老人）撰，初刊于乾隆年间。全书包括脉象、经络、脏腑、伤寒、杂病、妇科、儿科等内容，论述全备，影响深远。《续修四库全书总目提要》称《沈氏尊生书》"采撷之功颇勤，无所偏倚，习医者便于搜讨，故其书亦流行于时云"。

清同治十三年（1874），湖北崇文书局重刊《沈氏尊生书》。牌记："同治甲戌湖北崇文书局重雕"。封面："沈氏尊生书　杂病源流三十卷　伤寒论纲目十六卷　妇科玉尺六卷　幼科释谜六卷　要药分剂十卷"。③ 封面虽列书 5 种，实际收书仍是 7 种，只是《脉象统类》《诸脉主病诗》未列在封面上而已。李瀚章是重刊的推手，撰写了重刊序，从而透露出刊刻此书的原因。

李瀚章认为，《沈氏尊生书》"自《灵》《素》以迄宋、元、明诸大家，博观而约取之"，同时又"参互脉证，剖晰几希"，称得上"广稽又能精研者"。这样，《沈氏尊生书》就有了"条理秩然，具有端委，于寒温攻补无所偏主，推审其病

---

① 刘从明、王者悦、黄鑫编著《中医古籍丛书综录》，中医古籍出版社，2011 年版，第311 页。

② 《中国中医科学院图书馆古籍普查登记目录》还著录 1 种："《瘟疫论》二卷，明吴有性撰，清光绪三十四年（1908）崇文书局刻本，二册。"（刘培生、李鸿涛主编《中国中医科学院图书馆古籍普查登记目录》，国家图书馆出版社，2014 年版，第 185 页）经核，"崇文书局"实为"崇实书局"之误。

③ （清）沈金鳌撰《沈氏尊生书》，同治十三年（1874）湖北崇文书局刻本。

之所在,而以药从之"的优点。而这正是清代主流社会推崇的医学观点。《四库全书总目》多次提倡这种观点,如《银海精微》提要云:"其法补泻兼施,寒温互用,亦无偏主一格之弊。"《仁端录》提要云:"是编独审证施疗,无所偏主,推原本始,备载治验,颇能持两家之平。较之先立成法,至于胶柱而鼓瑟者,殆不可以道里计矣。"

为了证明《沈氏尊生书》符合主流观点,李瀚章在序中多次化用《四库全书总目》的内容。如李序里的"缪希雍之末派,芩、柏动至于伤生。张介宾之颓波,参、桂亦足以速死",跟《四库全书总目·证治准绳》的"(其书)于寒温攻补无所偏主,视缪希雍之余派虚实不问,但谈石膏之功,张介宾之末流诊候未施,先定人参之见者,亦为能得其平"有些相似;又如李序中的"夫抑阴扶阳,天之道也。然阴极而至于战,阳极而至于亢。坤不复,乾不姤,造化或几于息。《素问》云:'亢则害,承乃制'",跟《四库全书总目·景岳全书》的"夫扶阳抑阴,天之道也。然阴之极至于龙战,阳之极亦至于亢龙,使六阴盛于坤而一阳不生于复,则造化息矣。使六阳盛于乾而一阴不生于姤,则造化亦息矣。《素问》曰:'亢则害,承乃制'"几乎完全相同;再如李序中的"所愿读是编者,善体作者之意,根据古义而得其变通,斟酌时宜以求其征验,寒热勿拘成见,攻补无所偏施,于以拯济生民,同登寿域,民不夭疾,而物无疵疠,以广我国家仁育之心,培养涵濡之泽",跟《四库全书总目·医宗金鉴》中的"此编仰体圣主仁育之心,根据古义而能得其变通,参酌时宜而必求其征验。寒热不执成见,攻补无所偏施,于以拯济生民,同登寿域。涵濡培养之泽,真无微之不至矣"又多有相似之处。

《沈氏尊生书》体现了官方推崇的医学观点,应该广泛传播,这就是李瀚章刊刻的原因所在。

重刊所用底本由张月卿提供。李翰章序言:"余心仪有年,觅旧本不可得,近日始从张月卿尚书假抄。"张月卿即张凯嵩。张凯嵩(1819—1886),字月卿,湖北江夏人。道光二十五年(1845)进士,以即用知县分发广西,积功荐升至广西巡抚。同治六年(1867),对张月卿来说,是仕途不利的一年。《清史稿》本传载:"六年,擢云贵总督。自潘铎被戕,滇事益纷。行至巴东,称病,三疏请罢,坐规避褫职。"①既然是称病,大量收藏医书并宣示于人是最好的方式。李翰章"心仪有年,觅旧本不可得"的问题得以解决。而李序中对张月卿提供底本的说明也是对张氏有疾最好的宣传。可以说,两人互相成就。

这个底本就是奇丰额刊本。奇丰额是沈金鳌弟子,受其影响颇深。奇丰额《沈氏尊生书序》云:"戊寅岁余犹未冠,即受书于芊绿先生。……迨先生还锡山,复谓余曰:子仁而好学,数年后当有子民之责,其慎之,勿替利济之意。余于己丑岁登进士,官刑曹,每理谳狱,必求其可生者而生之,以上体圣天子明慎用刑之意,亦是由于先生提命之言也。"故在沈金鳌故去后,他设法刊刻其医书,终于在乾隆四十九年(1784)刊刻完成《沈氏尊生书》。值得注意的是,奇丰额与李翰章都曾与江苏巡抚一职有交集。奇丰额,自乾隆五十七年五月至乾隆六十年五月任职。李瀚章,同治六年(1867)授江苏巡抚,未赴任。这个渊源,估计也是李瀚章重刊《沈氏尊生书》的因素之一。

三、何国琛与《医宗备要》

何国琛(1803—1874),字宝田,号白英,浙江海宁人。道光十五年(1835)举人,道光二十一年进士,官至湖北候补道,署按察使、储粮道。黄嗣艾《湖北公藏经籍提要·医学》称他重刻《医宗备要》。具体情况如何,还需进一步论述。

重刻时间为清同治八年(1869),牌记:"同治八年楚北崇文书局开雕"。前有时任按察使何国琛序。

何序主要阐述了刊刻的原因及过程。何国琛认为,脉学非常重要,对于治病"犹治水之辨九河也,九河辨而后疏瀹决排,各当其可,不至有壅遏冲溃之虞",而《医宗备要》"原本《李濒湖脉学》",并及伤寒大旨,与夫岁气风淫等法,掇拾精要,洵医法之权舆",惜"板已漫漶多讹脱",且流传较少,故请喻朵庵、诸啸笙整理出版。

---

① 赵尔巽等撰《清史稿》,第40册,第12219页。

何国琛擅长医学,尤其擅长脉学。《翁同龢日记》同治元年(1862)十一月初四日有他诊病的记载:

> 何白英屡次入视,则云脉气无根,且苏合丸不可屡进。①

当时,翁同龢的父亲翁心存患病严重,何白英认为他"脉气无根"。两天后,翁心存病逝。胡凤丹《严师畏友记》也有何国琛诊病的记载:

> 俄而何公白英至,俄而喻君朵庵至,诊脉逾时。因寸关闭塞,未能立决。次日遣介渡江延请刘子卓然,何公又至。商酌再三,服补剂药。②

这里也谈到"诊脉",可见脉学的确是何白英所长,这次治疗效果很好。总之,何国琛重视脉学,而《医宗备要》又是一部脉学著作,故何国琛愿意对它进行整理刊行。

何国琛作为高级官僚,属下官吏众多,为何请喻朵庵、诸啸笙两人校勘呢?因为这两位与何国琛一样,身为官僚又擅长医学。先看喻朵庵。前引胡凤丹《严师畏友记》已有他参与诊断胡凤丹病情的记载,但个人作用不明显。实际上,喻朵庵临床水平很高。胡凤丹《病中述病记》载:

> 八月朔,回皖省,得病甚重,请喻君朵庵医之,用地黄汤。何、李两公见病势危笃,未能决。陈公心泉一言定之,遂服喻君方药。两月余,始克复元。③

能把"病势危笃"的病人治愈,可见喻朵庵医术之高明。再看诸啸笙。他师从名医费伯雄,欣赏程文囿的《医述》,有心刊刻而力不足。后朱云溪重刊时,他在《医述序》中详细叙述了自己的医学情结及刊刻《医述》的缘起:

> 余往者学医于常州孟河费晋卿先生,熟闻此书之善而无从购得。嗣宦游楚北,邹少松观察出所藏本,余读之数旬,固心善之,欲借刊而力

---

① (清)翁同龢著,翁万戈编,翁以钧校订《翁同龢日记》第1卷,中西书局,2012年版,第276页。
② 《退补斋文存》卷六,见《清代诗文集汇编》,第693册,第212页。
③ 《退补斋文存》卷六,见《清代诗文集汇编》,第693册,第210页。

未能也。辛巳，咨补江陵丞。丁亥，俸满回省，时亦为人治疾，目击近时医学之衰，思有以救正之。己丑春，始因友人吴君翰臣借得胡君仲卿、余君献丞家藏原本，拟付手民而力仍未逮也。纪君怀清、朱君槐孙适有同心，述诸朱云溪翁与其群从，慨任刊资，遂以付梓。①

从这篇《序》可以获知，诸啸笙医学素养很高，且有刻书愿望。这也难怪在诸啸笙"宦游楚北"时，何国琛请他整理《医宗备要》。可见，不管是喻朵庵还是诸啸笙，都是整理《医宗备要》的合适人选，这也保证了书籍的质量。

后清光绪元年（1875）、民国元年（1912）两次重印之，牌记分别为："光绪纪元夏月湖北崇文书局开雕"、"中华民国元年鄂官书处重刊"。

四、包诚与《伤寒审症表》《产孕集》

（一）出于包诚请求李瀚章刊刻了《伤寒审症表》

同治十年（1871），崇文书局刊刻了《伤寒审症表》，牌记："同治十年湖北崇文书局开雕。"②前有李瀚章、包诚序③。《湖北公藏经籍提要》认为刊刻应归功于李瀚章，即"李总督瀚章刻行之"④。实际情况比较复杂。

李瀚章应该不喜欢《伤寒审症表》，其《伤寒审症表序》反映的也不是真实心态。前述可知，李瀚章尊崇主流医学观点，而《伤寒审症表序》则不同，推崇黄元御及其著作：

> 国朝医学昌明，得昌邑黄元御氏，以天挺才智著《伤寒悬解》以阐之，于经络藏府，阴阳顺逆，综贯条理，剖析靡遗，亦既灿若日星矣。

黄元御"论治病，主于扶阳以抑阴"⑤，并不被主流认同。清代官方对黄元御的评价并不高。清廷编纂《四库全书》，黄元御所著医书都被列为存目，且评

① 严世芸主编《中国医籍通考》第3卷，第2253页。
② 《湖北官书局刻印图书总目》著录版本较晚，为"清光绪十年湖北崇文书局刻本，1册"（《湖北官书局版刻图录》，第296页）。
③ （清）包诚撰《伤寒审症表》，同治十年（1871）湖北崇文书局刻本。
④ 《湖北官书局版刻图录》，第252页。
⑤ 赵尔巽等撰《清史稿》，第46册，第13872—13873页。

价一般。

不喜欢又同意刊刻,原因就在于包诚的请求,李序对此有记述:

> 泾邑包司马诚良于医,以需次鄂中,来谒,叩以黄氏学,言之甚悉,并质其所为《伤寒审症表》均依黄氏编第者一册,请付剞。

包诚(1800—1871),字兴言,泾县人,著名学者、书法家包世臣长子,曾任府同知,即李瀚章所说的"司马"。《皇清书史》卷十二引《甘泉县志》认为,包诚曾任宿迁知县:"包家丞,原名诚,字兴实,号欣石,世臣子,由拔贡生官宿迁知县,亦善书。"①这个说法不确,任宿迁知县的包家丞(兴实),乃包诚之弟。同治十一年(1872)版《安吴四种》(包世臣著)校勘署名就是两个人:"男诚/家丞"。诚在前,家丞在后。刘恭冕致刘寿曾书札言:"包兴实先生顷复来楚。(因乃兄有病,招令来此小住,现已就愈。)"②这里的"乃兄"应该指的就是包诚,因为包诚就在湖北任职。

同意包诚请求的原因不详,限于资料,这里只能推断一二。第一,包诚作为同知(五品),虽官小品微(与总督相比),但毕竟是湖北官僚,作为上级的李瀚章可能不好意思驳斥包诚的请求,刊刻书籍毕竟是斯文之事。第二,两人都是安徽人,古代讲究乡土之谊,况且李瀚章的恩师曾国藩以湘军、李瀚章之弟李鸿章以淮军起家,这些应该都对李瀚章有直接影响。第三,包诚之弟包兴实跟李瀚章的恩师曾国藩有交往,包兴实任职宿迁知县就是出自曾国藩的保奏,见《仍请以包家丞补宿迁县折》(同治四年正月十四日)③。

(二) 包诚的师承与《伤寒审症表》的撰写

包诚的学问源于读书,龚绍仁《广生编序》云:"包兴言司马,家承通德,博极群书,而于《金匮》《素问》尤为精邃,功均良相久矣。"④更源于张琦的传授。张琦(1764—1833),字翰风。江苏武进人,初名翊,号宛邻,嘉庆十八年(1813)举人,历任邹平、章丘、馆陶等地知县。他精通诗、词、古文、书法、医

---

①　见金毓黻主编《辽海丛书》第五集,辽沈书社,1933年版。
②　陈烈主编《小莽苍苍斋藏清代学者书札》,人民文学出版社,2013年版,第801页。
③　(清)曾国藩撰《曾国藩全集》(修订版),岳麓书社,2011年版,第8册,第193页。
④　(清)包诚著《广生编》,同治七年(1868)春刊本,蕴朴斋藏板。

学及舆地学,著有《素问释义》《战国策释地》《宛邻文集》等。与兄张惠言合编的《宛邻词选》(通称《词选》)影响深远,形成了著名的常州词派。张琦是包诚之父包世臣的好友。包诚少时游学,受业于张琦,深受其影响,如包诚也擅长诗词,《莫友芝日记》言:"夜读兴言诗词各一卷,并有法度,而词较胜。"①医学上更是如此,包诚的医学著作几乎都有张琦的痕迹。以道光年间编纂的《十剂表》为例,该书将张琦《本草述录》中的药物加以分类,以十二经络为经,十剂为纬,列为表格,俾读者对药物性味、功用、归经等一目了然。对于编纂《十剂表》的初衷、缘起,包诚《十剂表序》有说明:"予少游山左,受学于阳湖张宛邻先生。……先生尝取明刘氏云密《本草述》,……别择精粗,删繁就简,为《本草述录》六卷。予读之,乃见药物气味之真,而得古人主方制化之妙。……爰就其书,以徐之才十剂之说,为表以明之。"②由此可见一斑。

　　包诚撰写《伤寒审症表》也跟张琦有关,《伤寒审症表序》透露出这一点。包诚认为,《伤寒论》各种传本都存在篇次乱,注未明的问题,只有黄元御《伤寒悬解》有功于《伤寒论》。只是《伤寒悬解》"文奥义精,最难记诵",故作《伤寒审症表》以"钩元提要"。包诚推崇黄元御,就是源于张琦的教导:"予少游山左,随张宛邻先生学医,先生令校雠黄氏诸书。"张氏特别推崇黄元御,曾刊刻黄氏的《素灵微蕴》《伤寒悬解》《长沙药解》《四圣心源》等医书,而包诚协助校雠之。对于《伤寒悬解》,张宛邻非常重视,指出其四大优点,具体见《伤寒悬解后序》。

　　另外,《伤寒审症表序》的落款时间是"同治九年七月望日"。学术界一般认为,这就是成书时间,实际上不然。莫友芝咸丰十一年(1861)正月廿一日庚戌日记载:"夜,包兴言示所著《伤寒审症表》一卷、《十剂表》二卷、《中藏经顺逆生死表》一卷,并简明精当,可板行。"③可见,至迟咸丰十一年,《伤寒

　　①　咸丰十一年(1861)正月廿四日癸丑日记,见(清)莫友芝著,张剑整理《莫友芝日记》,凤凰出版社,2014年版,第8页。
　　②　(清)包诚编、(清)耿世珍辑录《十剂表·本草纲目别名录》,中医古籍出版社,1982年版,十剂表序第2—3页。
　　③　(清)莫友芝著,张剑整理《莫友芝日记》,第6页。

审症表》已经完成。

（三）包诚刊刻《产孕集》

与包诚有关的还有《产孕集》①。《湖北官书局刻印图书总目》著录为："《产孕集》二卷附《补遗》一卷，清张曜孙纂。"②《产孕集》作者为张曜孙无误，《补遗》却是包诚完成的。

张曜孙是张琦之子。《清史稿》云："阳湖张琦、曜孙，父子皆通儒，以医鸣，取黄元御扶阳之说，偏于温。"③包诚师承张琦，与张曜孙关系密切，故对《产孕集》加以补遗，"慰良友济世之志"。补遗、重订后，包诚于同治七年（1868）刊刻此书，"以《广生编》附焉"，板藏蕴朴斋。刊刻的赞助人为当时的同僚们，包诚《广生编序》云："同寅诸君子重刊《产孕集》。"④该版《产孕集》也是公认的善本，曹炳章《中国医学大成·产孕集》以此版本为底本，提要云："是书刻本有七八种之多，以包氏重订者为足本。"⑤

《湖北官书局刻印图书总目》依据朱士嘉《官书局书目汇编》、黄嗣艾《湖北公藏版刻提要》、湖北官书处《湖北官书处新编书目》著录了《产孕集》，但没有著录版本信息。是没有看到还是其他原因呢？笔者推测，湖北崇文书局可能没有刊刻《产孕集》（附《补遗》），只是获得了板片。一方面同治七年刚刚刊刻完成，版片完整，无残缺无漫漶，崇文书局没有重新刊刻的必要，另一方面是同治七年版本身就是湖北官方同僚资助刊刻，转给官方的书局顺理成章。

五、胡凤丹与《徐氏医书六种》

胡凤丹（1823—1890），字枫江，一字齐飞，号月樵，以凤丹、月樵行，浙江永康人。他学问渊博，著述颇多，主要有《退补斋诗文存》《唐四家诗集考异》等。咸丰六年（1856），他以贡生授职兵部员外郎，同治五年（1866）出任湖北

---

① （清）张曜孙著《产孕集》附《补遗》，同治七年（1868）刻本，蕴朴斋藏板。
② 《湖北官书局版刻图录》，第296页。
③ 赵尔巽等撰《清史稿》，第46册，第13877页。
④ （清）包诚著《广生编》，同治七年（1868）春刊本，蕴朴斋。
⑤ 曹炳章编《中国医学大成总目提要》，妇科类第21页。

候补道。同治六年,胡凤丹受湖广总督兼湖北巡抚李瀚章之聘,主持湖北崇文书局,刊刻了大量书籍,因校订精审,海内传为善本。

主持崇文书局时,胡凤丹参与了诸多医籍的刊刻。如前述的《沈氏尊生书》,胡氏就参与了校订等幕后工作。其在《和鱼叟岁暮书怀原韵十首并抒近况》中说:"杜门细校养生书。"并自注:"时刻《沈氏尊生医书》。"①在参与刊刻的众多医籍中,有一部医籍比较特殊,那就是《徐氏医书六种》。

(一)《徐氏医书六种》的刊刻过程

同治十二年(1873),湖北崇文书局刊刻了《徐氏医书六种》②,牌记:"同治十二年夏湖北崇文书局重雕"。封面:"徐氏医书六种　难经经释　医论　神农本草　医贯砭　伤寒类方　兰台轨范"。前有胡凤丹《徐氏医书六种序》,反映了是书刊刻之过程:"洪文卿殿撰视学楚中,谓洄溪先生医学超绝,前后百余年来传其术者绝少。今春觅得全书,会丹董崇文书局事,属重付手民,以公诸世。"值得注意的是,成都中医药大学图书馆藏本的序言之中多有涂抹,序文后又附双行小注及觉迟生识语。注云:"不问何书,首刊一序,筱泉③尚书檄饬删去,诚为大吏者能持大体之见解也。"识语则言:"此序本当拉去,因中有洪文卿学使属刻一语,故涂其名,而存其文,小惩大戒未始非斯人之福也。"表明了涂抹及部分藏本未见此序④之原因。

应当说,"不问何书,首刊一序"的观点符合学术传统。顾炎武《日知录·书不当两序》云:"故其序止一篇。或别有发明,则为后序。亦有但纪岁月而无序者。今则有两序矣,有累三四序而不止者矣。两序,非体也。"⑤不过,胡氏《退补斋文存》收录的《徐氏医书六种序》附录了何国琛、洪钧等人的评语:

> 道出庸医病根,最为痛切,不但推尊徐氏六种也,文亦言之亲切有

① 《退补斋诗存二编》卷六(甲戌乙亥),见《清代诗文集汇编》,第693册,第336页。
② (清)徐大椿撰《徐氏医书六种》,同治十二年(1873)湖北崇文书局重刻本。
③ 李瀚章,字筱泉。
④ 如北京中医药大学藏本就无此序。
⑤ (清)顾炎武著,张京华校释《日知录校释》下,岳麓书社,2011年版,第791—792页。

味。（何国琛）

要言不烦，有条有理，非有得于灵胎之学者乌能言之，如是真切，是文可以序是书矣。（洪钧）

先将近世医术之衰慨乎言之，而学使刊书之意与作者序书之意一以贯之矣，是谓片言居要。（张炳堃）

医，仁术也。著书与刻书皆仁心也。作者以仁言传仁心，故其入人也深。（彭崧毓）①

这些评语又给予胡氏序文很高的评价。

（二）刊刻《徐氏医书六种》是败笔之举

徐灵胎（号洄溪）是清代医学大家，撰写了大量的医学书籍，深受社会欢迎，《徐氏医书六种序》中就言："徐洄溪先生……不仅以医名，而医为尤精。尝撰医书六种：曰《难经经释》，曰《医论》，曰《神农本草》，曰《医贯砭》，曰《伤寒类方》，曰《兰台轨范》。或就古书而推广其义，或出新裁而旁通其说，是是非非，独具卓识"，故"乾嘉间，江浙盛行其书，医家莫不奉为圭臬"。惜因战乱，徐氏医书流传不广，即"自咸丰兵燹后，板毁无存"②。崇文书局能够刊刻徐氏医书显示出很高的学术眼光，但具体到《徐氏医书六种》则是失败之作，主要原因在于《徐氏医书六种》收书不全。

《徐氏医书六种》现存清雍正五年丁未（1727）至乾隆二十九年甲申（1764）刻本，半松斋藏板。半松斋一作半松书屋，徐大椿（1693—1771）室名。也就是说，《徐氏医书六种》在很大程度上属于徐氏自刊。但徐氏医书并不只有这六部。清乾隆三十二年丁亥（1767），徐氏半松斋刊刻《慎疾刍言》，未汇入徐氏丛书。清咸丰五年（1855），名医王士雄通过好友吕慎庵从徐大椿弟子金复村处得到《洄溪医案》抄本。因是徐大椿本人验案，王士雄非常重视，加以编次，并附按语，于咸丰七年由海昌蒋光焴衍芬草堂梓刻。③这样，徐氏医书就出现了8种，《徐氏医书八种》自然成书，现存最早版本就是

① 《清代诗文集汇编》，第693册，第194页。
② （清）徐大椿撰《徐氏医书六种》，同治十二年（1873）湖北崇文书局重刻本，序。
③ （清）徐大椿撰《洄溪医案》，咸丰七年海昌蒋光焴衍芬草堂刻本。

清咸丰七年海昌蒋光焴衍芬草堂刻本岭南小嫏嬛阁藏板。

需要说明的是,蒋光焴刊刻极为精审。蒋光焴是著名藏书家,收藏图书珍籍数十万卷,其中有很多珍本医籍。在刊刻《洄溪医案》时,他极为谨慎,在《附刻许辛木农部札》后的识语中说:

> 此书原本传写多误,光焴与钱警石泰吉、广文许辛木楣农部两先生商榷再四,始行付梓,兹摘录农部札如右,阙简已从原本校补,此外不敢增损一字,以见光焴于此盖慎之又慎云。海昌蒋光焴附识。

可见,在校刊过程中,蒋光焴还请教了钱泰吉、许楣。钱泰吉(1791—1863),字辅宜,号警石,清代浙江嘉兴人。钱氏是著名藏书家,好校古书,一字之误,必旁求数证,为浙东校勘名家。他于道光七年(1827)官海宁州学训导,前后达二十余年。任职期间,他注重养生,其《吉雨词稿序》云:"(吉雨)怜余体弱,为道养生家言,授以静坐调息法。当是时,余未能通其旨。及至海昌,疾病数作,乃用吉雨言,病稍稍愈。"① 许楣(1797—1870),字辛木,浙江海宁,道光进士,曾任户部贵州司主事。许楣自谦不知医,在同治三年(1864)的《理瀹骈文序》中自云"余愚不知医"。② 实际上,他通医理,特别是对外科感兴趣,与兄许梿合作完成《重订外科正宗》十二卷,由蒋光焴于咸丰十年(1860)刊刻。如果许楣不懂医,估计吴尚先不会请他作序,他也不会在《理瀹骈文序》中阐述"发明外内一贯之理,而要其归于气"的道理。③ 可见,钱泰吉、许楣都能给蒋光焴以实际指导。而且,许楣还请吴葆山协助校勘。《附刻许辛木农部札》载:

> 葆山医学与王君孟英在伯仲之间,亦极赞此书手眼通灵,即过录一本,奉为鸿宝。又校正数字,属转达左右,早付手民,以广其传,功德不细也。

---

① 冯乾编校《清词序跋汇编》,凤凰出版社,2013年版,第2册,第1035页。

② (清)吴尚先著,步如一等校注《理瀹骈文(外治医说)》,中国中医药出版社,1995年版,第1页。

③ (清)吴尚先著,步如一等校注《理瀹骈文(外治医说)》,第2页。

这一切都保证了校刊的质量。

此外，关于徐氏的丛书还有《徐灵胎十二种合集》，收书除《徐氏医书八种》中的 8 种外，还有《洄溪道情》《阴符经注》《乐府传声》《老子道德经》等 4 种非医书，现存最早版本是清同治三年（1864）半松斋刻本洄溪草堂藏板。另有《徐灵胎医学全书》，前集是《徐氏医书八种》包括的 8 种医书，后集为《内经诠释》《脉诀启悟注释》《伤寒约编》《杂病源》《洄溪脉学》《六经病解》《舌鉴总论》《女科医案》等 8 种医书，现存最早版本是清咸丰五年（1855）刻本。

值得注意的是，《徐氏医书八种》《徐灵胎十二种合集》《徐灵胎医学全书》等都在同治之前成书，崇文书局为何选择《徐氏医书六种》重刊呢？原因应该在洪钧身上，这从前序之中就能看出。洪钧（1839—1893），字陶士，号文卿，江苏吴县（今苏州）人，同治三年（1864）举人，七年戊辰科状元，九年出任湖北学政。胡序中"洪文卿殿撰视学楚中"即此事。他推崇徐大椿的原因不详，但有几个因素都可能使他对徐大椿心存好感。第一，徐大椿为乡贤，两人都是江苏人，徐大椿家吴江，洪钧家吴县，同属苏州。第二，乾嘉以来，江浙一直盛行徐灵胎医书，洪氏应该从小受到影响。第三，清廷欣赏徐大椿，《四库全书》收录的个人医籍以徐大椿为冠，共有 4 种：《兰台轨范》《神农本草经百种录》《伤寒类方》《医学源流论》。洪钧状元出身，对清廷具有天然的亲近感。洪氏虽然推崇徐灵胎，但作为士大夫，他对医学及徐灵胎并没有专门研究，故在重刊书籍底本的选择上并不擅长。

《徐氏医书六种》发行量应该不大，只有湖北官书处编的《湖北官书处书目》等极少数官书局书目著录，而《官书局书目汇编》《湖北公藏版刻提要》《崇文书局移交版片清册》等都未著录。同年崇文书局又刊刻了《徐氏医书八种》，《官书局书目汇编》《湖北公藏版刻提要》等都有著录。刊刻《徐氏医书八种》虽属亡羊补牢之举，但也显示出很高的学术眼光。《徐灵胎十二种合集》包含《洄溪道情》等四种非医学书籍，不适合作为医学丛书刊刻。《徐灵胎医学全书》后集里的《内经诠释》等八种医籍为托名徐灵胎的伪书，谢仲墨《历代医书丛考》等都有论述。以《内经诠释》为例言之。谢仲墨指出，该书前面的王孟英序与王氏《洄溪医案序》《医砭序》有冲突,疑王孟英序为托名;《内经诠释》里面解释《刺禁论》的小心即命门,而徐大椿《医贯砭》恰恰驳斥小心即命门,互相矛盾,故《内经诠释》应是伪书。[①] 这样,《徐灵胎医学全书》也不适合刊刻。

以上探讨了部分医书刊刻过程中的重要推手或参与者。当然,每一部医书的成功不单单取决于重要的推手或参与者,也有其他人的贡献。如“署检”者。《巢氏病源》就由“史恩绵署检”。史恩绵,阳湖人,官湖北知县,工小篆。所谓“署检”,一般指标签署名或审查署名,不算重要。但一部医籍的成功刊刻,也有他们的心血。更值得注意的是,因很多医书没有重刊序跋,又缺少外围材料,这些书籍的校刊者及推手的贡献已经无法获知。流传至今的崇文书局版医书是他们最好的纪念碑。

六、崇文书局医书的价值

(一) 初刊医书的价值

崇文书局刊刻医书较多,初刊有 1 种:《伤寒审症表》。该版也是后来各种版本的母本,版本价值不言而喻。《续修四库全书总目提要》著录了崇文书局本,认为该书价值高:“《伤寒审症表》一卷,崇文书局刊本。……(包)诚文学之士,娴于著述体例,是表就证列治,言简义赅,差少葛藤,为治仲景书开一直捷途经,学者所便也。”学术价值越高,崇文书局刊刻的意义越大。

(二) 重刊医书的价值

崇文书局在重刊医书时,一般精选底本。以《巢氏诸病源候论》为例言之。该书是中国医学史上的经典之作。崇文书局于光绪元年(1875)刊刻此书,有“光绪纪元夏月湖北崇文书局开雕”的牌记,封面题“巢氏病源”。[②]

---

① 诵穆《中医伪书考·徐灵胎遗书》,《中医新生命》,第 27 期,1936 年,第 24—29 页,见段逸山主编《中国近代中医药期刊汇编》第五辑《中医新生命》,上海辞书出版社,2012 年版,第374—379 页。

② (隋)巢元方《诸病源候论》,光绪元年(1875)湖北崇文书局重刊本。

《湖北公藏经籍提要·医学》著录。当时，《巢氏诸病源候论》"通行者，嘉庆间胡益谦刊本"[①]，崇文书局没有选择胡本作底本，而是据袁廷梼旧抄传录本。杨守敬《日本访书志·诸病源候论》云："近日崇文书局刻此书，不言从何本出，柯慎庵云是据袁寿阶旧抄传录。"[②]柯慎庵，即柯逢时，湖北武昌人，且长期在武昌任职，他所述应该无误。杨守敬认为，袁氏旧抄传录本"差胜胡本"。

袁廷梼身份保证了旧抄传录本的价值。袁廷梼（1764—1810），字又恺，一字寿阶，江苏吴县人，生平于书无所不读，尤精于小学。袁廷梼是著名藏书家，藏书万余卷，有宋元版本多种，并珍藏金石、碑版、法书、名画甚多。又得先世所藏五砚，为楼弄之，名之曰"五砚楼"或"石砚楼"。其藏印有"平江袁氏五砚楼考藏金石图书印""袁又恺藏书""五砚主人"等。袁寿阶收藏了很多善本医籍。如宋王璆《王氏百一选方》，该书向来传本很少。《郑堂读书记》著录了"吴门袁氏五砚楼藏旧写本"，并云："然自明以来，不甚流布，故《四库全书》未曾著录。"[③]由此可见袁氏五砚楼旧写本之价值。袁氏收藏医籍之珍贵，连著名藏书家黄丕烈也艳羡不已。黄丕烈《孙真人千金方》三十卷（宋刊配元明刊本）卷末手识云："本草心徒爱（金板《本草》为袁氏五砚楼所收）。"[④]另外，袁氏还藏有宋本《伤寒总病论》，见黄丕烈《题宋刻庞安常伤寒总病论后》。[⑤] 版本大家的旧抄传录本当然值得信任。

较好的底本保证了崇文书局版《诸病源候总论》的质量。后光绪十二年（1886）湖北官书处、中华民国元年（1912）鄂官书处等多次重印之。沈韵锵（字笈丽）藏有光绪十二年湖北官书处刻本，跋云："是书明刻以下各本有缺至数百字者。此为鄂局官刻，较他本讹夺差少。"[⑥]这证明了底本选择之

---

① 杨守敬《日本访书志》卷九"诸病源候论五十卷目录一卷"条，见中华书局编辑部编《宋元明清书目题跋丛刊19》，第179页。

② 见《宋元明清书目题跋丛刊19》，第179页。

③ 卷四十二，见《宋元明清书目题跋丛刊15》，第193页。

④ 《宋元明清书目题跋丛刊13》，第75—76页。

⑤ （宋）庞安时撰，邹德琛，刘华生点校《伤寒总病论》，人民卫生出版社，1989年版。

⑥ 陈先行、郭立暄编著《上海图书馆善本题跋辑录附版本考》，上海辞书出版社，2017年版，第367页。

正确。

　　除了重视底本,崇文书局刊刻态度也非常认真。如《女科》二卷附《产后编》二卷。该书封面及书根题"傅青主女科",有"同治八年湖北崇文书局开雕"的牌记,并有清道光十一年(1831)祁尔诚序。① 相对于以往版本,《湖北公藏经籍提要》指出崇文书局本"尤于药味分量慎加较刻"②,这保证了书籍的质量。因版本价值高,崇文书局本影响较大。光绪七年(1881)郭钟岳《傅青主男科序》云:"《女科》一书,久已流传,同治间湖北崇文书局刊行。"中华人民共和国成立后,曾据湖北崇文书局刻本校印。1957年,上海卫生出版社印三次,共二万六千册。1959年3月,科技卫生出版社出版新一版,印一次,七千册。同年4月上海科学技术出版社出版新一版,印四次,共六万四千册,又转内部发行。后又再版发行。③ 由此可见一斑。另,《中华传世医典》收录本也是崇文书局本,《提要》云:"此据湖北崇文书局刻本全文收录。"④《中医古籍珍本集成(续)·妇科卷·傅青主女科》以崇文书局版为底本,校注说明云:"本次点校,以清同治八年己巳(1869)湖北崇文书局刻本为底本。"⑤

　　除《巢氏诸病源候论》《女科》外,崇文书局版的其他医书也多有价值。如《沈氏尊生书》,《续修四库全书总目提要》编纂者在已知奇丰额版本的情况下,著录的仍是"湖北书局重刊本",这是对崇文书局版的极大肯定。又如《男科》,学术价值颇高,惜流传较少。《续修四库全书总目提要·男科》云:"《男科》初未广传,道光中始有刊本,同治中湖北书局与《女科》合刊。"也就是说,湖北崇文书局本是该书的第一次重刊。这显示出很高的学术魄力,也决定了崇文书局本的价值。再如《温热经纬》,学术价值也颇高。《湖北公藏经籍提要·医学》就认为该书"俾读者了然温、暑、湿、热诸病,按投方剂,条

　　① 《傅青主女科》附《产后编》,同治八年(1869)湖北崇文书局刊本。
　　② 《湖北官书局版刻图录》,第253页。
　　③ 国家出版局版本图书馆《古籍目录》,中华书局,1980年版,第473页。
　　④ 何清湖主编《中华传世医典·第7册》,吉林人民出版社,1999年版,第297页。
　　⑤ 周仲瑛、于文明总主编《中医古籍珍本集成(续)·妇科卷·傅青主女科》,湖南科学技术出版社,2014年版,第8页。

理井井,救人多已"。^①湖北崇文书局在同治十三年(1874)重刊此书,牌记:"同治甲戌湖北崇文书局重刊。"^②该版也是最早的版本之一,常被作为整理的底本或校本。

总之,崇文书局重视刊刻医书,且刊刻的大部分医书质量可靠,产生了极大的影响。但崇文书局在刊刻医书也有值得商榷之处:一是选书上缺乏系统性,特别是未注意刊刻《黄帝内经》等医学经典。俞樾建议浙江书局刊刻《黄帝内经》时就提及"鄂局未刻";二是刊刻的部分医书仍有提升空间。简单列举如下:《徐氏医书六种》为失败之作,前文已述;《男科》《女科》《产后编》的作者并不是傅山^③,而崇文书局重刊时仍然署名傅青主;《产育宝庆集》发行不广;《巢氏诸病源候论》如果用宋元本做底本,价值更高,沈韵锵曾以元刻校勘崇文书局版,发现"卷十内《瘴气候》亡缺四百字,亦同明刻"^④。

七、崇文书局医书海外展出情况

崇文书局所刊的医书曾被送往国外展出。汤旭岩、马志立《缘起百年前湖北出版物的一段佳话》曾有论述。大致过程如下:光绪二十九年(1903),应外务部的要求,湖北巡抚端方向清廷进呈了书籍,准备次年的圣路易斯博览会。端方所列清单中之医学书共8种:《巢氏病源》《徐氏医书八种》《沈氏尊生》^⑤《温热经纬》《外科》《男科》《女科》《拯婴图说》,均为崇文书局出版。端方此次进呈书籍共116种,医学只有8种,并不算多。在端方所进呈书目基础上,清朝政府略加调整,形成了选送圣路易斯博览会的书籍书目。现存《圣路易斯赛会中国捐赠书目》并不完整,但所列

---

① 《湖北官书局版刻图录》,第252页。
② (清)王士雄撰《温热经纬》,同治十三年(1874)湖北崇文书局重刊本。
③ 参见钱超尘《〈傅青主女科〉非傅青主作》(《中医文献杂志》,2010年第1期);钱超尘《傅山医事考略》(《中医文献杂志》,2011年第3期)等。
④ 陈先行、郭立暄编著《上海图书馆善本题跋辑录附版本考》,第367页。
⑤ 《缘起百年前湖北出版物的一段佳话》把此书误为《沈氏尊经》,据端方《进呈书籍折》(光绪二十九年六月)改,见《端忠敏公奏稿》卷三(沈云龙主编《近代中国史料丛刊》第十辑《端忠敏公奏稿》,台北文海出版社,1967年版,第339页)。

医学类已经增到 11 种:"《医宗备要》《徐氏医书八种》《沈氏尊经》《伤寒审症表》《温热经纬》《外科》《男科》《女科》《产孕集》《巢氏病源论》《拯婴图说》。"①这里的《沈氏尊经》仍是《沈氏尊生》之讹。增加的 3 种分别是《医宗备要》《伤寒审症表》《产孕集》,也都是崇文书局出版。可能在负责人眼中,中国医学较有特色,故增加医书。在此之前,清廷也曾有类似处理。

　　同治年间,清廷曾把医书作为赠送美国的重要礼品。事情源于美国的三次请求。1867 年,美国国会决议向其他国家办理出版品交换事宜,其中包括中国。1868 年,美国农业部想获得中国农业资料,其中包括图书,特派薄士敦上校(Col. Charles Poston)为驻华特派员,主持有关相关事项。1869 年 3 月 25 日,美国国务院因联邦土地局之请,训令其驻华公使向中国政府请求道光年间中国户籍调查资料。在此情况下,清朝政府援道光二十四年(1844)间赏给俄罗斯经卷之例,于同治八年四月二十七日(1869 年 6 月 7 日)将购得之书籍、种子一并具函致送美国使馆。其中,赠送书籍 10 种:《皇清经解》,道光九年(1829)广东粤雅堂刊本,三百六十六册(按国会图书馆点查实为三百六十册),五十函;《五礼通考》,乾隆十九年(1754)江苏阳湖刊本,一百二十册,十二函;《钦定三礼》,乾隆十四年殿本,一百四十四册(实一百三十六册),十八函;《医宗金鉴》,乾隆五年北京刊本,九十一册(实九十册),十二函;《本草纲目》,顺治十二年(1655)北京刊本,四十八册,八函;《农政全书》,道光十七年(1837)贵州刊本,二十四册,四函;《骈字类编》,雍正五年(1727)北京刊本,一百二十册,二十函;《针灸大成》,道光十九年(1839)江西刊本,十册,二函;《梅氏丛书》,康熙四十六年(1707)北京刊本,十册,二函;《性理大全》,明永乐十四年(1416)内府刊本,十六册,二函。② 这些书籍也就成为了美国国会图书馆东方部最早入库的中文书籍。其中,《医宗金

---

① 汤旭岩、马志立《缘起百年前湖北出版物的一段佳话》,《图书情报论坛》,2010 年第 3 期,第 4 页。
② 钱存训《中美书缘——纪念中美文化交换百周年中美书缘》,见钱存训著《东西文化交流论丛》,商务印书馆,2009 年版,第 50—63 页。

鉴《本草纲目》《针灸大成》都是医学书籍,可以说,医学书籍几乎占了全部书籍的三分之一。而美国政府的三次请求并没有提及医学书籍。这说明,在清朝政府眼中,中国医学和儒学一样都是代表中国文化的最佳符号之一,故在赠送书籍中突出医学和经学典籍。

第二节　浙　江　书　局

浙江书局的设立时间与湖北崇文书局相近,都是在同治六年(1867)。但与湖北崇文书局在同治年间就大量刊刻医书不同,浙江书局刊刻医书很晚。光绪三年(1877),作为《二十二子》子目书的《黄帝内经》[①]刊刻发行,标志着浙江书局刊刻医书的开始。随后,浙江书局又刊刻了《素问直解》九卷(清高世栻著,光绪十三年刻)、《温疫条辨摘要》附《风温简便方金疮铁扇散方》(清吕田著,光绪十五年刻)、《素问集注》九卷(清张志聪著,光绪十六年刻)、《灵枢集注》(清张志聪著,光绪十六年刻)、《治喉捷要》附《各种经验良方》(清张绍修著,光绪三十年刻)、《经验简便良方》附《备用药物》(时代不明)等。另外,光绪二十五年,浙江书局获得《张氏医书七种》板片,重刻封面,加以重印。毛春翔《浙江省立图书馆藏书版记》云:"板旧藏绳头巷胡宅,光绪己亥归官书局,封面板一块,官书局重刻,其材为白皂。"[②]《张氏医书七种》是清代张璐父子的丛书,包括张璐的《张氏医通》十六卷、《本经逢原》四卷、《石顽老人诊宗三昧》一卷、《伤寒绪论》二卷、《伤寒缵论》二卷,张登的《伤寒舌鉴》一卷,张倬的《伤寒兼证析义》一卷。浙江书局得到的版本应该是日本思得堂本,《中国丛书综录》就称"清光绪二十五年(1899)浙江书局重印日本思得堂刊本"[③]。这样看来,如果算上子目书,浙江书局刊刻、重印医书有十余种,虽无法跟湖北崇文书局相比,但在官书局中也比较突出。另

---

① 《黄帝内经素问》二十四卷附《黄帝内经素问遗篇》、《黄帝内经灵枢》十二卷。

② 毛春翔《浙江省立图书馆藏书版记》,《浙江省立图书馆馆刊》,第 4 卷第 3 期,1935 年,第 11 页。

③ 上海图书馆编《中国丛书综录·总目》,上海古籍出版社,1982 年版,721 页。

外,浙江书局特别注重《黄帝内经》,显示出很高的学术眼光。这一切都离不开俞樾等人的推动。

一、光绪三年刊刻《黄帝内经》

(一) 俞樾的推荐

光绪三年(1877),浙江书局刊刻《黄帝内经》,源于俞樾的推荐。俞樾(1821—1907),字荫甫,号绚岩,晚号曲园,浙江德清人,道光三十年(1850)进士。他治学博大精深,以经学为主,旁及诸子学、史学、小学,为一代朴学大师,著有《春在堂全集》等。

俞樾曾主讲杭州诂经精舍长达三十年,期间长期总办浙江书局。他建议江、浙、扬、鄂四书局分刻二十四史,得到各方支持。在史书刊刻的过程中,浙江巡抚杨昌浚等浙江主管领导又将诸子的刊刻提上日程,并与俞樾商议。① 俞樾在《与杨石泉中丞》信函中建议道:

> 前承示及唐、宋三史刻成,将刻诸子,此诚经史后不可不刻之书,具见嘉惠来学之盛意。惟诸子之书讹脱较甚,议者或谓宜访求宋本影写而精刻之。然亦有难者,影写之功,既非容易,雕刻之费,亦必倍常。且宋本疏密大小,每不一例,宜于单行,不宜于汇刻。又其存者,今亦无多。局中既欲汇刻诸子,不精固不足言善本,不博亦不足成巨编。窃谓宜博求周秦两汉之书,汰除其伪托者,尚可二十余种,如《管子》……蔡邕《独断》之类,购觅家藏旧本,写样校刊,亦艺林一盛举矣。尊意以为何如?都下榜后不第,诸君子即可南旋,如黄以周、潘鸿,皆局中知名士,想可蝉联。将来校勘子书,亦必得力。此外如尚须罗致,则冯一梅、徐琪均其人也。孙瑛才气殊佳,或传其灌夫骂坐,然实不饮酒,并以附陈。②

① 杨昌浚(1826—1897),字石泉,号镜涵,湖南湘乡人。随左宗棠镇压太平军,以军功升任浙江巡抚、闽浙总督、陕甘总督等职。
② 《春在堂尺牍》卷四,转引自(清)俞樾著,张燕婴整理《俞樾函札辑证下》,凤凰出版社,2014年版,第522—523页。

信函未署年月,但"前承示及唐、宋三史刻成,将刻诸子"透露部分端倪。提议浙江书局、崇文书局等合刊《二十四史》的时间为同治八年(1869)。浙江书局负责的《旧唐书》于同治十一年刊成,《新唐书》于同治十二年刻成,最晚的是《宋史》,完成于光绪元年(1875)。则此信则在同治八年(1869)和光绪元年(1875)之间。① 在信函中,俞樾对刊刻诸子极为赞同,但不赞成"影写而精刻"宋本,认为又困难又费钱,而且不现实,因宋本版式差异很大,"宜于单行,不宜于汇刻"。同时,他建议汇刻诸子一定要精博,"不精固不足言善本,不博亦不足成巨编",并推荐了部分书籍和校勘人员。而黄以周、潘鸿、冯一梅、徐琪、孙瑛等人都曾学习于诂经精舍,是俞樾的弟子。

因为要汇刻子书,《黄帝内经》进入了俞樾的视野。俞樾在《与杨石泉中丞》的另一封信函中言:

> 承属访求子书善本,以备续刻。……又按,《四库全书》中,子书莫古于《黄帝内经》,而外间所有,不过马元台注本,于古义未通,故于经旨多谬。此书以王冰注为最古,而宋林亿、孙奇、高保衡等校正者为最善,鄂局未刻。窃思医学不明,为日已久,江浙间往往执不服药为中医之说,以免于庸医之刃,亦无如何之下策也。若刊刻此书,使群士得以研求医理,或可出一二名医,补敝扶偏,销除疹疠,亦调燮之一助乎? ……虽刻古书,而未始不切于时用也。率布所见,以副下问。②

在俞樾看来,《黄帝内经》值得刊刻的理由很多:首先,《黄帝内经》成书时代早,"子书莫古于"它。其次,通行的是学术价值不高的马莳注本,而林亿等校正本,湖北崇文书局未刻。需要稍加阐述的是,俞樾所谓的林亿等校正本指的是《素问》,不含《灵枢》。林亿等是否校正《灵枢》,学术界有不同观点。有人认为林亿等未曾校正,如杭世骏、四库馆臣等,具体见《四库全书总目》等;也有人认为,林亿等人的校正本已亡,史崧以未校正本上官传世,如余嘉锡《四库提要辨证》。不管哪种说法,俞樾所说的林亿等校正本《黄帝内

---

① 《俞樾函札辑证下》,第 523 页。
② 《春在堂尺牍》卷五,转引自《俞樾函札辑证下》,第 523—524 页。

经》都只能指《素问》。最后,刊刻《黄帝内经》切于时用。

这一切都建立在俞樾对《黄帝内经》的熟悉认知上。他曾与胡澍探讨过《素问》的校订问题。

胡澍(1825—1872),字荄甫,一字甘伯,号石生,安徽绩溪人,咸丰九年(1859)举人。胡澍精研小学,中年多病,留心方书,撰《黄帝内经素问校义》。《户部郎中胡君荄甫事状》云:"中年多病,因治医术,时有超悟。后于都肆,得宋刊《内经》,乃以元熊氏本、明《道藏》本,及唐以前古书,悉心校勘,发明古义,撰《内经校义》。"①《内经校义》学术价值颇高,著名学者刘寿曾评价道:"寿曾尝论医家之有《内经》,博大精深,与儒家之《五经》同,而无义疏之学。海内学人而知医者,曷即王冰之注,辅以全氏逸义,用注疏法,说其声训名物,更采《灵枢》《难经》以下古医家言,疏通证明。俾轩岐大业,昭揭于世,不为庸师俗工所蔀,则君此书其先河矣。"②

在撰写《黄帝内经素问校义》的过程中,胡澍曾向俞樾请教。俞樾回信云:

> 辱以《素问》见询,《素问》乃上古遗书,向曾浏览,惮其艰深,且医学自是专门,素未通晓,若徒订正于字句之间,无关精义,故未尝有所论撰。阁下为校义,未知所据何本,樾所见者,宋林亿、孙奇、高保衡等奉敕校定本,多引全元起注及皇甫谧之《甲乙经》、杨上善之《太素》校正王冰本之异同。如首篇《上古天真论》"食饮有节,起居有常",全注云"饮食有常节,起居有常度",则知原本是"食饮有节,起居有度",故以"有常节""有常度"释之;而"度"字固与上句"和于术数"为韵也。又如《六节藏象论》于肝藏云:"此为阳中之少阳,通于春气。"全元起本及《甲乙经》《太素》并作"阴中之少阳"。据《金匮真言论》云:"阴中之阳,肝也。"则自以"阴中"为是。凡此之类,裨益良多,想明眼人自能别择之。樾年来苏杭往返,殊少暇日,若得数月之功,将此书再一玩索,或一知半解,尚

① 胡培系《户部郎中胡君荄甫事状》,见裘庆元辑《珍本医书集成·内经素问校义》,中国中医药出版社,1999年版,第7页。

② 裘庆元辑《珍本医书集成·内经素问校义》,第5页。

可稍补高深也。①

俞樾在信中说，林亿等校定本多引全元起注、皇甫谧《甲乙经》、杨上善《太素》，值得注意，并用两个例子说明了全元起本及《甲乙经》《太素》之价值，进而证明了林亿等校定本之价值。俞樾在信中还说，如有时间，自己将会对该书进行进一步研究。后来，俞樾的确对《内经》进行了深入研究，其《读书余录》内有四十八条是对《素问》的校释，其中包括与胡澍通信时谈到的例子。上虞俞鉴泉将这些内容辑录出来，定名为《内经辩言》，交给裘吉生出版。《三三医书提要》介绍了相关情况，并给予了很高评价："《内经辩言》一卷，书为前清俞曲园先生所著《读书余录》之一，即《第一楼丛书》之第七种，共四十八条。社友上虞俞鉴泉君，改定今名，录寄付刊。盖以考据精详，引证确切。关于《内经》之一字一句，无不探赜索隐，辩讹正误，良足助吾医之研经考古者。"②从此，俞樾的《内经辩言》和胡澍的《内经校义》齐名，成为《内经》研究者的必读书。要注意的是，《第一楼丛书》在同治十年（1871）编成，则俞樾与胡澍通信时间更早。前面已述，俞樾与杨昌浚通信时间在同治八年和光绪元年（1875）之间。这段时间俞樾要么已经关注《素问》，要么已经进行了深入研究，这就能解释他向杨昌浚推荐《黄帝内经》，特别是推荐林亿等校正本《素问》的原因了。

在俞樾的推荐下，《黄帝内经》作为《二十二子》之一于光绪三年刊行，有"光绪三年浙江书局据明武陵顾氏影宋嘉祐本刻"的牌记。③ 可见，《素问》所用底本是俞樾推荐的林亿等校正本。"明武陵顾氏影宋嘉祐本"即明嘉靖二十九年（1550）顾从德影宋刻本《重广补注黄帝内经素问》，该本字体古朴秀丽，避宋讳（玄、匡、镜、贞、恒、炅等字皆缺笔），是明显的影宋刻本，价值颇高。中医文献大家钱超尘云："明嘉靖（1522—1566）顾从德以北宋校正医书局本为底本翻刻，二十四卷。逼真宋本。书口有刻工姓名。是《素问》通行本最佳本。"①在宋本已亡的情况下,浙江书局校刊《素问》以顾从德本为底本是明智之举。另外,《黄帝内经素问遗篇》《灵枢》所用底本未说明。《黄帝内经素问遗篇》卷首署"宋朝散郎太医学司业刘温舒原本"。《灵枢》的底本应该是《医统正脉》本。《古越藏书楼书目》载:"《灵枢》十二卷。浙江书局重刻明吴勉学《医统正脉》本。"②《古越藏书楼书目》是冯一梅为山阴徐树兰的藏书楼编纂的书目,而冯一梅参与了浙江书局版《灵枢》的校订,故《古越藏书楼书目》的著录应该无误。苏颖、胡亚男在《〈二十二子〉本〈灵枢〉评介》一文中怀疑底本是赵府居敬堂本,但也发现两者存在很多不一致之处。③

俞樾推荐的黄以周等人是校勘的主力。校勘人员分为总校、分校。每卷有总校一人,分校两人。总校就是校勘的总负责。《素问》总校两名:余肇钧和黄以周。分校人员较多,有冯一梅、孙瑛、朱昌寿、吴凤堦、陈铦等。《素问》共二十四卷,卷十二无校者姓名,剩下二十三卷,余肇钧总校十卷,黄以周总校十三卷。《黄帝内经素问遗篇》《灵枢》的总校只有一人,即黄以周。由此可见,黄以周称得上《黄帝内经》校勘的总负责人。分校人员中,冯一梅、孙瑛校勘卷数较多。《素问》《素问遗篇》有校者姓名的卷帙排名第一的都是冯一梅。《灵枢》总十二卷,冯一梅在卷一、二、三、十、十一、十二排名第一,卷七、八、九排名第二。可以说,除极少数卷帙外,冯一梅都参与了校勘,可谓是校勘的第一主力。孙瑛虽无法跟冯一梅相比,但也超过其他分校人员,至少参与了《素问》十五卷、《灵枢》三卷的校勘工作。黄以周、冯一梅、孙瑛都是俞樾向杨昌浚推荐的人选。

(二) 影响与不足

《黄帝内经》是《二十二子》子目之一。浙江书局校刊《二十二子》十分认真,慎选底本,多用善本,间附校勘记,故得到学术界推崇。《续修四库全书

---

① 钱超尘著《中国医史人物考》,上海科学技术出版社,2016年版,第203页。
② 李茂如、胡天福、李若钧编著《历代史志书目著录医籍汇考》,人民卫生出版社,1994年版,第1114页。
③ 苏颖、胡亚男《〈二十二子〉本〈灵枢〉评介》,《医古文知识》,2005年第2期,第25—26页。

总目提要·二十二子》云:"浙江书局所刻诸书,若《二十二子》《九通》,均有裨学术、切于实用之书,非徒考究板本,近于赏玩者可比。……研究诸子之书,当推此书为善本。"①民国时期李时在《国学问题五百》"何谓《二十二子》"中说:"清德宗间,浙江书局依据善本,汇刻此书,学者甚重视之。"②著名学者胡适《一个最低限度的国学书目》"思想史之部"也推荐了《二十二子》,说:"浙江公立图书馆(即浙江书局)刻本……汇刻子书,以此部为最佳。"③

水涨船高,《二十二子》的受欢迎推动了《黄帝内经》的传播。诸多书目著录此书。冈西为人《宋以前医籍考》"黄帝内经""黄帝素问""灵枢经""黄帝内经素问遗篇"都列举了浙江书局本,并辑录了诸多书目对该版本的著录情况。如《经籍要略》《古越藏书楼书目》《诸暨图书馆目录》《八千卷楼书目》《清华学校图书馆中文书籍目录》《丛书书目汇编》《故宫博物院书目》《扬州吴氏测海楼藏书目录》《浙江公立图书馆通常类图书目录》《静嘉堂文库图书分类目录》《中国医学书目》等中外书目都著录了浙江书局本《黄帝素问》,又如《经籍要略》《诸暨图书馆目录》《八千卷楼书目》《清华学校图书馆中文书籍目录》《丛书书目汇编》《扬州吴氏测海楼藏书目录》《浙江公立图书馆通常类图书目录》《静嘉堂文库图书分类目录》《中国医学书目》等中外书目都著录了浙江书局本《灵枢经》。从这些书目就能看出,浙江书局版《黄帝内经》不但被国内的官方图书馆或私人藏书楼收藏,还被海外的图书馆(日本静嘉堂文库)收藏。由此可见,浙江书局版《黄帝内经》传播之广。

不过,浙江书局版《黄帝内经》算不上成功之作,不但没有校勘记,甚至未说明《灵枢》底本来源。即使说明底本来源的《素问》,前人也指出问题很多。《诸暨图书馆目录》指出《素问》虽是重刻顾本,但"首无顾从德原序,行款字数亦改"。④ 于鬯《香草续校书·内经素问二》指出刊刻错误:"今浙局本

---

①　吴格、眭骏整理《续修四库全书总目提要·丛书部》,国家图书馆出版社,2010 年版,第87 页。

②　李时编著《国学问题五百》,天津市古籍书店,1986 年版,第 106 页。

③　胡适著《胡适文存二集》,上海书店,1989 年版,第 169 页。

④　(日)冈西为人著,郭秀梅整理《宋以前医籍考·附录》,第 26 页。

于下文‘血气争黑’之‘黑’字作‘异’，当属刊误。”①黄以周本人对此次整理亦不满意。他在《黄帝内经素问重校正叙》后加了“前在书局校刊是书未善”的自注。

未能成功的原因很多，校勘人员知识储备不够应该是主要原因。当然，因为参与整理《黄帝内经》，黄以周、冯一梅等开始关注医籍，并在医籍整理及研究上取得了极大的成绩，这是后话。但就光绪三年（1877）而言，他们的知识储备还很欠缺。先看俞樾推荐的三位人员。

黄以周（1828—1899），字元同，号儆季，浙江定海人，同治九年（1870）举人。他是著名学者黄式三第三子，治学不拘于汉宋门户之见，学问淹通博贯，著有《礼书通故》《子思子辑解》《军礼司马法》《经训比义》及《儆季杂著》等。早在同治六年，黄以周就供职于浙江书局。同治七年，同在浙江书局供职的学者李慈铭在《再答平景苏书》（戊辰十二月）中谈到黄氏：“而黄君承其父薇香先生式三之学，潜心说经，实事求是，视俞、谭诸君为优。”②俞即俞樾，谭即谭廷献，都是学问大家。李慈铭认为，黄以周在经学上比他们两位还优秀。据现有资料，光绪三年（1877）之前，黄以周对医书用心不多。光绪三年，黄以周《复胡子继书》提到胡澍《内经校义》事：“君家所刻……《内经校义》亦惠我一份，幸甚。”③这里，我们采纳了《黄以周全集》的说法，认为这篇文章写于光绪三年。但要注意的是，胡培系于光绪五年完成《内经校义》的刊刻。也就是说，《复胡子继书》绝不会早于光绪三年。当时，《滂喜斋丛书》本《内经校义》已经发行好几年，而《复胡子继书》表明，黄以周还没看到此书。由此可见，黄以周当时对医书关注甚少。总之，黄以周虽然在浙江书局工作多年，具备丰富的校书经验，但缺乏相应的医学知识。

其他两位也一样。冯一梅（1849—1907），字梦香，浙江慈溪人，光绪二

---

①　（清）于鬯著《香草续校书下》，中华书局，1982年版，第490页。

②　（清）李慈铭著，刘再华校《越缦堂诗文集·下》，上海古籍出版社，2008年版，第1319页。

③　（清）黄以周著，詹亚园、韩伟表主编《黄以周全集》，上海古籍出版社，2014年版，第10册，第558—559页。

年举人。光绪三年，他不足三十岁，且多年奔波于科场，对医学了解有限。孙瑛，浙江镇海人，光绪五年副贡，著有《吴山草堂诗文选》，现有资料未发现他对医学有研究。

其他校勘人员也一样。余肇钧，字苹皋，附贡生，官同知衔，湖南长沙人。室名明辨斋，咸丰、同治年间辑刊《明辨斋丛书》。他对医学有一定研究，著有《药性赋音释》（范美中原本，余苹皋音释），现存明辨斋刊本，收于《中国本草全书》第一百二十二卷，华夏出版社于1999年影印出版。他还曾校订《养老奉亲书》，现存抄本，原由晚清著名藏书家唐成之收藏，现存于中国中医科学院图书馆，陈可冀、李春生以此本为底本加以整理，于2014年由北京大学医学出版社出版。因缺乏材料，我们无法得知余肇钧整理这两部医书的具体时间。即使在总校《素问》之前，因余肇钧总校内容较少，对全书影响也有限。其他分校人员多才多艺，但在医学上都称不上精通。朱昌寿，字西泉，仁和人，同治九年庚午（1870）举人，博学多才，《历代画史汇传补编》誉为"博学多闻，兼通画理"①。吴凤堦，字霞轩，仁和人，咸丰九年己未（1859）举人，工画兰，尤精刻印，《丁丑劫余印存释文》有传。② 陈铦，字子弢，钱塘人，咸丰八年戊午举人，精诗文，《晚晴簃诗汇》收其诗。③

使用浙江书局本《黄帝内经》时，我们可以参考清代丁士涵的校记。丁士涵，著名学者，精小学。他手校浙江书局本《黄帝内经》，成书《补注黄帝内经素问校记》二十四卷、《黄帝内经灵枢校记》十二卷。王欣夫《蛾术轩箧存善本书录》著录："此为吾乡丁泳之手校于浙江书局重刻宋嘉祐本上。……于《素问》则依吴本、赵府本校正。又博采高保衡、马元台、张介宾、沈尧封诸家之说。于《灵枢》则以《道藏》本《甲乙经》《千金方》诸书参订。而凡所下校释，咸细密允当。泳之为陈南园高弟，所校一秉家法，而又医学湛深。即此一编，与尚之、甘伯堪称鼎足。"④换句话说，两书是跟顾观光《素问校勘记》

① 吴心谷编著《历代画史汇传补编》，九龙博雅斋，1997年版，第34页。
② 邱德修著《丁丑劫余印存释文》，台北五南图书出版公司，1989年版。
③ 徐世昌编，闻石点校《晚晴簃诗汇》，中华书局，1990年版。
④ 王欣夫撰《蛾术轩箧存善本书录》，上海古籍出版社，2002年版，第594—595页。

《灵枢校勘记》、胡澍《素问校义》同等重要的著作。且两书本身就是依据浙江书局本校勘,故对浙江书局本的意义极大。

二、光绪四年至光绪十二年未刊医书

光绪三年(1877)刊刻《黄帝内经》(《二十二子》之一)后,直至光绪十三年浙江书局才刊刻清高世栻的《素问直解》。整整十年的时间,浙江书局没有刊刻任何医书,而随后几年又刊刻了一批医书。其中原因何在? 这应与浙江巡抚关系不大。从光绪三年到光绪十二年,浙江巡抚一职多次易人。如果说他们中的一两位对医学有偏见,有这种可能。如果都有偏见,则不符合情理。据现有资料,谭钟麟曾推荐薛宝田、仲昂庭为慈禧太后治病。可见,这个时期浙江书局不刊刻医书应当另有原因。

(一) 俞樾的医学态度

俞樾是浙江书局多年的总办,且是当时公认的学术泰斗,深受历任巡抚尊重。他医学态度的变化应是导致浙江书局不刊刻医书的重要原因。

与光绪三年(1877)以前积极研究及推荐刊刻《黄帝内经》不同,光绪四年左右俞樾对医学的态度发生了剧烈变化。光绪五年,俞樾写了争议性很大的《废医论》,见《俞楼杂纂》第四十五。① 《废医论》共包括《本义篇》《原医篇》《医巫篇》《脉虚篇》《药虚篇》《证古篇》《去疾篇》七个部分,阐述了"医之不足恃,药石之无益"的观点。其中《原医篇》用大量篇幅论证《神农本草经》《黄帝内经》不是"古仙圣"所传。他先证明《神农本草经》不是"出于神农"而是六国时扁鹊之徒子仪所著,且汉时不甚受重视,后又阐述《黄帝内经》只不

---

① 在作《废医论》之前,俞樾已有所思考,《耳邮》卷三载:"余谓医所凭者脉也,而脉法之失传久矣。《史记·扁鹊传》言扁鹊饮长桑君所与药,'视见垣一方人,以此视病,尽见五藏症结,特以诊脉为名'。则其精于医,非精于脉也。而至今言脉者宗之,则是扁鹊特以为名,而后人乃真以治病,即此知其不足恃矣。《素问》有三部九候论,所谓三部者,岂今所谓三部乎? 所谓九候者,岂今所谓九候乎? 脉法既已失传,医道亦不可讲,而悬壶之客,遍满通衢,衒推之名,被之屠酤。又以其书传自黄帝,其职列于《周官》,从古相承,莫之敢废。父母之于子女,子孙之于祖父,苟医药之不具,即慈孝之有亏,而人之不获终其年命者多矣。医师、卜师,并列《周官》,卜亦圣人之所重,而唐李华有废龟之论。卜可废,医亦何不可废之有? 余拟为《废医论》未果,姑识其说于此,虽骇俗听,不顾也。"(《笔记小说大观》(第26册),江苏广陵古籍刻印社,1983年,第241页。)

过是后世诸子依附黄帝以自尊大的产物。这样,《神农本草经》《黄帝内经》也就没有了神圣色彩。更加重要的是,俞樾将这些医经视为跟《容成阴道》《风后孤虚》《长柳占梦》《随曲射匿》一样的"小言""异端",而要"执大道""崇正学"就要破之、绝之。连《黄帝内经》等医学经典都已经如此,更不用说其他医书了。

俞樾写作《废医论》的原因,其弟子章太炎有解释,《医术平议》云:"先师俞君侨处苏州,苏州医好以瓜果入药,未有能起病者。累遭母、妻、长子之丧,发愤作《废医论》。"①学术界普遍认为,这个解释合理。不过,他的长子亡于《废医论》之后。光绪四年戊寅八月,俞樾之母病故。光绪五年己卯四月,俞樾之妻姚氏病故。就是在这一年,俞樾撰写了《废医论》。随后的几年,俞樾又承受了白发送黑发之痛。光绪七年辛巳,俞樾长子绍莱卒于天津,当时俞樾已经六十一岁。光绪八年壬午,俞樾次女绣孙病故。在此情况下,俞樾不可能对医学有正面的态度,这从光绪七年《北行日记序》就能看出。光绪六年,薛宝田应诏入京为慈禧太后诊治疾病,归而撰《北行日记》,并请俞樾赐序。俞樾《北行日记序》只是叙述《北行日记》的创作背景及称赞书中内容丰富多彩。对于薛宝田的医术,俞樾只言:"至其附载诸诗,或纪游,或咏古,有他人支颐摇膝竟日不能得者,君以供奉之暇,矢口而成之,君之才自不可及,而君之精于医亦可见矣。不然,方惴惴焉切脉处方惧不得当,而能以余事作诗人哉?"②医学态度如此,俞樾对医书刊刻不可能积极。当然,这个阶段,俞樾有时也受邀为医书题写书名,譬如清光绪五年己卯刻本《刺疗捷法》的封面就是俞樾题写。这种人情应酬,不能反映俞樾的真实想法。

后俞樾对《废医论》有所反思,《春在堂诗编》卷九(己辛编)《病起口占》云:

> 景逼桑榆病是常,原非二竖故为殃。不能坚执废医论,(余有《废医论》一卷,在《俞楼杂纂》。)反自营求却疾方。徒使人间留冗物,恐劳泉

---

① 潘文奎等点校《章太炎全集·医论集》,第22页。
② (清)薛宝田撰、(清)马文植撰,张如青、陈娟娟校注《北行日记·纪恩录》,中国中医药出版社,2015年版,俞樾序。

下盼归艎。最怜儿妇清晨起,苦为衰翁药饵忙。①

诗句中"不能坚执废医论"表明了新的态度,而"营求却疾方"及"药饵"已经从行动上与《废医论》告别。使俞樾彻底转变态度的是仲昂庭。俞樾弟子章太炎在《仲氏世医记》(1920 年 8 月)中说:"先师德清俞君,恨俗医不知古,下药辄增人病,发愤作《废医论》。有疾委身以待天命,后病笃,得先生方始肯服,服之病良已,乃知道未绝也。"②因疾病被治愈,俞樾认识到医学的价值,进而开始了医学典籍刊刻的推动工作。③他向时任浙江巡抚的刘秉璋建议:

> 窃谓,诸子之中,其有益民生日用者,莫切于医家。宋元后,诸家师心自用,变更古义,立说愈多,流弊愈甚,宜多刻古本医书,如《难经》《甲乙经》《巢氏诸病源候论》《圣济总录》等书。俾学者得以略闻周秦以上之绪言,推求黄炎以来之遗法,或有一二名医出于世间,于圣朝中和位育之功,未始无小补也。④

"其有益民生日用者,莫切于医家"是跟《废医论》截然不同的论调。这说明了俞樾态度的转换。刘秉璋任浙江巡抚的时间为光绪九年(1883)至光绪十二年,则《与刘仲良中丞》的写作时间早不会超过光绪九年,晚不会超过光绪十二年。笔者倾向于晚,这能更好地解释浙江书局又开始刊刻医书且请仲学辂主持的现象了。

后来,俞樾自己也开始参与医书的整理出版,如光绪十一年张绍棠校刊本《本草纲目》就有俞樾的贡献。该书内封面题:"光绪乙酉夏合肥张氏味古斋重校刊,德清俞樾署检。"⑤张绍棠是李鸿章妹婿。俞樾跟李鸿章熟识,两人同为道光二十四年(1844)举人,且同受曾国藩赏识。同治四年(1865),李

---

① (清)俞樾著《春在堂全书》,凤凰出版社,2010 年版,第 5 册,第 115—116 页。
② 潘文奎等点校《章太炎全集·医论集》,第 144 页。
③ 当前学术界特别是中医药界对俞樾《废医论》研究颇多,为了证明俞樾医学态度的转变往往以他撰写《内经辨言》及劝浙江巡抚杨昌浚刊刻《黄帝内经》为证据。实际上,俞樾撰写《内经辨言》及劝杨昌浚刊刻《黄帝内经》都在《废医论》之前。
④ 此札辑自《春在堂尺牍》卷六,题作"与刘仲良中丞"。见《俞樾函札辑证上》(第190 页)。
⑤ (明)李时珍撰《本草纲目》,光绪十一年(1885)张绍棠校刊本。

鸿章还推荐俞樾主讲苏州紫阳书院。张绍棠过世后,俞樾为之撰写神道碑,即《记名提督鼓勇巴图鲁张君墓碑》(见《春在堂杂文五编四》),其中言:"君晚年口不言兵,幅巾策蹇,徜徉山水间,喜刊刻方书以救民疾疢。"①这也可看出俞樾对合作整理出版《本草纲目》印象较深。

不过,俞樾对市井悬壶者印象始终不佳。光绪十六年(1890),心禅和尚请他为自己的医书《一得集》写序。俞樾在序的最后说:"余虽不知医,而素知和尚之精于医,辄书数语于其简端,使知扁鹊、仓公固有隐于方外者,勿徒求之市井悬壶之辈也。"②出此可见一斑。

综上所述,因家庭原因,俞樾在很长的一段时间内对医学持否定态度,他没有也不可能建议刊刻医学书籍。后来,他的疾病被仲学辂治愈,态度发生了变化,并向时任浙江巡抚刘秉璋建议刊刻医书。从此,浙江书局在刊刻医书上步入正轨。

(二) 光绪九年完成的《拟重刻古医书目》

冯一梅曾为浙江书局拟定了一份重刻医书目录,即《拟重刻古医书目》。该目发表时署为"清光绪九年作",③光绪九年(1883)应该是完成时间,撰写时间应是光绪六年、七年之间,这从该目《中藏经》提要中的"近日上海有徐君沛重刻本"就能推断出。徐沛重刻《中藏经》的时间为光绪六年,见徐氏自序。

这个时段,清廷曾下诏征集民间医生。光绪六年,慈禧太后久病不愈,诏令直省各督抚择精通医理者,具疏奏进。时任浙江巡抚谭钟麟在布政使德馨的大力建议下推荐薛宝田和仲昴庭应诏入京。两人七月进京,八月初六第一次给慈禧诊病,次日,"内务府大臣恩传慈禧皇太后懿旨:浙江巡抚谭所荐医生,看脉立方均尚妥"④。这不但是对薛宝田、仲昴庭的鼓励,更是对浙江巡抚及布政使的激励。这时,浙江高层可能有了重刊医书的计划,并把

① (清)俞樾著《春在堂全书》,第4册,第400页。
② 严世芸主编《中国医籍通考》第4卷,第5139页。
③ 冯一梅《拟重刻古医书目》,《华国月刊》,1924年第1卷第7期。
④ (清)薛宝田撰、(清)马文植撰,张如青、陈娟娟校注《北行日记·纪恩录》,第54页。

选目的任务交给了冯一梅。不然，人微言轻的冯一梅不可能主动做这个事情。

冯氏《书目》共两部分。正文是"深愿浙局付梓"者，共著录《圣济总录》二百卷（宋政和中奉敕撰）、《大观证类本草》三十一卷（宋唐慎微撰）、《甲乙经》十二卷（晋皇甫谧撰）、《肘后备急方》八卷（晋葛洪撰）、《巢氏诸病源候论》五十卷（隋大业中巢元方等奉敕撰）、《难经集注》五卷（明王九思等辑）、《伤寒总病论》九卷附《音训》一卷《修治药法》一卷（宋庞安时撰，《音训》及《修治药法》，其门人董灼编）、《太平惠民和剂局方》十卷《总论》三卷、《刘涓子鬼遗方》五卷（龚庆宣撰）等9种医籍。其中《大观证类本草》《甲乙经》《肘后备急方》《巢氏诸病源候论》《难经集注》5种医籍，冯一梅已经搜集在手；《伤寒总病论》《太平惠民和剂局方》《刘涓子鬼遗方》3种医籍，冯一梅已经有访求线索。至于《圣济总录》，冯一梅也有解决方法。对于9种医籍，冯一梅都详细介绍其价值、版本及刊刻理由、现有基础、整理方法等。

冯一梅认为最应刊刻的是《圣济总录》，故列在首位，《拟重刻古医书目》云：

> 《圣济总录》二百卷，宋政和中奉敕撰。《四库》著录止《纂要》二十六卷。乾隆五十年，震泽汪氏始以二百卷原本梓行，今所传燕远堂本是也。但此本尚非完帙，其第百九十五卷、第百九十九卷、第二百卷皆仍原本之缺，且第百四十五卷中有脱文，第百九十三卷中有脱文百零三行。汪氏竭尽心力，无从校补，悉照原缺登梓。近日见有东洋刻本，凡汪有所缺，皆洋本所有。数百年来，古本将湮，今日复成完璧，欣逢此会，时哉弗可失矣。窃拟用汪本为底本，再购洋本一册，与之参校付刻，必成善本。或洋本不易购致，向近时已购得洋本之家，借抄缺卷，似亦较便。此书卷帙浩繁，若民间私刻，非大力者不能胜任。且古方书如《外台秘要》已刻于岭南，《千金方》已刻于沪上，得此则北宋以前古方从此可得大概，故局刻古医书，梅独以此为当务之急而首列之。

冯一梅认为，浙江书局"刻古医书"，当以《圣济总录》"为当务之急"，故

"首列之"。原因有三：第一，中国现存版本皆非完帙，而东洋刻本的回归，使《圣济总录》复成完璧，机不可失，应该刊刻；第二，该书卷帙浩繁，民间私刻有困难；第三，《外台秘要》《千金方》已刊刻，如果再刊刻《圣济总录》，"则北宋以前古方从此可得大概"。关于整理方法，冯一梅提出："拟用汪本为底本，再购洋本一册，与之参校付刻"，如果未能购致东洋版本，就"向近时已购得洋本之家借抄缺卷"。可以说，冯一梅的理由充分，方法可行。

其他8种医籍跟《圣济总录》一样都是冯一梅"平日倾慕之书，深愿浙局付梓，公诸天下同好，以惠民济时者也"。8种医籍中，冯一梅认为最应刊刻的是《大观证类本草》。这部书跟《圣济总录》一样，"卷帙繁重，必不能以私刻自任也"，只能由官书局刊刻。关于《大观证类本草》的价值、版本及整理方法，冯一梅也有阐述。冯氏认为，《大观证类本草》悉载前代本草原文，"未尝增删一字，尚得汉唐以来著述旧法"，具有很高的学术价值。该书现存版本虽有三十卷、三十一卷之不同，而"文实无增减"，惜版本质量均不佳，"或彼误而此不误，或此误而彼不误"，需要重新校勘，方法就是"合诸本校之"，"成一善本矣"。对于本草图的"尽失旧观"，冯一梅提出的解决方法是："于《博物汇编》之《禽虫》《草木》二典中，检出各图，一一倩良工影写，即是《本草》之图。倘缺数种，亦必所缺无几，倩工补足。"之所以从《古今图书集成》中检图，是因为清朝"图学以《图书集成》为最精"。并提出自己愿意担任相关工作："翻检《图书集成》与监督画工影写，愿躬任其役。"可见，为了刊刻古医书，冯一梅做了大量的准备，不但调查了版本，而且提出了具有操作性的整理方法。

跟《圣济总录》《大观证类本草》一样，其他医书也大都具有学术价值高且现存版本较少或版本较次的特点。但冯一梅有时也会根据市场需求推荐医书，如王九思等《难经集注》。该书具有很高的学术价值，《拟重刻古医书目》云：

　　此书所集注为三国时吴吕广、唐杨元操、宋丁德用、虞庶、杨康侯，凡五家，备录诸说，无所增删。如李鼎祚《周易集解》之例，颇得古法。

晁公武《郡斋读书志・难经》有吕、杨注一卷，丁注五卷，虞注五卷，原书并佚，赖此以存。

且在国内长期散佚，"始见于东洋《佚存丛书》中"，故《四库》未著录，阮元曾进呈。这说明，《难经集注》有刊刻的必要。不过，该书在国内已经重刻，道光二十四年（1844）金山钱氏曾刻入《守山阁丛书》，特别是冯一梅推荐时上海也已翻刻。这样看来，该书好像没有再刊的必要。但冯一梅另有考虑：

近闻上海虽已将《佚存丛书》全册翻刻，然每册直十余圆，非寒俭者所能猝办。若专刻《难经集注》为单行本，则每册不过钱数百，凡从医者可以人置一册矣。

这种从市场出发、从使用人的实际情况出发而考虑出版的行为，值得称赞。

第二部分是附录，即"附呈古医书备采目"，著录的是"备采"类书籍。所谓"备采"，就是"如局刻《圣济总录》诸书后，更有余力"，就将此类书籍"尽行付梓"以实现"医学集大成矣"。该类著录《素问六气元（玄）珠密语》十七卷（唐启元子王冰述）、《元和纪用经》①一卷［唐启元（玄）子王冰著］、《南阳活人书》二十一卷（宋朱肱撰）、《续本事方》十卷（宋许叔微撰）、《神农本草经》三卷（清孙冯翼辑）、《中藏经》三卷（汉华佗撰）、《宋本伤寒论》十卷（宋林亿校正）、《难经本义》二卷（元滑寿注）、《褚氏遗书》一卷（南褚齐澄撰）、《苏沈良方》八卷（宋沈括撰）、《旅舍备要方》一卷（宋董汲撰）、《素问入式运气论奥》三卷（宋刘温舒撰）、《伤寒微旨》二卷（宋韩祇和撰）、《三因极一病证方论》十八卷（宋陈言撰）、《儒门事亲》十五卷（金张从正撰）等 15 种医籍。其中，《素问六气元珠密语》《元和纪用经》《南阳活人书》《续本事方》《神农本草经》《中藏经》《宋本伤寒论》等 7 种医籍，《四库》未著录。

冯一梅也简略介绍了书籍的内容、价值及自己的准备工作，如"《神农本草经》"条云：

---

① 引者按：原文误为《元和纯用经》，今改之。

> 《神农本草经》三卷,国朝孙冯翼辑。《问经堂丛书》有此种,梅已借
> 抄藏之。冯翼所辑,虽尽从《大观证类本草》中录出,然其与《太平御览》
> 诸书参校,颇有异同,且其低一格案语中胪引古书,参考互证,亦多《大
> 观证类本草》所未及。

《神农本草经》主要从《大观证类本草》中辑出,内容无需重复介绍,冯一梅就通过两者不同凸显了孙氏《神农本草经》的价值。其他8种医籍,《四库》都已著录,冯一梅只列书名、作者及收藏版本,如"《素问入式运气论奥》三卷,宋刘温舒撰。已得东洋刻本"。

在"付梓"和"备采"之间,冯一梅还列举了《素女方》一书,并加以介绍。从提要可以看出,《素女方》有价值:"或者素女遗法,尚见于《素女方》中";有版本:"今见于孙氏《平津馆丛书》中。"或许冯一梅认为,《素女方》不必立刻"付梓",但比"备采"书目更值得刊刻,故放在两者之间。

冯一梅《拟重刻古医书目》并不是尽善尽美。如在具体论述时有错误,如《宋本伤寒论》条有云:"《四库》所录《伤寒论》为金人成无己注,而林亿原校本久佚。……即成无己注本稍觉近古,而坊间屡经翻刻,亦多为俗手所删改。"章太炎就在此条加按语指出:"成注删方下诸语,元板已然,非由翻刻删改。"又如部分所选版本值得商榷,如《苏沈良方》条云:"已得《艺海珠尘》本。"《艺海珠尘》本属于四库馆臣辑佚本范畴,称不上善本,根本无法跟《知不足斋丛书》本相比。

但这些小的瑕疵并不影响《拟重刻古医书目》的价值。1923年12月,章太炎撰写《拟重刻古医书目序》,先介绍了作者及写作背景:"冯君讳一梅,字梦香,慈溪人。从学曲园先生,于不佞为先进,博见多闻,兼综方技,是篇则在浙局所拟者也。"后面详细评述了著录医籍。章太炎指出,冯一梅建议的大部分书籍都值得刊刻。其中《活人书》《三因方》《圣济总录》《儒门事亲》,"今上海皆有印本,其余单行者殊少。冯君之志,待后人成之矣"。唯对《中藏经》有不同看法,章太炎认为该书出自"宋人臆造"。宋人伪托应属定论,但伪书并不是没有学术价值,冯一梅的建议更为可取。

可惜的是，薛宝田、仲昴庭的治疗效果未能让慈禧太后等满意，参与治疗四十三天后，就"奉懿旨赐归"了。①　而当时，同为征医的马文植、薛福辰、汪守正则被留下继续治疗。《纪恩录》载："（九月）三十日，黎明进内。奉旨，诸医各回原省，留马文植及薛福辰、汪守正照常请脉。"②翁同龢九月二十六日（10 月 29 日）日记也载："程春藻、连自华、薛宝钿（田）、仲学辂、赵天向五医皆去。"③在这种情况下，浙江高层出版医书的热情减退，再加上俞樾的不支持，《拟重刻古医书目》也就停留在纸面上，未能实施。冯一梅的族孙冯贞群曾云："族祖为浙江官书局校刊医经，世号善本。当时有拟重刻古医书目二十五种，上之局长，未及举行。"④

三、《素问直解》《素问集注》《灵枢集注》的刊刻

《素问直解》于光绪十三年（1887）刊刻，有"光绪丁亥七月浙江书局重刊"的牌记，封面题"黄帝素问直解"，后有仲昴庭光绪十三年七月跋。⑤《素问集注》《灵枢集注》都在光绪十六年刊刻，均有"光绪庚寅年浙江书局刻"的牌记。《素问集注》，封面题"素问集注"，前有"增补凡例"，后有跋（《侣山堂素问集注跋》，未署日期）、后跋（《侣山堂素灵集注跋》，仲昴庭光绪十三年七月跋）。⑥《灵枢集注》，封面题"灵枢经"。⑦

这三部书的刊刻时间虽有不同，但动议时间相同，推动者及刊刻缘由相同。《素问直解》后附的《跋》对此有清楚的描述。仲学辂在跋中高度评价了张志聪、高世栻师徒的学术成就，并借用陈修园的话，把《素问集注》《灵枢集注》《素问直解》推为"汉后第一书"。仲氏认为，《素问集注》《灵枢集注》逐层发挥《内经》全部精蕴，但语意深奥，"荒经之家率嫌其晦"，而《素问直解》"取隐庵言外之意"，"如锥画沙，如印印泥"，较为质直，尤利初学，故应该三书

①　俞樾《北行日记序》。
②　（清）薛宝田撰、（清）马文植撰，张如青、陈娟娟校注《北行日记·纪恩录》，第 117 页。
③　（清）翁同龢著，翁万戈编，翁以钧校订《翁同龢日记》第 4 卷，第 1554 页。
④　冯贞群著，骆兆平辑《伏跗室藏书题记选辑》，《文献》，1988 年第 2 期，第 247 页。
⑤　（清）高士宗撰《黄帝素问直解》，光绪十三年（1887）浙江书局重刊本。
⑥　（清）张志聪集注《素问集注》，光绪十六年（1890）浙江书局刻本。
⑦　（清）张志聪集注《灵枢集注》，光绪十六年（1890）浙江书局刻本。

"并刊"。

仲学辂在跋中提到了书籍刊刻的两个关键人物：书局提调宋观察和卫大中丞。宋观察即宋颐（1815—1890），字继桐，号叔元，江苏溧阳人。光绪九年（1883），他受浙江巡抚刘秉璋委办提调浙江书局事务。[①] 宋颐与俞樾关系密切。俞樾有《宋叔元观察挽联》，前有小序："观察充浙江书局提调，与余同事。其子澄之明经为余门下士，乙酉应顺天乡试，中副榜。"可见俞樾不但是宋颐的同事，还是宋颐儿子的老师。联曰："玉局赖提纲，十载相从，同对青编怜暮景；金台频盼捷，一椎误中，要留黄榜慰重泉。"可见两人同事有十年之久，"同对青编"表明工作于书局。[②] 卫大中丞即卫荣光（？—1890），字静澜，河南新乡人。光绪十二年五月初八（1886 年 6 月 9 日）始任浙江巡抚。[③] 仲学辂跋云："书局提调宋观察请于卫大中丞。"而此前，俞樾曾向刘秉璋建议刊刻医书。这就可以推导出以下过程：俞樾向刘秉璋建议后，刘秉璋不愿或未及实施，卫荣光接任后，俞樾好友宋颐又设法促成此事。

仲学辂在跋中提到底本来源："仅于丁松生、王耕眉两处得见《素问直解》旧本。"丁松生即丁丙（1832—1899），字松生，一字嘉鱼，号松存。浙江钱塘人。晚清著名藏书家，曾刊刻《当归草堂医学丛书》。王耕眉即王绍庸（生卒年不详），字羹梅，一字耕梅，浙江归安人，仲学辂弟子，曾与章炳森一起整理《本草崇原集说》。王绍庸曾在《本草崇原集说跋》里回顾了与仲学辂的交往及出藏书协助刊刻《素问直解》等书事：

> 光绪六年岁庚辰，识昴庭先生于甬上，时余方从事于张、高二子《灵》《素》《伤寒》集注、直解等书，遇有疑义，辄就先生质问，讲解开示，不啻游先生之门，饮上池水也，旋当道延先生开医局于省垣，于是同道诸君，如李宝庭、程逊斋、施瑞春、章椿伯、林舒青皆萃于一局，复有武林医薮之目。先生思以张、高所注《灵》《素》付官书局重刊，以广其传。而

① 游云《俞樾与杭州宋氏的通家之谊》，见陈振濂主编《西泠印社·黄易研究专辑》（总第27辑），荣宝斋出版社，2010 年版。
② （清）俞樾著《春在堂全书》，第 5 册，第 646 页。
③ 《浙江省政府志上》，浙江人民出版社，2014 年版，第 271 页。

各书自经兵燹,罕有存者,仅杭州丁氏,余杭褚君敦伯处尚得完本。余亦出所藏,资先生汇付校刊,其书以成。

仲学辂在跋中没有提及此次重刊的校勘人员。《素问直解》每卷卷末载:"总校章炳森校"。章炳森,章太炎长兄。章太炎《伯兄教谕君事略》简略介绍了他的履历,摘录如下:"君讳钱,初名炳森,字椿伯。……年十六,补余杭县学生。……凡八赴浙江乡试,始中式。时年三十七矣。三赴会试,皆不第。……改教谕,历署建德、浦江县学事。年四十七,选嘉兴府学训导,就管嘉兴中学校。……选充余杭教育会会长,兼主南湖局事。未几,选充浙江谘议局议员。清宣统三年,浙江光复,被推临时省议会议员,以病未就。……年七十六,卒于家,时民国十七年一月也。"①稍加补充的是,章炳森中举时间为清光绪十四年戊子(1888)。另外,章炳森为诂经精舍肄业生,学术功底颇深。章炳森精于医学,章太炎《伯兄教谕君事略》云:"吾家三世皆知医,至君尤精。其所师,钱塘仲昴庭先生也。家居又宦游所至,有婺人子求治疾者,必应之,所全活甚众。然未尝以技自暴,惧为显要役也。"②民国名医恽铁樵曾为章炳森诊治疾病,陈效伦、徐志坚记录的《章椿伯先生案》云:"先生为太炎先生令兄,耆年宿学,治伤寒卅年。年七十六矣。"③可见,章炳森的医学造诣深得时人称赞。

《素问集注》《灵枢集注》本来也应在光绪十三年(1887)刊刻,这从仲昴庭《侣山堂素灵集注跋》撰于光绪十三年就能看出。且《侣山堂素灵集注跋》《素问直解跋》反映的很多信息一致:1. 张志聪、高世栻学术成就高,侣山堂著作甚富,惜"亡书过半",散佚较多;2.《素问集注》《灵枢集注》与《素问直解》关系密切,"隐庵因经方意义艰深而作《集注》,士宗因《集注》意义艰深而作《直解》";3. 在丁松生、王耕眉处得到原本;4. 书局提调宋观察请于卫大丞发局刊行;5. 希望其他侣山堂著作得以陆续刊刻。这都表明,《素问集注》

---

① 黄耀先、饶钦农、贺庸点校《章太炎全集·太炎文录续编》,上海人民出版社,2014年版,第213页。
② 黄耀先、饶钦农、贺庸点校《章太炎全集·太炎文录续编》,第214页。
③ 恽铁樵著《恽铁樵医书合集》(上),天津科学技术出版社,2010年版,第616页。

《灵枢集注》《素问直解》本应一起刊刻。

但与《素问直解跋》相比,《侣山堂素灵集注跋》也透露出很多新的信息:1. 仲学辂认为,汉后《内经》注家虽多,除侣山堂注释外,"迄无一当";2. 章炳森负责校勘:宋颐"属章椿伯汇集参校";3. 除从丁松生、王耕眉获得旧本外,"姚受之、褚敦伯亦各出家藏《集注》相示之"。姚受之,生平履历不详。褚敦伯,名成炜,浙江余杭人,候选教谕,曾校勘光绪版《癸巳类稿》。"四君者,物色有年,始获旧物"表明他们都喜欢收藏书籍。

因不明原因,直到光绪十六年(1890)《素问集注》《灵枢集注》才得以刊刻。《素问集注》后面的跋有二,除《侣山堂素灵集注跋》外,还有《侣山堂素问集注跋》。此跋没署作者姓名、日期,明显据《侣山堂素灵集注跋》改写。主要改动有下:1.《内经》注家情况。原来只是笼统地说"汉后注家林立",这里改为"汉后注家皆以《灵枢》为针经而忽之,独至《素问》惟恐语焉不详",纠正了原来不准确的地方;2.《素问》《灵枢》关系,原来只笼统地言《素问》《灵枢》总名《内经》,这里既强调《素问》《灵枢》的影响及后世注家情况不同,又强调两者缺一不可,一为"严病所由起",一为"明病所由瘳";3. 对陈修园《素灵集注节要》原来评价甚高:"传至修园,又有《素灵集注节要》,外附十余种,语不躐等,使读者如食蔗,渐入佳境。"这里改为:"长乐陈修园将《灵》《素》删为《节要》,系为中人以下不能全读者设",更为公允;4.《素问直解》与《素问集注》《灵枢集注》之比较,原为:"隐庵因经方意义艰深而作《集注》,士宗因《集注》意义艰深而作《直解》,其余各书,犹黄钟以下十一律,藉写黄钟之蕴者尔",在与"其余各书"的比较中,突出《集注》《素问直解》的价值,而它们之间不再区分价值大小。这里改为:"《集注》成于隐庵,余书如黄钟以下十一律,藉写黄钟之蕴……虽士宗别出手眼,创为《直解》,亦不过因经文古奥,《集注》精深,有理会不来者,以此导之。"从而在价值上将《集注》置于《素问直解》之上;5. 校勘人信息。原为:"属章椿伯汇集参校",这里删除。查《素问集注》,校勘人的确不是章炳森一人。如卷二、卷八、卷九卷末载"程文敏校",程文敏不详,疑为浙江官医局程逊斋。至于《灵枢集注》,卷末没有记载校勘人姓名。

除了改动，《侣山堂素问集注跋》也有补充：1.《集注》的坎坷命运。跋从汪昂对《集注》"以经解经为杜撰"的指责入手，论证了"《集注》之蹇于遇，自昔已然"。2. 在《素问直解》刊刻之后刊刻《集注》的必要性，跋认为："《素问》已刊《直解》，而必续刻《素问集注》者，诚以《集注》《直解》均能发前人所未发，开来继往，首在二书，二书固并行不悖，亦相得益彰云。"

《侣山堂素问集注跋》对原跋的改动、补充表明，《素问集注》《灵枢集注》在刊刻时遇到了麻烦，以至于比《素问直解》晚了三年。具体情况不详，可能跟卫荣光职务有变有关。他于光绪十四年十月十七日（1888 年 11 月 20 日）离任浙江巡抚，再次调任山西巡抚，以疾乞休，光绪十六年卒于家。浙江巡抚一职由崧骏①接任。崧骏对刊刻的态度不明。但从跋文只称赞卫荣光可以看出，崧骏应该不太支持。另外，支持刊刻的另一关键人物宋颐也卒于光绪十六年。至于反对的理由，估计就是"《素问》已刊《直解》"，没必要"续刻《素问集注》"。

历经艰险刊刻的《素问集注》《灵枢集注》都非常成功，特别是《素问集注》，前面增补了凡例，凡七条。第一条阐述《灵枢》与《素问》的先后关系，认为学习时应"先读《素问》，次读《灵枢》"。第二条通过梳理《内经》的注释史，强调了张志聪"创为《集注》，实迫于不容已"，汪昂对《集注》的指责并不公允。第三条引述程颐的话，说明《内经》成书于战国之际及运气学说之价值。第四条强调《集注》注释之价值。第五条介绍《素灵集注》相关的《侣山堂类辩》《针灸秘传》两部书。第六条介绍阅读医书的次序。第七条通过陈修园的例子证明张志聪、高世栻的学术价值。与跋相比，各有侧重。

除增补凡例，章炳森还增加了眉批。如卷五《逆调论篇》第三十四有眉批云："'一水不能胜两火'句，高注《直解》以为衍文。章炳森注。"②又如卷五

---

① 崧骏，字镇青，瓜尔佳氏，满洲镶蓝旗人，咸丰八年（1858）举人。他于光绪十四年（1888）十月十七日接任浙江巡抚，光绪十九年十一月卒于任上。

② 因排版原因，现代整理本（如中国中医药出版社 1997 年版《中国医学大成·黄帝内经素问集注》、山西科学技术出版社 2012 年版《黄帝内经素问集注》等）往往把张志聪及其弟子所注的"心火乃地二所生之太阳……《易》曰：五位相得而各有合。两阳相得者。二阳与一阳，三阳自相得也。阳生阴长者，藉我生之气，以合化阳明不得所生之阴，则独阳不生，少阴不得所生之阳，则孤阴不长"误为章炳森的观点。

《刺腰痛篇》第四十一有眉批:"注:此件云云,'件'字疑'处'字之误,因各本皆作'件',姑存之。章炳森注。"从这些眉批可以看出,章炳森非常注重比勘各本,改正字句讹误。这也是章炳森自己的认识。沈祖绵《素问琐语》书末附记云:"余杭章椿伯先生炳森,在浙江书局,校张志聪所著医书,在杭屡见之,撝谦万分,自云于刊时正其讹字,于真论实未有得也。"①

凡例落款为浙江官医局,而浙江官医局的负责人是仲学辂,再加上《素问直解跋》《侣山堂素灵集注跋》的作者均为仲学辂,这都表明仲学辂是整理的实际负责人。仲学辂,字昂庭,浙江钱塘人。熟悉其人并受其影响的章太炎多次撰文谈及仲氏的生平、成就。如《仲氏世医记》(1920)云:"先生独祖述仲景,旁治孙思邈、王焘之书,以近世喻、张、柯、陈四家语教人,然自有神悟。处方精微洁净,希用骏药,而病应汤即效,人以为神。上元宗元翰知宁波,闻先生名,设局属主之,已而就征疗清慈禧太后归,又主浙江医局,所全活无虑数万人。"②仲氏虽以医名,但并非其志。章太炎《仲昂庭先生家训序》(1934)云:"钱塘仲昂庭先生,以医名于清光绪中,非其志也。平生行习二程遗书,兼明水利。"③

四、浙江书局刊刻医籍与江南学者的治医热情

浙江书局刊刻医籍特别是刊刻《内经》反映了浙江学者与医学的良好互动关系。俞樾因熟悉《黄帝内经》故推荐浙江书局刊刻之,而黄以周等又因校勘引起兴趣,积极整理医书,还带动学生、朋友关注、研究医书及医学,形成了一个值得考察的现象。沈祖绵在《素问琐语》书末的"附记"中曾缕述治《内经》者数人:德清俞樾、定海黄以周、慈溪冯一梅、上海秦冬余、瑞安孙诒让、余杭章椿伯、吴县曹揆一、余杭章太炎。俞樾、黄以周、冯一梅、章炳森都曾供职于浙江书局。孙诒让是俞樾私淑弟子,曹揆一是黄以周弟子。章太炎既是俞樾、黄以周弟子,又是章炳森之弟。这里仅就黄以周、冯一梅、章炳

---

① 转引自钱超尘著《中国医史人物考》,第741页。引者对部分讹字做了处理。
② 潘文奎等点校《章太炎全集·医论集》,第144—145页。
③ 浙江省通志馆编《浙江省通志馆馆刊》,1946年,第2卷第1期,第42页。

森三位重点论述之,主要论述他们在浙江书局之外的医籍整理及治医的影响等。

（一）黄以周

浙江书局《二十二子·黄帝内经》的校勘经历对黄以周影响很大,从此医学成为他的关注对象。民国沈祖绵《素问琐语》书末附记:"定海黄元同先生以周,先子友也,为浙江书局校《素问》;后主讲南菁书院时,以前校未善,重校正之。先生多医说,在《儆季遗书五种·文抄》中。后得《太素经》,与《素问》互校之。"①随后,学术界继续探讨此话题,惜颇多讹误。②故这个话题还值得进一步探讨。

黄以周多次校正《黄帝内经》等医学经典。

1. 光绪十年(1884)京口文成堂(金陵宋仁甫刊刻)本《黄帝内经》

该书包括《素问》《灵枢》《素问遗篇》,2003 年中医古籍出版社曾影印出版。③ 该版跟浙江书局版相比,有同有异,相同的方面主要有:《灵枢》《素问遗篇》每卷卷末总校、分校的署名完全一样;不同的方面主要有:《素问》每卷末没有总校、分校人员姓名,《素问》《灵枢》底本不同,版式不同等。《素问》未署总校、分校姓名的原因可能在于该版汲取了浙江书局的校勘成果,而浙江书局版《素问》总校不止黄以周一人,不好处理,故一并删除。

首是《素问》。封面题"校对无讹　内经　京口文成堂摹刻宋本"。牌记:"光绪甲申年孟秋开雕(文成)"。前有道光己酉二十九年(1849)赵楫《摹刻宋本素问序》,透露出版本信息:"吾邑蒋子宝素,称三折肱,得力于是书最深。家藏宋椠本,为当时林亿、孙奇、高保衡、孙兆辈所校订,诚罕觏之秘笈。去岁家云生都转遘疾数月,诸医诊视无定见,宝素愈之,因请出是编摹刻,以

---

① 转引自钱超尘著《中国医史人物考》,第 150 页。引者对部分讹字做了处理。
② 如胡本祥、黄友梅、俞成芬《黄以周治〈内经〉》(《中华医史杂志》,2002 年第 1 期,第 29—31 页)一文"推其首校《素问》年代,当在光绪九年(1883)"及"黄以周受俞樾之托,曾为浙江书局校书,其中有《素问》,其时间约在同治十二年(1873)至光绪九年间。虽其书已不存"等说法均无依据。
③ (唐)王冰注《黄帝内经》(影印本),中医古籍出版社,2003 年版。

广其传,属予为之序。"也就是说,赵云生据蒋宝素①家藏宋椠本摹刻,这就与浙江书局本据明顾从德本刊刻不同。底本不同,版本质量当然不同。任应秋在《如何学习〈内经〉》中介绍了部分善本,其中就有京口文成堂:"摹刻宋本《素问》,光绪甲申京口文华②堂刊本。这是丹徒赵云生据蒋宝素医家所藏宋椠本而摹刻的,不仅字体端整,粗看一过,确较顾本为优。如卷十一《举痛论》'脉寒则缩绻,缩绻则脉绌急,绌急则外引小络'。顾本缺末句'绌急'二字,而摹刻本则补足完好。《六元正纪大论》'天气反时,则可依时'句,顾本误'依则',而摹刻本不误。《标本病传论》'先病而后生中满者'句,顾本误'后先',而摹刻本不误。虽然摹刻本与顾本同样存在错误的也有,但确要少得多。"③摹刻本"较顾本为优",当然也比浙江书局本质量高。

次为《灵枢》。封面题"重摹古本 内经针刺 后附素问遗篇"。有光绪十年(1884)枵腹子李若愚跋。虽然重摹的"古本"不详,但这次整理非常成功。任应秋《如何学习〈内经〉》也介绍了此本,并给予了高度评价:"黄校《内经针刺》,光绪甲申黄以周校刊本,即《灵枢》。书末附《素问遗编》。字划最为端正,全书脉不作脉,痹不作痹,决不作决,飧不做飱,医籍中校刻如此其精者,实少见。"④附录的《素问遗篇》,封面题"校对无讹 素问遗篇 文成堂藏板";牌记"光绪甲申秋月重镌(殷氏)"。

2.《黄帝内经素问重校正》

该书今已不存。《徼季杂著五·文抄》卷二《黄帝内经素问重校正叙》云:

> 《素问》之传于今者,以唐王冰次注为最古,然非汉魏六朝之元书

① 蒋宝素,字问斋,号帝书,江苏丹徒人。清医家、学者。生平勤于著述,著有《医略稿》《证治主方》《问斋医案》《医林约法三章》《伤寒表》《儒略》《诗略》《史略》《将略》《文略》《春秋贯》等。医学上承其父之学,又得同里名医王九峰之传,医术高超。赵云生与蒋宝素关系密切,道光三十年曾刊刻蒋宝素的《医略稿》。蒋宝素在《医略稿》中言:"同里赵云生见而奇之,以为经、史、子、集言医,从未有与方书合论者,遂付剞劂。"
② 华,应为"成"之讹。
③ 任应秋著《任应秋论医集》,人民卫生出版社,1984年版,第46页。
④ 任应秋著《任应秋论医集》,第46页。

也。王注之传于今者,以宋林亿《新校正》本为最善,然亦非朱墨本之原
文也。去古愈远,沿误愈多。误有在《新校正》之后者,当合顾定芳翻宋
本、元椠本、旧抄本及明赵本、熊本、周本以参校;其误在《新校正》之前
者,林亿等已据皇甫谧《甲乙经》、全元起注本、杨上善《太素》校之矣,然
全本今不可得见,检吴刻《甲乙经》、旧抄《太素》复校之,知《新校正》之
所校犹疏也。《素问》虽非出于黄帝,而文辞古奥,义蕴精深,王氏次注,
违失滋多。后之学者若张介宾,若吴昆,若马莳,若张志聪,各抒心得,
义有可取,宜兼录之。其在王氏之前者,林亿等已据全元起、杨上善诸
注正之矣。然全注今不可得见,检杨注核之,知《新校正》之所正犹疏
也。爰仿林氏之例,再校正之,命之曰《素问重校正》,注文之异同略焉。
(前在书局校刊是书,未善。)①

从这篇叙可知,黄以周编纂《素问重校正》注重两点:一是重视各个版本
的互相参校,以保证"校"的准确性;一是重视采录各家注释,以保证"注"的
准确性。关于此文的撰写缘起,《定海黄以周先生年谱稿·光绪十六年》认
为:"本年浙江书局刊《黄帝内经素问集注》,以周阅后作《黄帝内经素问重校
正叙》。"②这种说法不确。原因有二。一是无文献依据,《黄帝内经素问重校
正叙》也没有关于张志聪《黄帝内经素问集注》的只言片语;二是《黄帝内经
素问集注》与黄以周《素问重校正》学术取径不同。《黄帝内经素问集注》称
为"集注"在于该书由张志聪及其门人集体撰注而成,并不是汇辑或综合各
家注释,且重于医理阐释而不过度强调训解校注,其"前人咳唾,概所勿袭,
古论糟粕,悉所勿存"的割舍态度,都与《素问重校正》格格不入。

另外,著名经学家、医学家廖平(1852—1932)曾迻录此序,并加按语,其
中有言:"据黄氏叙,校录此书采《素问识》最详③,未见传本。"④这表明,《素问
重校正》应该流传不广,以致失传。

---

① (清)黄以周著,詹亚园、韩伟表主编《黄以周全集》,第10册,第533页。
② (清)黄以周著,詹亚园、韩伟表主编《黄以周全集》,第10册,第729—730页。
③ 现存黄叙无"采《素问识》最详"字样,廖平要么是误记,要么是依据的其他版本。
④ 廖平著,王凤兰等点校《廖平医书合集》,第51页。

3.《黄帝内经九卷集注》

该书今已不存,只存《黄帝内经九卷集注叙》,见《儆季杂著五·文抄》卷二。廖平逐录此序,加按语曰:"黄氏书未见传本。"①

《黄帝内经九卷集注叙》篇幅较长,概而言之,主要涉及以下内容:《灵枢》最早称为《九卷》,故应名《九卷》;《九卷》之于《素问》无可轾轩,同属《内经》;介绍整理方法,"今取杨氏《太素》之注以注《九卷》,其注之缺者补之,义之未惬者,取后学者之说正之,命其书曰《内经九卷集注》"。②

《黄帝内经九卷集注叙》影响较大,胡玉缙《四库全书总目提要补正》曾利用此文论证《灵枢》《素问》两书早晚的问题,并加按语称赞道:"黄尤精核,《灵枢》之非晚出明甚。"③

4.《旧抄太素经校本》

《太素》对于研究《素问》《灵枢》极为重要,故黄以周重视之,撰写此书,并利用《太素》撰写了《黄帝内经素问重校正》《黄帝内经九卷集注》等书籍。《续修四库全书提要·黄帝内经太素残本》云:"因所据为唐以前本,可以校今本《素问》《灵枢》者甚多,说具黄氏以周校本叙中。黄氏复取其书撰《内经素问重校正》及《内经九卷集注》。"

《旧抄太素经校本》今已不存,有《旧抄太素经校本叙》,见《儆季杂著五·文抄》卷二。黄以周得到《太素》的时间不详,《旧抄太素经校本叙》云:"余闻日本有旧抄本,以重价购之。"《定海黄以周先生年谱稿·光绪十六年》云:"以周从日本书商重价购回《黄帝内经太素》残卷抄本,……其确期待考,姑系于本年。"《旧抄太素经校本叙》撰写时间也不详,但文中的"其所缺之卷与《经籍访古志》所记悉同"可以透露一些信息。黄以周在《读医家孔穴书》自注中曾言获得《经籍访古志》的时间:"丙戌春,余得日本《经籍访古志》。"④也就是说,《旧抄太素经校本叙》完成时间晚于光绪十二年丙戌(1886)。

---

① 廖平著,王凤兰等点校《廖平医书合集》,第49页。
② (清)黄以周著,詹亚园、韩伟表主编《黄以周全集》,第10册,第535页。
③ 胡玉缙著,王欣夫辑《四库全书总目提要补正》(上),中华书局,1964年版,第799页。
④ (清)黄以周著,詹亚园、韩伟表主编《黄以周全集》,第10册,第518页。

《旧抄太素经校本叙》先介绍《太素》作者及流传情况,次记述各卷题目及存佚情况,次重点论述《太素》之价值,最后简要论述整理方法及原则。在论述《太素》价值时,黄以周云:

> 余得是书以校《内经》,知史崧所传之《灵枢》,虽歧误错出,实汉魏旧物,不得疑为晚出书;王冰所次之《素问》,虽有功于经,而穿凿孔甚,实有不逮杨氏之注《太素》。《太素》改编经文,各归其类,取法于皇甫谧之《甲乙经》,而无其破碎大义之失。其文先载篇幅之长者,而以所移之短章碎文附于其后,不使元文糅杂。其相承旧本有可疑者,于注中破其字、定其读,亦不辄易正文,以视王氏之率意窜改,不存本字,任臆迻徙,不顾经趣,大有径庭。即如《痹论》一篇,首言"风寒湿杂至为痹",次言"五痹不已者为重感寒湿,以益内痹,其风气胜者,尚为易治。故曰:各以其时,重感于寒湿之气,诸痹不已,亦益内也,其风气胜者,其人易已",王氏于"重感寒湿"句妄增"风"字,下又窜入《阴阳别论》一段"以致风气易已"句,文义不属,经旨全晦;《太素》之文同全元起本,不以别论杂入其中,其注依经立训,亦不逞私见,则其有胜于王氏次注者概可知矣!且《太素》所编之文,为唐以前之旧本,可以校正今之《素问》《灵枢》者,难覼缕述。《素问》《灵枢》多韵语,今本之不谐于韵者,读《太素》无不叶,此可见《太素》之文之古。杨氏又深于训诂,于通借已久之字,以借义为释;其字之罕见者,据《说文》本义以明此经之通借。其阐发经意,足以补正次注者亦甚多,不仅如《新校正》所引。皇甫氏《甲乙经》,并《素问》《灵枢》《针经》为一书;王氏好言五运六气,又并《阴阳大论》于《素问》中;杨氏好言《明堂针经》,而别注之,不并入于《太素》,此亦其体例之善、识见之高者。①

黄以周论述有理有据,指出《太素》具有保存原貌、注释精湛、体例完善等特点,特别在与《甲乙经》、王冰所次《素问》及今之《素问》《灵枢》比较中,

---

① (清)黄以周著,詹亚园、韩伟表主编《黄以周全集》,第10册,第538页。这里的《太素》里的"太"原作"大",据袁昶、廖平等迻录文改。

突出了《太素》的价值。由此可见,黄以周考辨之老道。钱超尘梳理了19世纪末至20世纪30年代《太素》研究史,认为在考据方面,黄以周是"最有功力,颇为深入"的一位。①

当然,《旧抄太素经校本叙》阐述的整理方法、原则也非常重要:

> 但书经数写,鲁鱼成误,爰研朱校之,择其意之长者以正今《素问》《灵枢》之失,又择今《素问》《灵枢》之是者以正此本之讹,又据《新校正》所引者以补此本之缺。其注意各别者存之,其疑不能明者阙之。②

对此,钱超尘先生也有高度评价:"黄以周曾校勘《太素》,名曰《旧抄太素经校本》,今存其叙。该序所立校勘《太素》体例较为美善。后之校《太素》者,当参阅黄氏校勘《太素》体例而完善之。"③

另外,袁昶刻《太素》时曾全文逐录《旧抄太素经校本叙》,并加按语曰:"右友人定海黄元同山长校正《太素》后,叙其校正本,惜道远无由致之,以证补予所刊本。恐有违失处,姑录黄叙,刻入卷末,俟觅得黄校本,别疏异同,作校勘记。"④可见,袁昶对黄校本也有期待。惜黄本没有传世。

5.《黄帝内经明堂》

该书黄以周认为应该整理但实际并没整理。黄以周获得《黄帝内经明堂》的过程颇具戏剧性。《儆季杂著五文抄》卷二《黄帝内经明堂叙》云:"余购《太素》于日本,书贾以所售本非足卷,乃以杨注《明堂》一卷混厕其中,余得之喜甚。"⑤书贾以它书冒充《太素》不是好事,但黄以周却获得了杨上善《黄帝内经明堂》,实在是意外之喜。⑥ 不过他得到的是残本,《黄帝内经明堂叙》接着说:"观其自序云:以十二经脉各为一卷,奇经八脉复为一卷,合为十

---

① 钱超尘著《黄帝内经太素研究》,人民卫生出版社,1998年版,第23页。
② (清)黄以周著,詹亚园、韩伟表主编《黄以周全集》,第10册,第535—536页。
③ 钱超尘著《黄帝内经太素研究》,第13页。
④ (唐)杨上善撰注《黄帝内经太素》(附《遗文》《内经明堂》),中华书局,1985年版,第481页。
⑤ (清)黄以周著,詹亚园、韩伟表主编《黄以周全集》,第10册,第535页。
⑥ 《定海黄以周先生年谱稿·光绪十六年》云:"以周从日本书商重价购回《黄帝内经太素》残卷抄本,从中辑出隋代杨上善所注《黄帝内经明堂》一卷。"见《黄以周全集》,第10册,第730页。此说法有误,《黄帝内经明堂》不是从《黄帝内经太素》辑出。

三卷焉。今兹所得者,手太阴一经,乃其十三分之一耳,又何喜乎?"①虽是残本,价值仍然很大,《黄帝内经明堂叙》用大量的篇幅比较了它与《甲乙经》的不同,进而断定其价值。既然《黄帝内经明堂》残本有价值,就有整理的必要,《黄帝内经明堂叙》云:"今依杨氏所编手太阴之例,而以《甲乙》之文补辑其阙,仍分为十三卷。经曰:手之三阴从藏走手,手之三阳从手至头,足之三阳从头走足,足之三阴从足走腹。夫人头背胸腹之孔穴,无非十二经脉所贯注,以十二经脉总领孔穴,若网在纲,有条不紊,较诸皇甫氏之《甲乙》,本末原委更为明悉矣。"②这里的"今"是假设连词。黄以周只是表达了一种愿望,应该没有实施。这从袁昶按语(见袁刻《太素》附录黄以周《黄帝内经明堂叙》后)可以得到证实。袁昶按语只提到黄氏有《太素》整理本,根本没有黄以周整理《黄帝内经明堂》的记载。

除了这些书籍,黄以周还撰有《读医家孔穴书》《释人迎气口》《释三焦》《释心主》等文章,均见《儆季杂著五·文抄》卷一。这些文章大都是"众言淆杂折诸经"(《释人迎气口》)之作。如《释三焦》一开始就说:"旧说上膈即上焦,膈中为中焦,下脘为下焦,三焦为藏腑之外卫。斯说也,考之《内经》有不合,未可信也。"然后据《灵枢》指出"则三焦并在膈下明矣","上焦之旁,在胃口上;中焦之旁为胃中,其气皆上行于膈;下焦则别回肠尔下注"。③

可见,黄以周非常重视医经。这或许跟他的经学家身份有关。对于重视医经,他自己也有解释,《黄帝内经明堂叙》云:"孟子言兴庶民,拒邪慝,道在正经。余谓医家言之庞杂,其法或验或不验,亦必先正其经,而后人之是非乃定。经外之言未必无其验者,然不验者居多也,以其不验之言,汩乱圣经,法愈多,治病愈失,杀人亦愈烈,曷若信而好古之为得哉!"④

黄以周的医学兴趣影响了他的学生。邓铁涛、程之范《中国医学通史·

---

① (清)黄以周著,詹亚园、韩伟表主编《黄以周全集》,第10册,第535—536页。
② (清)黄以周著,詹亚园、韩伟表主编《黄以周全集》,第10册,第536页。引用时,据袁昶、廖平等逐录文改正了明显讹字。
③ (清)黄以周著,詹亚园、韩伟表主编《黄以周全集》,第10册,第535页。
④ (清)黄以周著,詹亚园、韩伟表主编《黄以周全集》,第10册,第537页。

近代卷》就言道："他也曾致力于中医经典著作（《灵枢》《素问》《伤寒论》等）的考据，由此产生影响较大。南菁书院原以经学典籍文献整理而著称，而由于山长黄以周兼擅医经研究，书院学生深受此学术风气熏陶。近代从事中医经典著作研究的著名医家不少是南菁书院培养的人才，他们精通汉学，先儒而后成名医。如曹颖甫、杨如侯、丁福保，还有陈晋、陆锦燧等，都为南菁书院出来的，他们在内经、伤寒研究方面均有撰述留世。"①虽然现有资料无法证实黄以周整理过《伤寒论》，但南菁书院培养了很多医家的说法无误。除医家外，南菁书院培养的其他人才也往往兼通医学。这里以曹元忠为例言之。

曹元忠（1865—1927），字夔一，一作揆一，号君直，江苏吴县人。光绪十年（1884），曹元忠入南菁书院，师黄以周，学习诗礼群经，十年后即光绪二十年中举。他精于经史，兼通医学，收藏医书甚多。王謇《续补藏书纪事诗》"曹元忠（揆一）"云："班氏艺文志经史，学林余事及儒医。辽金古本传方术，文苑儒林两传遗。"注云："曹揆一太史（元忠），精版本，擅诗词，著有《笺经室遗书》。家传医学，阅书大内，自四库书及宋元版本而外，兼精辽金医学之长。亦自藏宋辽金元医书遗籍甚多。自著书本题跋，近世岐黄人物中一人而已。"②他的医学素养除了源于家传，也来自阅读。曹元弼《诰授通议大夫内阁侍读学士君直从兄家传》云："我家世传医学，兄又多得古医书，深通其义，厉疾沉疴，治每立效。"③虽然医术源于家传和医书，但医学兴趣特别是整理医书的兴趣应该也有黄以周的影响。曹元忠整理医书甚多，如《刘涓子鬼遗方校补》（校补）、《经效产宝》（校）、《治奇疾方》（辑校）、《素女经集本》（辑校）、《铜人腧穴针灸图经》（校勘）等，具体参见《笺经室遗集》《蛾术轩箧存善本书录》《积学斋藏书记续一》等。很多整理本得到学术界的认可。叶景葵《伤寒百证歌跋》（1940 年 11 月）云："庚辰仲冬，曹君直同年遗书散出，苏州

---

① 邓铁涛、程之范主编《中国医学通史·近代卷》，人民卫生出版社，2000 年版，第100 页。
② 王謇著，李希泌点注《续补藏书纪事诗》，书目文献出版社，1987 年版，第 17—18 页。
③ 《清代诗文集汇编》，第 790 册，第 434 页。

存古斋送阅批校医籍四种,一《铜人腧穴针灸图经》,一《易简方》,一《经效产宝》,一即此书。君直精于医理,校读甚精密。尤以《铜人图》及《伤寒百证歌》为枕中秘,舟车必携,盖于古人之言,三折肱矣。此真一生精神所寄,遂全购之。"①王欣夫《蛾术轩箧存善本书录·辛壬稿》卷三云:"《治奇疾方》一卷,一册。宋□□夏子益撰。清吴县曹元忠辑校,手稿本并跋。……先生为世通儒,兼长医术,所著有《素女经集本》《刘涓子鬼遗方校补》,稿均佚。……今正大力提倡发掘古医学,则此册或亦有足取欤。"②当然,有些整理本可能价值不大。如辑录的《吴普本草》(稿本藏于复旦大学图书馆)辑录药物只有六十多种,在《吴普本草》的诸多辑本中内容相对单薄。

黄以周不仅影响到自己的学生,也影响到追随者。譬如廖平在医学上就深受黄氏影响。叶景葵曾指出这一点:"廖氏学说以整理《内经》《灵枢》,辨《脉经》之伪、《难经》之误,订正'三部分配两手'之非,证明'人寸对待诊尺'为'诊皮'之误,三焦主水渎与膀胱互易其位,为后人所颠倒,皆确有依据,剖析入微,为医经之功臣。盖宗俞理初、黄元同之旧说,又能引申之者。"③宗"黄元同之旧说"可见影响。

(二)冯一梅

除在浙江书局分校《二十二子》之《黄帝内经》及编撰《拟重刻古医书目》外,冯一梅还整理了很多医书。他受丁丙、丁申兄弟委托于光绪九年(1883)校勘《铜人针灸经》并撰校勘记,光绪十年校勘《西方子明堂灸经》并撰校勘记,丁丙、丁申兄弟重印《当归草堂医学丛书》时增刻。

《铜人针灸经》,封面:"铜人针灸经七卷附校勘记一卷"。牌记:"光绪九年十月钱唐丁氏据山西平阳府本重校刊"④。该书《四库全书总目》著录,馆臣未见王惟德《铜人腧穴针灸图经》,误认为《铜人针灸经》就是《铜人腧穴针灸图经》。与馆臣不同,冯一梅见到《铜人腧穴针灸图经》,并与《铜人针灸

---

① 叶景葵著《卷盦书跋》,上海古籍出版社,2006年版,第115—116页。

② 王欣夫撰《蛾术轩箧存善本书录》(上册),第595—596页。

③ 叶景葵撰,柳和诚编《叶景葵文集》,上海科学技术文献出版社,2016年版,第711页。

④ 《铜人针灸经》七卷附《校勘记》一卷,光绪九年(1883)钱塘丁氏重刊本。

经》仔细互校,发现差异很大,进而查阅其他医书,断定《铜人针灸经》应该别有师承。对此,《中国医学源流论》称赞道:"后慈溪冯一梅乃得三书互校,则惟德经所载腧穴,半为《铜人针灸经》所无,而《铜人针灸经》第二、三、四、六卷所载诸穴,亦有为惟德经所无,并为王冰《素问注》《甲乙》《千金》《外台》《圣济》诸书所未载者,冯氏谓其别有师承,信然。"①三年后,黄以周得到日本《经籍访古志》,《经籍访古志》即谓《铜人针灸经》系《太平圣惠方》第九十九卷,这更证明了《铜人针灸经》与《铜人腧穴针灸图经》并不是一书。

《西方子明堂灸经》,封面:"西方子明堂灸经八卷附校勘记一卷。"牌记:"光绪十年三月钱唐丁氏据山西平阳府本重校刊。"②冯一梅通过校勘发现,《西方子明堂灸经》"分别部居取用《千金方·明堂三人图》,其主治各病兼采《外台》诸书附益之","与王惟德旧经互校,同者半,异者亦半"。并认为《铜人针灸经》未全录《铜人腧穴针灸图经》腧穴,而此书腧穴较《铜人腧穴针灸图经》有增无删,"学者得此始睹该备"。这些认真比勘的结果值得重视。当然,冯一梅在《校勘记》的某些论断也值得商榷,如认为《西方子明堂灸经》"盖世医依据王惟德所著《铜人经》删去针法以成此书",现有研究不能证实这个结论。③

冯一梅态度审慎,将校勘的结果整理成校勘记。《铜人针灸经校勘记》后的识语云:"钱塘丁氏校刊此书,梅襄其役,底本漫漶,改字太多,未敢自信,悉记于此,后有纠我失者,检此即原本如故也。凡据他书改者,必称据某书改。其止称原误某字者,皆据王惟德旧经所改,书不胜书,故省其文。""原本如故"便于纠正校勘的过失,而"据某书改"便于核查。这种处理方式值得称赞。《校勘记》后的识语也有类似语句:"此书虽用《千金》部居而文字出王惟德《铜人经》大半,故王惟德与此异者称旧经作某字,而误字据王惟德经校改者仍仿校刊七卷本《铜人经》例止称原误某字,不称据旧经改,以省其文。"

① 谢观著,余永燕点校《中国医学源流论》,第65页。
② 《西方子明堂灸经》八卷附《校勘记》一卷,光绪十年(1884)钱塘丁氏重刊本。
③ 黄龙祥认为,《西方子明堂灸经》是类编性质的书籍,直接引录的文献有《千金方》《太平圣惠方》《铜人腧穴针灸图经》《素问》及王冰注文。见黄龙祥著《针灸典籍考》,北京科学技术出版社,2017年版,第394页。

冯一梅对于图的处理方式是重绘。《铜人针灸经校勘记》云：

> 并嘱同里王君恩甫重为绘图。……第二卷"目骨"为"巨骨"之误，已于图中改正。第三卷原阙第六叶，今亦为补图，惟神总、明堂、当阳、前关四穴，他书无考，莫定所在，仍阙之。

《西方子明堂灸经校勘记》亦云：

> 仍属同里王君恩甫重为绘图，而《千金》之《明堂三人图》已佚于原书中者，今在此书中复显于世，岂非快事！惟原本胸腹背三图，人形小，字数多，窃嫌未称，今仿《针灸大成》之例，于斯三者改作方图，以变通之，而《大成》之误，与此书原误，颇有所改正。……今重绘诸图并正之，后有读此书者庶不至惑于俗说乎。

这种重新绘图的整理方式跟他《拟重刻古医书目》所提出的整理方法一致。这种整理方式的缺点是不能保持古籍原貌，优点在于更清晰。鉴于医学文献的实用性，这种整理方式也有可取之处。

在整理过程中，冯一梅重视日本学者的研究成果及相关资料。《铜人针灸经校勘记》云：

> 惟所载针灸吉日以《黄帝虾蟆经》校之多不合。……《针灸虾蟆忌》《明堂虾蟆图》见《隋·经籍志》，《孔穴虾蟆图》见《旧唐·经籍志》《新唐·艺文志》，其书至宋而佚，《宋·艺文志》不载，日本丹波绍翁辑《卫生汇编》内有《虾蟆经》一种，今始流传入中土。

可见，冯一梅在校勘《铜人针灸经》时利用了日本回归的《黄帝虾蟆经》，所用版本是日本丹波绍翁《卫生汇编》本。校勘《西方子明堂灸经》时，冯一梅同样利用了日本研究成果。《西方子明堂灸经校勘记》云："近日本小阪营昇元祐著《经穴纂要》发明此义亦极详，其说可取。"冯一梅对日本汉方医学及相关资料的重视曾引起日本学者的注意。日本学者冈千仞访问中国期间，曾跟冯一梅有接触，有交谈。《观光纪游》载："梦香盛称多纪氏医书。余曰：'敝邦西洋医学盛开，无复手多纪氏书者，故贩原版上海书肆，无用陈余之刍狗也。'曰：'多纪氏书，发仲景氏微旨，他年日人必悔此事。'曰：'敝邦医术大开，译书续出，十年之后，中人争购敝邦译书，亦不可知。'梦香默然。余因以为合信氏医书，刻于宁波，宁波距此咫尺，而梦香满口称多纪氏，无一语及合信氏者，何故也？"①冈千仞对冯一梅不关注西医著作而关注日本汉方医学表示吃惊。而这恰恰表明冯一梅的医学兴趣和学术指向。

冯一梅整理的《铜人针灸经》《西方子明堂灸经》产生了一定的学术影响。民国时期，曹炳章编纂《中国医学大成》，这两部都选入其中，惜因战火未能出版发行。现存的《中国医学大成总目提要》均有著录："《铜人针灸经》七卷《校勘记》一卷，不著撰人名，山西平阳府明刊本冯氏重校订刊本。""《西方子明堂灸经》八卷《校勘记》一卷，不著撰人名，山西平阳府明刊本冯氏校勘订刊本。"②曹氏还在提要中直接引用或化用冯跋来证明该书的价值。

冯一梅还有部分整理成果未出版。如《太素》，原藏冯贞群伏跗室，现藏天一阁博物馆。冯贞群有题记：

> 《黄帝内经太素注》，（隋）杨上善撰，清抄冯一梅校本。杨上善《黄帝内经太素注》三十卷，存卷八、卷九、卷二十五、卷二十六，凡四卷二册，写本。为族祖梦香举人一梅手校，用墨笔、朱笔、青笔三色，取校日本抄本。……此本校勘精善，足以取法。③

冯贞群(1886—1962)，字孟颛，一字曼儒，号伏跗居士，浙江慈溪人。精于版本目录之学，为著名藏书家和目录学家，曾著《鄞徐氏捐赠天一阁医籍目录》，也曾校注《重广补注黄帝内经素问》，对中医文献有一定研究，他的评价值得重视。又如《素问校勘记》一卷，现存稿本，藏于宁波市图书馆。另外，冯一梅还有一部医学著作：《疾医九脏考》，龙伯坚、龙式昭《黄帝内经集解·素问》有引用。④

---

① （日）冈千仞《观光纪游》，见王勤谟编《近代中日文化交流先行者王惕斋》，宁波出版社，2011年版，第15页。
② 曹炳章编《中国医学大成总目提要》，针灸类第6—7页、针灸类第9—10页。
③ 冯贞群著，骆兆平辑《伏跗室藏书题记选辑》，《文献》，1988年第2期，第247页。
④ 龙伯坚、龙式昭编著《黄帝内经集解·素问》，天津科学技术出版社，2016年版，第298页。

冯一梅能够整理那么多医书跟他富有收藏有关系。《鄞徐氏捐赠天一阁医籍目录》卷首"编者例言"透露出冯一梅藏书的部分信息：

> 藏中医籍为鄞徐氏荣增、荣辉、荣棠兄弟将厥考余藻先生遗书捐赠天一阁。徐氏盖从陈君诒拔贡颐寿家得来，陈之所藏大都为慈溪冯梦香举人一梅散出之本，此流传之端绪也。①

反过来就是冯一梅藏书的散出过程，先到陈颐寿处。陈颐寿（1883—1938），字君诒，宣统元年己酉（1909）拔贡，兼习医学，对《古本难经阐注》《顾氏医镜》《温热经纬》以及《柳选四家医案》等书均有批校。② 后又到徐余藻手里。徐氏为宁波市名中医。冯一梅收藏医书的数量，《鄞徐氏捐赠天一阁医籍目录》也能反映一二：

> 书目分为医经、药学、诊断、体骼、专科、方论、医案、医话、丛刊九类，以著者年代先后为序编排。医籍数量编者未作统计，今共计五百二十三种，六百七十一部，三千二百七十九册，六千八百零二卷（丛书子目不计种数与部数）。③

可见，冯氏藏书种类齐全，数量丰富。

综上所述，冯一梅撰写医书甚多，大部分属于整理类著作，也有研究类著作。其医学能力得到了俞樾的赞赏，俞樾《右台仙馆笔记》卷十三有云："门下士冯梦香孝廉，通知医理，颇读古书。"④另外，冯一梅也有医学弟子。沈祖绵《素问琐语》书末附记云："慈溪冯一梅先生梦香，亦先子友也。喜治《灵》《素》，著医书颇夥。其弟子张禾芬性如，著《伤寒论释》行世。"⑤张禾芬（1856—1921），原名和芬，字性如，号莘墅，浙江慈溪人，诸生。因科举不利，张氏遂专心于医，擅治时症，所著《疫痧草》《急治编》曾风行海内外。

---

① 骆兆平著《伏跗室书藏记》，宁波出版社，2012年版，第38—39页。
② 吴言铭《鄞州历史上的中医及其名家》，见戴松岳主编《鄞州文史》第9辑（2010年），第286—287页。
③ 骆兆平著《伏跗室书藏记》，第39页。
④ （清）俞樾著《春在堂全书》，第5册，第923页。
⑤ 转引自钱超尘著《中国医史人物考》（第741页），引者对部分讹字做了处理。

另外,张禾芬还曾参与创办上海中医学校。① 这表明了冯一梅另一方面的贡献。

（三）章炳森

在浙江书局之外,章炳森整理了仲学辂《本草崇原集说》。仲学辂以张志聪《本草崇原》为基础,附载各家之说及个人评述,汇编纂集而成《本草崇原集说》。惜书未完稿,仲学辂即下世,章炳森等人加以整理,于宣统二年(1910)出版。封面:"仲昂庭先生著　本草崇原集说　八十三叟盛庆蕃署"。牌记:"宣统二年庚戌春日开雕　仲氏藏板"。前有《本草崇原集说序》(宣统元年己酉六月章炳森序)、《凡例》(章炳森识)。每卷卷首署:"钱塘张志聪隐庵注释　同邑高世杖士宗纂集　同邑仲学辂昂庭集说　余杭章炳森椿伯/归安王绍庸羹梅/慈溪林良琦舒青参校"。② 由此可见,章炳森是整理的主要负责人员。

章炳森整理《本草崇原集说》的原因,《本草崇原集说序》有说明,大致而言,一是《本草崇原》价值高:"《本草崇原》一书,康熙时钱唐张隐庵先生删定《神农本经》,探五运六气之原、阴阳消长之理,就原文逐加注释",如果"不探五运六气之原,不明阴阳消长之理,徒袭其用,未究其性",未免自欺欺人。二是仲学辂的整理有特色惜未能完成,而仲氏跟他又有师生之情:"钱塘仲昂庭先生……虑近时本草无善本也,爰取《崇原》为纲,附载《经读》《经解》《百种录》并张氏《侣山堂类辨》、高氏《医学真传》诸说,参酌己意,纂集成编,名曰《本草崇原集说》。属草甫定,先生遽归道山,残编零落,涂乙漫漶。余与王君羹梅夙聆先生绪论,不揣固陋,汇集各书,搜辑参校。"

至于整理方法,《本草崇原集说序》有简略说明:"凡先生遗墨咸录载之,不敢增损。间有眉批,列于《经读》《经解》诸本,而原文已经先生删去者,则并眉批亦节之。"《凡例》则相对详细:

---

① 鲁小俊著《清代书院课艺总集叙录上》,武汉大学出版社,2015年版,第165页;童祥春《虚劳要旨序》,见孙中堂点校《张生甫医书合集》,天津科学技术出版社,2009年版,第9—10页。
② （清）仲学辂纂集《本草崇原集说》,宣统二年(1910)刻本,仲氏藏板。

　　　　仲氏著此书,属草甫定,未及缮本而卒。其说散见于《本草崇原》
《本草三家合注》《本草经读》《医学真传》《侣山堂类辨》诸书,东鳞西爪,
汇集颇难,且又涂乙漫漶,今就可辨者录之,不敢增损,其笔误及重复脱
落处补正之,《崇原》本文有误字校正之。或《经读》本著批而《三家》本
已删原文,《三家》本著批而《经读》本已删原文者,皆节去之。

　　　　《经读》一书,仲氏亦有批注,其药品非《本经》所有,而《经读》列入
附录者,仲氏亦多加墨,间有引《类辨》《真传》之语,以明其性者,今不忍
割爱,特附于后,以存仲氏之说,阅后勿谓其羼杂也。

总之,章炳森的整理方法是尽可能地辑存仲氏言说,即使体例驳杂也在所
不惜。

　　章炳森治医对章太炎有一定影响。章太炎幼时由章炳森教育辅导,兄
弟之间感情很深。章太炎对章炳森的医学赞赏有加,《伯兄教谕君事略》云:
"吾家三世皆知医,至君尤精。"[①]至于章太炎的医学成就及在医学界的地位,
学术界探讨较多,不再赘述。

五、《温疫条辨摘要》《治喉捷要》

　　《温疫条辨摘要》,清吕田著,浙江书局光绪十五年(1889)刻。封面:"温
疫条辨摘要　附风温简便方金疮铁扇散方"。牌记:"光绪己丑年浙江书局
刊"。前有原序两篇(一是吕田自序,一是裴念谟序)、《寄劝重印广传原序》
(宋光祚)、引言(李士彬)。[②]

　　《温疫条辨摘要》的刊刻归功于李士彬。李士彬(1835—1913),字百之,
号石叟,湖北英山人,同治四年(1865)进士。光绪十一年(1885),李士彬任
温州知府。是时主持刊刻了《温疫条辨摘要》,撰写了引言。牌记:"附风温
简便方金疮铁扇散方　温疫条辨摘要　重太纸每本大钱八十文　板藏温州
府署东博古斋"。这就是《温疫条辨摘要》的光绪十一年乙酉温州府署东博

---

　　①　黄耀先、饶钦农、贺庸点校《章太炎全集·太炎文录续编》,第214页。
　　②　(清)吕田辑《温疫条辨摘要》附《风温简便方金疮铁扇散方》,光绪十五年(1889)浙江
书局刻本。

古斋刻本。^① 光绪十五年，李士彬调补杭州首府知府。是年，浙江书局以光绪十一年本为底本刊刻《温疫条辨摘要》。

《治喉捷要》附《各种经验良方》。《治喉捷要》，清张绍修著。《各种经验良方》，聂缉规编。浙江书局光绪三十年甲辰刻。封面："治喉捷要"。牌记："光绪甲辰冬浙江官书局重刊"。^② 前有《治喉捷要序》。附《各种经验良方》。

《治喉捷要》的刊刻归功于聂缉规。光绪十一年，聂缉规曾刊刻《治喉捷要》（封面题"时疫白喉捷要"），并撰有《治喉捷要序》。光绪二十八年九月初五日（1902年10月6日）至光绪三十一年九月十二日（1905年10月10日）之间，聂缉规任浙江巡抚，推动浙江书局再次重刻，并附录自己编纂的《各种经验良方》。聂缉规识语云："以上各方皆屡经试验，神效无匹，历年以来，制药施送，活人多矣。兹因重刻《治喉捷要》，谨附诸方于后。用之者临时审明病状，依方诊治，无不立应。倘同志君子照制备送，尤造福无量焉。甲辰夏月仲方氏又识。"由此可见聂缉规之贡献。

第三节　其他官书局

崇文书局刊刻医书多，浙江书局刊刻医书多有学者参与，故学术界重视，影响也大。如冯贞群《伏跗室藏书目录》著录医书中浙江书局版有《补注黄帝内经素问》二十四卷附《遗篇》一卷、《内经灵枢》十二卷，崇文书局版有《温热经纬》五卷、《伤寒审定表》一卷、《男科》、《女科》、《产后编》二卷。^③ 至于其他书局版，则未见著录。但这并不意味着其他书局刊刻整理的医书毫无价值，以下简略述之。

---

① （清）吕田辑《温疫条辨摘要》附《风温简便方金疮铁扇散方》，光绪十一年（1885）刻本，温州府署东博古斋藏板。

② （清）张绍修著《治喉捷要》附聂缉规编《各种经验良方》，光绪三十年（1904）浙江官书局重刊本。

③ 饶国庆等编《伏跗室藏书目录》，宁波出版社，2003年版，第11页。

一、江苏官书局

江苏官书局刊刻医书较少。江南书局刊刻 1 种:《白喉治法忌表抉微》,光绪二十四年(1898)刊刻。牌记:"光绪戊戌季春江南书局开雕"。① 江苏书局刊刻 2 种:汪绂《医林纂要探源》,光绪二十三年刊刻;《理瀹骈文摘要》,光绪元年刊刻。②这里就江苏书局刊刻的两部稍加阐述。

《医林纂要探源》,封面题:"长安赵展如/顺德邓小赤中丞鉴定 医林纂要探源 后学陈兆熊署检"。牌记:"光绪丁酉二月江苏书局刊版"。前有《重刊医林纂要探源序》(赵舒翘光绪二十二年序)、汪绂自序。③

赵舒翘《重刊医林纂要探源序》阐述了刊刻《医林纂要探源》的理由。一是家庭的影响。幼年时期,赵舒翘就受到身为医生祖父的教导,认识到医学,特别是养生的重要。《重刊医林纂要探源序》云:"昔余先祖悯家人少长之多伤于疾,因发愤学医,后遂为亲友所倚。余髫龄侍左右,时闻绪论。先祖曰:'医理甚微,关人死生,切勿轻为,而养生慎疾之说则不可不知。'"成年后,赵舒翘越发认识到祖父言论之正确。《重刊医林纂要探源序》云:"历来志士担荷家国艰巨,每慨精神疲惫,功废垂成。或病至苍皇,医药杂投,卒贻后悔,亦犹筑室道谋,发言盈廷,无人能执其咎,由是言之,则养生慎疾之道何可不豫讲也。"二是《医林纂要探源》具有重要价值。《重刊医林纂要探源序》云:"第医书汗牛充栋,……求其网罗诸家,折衷一是,而又条分缕析、简明易晓者,则无如婺源汪双池先生《医林纂要》一书也。"具体而言,《医林纂要探源》具有以下特点:"是书之选论药性,其精要可作日用饮食之经;阐释方剂,其明达可宣君臣佐使之义。尤爱首卷提纲挈领,将人身之脏腑脉络、天时之气运化机苦为晰列,略涉其门即知生所由养,疾所由慎,诚所谓不为

① (清)耐修子传《白喉治法忌表抉微》,光绪二十四年(1898)江南书局刻本。
② 张娟《江苏官书局刻书目录》也著录之,惜讹误较多。1.《医林纂要探源》刊刻时间误为光绪二年(1876)。2.《理瀹骈文摘要》书名误为《理论骈文摘要》。见张娟硕士学位论文《江苏官书局研究》附录,2016 年,河南大学。第一个错误应该源自江澄波《晚清江苏三大官书局刻书(续)》,见叶再生主编《出版史研究》第三辑,中国书籍出版社,1995 年版,第 133 页。
③ (清)汪绂纂《医林纂要探源》,光绪二十三年(1897)江苏书局刻本。

良相当为良医,亦胞与施济之一端也。"三是汪绂在经学上贡献极大。《重刊医林纂要探源序》:"先生道继程、朱,功在后世。……先生困顿一衿,平生著作,力崇正学,事事以世道人心为念,没后无裔,遗书零落,在他人诗文遗集尚不忍其湮没,而况先生之学术有开世运哉?"缘于以上理由,赵舒翘不惧"达官刻书强作解事之诮","爰商之邓小赤中丞,发苏局重梓,以广其传"。

中国中医药出版社整理本《医林纂要探源·前言》也注意到《重刊医林纂要探源序》:"从《重刊医林纂要序》中可以看出,清光绪二十二年开始,长安赵展如和顺德儒商邓小赤集资将汪绂的一些著作由江苏书局重刊,其中就包括《医林纂要探源》。"①错误有二。第一,邓小赤不是儒商,而是中丞即巡抚,第二,汪绂的一些著作不是由江苏书局重刊,"余在浙时已集资次第刊布"表明很多在浙江出版。

据该版封面,邓小赤和赵展如都是巡抚,难道一个省有两位巡抚吗?当然不是。先看两人履历。赵展如即赵舒翘(1848—1901),字展如,号琴舫,又号慎斋,陕西长安人,同治十三年(1874)进士,光绪二十一年(1895)任江苏巡抚,光绪二十三年入京任职。义和团运动期间,因附合慈禧太后的义和团政策,被八国联军指为"祸首",自杀身亡。邓小赤即邓华熙(1826—1917),字小赤,广东顺德人,咸丰元年辛亥(1851)恩科举人,光绪十六年(1890)任江苏布政使,光绪二十二年秋升为安徽巡抚,后又调任山西巡抚、贵州巡抚等职。由此可见,刊刻此书的光绪二十三年,赵展如为江苏巡抚,邓小赤为安徽巡抚。《重刊医林纂要探源序》所说的"爰商之邓小赤中丞,发苏局重梓,以广其传"实际意思是:当初江苏巡抚赵舒翘跟江苏布政使邓华熙商量由江苏书局刊刻《医林纂要探源》。赵舒翘序完成时,邓华熙已经升任安徽巡抚,故尊称为"中丞"。

民国之前,《医林纂要探源》只有两个刻本,除道光年间遗经堂刊本外,光绪年间江苏书局刊本"在全国图书馆分布最广,近 60 家图书馆馆藏此

---

① (清)汪绂撰,江凌圳等校注《医林纂要探源》,中国中医药出版社,2015 年版,第 15 页。

版"。① 由此可见其传播之广。《续修四库全书总目提要》著录的也是此版本，并云："绂朴学研经，归于平实，其于医，亦以治经之法治之。……盖其著书之意，发明原理，审定药品，胪陈治法，备临证之取资以运用，于自来医家之门户纠纷，尽扫除之。……是书实事求是，体用赅备，以经师而通艺术，尤医林所罕觏矣。"评述跟赵舒翘《重刊医林纂要探源序》有相通之处，都强调汪绂的经师身份、经学成就。

《理瀹骈文摘要》，光绪元年刊刻，牌记："光绪乙亥江苏书局刊版"。② 该书乃江苏苏州官医局摘录《理瀹骈文》而成，江苏按察使应宝时应邀撰序云："钱唐吴君尚先始创用膏药治内外诸疾，著《理瀹骈文》，备论其法，并附膏方二十有一，尝行之于江北，治效岁以万计，殆合汤熨、针灸之法化而通之，而能不失其意者欤？苏州官医局施诊已久，今年余始议兼用吴君法，奏效不可胜述。主局事任司马本照欲广其传，因掇取吴君诸方，别为刊行，而请序其端。"可见，此书的成书及刊刻应该归功于苏州官医局负责人任本照，特别是应宝时。应宝时（1821—1890），字敏斋，浙江永康人。道光朝举人，官至江苏按察使，加布政使衔。他重视医学，认为："医之为道，切于民生日用，理近而事难，故古人有司命之目。"③任苏松太道时，上海天花流行，他曾积极设立牛痘局。这就难怪他推动《理瀹骈文摘要》的刊刻。

二、湖南官书局

湖南官书局有湖南书局、传忠书局、思贤书局等。

（一）湖南书局

湖南书局也成立于同治年间。关于其刊刻的医书，寻霖、刘志盛《湖南刻书史略·湖南刻书年表》共著录 8 种：金成无己撰《注解伤寒论》十卷，光绪二十二年（1896）刻；《伤寒明理论》四卷，光绪二十二年刻；清杨璿撰《伤寒

---

① （清）汪绂撰，江凌圳等校注《医林纂要探源》，第 15 页。
② （清）吴师机撰，苏州官医局编《理瀹骈文摘要》，光绪元年（1875）江苏书局刻本。
③ 应宝时《焦氏喉科枕秘序》，见（清）金德鉴编《焦氏喉科枕秘》，科技卫生出版社，1958 年版。

温疫条辨》六卷,光绪二十三年刻;清陈念祖撰《灵素提要浅注》十二卷,光绪二十九年刻;清陈念祖撰《神授急救异痧奇方》一卷,光绪二十九年刻;王士雄撰《霍乱论》二卷,光绪二十九年刻;元葛乾孙撰《十药神书》一卷,刊刻年月不明;清长沙周学霆撰《三指禅》三卷,刊刻年月不明。该书还认为,《灵素提要浅注》等 3 种医书是《陈修园医学丛书》的子目书:"清光绪二十九年(1903)湖南书局刻(清)陈念祖撰《灵素提要浅注》十二卷。书牌'光绪癸卯冬日湖南书局校刊'。版心镌'三味堂'。应为重印清光绪二十七年(1901)三味堂刻(清)陈念祖撰《陈修园二十三种》本。清光绪二十九年湖南书局刻(清)陈念祖撰《神授急救异痧奇方》一卷,(清)王士雄撰《霍乱论》二卷。应为重印清光绪二十七年三味堂刻(清)陈念祖撰《陈修园二十三种》本。"①

需要注意的是,有些书籍封面题目与《湖南刻书史略·湖南刻书年表》著录名称稍有不同。《注解伤寒论》《伤寒明理论》,题为"张仲景伤寒论成无己注解后附明理论";《伤寒温疫条辨》,题为"寒温条辨";《灵素提要浅注》,题为"闽陈修园先生手著　灵枢素问节要集浅注";《神授急救异痧奇方》,题为"急救奇痧方　时疫症治　喉科急症钥匙　内外百病经验良方";《霍乱论》,题为"霍乱转筋　内附绞肠/吊脚痧证"。

通过普查,还可以补充 6 种:《伤寒真方歌括》《医学从众录》《伤寒医诀串解》《张仲景伤寒论原文浅注》②《医学实在易》《十药神书注解》③等。这些都是陈修园编纂整理的医书,刊刻时间均是光绪二十九年④。也就是说,这些跟《灵素提要浅注》等一样,都是《陈修园医学丛书》⑤的子目书。这样,加上内附的医书,种数就上升到 13 种。

---

① 寻霖、刘志盛著《湖南刻书史略》,岳麓书社,2013 年版,第 198 页。
② 封面题:"闽陈修园先生手著 张仲景伤寒论原文浅注长沙方歌括附后"。
③ 《湖南刻书史略·湖南刻书年表》著录的《十药神书》疑为《十药神书注解》,这里暂时算作两部书。
④ 牌记:"光绪癸卯冬月湖南书局校刊"。
⑤ 《陈修园医书二十三种》子目有《灵素节要浅注》《金匮要略浅注》《十药神书注解》《金匮方歌括》《伤寒论浅注》《长沙方歌括》《伤寒真方歌括》《伤寒医诀串解》《医学实在易》《医学从众录》《女科要旨》《神农本草经读》《医学三字经》《时方妙用》《景岳新方砭》《时方歌括》《霍乱转筋》《绞肠痧证》《吊脚痧证》《经验百病内外方》《时疫证治》《喉科急证》。根据大部分子目书都被重印的现象推测,湖南书局应该重印了全书。

整体看来,湖南书局刊刻医书较多,在官书局中比较突出。在官书局不重视医学经典的情况下,湖南书局能够刊刻《伤寒论》(成无己注解)及《伤寒明理论》也显示出较高的学术眼光。不过,湖南书局刊刻医书是为了牟利,不太注重质量。《湖南刻书史略》就指出:"其刻书种类芜杂,竟刻术数、医书等大众畅销读物以牟利。甚至直接租用其他书坊板片刷印,如光绪二十九年(1903)借用新化陈氏三味堂版(清)陈念祖撰《灵素提要浅注》十二卷刷印。"①原因在于湖南书局经费紧张且主持人不力。《湖南刻书史略》云:"湖南书局经费全来自官府公费,学官地位虽高但经费拮据,因而湖南书局经费难以保障,而书局主持者多由吏员充任。"②虽然质量不高,但湖南书局的刊刻扩大了医籍的影响与传播。

(二) 传忠书局和思贤书局

与湖南书局相比,这两个书局经费较为充裕。"传忠书局官办绅助,思贤书局绅办官助,二者既有官府公费,又有官绅捐资",③它们不需要刊刻医书来牟利,但也刊刻了部分医书。传忠书局刊刻 1 种:清亟斋居士撰《达生篇》一卷,清光绪十四年(1888)刊刻。思贤书局刊刻 3 种:清吴瑭撰《温病条辨》六卷首一卷,清光绪二十七年刊刻;清屠道和撰《本草汇纂》十卷,清光绪二十九年刊刻;《丹溪全书》三十二卷,清光绪二十六年刊刻。其中《丹溪全书》子目书 10 种:《局方发挥》一卷、《格致余论》一卷、《丹溪心法》五卷、《脉诀指掌》一卷、《金匮钩元》三卷、《医学发明》一卷、《活法机要》一卷、《证治要诀》十二卷、《证治类方》四卷、《王安道溯洄集》三卷。与湖南书局所刻书相比,这些书籍在内容校勘、版式装帧等方面都呈现出较高水平。

思贤书局刊刻医籍跟主事者王先谦有关。王先谦(1842—1917),字益吾,号葵园老人,湖南长沙人,著名学者。光绪十七年(1891),传忠书局与思贤讲舍刻书处合并,成为思贤书局,由王先谦主其事。王先谦对医学历史,

---

①　寻霖、刘志盛著《湖南刻书史略》,第 193 页。

②　寻霖、刘志盛著《湖南刻书史略》,第 193 页。

③　寻霖、刘志盛著《湖南刻书史略》,第 193 页。

特别是当时湖南的医学现状有自己的思考。其在《丹溪全书序》中说：

> 自黄岐论明而医道立，无方书也。伊尹作《汤液》，仲景发《伤寒》，自时厥后，医方竞鸣。然自华佗《肘后》、思邈《千金》外，醇驳杂糅，罕可推述。金元之际，河间、洁古、东垣、戴人、丹溪诸家出，于是医学美备。而丹溪号为集大成，上承仲景，出入诸家，覃思诣微，务归于中正平易。其立方论证，兼详病脉，所以津逮后人，用心至厚。而其时承宋大观间陈、裴《局方》之余，医者习用辛热品剂，亢阳竭阴，杀人如草。丹溪闵焉，乃取《内经》"阴常不足，阳常有余"之义，开示学者，匡正其失。李氏时珍因谓其偏于补阴，非笃论也。今天下医学殆绝，楚南尤甚。无识之徒，造作"阳药君子，阴药小人"之说，其偏用辛热，流毒不下于《局方》。然则思救其敝，其无赖于丹溪之书邪？[①]

王先谦在历史的梳理中获得了解决现实医学困境的方法，那就是推广丹溪医学。推广丹溪医学就需要推广丹溪医书。而王先谦家人的遭遇更加强了迫切性。其在《丹溪全书序》中接着说："余遭家艰屯，亲属夭亡，多为药误，痛医术之不明于世。"于是，他积极推动《丹溪全书》的刊刻。

首先确定校勘人员。《丹溪全书序》云："同邑陈鉴舟孝廉，夙精斯道，尤服膺丹溪之书，相与商榷，亟用书局公钱刊行，而孝廉力任雠校之事。"陈鉴舟科举出身，又精医学，是校勘的合适人选，而他的校勘方式也得到王先谦的认同，《丹溪全书序》云："《脉诀》间亦姑仍旧说，孝廉特取《脉经》校补。牖世之勤，凛凛乎与丹溪同揆矣。"

确定校勘人员后，王先谦接着考察了丹溪医籍历代刊刻的失误之处。《丹溪全书序》云："丹溪书在明世，一刻于陕，再刻于蜀。中杂王、杨附论、附方，得失互见。"王指的是王季璇，杨指的是杨楚玉。他们都刊刻过丹溪医书。程充《丹溪先生心法序》云："景泰中，杨楚玉集其心法，刊于陕右。成化初，王季璇附方重梓于西蜀，志欲广布海内，使家传人诵，不罹夭枉，其用心

---

① （清）王先谦撰，梅季点校《王先谦诗文集》，岳麓书社，2008年版，第113—114页。

仁矣。而杨之集,篇目或有重出,而亦有遗,附以他论,使玉石不分。王因之附添诸方,多失本旨。"①因为他们的失误,丹溪医书"转为所隐"。

最后确定入选书籍。《丹溪全书序》云:"旧刻:丹溪自著者,《心法》五卷;门人录存者,《脉诀指掌》《医学发明》《活法机要》各一卷,《金匮钩元》三卷,又附戴元礼《证治要诀》十二卷,《证治类方》四卷。而丹溪自著之《格致余论》《局方发挥》各一卷,及其门人王安道《溯洄集》三卷,反附刻东垣集中。兹合刊为《丹溪全书》,都三十二卷。"将"附刻东垣集中"的丹溪及其传人的医书也收录其中,可以说,《丹溪全书》收录齐全。但也存在一些问题,如《医学发明》作者是李杲还是朱丹溪,学术界并无定论。

总体而言,这仍是一次有意义的梳理,也是丹溪医书的第一次汇刻,对于丹溪学的传播意义很大。

刊刻时间光绪二十六年(1900),这是据王先谦《丹溪全书序》"光绪二十六年岁次庚子秋九月"的落款而定。该书,上海中医药大学图书馆、广州中医药大学图书馆都有收藏。惜各种原因,学术界对此书多有误解。《中国中医古籍总目》著录之,云:"清光绪二十六年庚子(1900)刻本",并著录了收藏地,但又说"辑者佚名"。而王先谦《丹溪全书序》已经明确表明他就是辑者。众多研究出版史特别是研究思贤书局的学者在述及思贤书局刊刻书籍时都不会提及《丹溪全书》,《丹溪全书序》"亟用书局公钱刊行"也明确表明该书就是由思贤书局刊刻。

与《丹溪全书》相比,思贤书局刊刻的《本草汇纂》比较知名,官书局书目及研究著作常会谈及,但并未仔细探讨,这里稍加论述。《本草汇纂》,清屠燮臣撰。清同治二年癸亥(1863)育德堂刊刻《医学六种》,《本草汇纂》为其中之一,是为三卷本。思贤书局重刊并加以调整,是为十卷本。《中国医学大成总目提要·增订本草汇纂》已经发现这个问题:"其清同治癸亥原刊之《本草汇纂》三卷,系以药性效用分类,将平补、平散、下气、凉血、下血、毒物、日食菜物,列为七类。至清光绪癸卯年,思贤书局重刊,乃改增十卷,新增药

---

① (元)朱丹溪撰,田思胜校注《丹溪心法》,中国中医药出版社,2008年版,第7页。

品数十种,将《脏腑主治药品》《药品分类主治》作为卷九、卷十,合为一书。分列温补、平补、补火、滋水、温肾、温涩、寒涩、收敛、镇虚、散寒、驱风、散湿、泻水、降痰、泻热、泻火、下气、平泻、温血、凉血、下血、杀虫、发毒、解毒、毒物、谷部、菜部、果部、禽兽为三十类。"[1]不过,《中国医学大成总目提要》部分论述不确,如三卷本不是分为七类等。为了更清晰地比较两个版本的不同,将各自目录迻录如下。

三卷本。卷一:"平补、温补、补火、滋水、温肾、温涩、寒涩、收敛、镇虚、散寒、驱风、散湿、散热、吐散、温散";卷二:"平散、渗湿、泻湿、泻水、降痰、泻热、泻火、下气、平泻、温血、凉血";卷三:"下血、杀虫、发毒、解毒、毒物、续增。附录日食菜物(下分谷部、菜部、果部、禽兽部、鳞部)、脏腑主治药品"。

十卷本。卷一:"温补、平补、补火、滋水、温肾";卷二:"温涩、寒涩、收敛、镇虚、散寒、驱风、散湿、散热、吐散";卷三:"温散、平散、渗湿、泻湿";卷四:"泻水、降痰、泻热、泻火";卷五:"下气、平泻、温血、凉血";卷六:"下血、杀虫、发毒、解毒、毒物、续增、新增";卷七:"谷部、菜部、果部";卷八:"禽兽部、鳞部";卷九:"脏腑主治药品";卷十:"药品分类主治。"

可以说,两个版本类别大致相同,是否有"药品分类主治"是最大的差别。《现存本草书录·本草汇纂》云:"三卷本与十卷本内容相同,惟十卷本最末多出《药品分类主治》一卷。"[2]当然,相较于三卷本,除增加《药品分类主治》外,十卷本还有其他增加、调整。第一,卷六多了"新增",增加了络石、大豆黄卷、苧根、紫荆皮、荆沥、水仙花根、芭蕉根、山茶花、蔷薇根、椿樗白皮、杉木、棕榈、黄明胶、鱼膘等14种药物。第二,将温补与平补的名称对调。三卷本目录中平补类药物有黄耆、人参、太子参、洋参、当归、白术、龙眼、大枣、荔枝、饴糖、鸡肉、牛肉、鲫鱼、蜂蜜;温补类有葳蕤、黄精、甘草、桑寄生、柏子仁、冬青子、女贞子、枸骨子、合欢皮、陈仓米、山药、扁豆、鸭肉、鸽肉、阿胶、

---

[1]　曹炳章编《中国医学大成总目提要》,药物类第18—19页。需要说明的是,曹炳章只列举了二十九类。现学术界一般认为是三十一类:温补、平补、补火、滋水、温肾、温涩、寒涩、收敛、镇虚、散寒、驱风、散湿、散热、吐散、温散、平散、渗湿、泻湿、泻水、降痰、泻热、泻火、下气、平泻、温血、凉血、下血、杀虫、发毒、解毒、毒物。

[2]　龙伯坚编著《现存本草书录》,人民卫生出版社,1957年版,第82页。

羊肉、燕窝、蜡。很明显,平补类中的很多药物应属于温补类,而温补类中的很多药物则应属于平补类。更加值得注意的是,正文中,所谓平补类药物所在版面(除前两页)的版心位置写的是"温中",而所谓温补类药物所在版面的版心位置写的是"平补"。这说明,三卷本所标名称不妥。十卷本则名称对调,即温补类药物有黄耆、人参、太子参、洋参、当归、白术、龙眼、大枣、荔枝、饴糖、鸡肉、牛肉、鲫鱼、蜂蜜;平补类有葳蕤、黄精、甘草、桑寄生、柏子仁、冬青子、女贞子、枸骨子、合欢皮、陈仓米、山药、扁豆、鸭肉、鸽肉、阿胶、羊肉、燕窝、蜡。虽然具体到个别药物仍存在争议之处,但调整利大于弊。

当然,思贤书局在重刊《本草汇纂》时也产生了部分讹误,如将原来的"杀虫"误为"杀蛊"。不过瑕不掩瑜,思贤书局版《本草汇纂》还是得到了学术界的普遍认同,如《续修四库全书总目提要》著录的是思贤书局重刊本,曹炳章《中国医学大成》拟刻的也是十卷本等。

三、江西书局

江西书局刊刻医书较多,杜信孚、漆身起《江西历代刻书》著录 4 种:《医宗金鉴》(清吴谦,光绪二年刻)、《韡园医学六种》(清潘霨,光绪九年刻)、《引种牛痘方书》(清邱熺,光绪二十年刻)、《白喉治法忌表抉微》(耐修子,光绪二十三年刻)。① 如果按子目书计算,则是 9 种。除此之外,《江西历代刻书》还转录了《江西书局价目》,里面也包括一些医书:《霍乱吐泻方论》《白喉治法》《备用药物简便良方合刻》。② 对于这 3 种,《江西历代刻书》没有核实,《霍乱吐泻方论》,《韡园医学六种》之《十药神书》就附有此书;《白喉治法》疑即《白喉治法忌表抉微》。

另外,还可以稍加补充。《中国中医古籍总目》著录 4 种:《苏沈良方》八卷《拾遗》二卷,同治十三年甲戌(1874)刊刻;《小儿药证直诀》三卷,同治十

---

① 杜信孚、漆身起著《江西历代刻书》,江西人民出版社,1994 年版,第133—138 页。
② 杜信孚、漆身起著《江西历代刻书》,第138—140 页。

三年甲戌刊刻；《医学六经真传》，清光绪十二年丙戌刊刻。前两种都是翻刻武英殿聚珍本。第三种"经查未见"①。

这里以《韡园医学六种》为例加以阐述。

1.《韡园医学六种》简述

《韡园医学六种》，清潘霨辑，收录医书较多，《续修四库全书总目提要》有介绍：

> 是编所辑，《伤寒类方》四卷，用徐大椿原本，附以陈念祖《长沙歌括》，后附杂说；次《医学金针》八卷，增删陈念祖之说；次《女科要略》一卷，取材于傅山、徐大椿、陈念祖诸家，及越中钱氏秘方，又附《产宝》于后；次吴尚先《理瀹外治方要》一卷，专用膏药治内外诸病；次王维德《外科全生集》四卷；次葛可久《十药神书》一卷，附《霍乱吐泻方论》。或悉本原书，或略以己意增删，汇为一编，除《女科要略》之外，皆非出于自纂。

可见，《韡园医学六种》收书不止6种，加上附书，实际为9种。且这些书基本上是整理之作。

《韡园医学六种》以《伤寒类方》居首具有深意。潘霨重视仲景之学，特别是《伤寒论》："医家之有《伤寒论》，犹儒家之有《论语》也。日月江河，万古不废。自夫人不读《伤寒论》，于是临病则不逢其原，立方则不达其变，执方予病，强病就药。余服官南北，所见所闻如一辙已。"②他认为读《伤寒论》后再读《金匮要略》才是正确的读书方法："仲景《伤寒论》与《金匮》相表里，学者必先读《伤寒论》，次读《金匮》，方识证治。"③并认为《伤寒》与《金匮》本为一书，伤寒六经即杂病六经："仲景伤寒方本不独治伤寒，而以治凡伤寒者之证。《金匮》之治杂病，与《伤寒论》本是一书，故伤寒之六经即杂病之六经。病虽百变，经则有常。一病一名，治有主方；一病数证，证

---

①　裘沛然主编《中国医籍大辞典》，第640页。

②　潘序，见（清）陆懋修撰《世补斋医书》，光绪十年（1884）刻，光绪十二年山左书局重印本。

③　沈丙莹《增辑伤寒类方序》，见刘时觉编著《中国医籍续考》，第287页。

有主药。若置六经不讲,乌足以临病人哉?"①"《伤寒论》之六经,即百病之六经,病虽百变,经则有常,凡临证惟以六经为主治,病必无差缪。"②所以"取《神农本经》之言以读仲景书,汇集名论,都为一编",成书《增辑伤寒类方》,并置于丛书之首。

　　需要说明的是,潘霨对《内经》也很重视。他曾仔细阅读、评点嘉靖翻宋本《重广补注黄帝内经素问》二十四卷,还认为,仲景学术"不离乎《内经》"③。只不过《伤寒论》有论有方,故特意加以整理。

　　2. 潘霨精通医学

　　《韡园医学六种》的刊刻归功于潘霨。潘霨(1816—1894),字伟如,又字蔚如,号韡园,晚号心岸,清代吴县(今江苏苏州)人。室名敏德堂、奎光阁、清润堂。潘霨幼年习儒,多次参加科举不第。道光二十七年(1847),纳粟得九品衔,步入仕途,曾任湖北布政使、湖北巡抚、江西巡抚、贵州巡抚等职。潘霨能官至巡抚,除了其能力出众之外,精于岐黄也是重要因素。"咸丰五年七月,应召至京,进寿康宫视脉"④,"以忠慎结主知"⑤,由此可见一斑。因为潘霨经历过于传奇,出现很多小说家言,如《眉庐丛话·潘霨如一艺成名》⑥等。后来,也许是年老或者官高,潘霨慎于应召。光绪六年(1880)慈禧太后有疾,潘霨被推荐进宫请脉。刘坤一《查明善医官绅听候采用折》(光绪六年六月二十四日)云:"兹谨查有告退在湖南原籍之前刑部尚书郑敦谨,丁艰在江苏原籍之前湖北巡抚潘霨,均称国手,中外所知,相应请旨饬令兼程进京,会同太医院敬谨从事。"⑦而潘霨以告病求南归。翁同龢七月廿三日

---

　　① 潘序,见(清)陆懋修撰《世补斋医书》,光绪十年(1884)刻,光绪十二年山左书局重印本。

　　② 沈丙莹《增辑伤寒类方序》,见刘时觉编著《中国医籍续考》,第287页。

　　③ 罗振常撰,汪柏江、方俞明整理《善本书所见录》,上海古籍出版社,2014年版,第81页。

　　④ 沈丙莹《增辑伤寒类方序》,见刘时觉编著《中国医籍续考》,第287页。

　　⑤ 刘瑞芬《韡园医学六种序》,见严世芸主编《中国医籍通考》第4卷,第5524页。

　　⑥ (清)况周颐著,张霱戊选编《蕙风簃小品》,北京出版社,1998年版,第243—254页。

　　⑦ (清)刘坤一撰,陈代湘、何超凡、龙泽黯、李翠校点《刘坤一奏疏1》,岳麓书社,2013年版,第613页。

记："访潘纬如翯(由鄂抚丁忧被荐来京诊视)。长谈,伊欲告病南归,今日内务府代奏请假十日也。"①

除《韡园医学六种》外,潘翯的医学著作还有《古方集解》等。《古方集解》托名徐灵胎撰,潘翯增辑,成书于清咸丰八年(1858)。② 上海锦文堂书局本《徐灵胎医书三十二种》收录之。

3. 潘翯刊刻医书

潘翯以医学起家,重视医书刊刻。早在咸丰八年冬就刊刻了《卫生要术》,见该书潘翯序。《卫生要术》是养生学著作,潘翯在序中认为,如能按照书籍记载"日行一二次,无不身轻体健,百病皆除"。也许认为太重要,潘翯于光绪二年丙子(1876)重刊之,篆体书名"卫生要术"为壶客题。③ 潘刻影响较大,《续修四库全书总目提要·内功图说》云:"是编先有潘翯刻本,名《卫生要术》。福山王祖源得其书于潘祖荫,重为摹刻,其子懿荣辑入《天壤阁丛书》。"这个说法不是特别确切,祖源本得自少林寺,但潘翯《卫生要术》的"旁资印证"之功不可掩盖。后苏州振新书社等也多次翻印。

《韡园医学六种》收录的医书,潘翯以前都曾刊刻过。最早刊刻的是《增辑伤寒类方》,时间为同治五年丙寅(1866),有"同治丙寅冬刊　增辑伤寒类方　古吴潘氏藏板"的牌记。该版分上下两栏,上为《长沙歌括》,署"长沙歌括　古闽陈念祖原本　贵州萧庭滋　古吴潘翯增辑　古越汪均校阅"。下为《伤寒论类方》,署"吴江徐大椿编释　古吴潘翯增辑　苕上赵斯铸参校"。④ 这说明,不管是刊刻《伤寒论类方》还是刊刻《长沙歌括》,都有人协助。按:萧庭滋,字润宇,贵州开州人,咸丰戊午科(1858)举人;汪均(1830—1906),字笙叔,浙江桐乡县人,同治六年(1867)举人,官兵部主事;赵斯铸,字稼轩,赵庆荣子,道光二十九年(1849)举人,兵部主事。

其他几本的刊刻时间为光绪三年(1877)到五年,当时潘翯任职湖北。

---

① (清)翁同龢著,翁万戈编,翁以钧校订《翁同龢日记》第4卷,中西书局,2012年版,第1538页。

② 裘沛然主编《中国医籍大辞典》,第454页。

③ (清)潘翯辑《卫生要术》,光绪二年丙子潘翯刊本。

④ (清)潘翯辑《增辑伤寒类方》,同治五年刻本,古吴潘氏藏板。

其中光绪三年刊刻的《十药神书》由别人赞助完成。《十药神书序》云："汪子用大令索阅是编,读而好之,用之有效,因为付梓。"汪子用即汪曾唯(1829—1898),字子用,号梦师,浙江钱塘(今杭州)人,附贡生,官同知衔补用知府,历署湖北咸丰、石首等县知县。汪氏家族的振绮堂,是清代两浙地区最著名的藏书楼之一。汪曾唯《振绮堂书目跋》追述了家族收藏书籍及散佚过程。估计是家族遗风促使他赞助刊刻《十药神书》。另外,潘霨自己曾受益于《十药神书》,故对《十药神书》多有研究。《十药神书序》云："余奉使渡台后,感受海外瘴疠,吐血咳嗽,公余翻阅是编,照方试服,不旬日血止而嗽亦平矣,深服是编十方治法为切中窾要。盖吐血原于肺胃上逆,十灰散用柏叶以敛肺,大黄以降胃,牡丹皮、山栀等味以泻肝胆之火,然后清金补土,固其营卫,以次奏功,焉得不愈? 经陈修园先生逐方详注,极为精当。余又以己意及名人所论,随笔添注于上。"潘霨的批注价值颇高,曹炳章《中国医学大成·十药神书》迻录之。

4. 江西书局刊刻《韡园医学六种》

因收录的医书都曾单独刊刻过,故《韡园医学六种》这次是汇刊。刘瑞芬序云："潘大中丞之抚江右也,出其旧辑《伤寒类方》等书,汇为《韡园医学六种》,重付之梓。"缪德葇序亦说潘霨于光绪癸未"持节抚江右,出其删订之书凡六卷,付书局刊行"。刘瑞芬时为江西布政使,缪德葇为二品衔署理江西盐法兼巡瑞袁临道,书局即江西书局。

《韡园医学六种》于光绪九年癸未(1883)开始刊刻。《伤寒论类方》《医学金针》《理瀹外治方要》《女科要略》(附《产宝》)均有"光绪癸未孟秋江西书局开雕"的牌记。[①] 光绪八年十月,潘霨被任命为江西巡抚,十二月莅任。巡抚职高位重,各种事务繁多。特别是当时处于中法战争时期,江西接壤福建,而福建又为海战前线,江西巡抚的军政事务绝对繁重。缪德葇序就言道："公承天子明诏,诞膺疆寄,其为千里所托命者,亦綦重矣! 方今西海阻兵,恒有窥粤之举,而潮惠间土盗不靖,时复出没,江右一道壤地毗连,公抚

---

① 《韡园医学六种》,光绪九年癸未(1883)至光绪十年甲申江西书局刻本。

兹土,其所以安内而攘外者,当与文正若合符辙。"潘霨莅任不到一年就急于刊刻医书,由此可见对医学的热爱和重视。《韡园医学六种》完成于光绪十年,《十药神书》(附《霍乱吐泻方论》)、《外科症治全生集》的牌记是"光绪甲申季春江西书局开雕",①该年十月潘霨离职。

5.《韡园医学六种》的价值

潘霨刊刻态度严谨。他重视校勘,会请人专门帮忙,上文已有所述。他还重视底本。这里以《产宝》(《女科要略》的附书)为例言之。

《产宝》成书后长期没有出版,直至许楣才订正刊刻之。许楣(1787—1862),字叔夏,号珊林,浙江海宁人,道光十三年(1833)进士,历守江苏淮安、镇江、徐州诸郡,署江苏督粮道。他是著名的学者,笃治经术,精治六书,尤精律学,兼及医学,整理《产宝》《全身骨图考正》《咽喉脉证通论》《洗冤录详义》《检骨补遗考证》等医学著作(含法医学著作)多部。②许楣刊刻《产宝》源于自己的痛苦经历。其妻卫氏产后患瘀滞,被庸医误治而亡。当时许楣"未知医,以为证固不治,但有悼痛"。后"习岐黄家言,得浦江倪氏所著《产宝》读之",遇到跟妻子一样的患者,"照是书于生化汤中加生芪一二两,恒获十全"。他"既悼逝者之不可作,复闵医之庸",于是取《产宝》"略加删润,镂板传布,俾业产科者有所据依"。③许楣一方面具有学者的严谨态度,一方面具有极高的专业素养,保证了订正本的质量。潘霨据之重刊。卷首署"吴县潘霨增辑重刊 浦江倪枝维原本 海昌许楣订正"。

重视校勘及底本在一定程度上保证了《韡园医学六种》的学术质量。民国时期苏州振新书社曾挖板重印。中华人民共和国成立后,人民卫生出版社也曾影印江西书局本《十药神书》等。《续修四库全书总目提要》对《韡园医学六种》评价虽不太高,但也著录了江西书局本。

潘霨担任江西巡抚的时间很短,不到两年,江西书局就刊刻了《韡园医

① 《韡园医学六种》的刊刻年代,《中医大辞典》《中国医籍通考》等认为是光绪九年,《中国医籍大辞典》《中国医籍志》等认为是光绪十年。实际上是光绪九年开始,十年完成。
② 刘时觉《中国医籍续考》著录有《全身骨图考正》《咽喉脉证通论》《洗冤录详义》《检骨补遗考证》,未著录《产宝》。
③ 许楣《产宝序》,牛兵占主编《中医妇科名著集成》,华夏出版社,1997年版,第769页。

学六种》，如果潘霨晚一点离职，江西书局或许能刊刻更多的医书。《翰园医学六种》刊刻完成不久，即光绪十一年（1885），潘霨刊刻《灵芝益寿草》，见该年潘氏自序。三年后，即清光绪十四年，潘霨又刊刻《本草经解要》四卷附录一卷（清姚球撰，清叶桂集注），共四册，现藏中国中医科学院。如果潘霨继续担任江西巡抚，这些书籍可能都会由江西书局刊刻。

四、桂垣书局

桂垣书局开设较晚，由马丕瑶于光绪十五年（1889）开设，也是广西的第一个官书局。王霞、蓝武《广西桂垣书局略考》较为详细地梳理了桂垣书局刻书的情况，其中刊刻医书 3 种：《灵芝益寿草》二卷、《慎疾刍言》一卷、《世补斋不谢方》一卷，都是光绪二十二年刊刻。① 此处有误，《灵芝益寿草》是丛书，包括子目书 2 种，即徐灵胎《慎疾刍言》、陆懋修《世补斋不谢方》，《广西桂垣书局略考》所录重出。

《灵芝益寿草》，潘霨辑。他在光绪十一年的序中说明了将《慎疾刍言》《世补斋不谢方》合刊的原因：

> 吾乡徐灵胎先生为医学大家，所著书久行于世，而《慎疾刍言》一卷，为病家指示迷途，其言尤为真切。……今春三月，奉召来京，得与同里诸君子晨夕过从。陆丈九芝精研《灵》《素》，与余夙有同嗜，……惟《不谢方》一卷，浅近易晓，最便于初病而能不使病大，实与灵胎先生之《慎疾刍言》足以互相发明。夫人果能不使病大，则必无死证，并无危证。既无危证，焉有死证？以此图治，岂不甚善？今观两书所言，则知治病而不使病大，固非难事矣。因合两书为一册，重付梓人，颜之曰《灵芝益寿草》。语有之曰：寿外更康强。人能无病，即病亦不使大，则康强矣，岂别有益寿之方哉？②

---

① 王霞、蓝武《广西桂垣书局略考》，《江苏第二师范学院学报》，2017 年第 10 期，第 74 页。惜将光绪二十二年换算成公元纪年时失误，将后两种的刊刻年误标为 1895 年。

② 严世芸主编《中国医籍通考》第 4 卷，第 5532—5533 页。

可见,这两部都是"不使病大"的医书,故潘霨加以合刊,还命名为"灵芝益寿草"。另外,徐灵胎、陆懋修都是潘氏乡贤,"吾乡徐灵胎先生"、"同里……陆丈九芝"都可见潘霨的骄傲之情。潘霨跟徐灵胎生活于不同时代。至于陆懋修,潘霨跟他交往较多。潘霨曾于光绪八年为陆懋修《世补斋医书》作序,其中云:"吾乡陆君九芝,邃于医学,曩在里门曾出其所著医论若干篇见示,……今夏入都,获读《世补斋全书》。"而陆懋修对《慎疾刍言》评价甚高,《书慎疾刍言后》云:"余生也晚,不获亲炙先生以求进于至道,而恨不能使病家皆知治病之理,则犹是先生之意也。先生虽往,其亦许为私淑之人矣乎。"[①]陆懋修的评价估计也是促使潘霨合刊的理由之一。

桂垣书局刊刻此书要归功于史绳之。严世芸《中国医籍通考》第四卷就著录为:"清光绪二十二年丙申(1896)桂垣书局刻本(江都史绳之重刊)。"[②]史绳之,即史念祖(1843—1910),字绳之,号弢园。光绪二十一年至光绪二十三年之间任广西巡抚。史念祖跟《灵芝益寿草》的辑者潘霨及子目书作者徐灵胎、陆懋修都是江苏人。史念祖是江都(今江苏扬州)人,潘霨是吴县(今江苏苏州)人,徐灵胎是吴江(今属江苏苏州)人,陆懋修是元和(今属江苏苏州)人。地缘的接近容易产生天然的亲近感。另外,史念祖跟潘霨一样,都是科举不利,捐纳出身,最终官至封疆大吏,身份及经历也相似。

五、山西浚文书局

一般认为,浚文书局由曾国荃在光绪五年(1879)设立。李晋林、畅引婷《山西古籍印刷出版史志》梳理了浚文书局刊刻书籍的情况,其中医书3种:《外科症治全书》,光绪五年刻本;《救荒本草》,明朱橚撰,光绪六年刻本;《潘刻医书四种》十卷,清潘仕成辑,光绪九年刻本。还有一部相关书籍:《植物名实图考》,清吴其濬撰,光绪八年刻本。[③] 这是当前比较详细的梳理,但也

---

① 　王璟主编《陆懋修医学全书》,中国中医药出版社,2015年版,第102页。
② 　严世芸主编《中国医籍通考》第4卷,第5533页。
③ 　李晋林、畅引婷著《山西古籍印刷出版史志》,中央编译出版社,2000年,第169—172页。

存在问题。第一,《外科症治全书》,即《外科证治全生》,应是《潘刻医书四种》的子目书。《潘刻医书四种》子目书有四:《外科证治全生》一卷,清王维德撰;《咽喉秘集》二卷,吴张氏原本,海山仙馆编;《痧症全书》三卷,明林森撰,清王凯辑;《异授眼科》一卷,清李之鹿传。关于该丛书刊刻时间,阳海清《中国丛书综录补正》曾有补正,云:"清光绪五年至九年(1879—1883)山西浚文书局刊本。"①余瀛鳌等《中医文献辞典》亦云:"现存光绪五年至九年(1879—1883)山西浚文书局刊本。"②这个说法符合实情。《外科证治全生》,光绪五年刊刻,牌记"光绪五年山西浚文书局开雕"。《喉证秘集》等,则是光绪九年刊刻,牌记"光绪九年夏五月山西浚文书局刊"。③ 第二,还可以补充1种:"《吞烟急救方》不分卷,清王六典编,清钟启淦增辑,清光绪六年(1880)山西浚文书局刻本,一册。"④

　　《潘刻医书四种》十卷,清潘仕成辑。潘仕成,字德畬,广东番禺人。他出身盐商之家,又入仕途,也是著名的藏书家。潘仕成注重刊刻医书,其辑刊的《海山仙馆丛书》收入医书多种:《调燮类编》四卷、《傅青主女科》二卷附《产后编》二卷、《全体新论》十卷。其中《全体新论》为西医著作。刊刻的其他医书还有《验方新编》⑤等。其《验方新编序》⑥表明了刊刻医书的原因。《序》首先通过《古今集验方》(陆贽)、《苏沈良方》(苏轼、沈括)的不同命运,强调了传的重要性,并具体说,《苏沈良方》因苏轼而传,即使该书不是苏轼所撰,其功也不次于撰写者沈括:"而苏端明复与沈存中撰《苏沈良方》一书,后人力辨非端明之笔,顾端明杂著时言医理,于是事殆亦颇究心,……即谓方出存中,而端明以博通物理而辗传代传,其功岂遽出存中下? 宜迄今千百

---

① 　阳海清编撰,蒋孝达校订《中国丛书综录补正》,江苏广陵古籍刻印社,1984 年版,第195 页。

② 　余瀛鳌、李经纬主编《中医文献辞典》,北京科学技术出版社,2000 年版,第330 页。

③ 　(清) 王维德撰《外科证治全生》,光绪五年(1879)山西浚文书局刻本;吴张氏原本,海山仙馆编《咽喉秘集》,光绪九年(1883)山西浚文书局刻本;(明) 林森撰;(清) 王凯辑《痧症全书》,光绪九年(1883)山西浚文书局刻本;(清) 李之鹿传《异授眼科》,光绪九年(1883)山西浚文书局刻本。

④ 　刘培生、李鸿涛主编《中国中医科学院图书馆古籍普查登记目录》,第 167 页。

⑤ 　道光二十九年己酉(1849)刻。

⑥ 　落款:道光己酉小寒节番禺潘仕成识于粤东海山仙馆。

载,以苏、沈齐称矣。"其次用焦竑辑方书未成的例子,提出了刊刻医书的意义:"胜刻快书清记诸鄙俚无用之书多矣。"再次评述了《验方新编》,强调了它的日常实用性:"近善化鲍君成《验方新编》一书,刻于粤西。其视葛洪《肘后方》、孙思邈《千金方》,未知何如,而平易近人,随地随时均可济物。"最后提出自己的期望:"予特重付剞劂,以分贻四方诸君子,庶益广流布,更冀人同此心,心同此理。俾立方者与余之愿力引伸于无穷,或又重刊以辗转代传于通都大邑,以迄海澨山陬,则弥溥功德于无量耳。"①可见,潘仕成刊刻医书的目的在于方便民众使用,在于功德。潘仕成刊刻《潘刻医书四种》目的亦在于此。

从所刊医书可以看出,浚文书局的刊刻目的在于普及民众的知识,切实解决民众的实际困境。以《咽喉秘集》为例言之。张绍棠《咽喉秘集序》②先言医家牟利:"然业擅专门,治一症必断断责值,投方寸匕药,取刀贝至不訾。病者涩嗌,膳啖不能嗛于口,瘤瘤呼暑不可须臾忍。闻有能已之者,大愿免于患苦,倒廪倾困,叶拱以进,无毫毛顾籍心。乃稍效之以见其功,辽缓之以引其时,必薪盈溪壑而后属餍。嗟嗌!养人之患,以为利数,此巫匠之心也。"③而《咽喉秘集》的出现防止了医家牟利:"躬窃悯然,思有以激励之,顾无所得方。有以张氏、吴氏《咽喉秘集》本见示,写图备症,述原处方,昭晰无疑,虽使不习衙推者,操药以修,其效可跬足而待。"这就直接表明了该书是为"不习衙推者"即一般民众而作。更具体指出该书对民众的三个好处:"其便益有三焉:资舟资车,卒然遭疾,检书按症,能辨其轻重危险,不至适适规规,惊惧忧疑,便益一;操不律,书赫蹄,呼童市之肆,咄嗟立具,无大药苦乏之患,便益二;肘后之秘,传于副墨,上池之水,遍丐医门。柔存刚亡之宜,五脏六腑之汇。诵习其书,怩忕其说。千金之剑,必不独知,洴澼之方,无所市重。便益三。"④

---

① (清)鲍相璈编辑,(清)梅启照增辑,李世华校注《验方新编》,中国中医药出版社,1994年版,潘仕成序。

② 浚文书局版无此序。

③ (清)佚名辑,张建伟校注《咽喉秘集》,中国中医药出版社,2015年版,第16页。

④ (清)佚名辑,张建伟校注《咽喉秘集》,第16—17页。

这表明,不能只从学术价值角度评价浚文书局的整理刊刻行为,而应该从解决民众实际角度对它们加以研究。惜民众在当时社会处于失语状态,留下的资料有限,对此行为,暂时还无法全面客观地进行评述。当然,学术界也关注到浚文书局版的部分医书,如《痧证全书》,《续修四库全书总目提要·删订痧证全书》著录的就是浚文书局版。

六、山东书局

山东书局,亦名山左书局等。它刊刻医书不多。赵钟云《山东书局始末》列举 2 种:同治十年辛未(1871)山东书局重刊的《验方新编》(鲍相璈)、光绪十二年(1886)山左书局重印的《世补斋医书》(陆懋修)。① 《山东省志·出版志》"山东历代出版书刊简目·子类"著录与前一致。② 山东书局刊刻医书不止这 2 种,现补 1 种:《徐灵胎先生慎疾刍言》,牌记:"光绪庚寅夏月《慎疾刍言》 山东书局重镌。"前有道光戊申仲夏长洲谢嘉孚蓉初氏序,后有陆懋修跋。③ 另外,同治十三年(1874)重刊的《农政全书》(徐光启)里面有《救荒本草》二卷附录一卷。这里就《世补斋医书》稍加阐述。

《世补斋医书》,光绪十年甲申(1884)刻本光绪十二年丙戌山左书局重印。外封面:"世补斋医书 江左下工自署检"。内封面:"世补斋医书前集 张曜署检"。次牌记:"光绪丙戌季秋山左书局重印"。次《山左书局重印世补斋医书序》。次原版封面:"世补斋医书六种三十三卷 谭宗浚署检"。次原版牌记:"光绪甲申四月校刊"。再次潘霨等人的序。④ 张曜,时任山东巡抚。谭宗浚,江苏元和人,陆懋修之子陆润庠同科进士,即同治十三年甲戌(1874)科。陆润庠为状元,谭宗浚为榜眼。《世补斋医书前集》共 6 种三十三卷:《文》十六卷、《不谢方》一卷、《伤寒论阳明病释》四卷、《内经运气病释》九卷附《内经遗篇病释》一卷、《内经运气表》一卷、《内经难字音义》一卷。

---

① 济南市政协文史资料委员会编《济南文史精华》,济南出版社,1997 年版,第 268 页。
② 山东省地方史志编纂委员会编《山东省志·出版志》,山东人民出版社,1993 年版,第 439—443 页。
③ (清)徐大椿撰《慎疾刍言》,光绪十六年(1890)山东书局重刻本。
④ (清)陆懋修撰《世补斋医书》,光绪十年(1884)刻,光绪十二年山左书局重印本。

《山左书局重印世补斋医书序》落款为"光绪丙戌秋九月望后三日愚侄崇保顿首拜撰"。崇保,镶黄旗满洲人,光绪五年(1879)至光绪十四年任山东布政使。光绪十二年春,崇保病温,被陆懋修治愈。崇保《山左书局重印世补斋医书序》云:"今年春,保病温,群医束手,先生以大承气汤下之,一药而霍然。保年七十矣,栀、芩苦寒也,朴、黄峻下也,乃力排众议,毅然行之,非有真知灼见不惑于补阴补阳之说者,曷能若此?"在此情况下,崇保给予陆懋修及《世补斋医书》很高的评价:"先生本通儒而好医,以表彰仲景为己任,著有《世补斋医书》,娓娓数万言,其有功于仲景者甚大,其使天下之人复知仲景之医,而不致为他医所误者,其功尤大也。……仲景医中之圣,先生医中之贤,以佐圣者也。至于推五运之转移,论六经之本始,则愿与读先生书者互相考镜,庶几仰窥先生之道于万一焉可。"这可能是山左书局重印《世补斋医书》的最重要原因。当然,陆懋修之子陆润庠当时提督山东学政也是重要原因之一。

另外,尚志堂(尚志书院)与山东书局关系密切,常有合作。尚志堂是丁宝桢创办的官办教育机构。作为官办教育,它有经费,有人员,故也整理、刊印了部分书籍。因和山东书局同属官办文化机构,故有合作,如有些书籍就署为"尚志堂藏板,山东书局印行"等。《官书局书目汇编·尚志堂所刻书籍目录》著录的医书有《验方新编》(八册)、《傅青主女科》附《产后编》(二册)、《经验良方》(一册,胡致堂著)、《痘疹定论》(二册,朱纯嘏著)、《慎疾刍言》(一册,徐灵胎著)。[①]

七、迪化官书局

迪化官书局是新疆的官书局,印行医书1种:《达生保赤编》,牌记:"宣统二年春迪化官书局排印"。[②] 宣统二年即1910年,《达生保赤编》为产科著作。

---

① 朱士嘉编《官书局书目汇编》,中华图书馆协会,1933年版,第126—127页。
② 《达生保赤编》,宣统二年(1910)迪化官书局印本。

八、北京武学官书局

北京武学官书局即北洋陆军编译局,印行医书1种:《中西医学教科书》。内封面:"中西医学教科书　伯矩署"。版权页信息如下:"光绪三十二年十月初一日初版;著作者:宜兴徐敬仪唐汾;校对者:闽县林蓬春伯矩;刷印者:北京武学官书局活版部;发行所:北京校尉营宜荆馆"。① 光绪三十二年即1906年。

九、广州广雅书局

广州广雅书局刊刻医书的情况,中医药界有专门探讨:"广雅书院刊刻医籍仅三种,分别为光绪二十六年(1896)刊刻的夏鼎(禹铸)撰的《幼科铁镜》六卷及光绪二十九年(1899)刊刻的苏轼、沈括合编的《苏沈内翰良方》十卷和钱乙著的《钱氏小儿药证直诀》三卷。"②遗憾的是,所说刊刻时间都有问题。《幼科铁镜》在光绪二十二年刊刻,牌记:"光绪二十二年秋八月广雅书局校刊"。③《苏沈内翰良方》《钱氏小儿药证直诀》都在光绪二十五年刊刻,是广雅书局重刊本《武英殿聚珍本丛书》的子目书。其中《苏沈内翰良方》是在武英殿版八卷的基础上加上二卷《拾遗》。

附:成都尊经书院

张其中《四川官书局考略》认为尊经书院的书局"实际上起到了准官书局的作用"。④ 尊经书院大量刻书与掌教王闿运有关。

王闿运(1832—1916),原名开运,字壬秋、壬父,号湘绮。湖南湘潭人。咸丰七年(1857)举人。太平军起义时,曾入曾国藩幕。后讲学四川、湖南、江西等地。光绪三十四年(1908),授翰林院检讨,加侍讲衔。辛亥革命后任

① 《中西医学教科书》,光绪三十二年北京武学官书局印本。
② 刘小斌、郑洪编《岭南医学史·中》,广东科技出版社,2012年版,第710页。
③ (清)夏鼎著《幼科铁镜》,光绪二十二年广雅书局刻本。
④ 张其中《四川官书局考略》,《四川图书馆学报》,1989年第5期,第48页。

清史馆馆长。经学治《诗》《礼》《春秋》,宗法公羊。著有《周易说》《湘绮楼诗文集》《湘绮楼日记》《春秋公羊传笺》等。

光绪四年,王闿运应四川总督丁宝桢之约赴川,光绪五年移居尊经书院,并开尊经书局。光绪十年完成《神农本草》的辑录,见该年所撰《叙》。第二年即光绪十一年尊经书院刊刻。该本首为"本说",实即"神农本草经序例";次为"神农本草"上、中、下三卷。

诸家辑本基本上都依据《证类本草》白字,而王闿运不同,他说:"今世所传,唯嘉祐官本,尚有圈别,如陶朱、墨之异。而湘蜀均无其书。求之六年,严生始从长安得明翻本。其圈颇杂糅移夺,略依例正,而以药品分卷。其言郡县,皆合汉名,而以吴郡为大吴。其药有禹余粮、王不留行,亦非周秦之文。其言铅锡,正合《书》《礼》,而与魏晋后反异,然则出于仲景、元化同时无疑也。其药无古名,更在《尔雅》之后,盖方家以今名改之。嘉祐本又大移改,前后悉不可复理,聊存梁以来之仿佛耳。"这里所谓的"严生"即王闿运的弟子严遨(1855—1918)。严氏三世为大盐商,号称巨富,严遨又喜收藏书籍,他找到明翻刻《嘉祐本草》好像问题不大。但明代无翻刻记载,故范行准、马继兴、尚志钧等学者普遍质疑之。王氏辑本价值也不免受到影响,但仍有其意义所在。

王闿运在叙中详述了整理此书的原因:"余读《尔雅·释草》名类十不识八,因以为其草亦皆药品,欲求《本草》正之。"可见,王氏整理《神农本草》是为了解决阅读《尔雅》的困境,但他对医学的兴趣也不容忽视。王闿运出身医学世家。其子王代功《湘绮府君年谱》云:"家世名医,以术治疾,贫者不取钱,且施以药,名乃大起。"[①]王闿运幼年患病甚重,祖母以药饵之,得以痊愈。王代功《湘绮府君年谱》"道光十七年丁酉六岁"条云:"是岁患病危笃,及愈,体羸弱,足不能过门限。曾祖妣保抱扶持,日以白术饵之,病始有瘳。"[②]

王闿运的医学兴趣特别是在尊经书局刊刻《神农本草》对弟子们影响甚

---

① 熊治祁编《湖南人物年谱4》,湖南人民出版社,2013年版,第481页。
② 熊治祁编《湖南人物年谱4》,第482页。

大。严遨收藏以医书著称,廖平说他"富藏书,于医部尤详,凡日本丹波《聿修堂丛书》,北宋《圣济总录》,及明刻《医统正脉》等籍,皆寻常不可多得之书","口读手写医书数十巨帙,从俗之请,仅刻成《金匮》《伤寒方论》《本草逢源》《温病条辨》"①。廖平所说的几部医书即清光绪三十四年戊申(1908)严遨编刻的《医学初阶》,子目:《本经逢原》四卷、《伤寒论浅注方论合编》六卷、《金匮要略浅注方论合编》十卷、《温病条辨》七卷。严遨"晚年欲续《医统正脉》,拟其目录交式海,属其续刊"。②式海,即其子严谷声(1889—1976),后来刊刻《伤寒条辨》八卷,与其父刊刻 4 种合为《渭南严氏医学丛书》。另外,严遨还将内侄祝味菊(1884—1951)培养为一代名医。

王闿运的得意弟子廖平,既是经学大家,也是医学大家,负责存古书局(前身即四川书局)时,刊刻了很多医学书籍,大都收入《六译馆医书》。廖平作为著名学者,医学造诣又很深,跟章太炎多有相似。章太炎弟子章次公在给廖平弟子刘复(民叔)的信函中也将两人并称:"令师廖井研,医学上之成就,视先师章太炎先生,亦属一时瑜亮。"③刘复(民叔)在王闿运《神农本草》的基础上增辑为《神农古本草经》:"爰遵古本,付诸剞劂,不改一字,不移一条,悉仍壬秋先生原刊之旧,并取孙、顾辑本,钩考遗文,别附于三品之末,以备文质。"④这显示出学术之传承。杨绍伊也是廖平的弟子,著有《汤液经钩考》。另,北京四大名医之首萧龙友(1870—1960)在尊经书院学习期间,经常向襄校廖平请教,著名中医学家任应秋(1914—1984)也曾求学于廖季平,两人在研习医学方法等方面都深受其影响。

姜国伊曾向王闿运请教。姜国伊,字尹人,生卒不详,岷阳(今四川郫县)人。清光绪十二年(1886)举人。著作颇丰,其中医学著作有《神农本草经》三卷,《本经经释》一卷,《晋王叔和脉经》十卷首一卷,《伤寒方经解》一

---

① 廖平《文学处士严君家传》,见舒大刚、杨世文主编《廖平全集》,上海古籍出版社,2015年版,第 11 册,第 702 页。
② 廖平《文学处士严君家传》,见舒大刚、杨世文主编《廖平全集》,第 11 册,第 702 页。
③ 李鼎《国学大师与中医学——从章次公先生一篇手札谈起》,《医古文知识》,2003 年第 4 期,第 4 页。
④ 刘复辑《神农本草》,中国古医学会,1942 年版,序第 3 页。

卷、《医学六种》七卷等。

第四节 官书局刊刻医书的特点

官书局刊刻了大量的医书,在书籍类型、整理人员等方面呈现出一定的特点。另外,官书局刊刻医书往往出于长官意识,又有一定的随意性。

一、医书类型

通观官书局整理刊印的医书,可以发现具有三多的特点,即清代医书多、传染病医书多、通俗类医书多。

(一) 官书局刊刻的医书大都是清人所撰

如果算上子目书、附录书,官书局刊刻医书达上百种之多。这些医书大都是清人所撰,只有《巢氏诸病源论》(崇文书局刻)、《黄帝内经》(浙江书局刻)、《注解伤寒论》附《伤寒明理论》(湖南书局刻)、《丹溪全书十种》(思贤书局刻)、《救荒本草》(山东书局、广州广雅书局刻)、《产育宝庆集》(崇文书局刻)、《苏沈良方》(江西书局、广州广雅书局刻)、《小儿药证直诀》(江西书局、广州广雅书局刻)等少数医书不是清人所撰。这些非清人所撰的医书中,《产育宝庆集》《苏沈良方》《小儿药证直诀》又是四库馆臣辑录的医书,某种程度上也应该算作清人著作。《清史稿·艺文志》就是这个观点,它著录典籍,取则《明史》"前朝群书,例既弗录",但认为"清代辑佚,异乎斯旨,裒纂功深,无殊撰述",[1]于是把四库馆臣辑佚的《永乐大典》本书籍视为清人成就,和清人撰述典籍一样著录。这样看来,由官书局刊刻的非清人编纂、辑佚的医书(算上子目书、附录书)还不到二十种,其他都是清人所撰所编所辑。由此可见,官书局刊刻医书的倾向。

这个特点跟官书局的官方身份有关。设立官书局的目的是为了重建文化传统、彰显清代文治之功。况且,清人也认为自己学术超越前代。张之洞

---

① 赵尔巽等撰《清史稿》,第 15 册,第 4266 页。

《国朝著述诸家姓名略》云："大抵征实之学，今胜于古。（经史小学、天算地舆、金石校勘之属，皆然。理学、经济、词章，虽不能过古人，然考辨最明确、说最详、法最备，仍须读今人书，方可执以为学古之权衡耳。）即前代经史子集，苟其书流传自古，确有实用者，国朝必为表章疏释，精校重刻。凡诸先正未言及者，百年来无校刊精本者，皆其书有可议者也。"①这里是泛谈。具体到医学亦然，李瀚章《伤寒审症表序》云："国朝医学昌明。"李瀚章、张之洞都是官书局的重要推手、主要实施者。在此认识指导下，官书局自然热衷于刊刻清人所撰所编所辑医书。当然，官书局大量刊刻清人医书跟主事者不了解医学及便于时人阅读也有一定关系。

（二）官书局刊刻了很多传染病类医书

瘟疫传染速度快，且难以治疗，一旦爆发就会给民众造成了极大的恐慌。晚清时期，各种传染病泛滥。官书局作为官方设置的文化机构，要最大程度上配合官员"拯济生民""苏蒸黎之凋瘵"的工作，刊刻瘟疫论医书就成了必须完成的任务。官书局也很好地完成了这个任务，刊刻了大量的瘟疫论医书。有一般性瘟疫的书籍，如浙江书局《温疫条辨摘要》，湖南书局《伤寒温疫条辨》等。也有专门针对某类传染病的医书，如湖北官书局《随息居重订霍乱论》《霍乱括要》，江西书局《霍乱吐泻方论》，湖南书局《霍乱转筋》《急救奇痧方》等。在各种传染病中，白喉疫情极为泛滥且危险。梁元辅《白喉忌表抉微序》云："白缠喉证，即瘟病之一，至危至速，且易传染，盛于北省，近传南方，业医者向未考究，猝遇此证，束手无策。"梁锡类《白喉忌表抉微序》亦云："白喉一证，古书未经人道，近三十年始有之，盖时行之瘟病也。害人最速，传染尤烈，苟未悉其源，辄投以喉科常药，鲜有不败事者。"故很多官书局都刊刻相关医籍，如江南书局《白喉治法》，湖北官书处、江西书局《白喉治法忌表抉微》，浚文书局《咽喉秘集》，湖南书局《喉科急症钥匙》等。

（三）官书局刊刻了大量的普及性书籍

官书局刊刻的医书呈现出中医经典少而通俗性书籍多的特点。中医经

---

① （清）张之洞著，陈居渊编，朱维铮校《书目答问二种》，中西书局，2012 年版，第 224 页。

典类医书,只有浙江书局等少数书局刊刻了《黄帝内经》等几部,而通俗类医书,几乎每个书局都有刊刻。这也很容易理解。在满足大部分民众需求还是满足少数人需要之间,作为官方机构的官书局自然会选择满足大部分民众需要。中医经典类著作对于普通民众而言,过于艰深,过于专业,而方书、歌括类等著作则容易阅读。特别是方书因便于使用,更受民众欢迎。官书局刊刻了大量的方书。如湖北崇文书局、山东书局《验方新编》,浙江书局《经验简便良方及备用药物》《各种经验良方》,江西书局《备用药物简便良方合刻》,桂垣书局《不谢方》,湖南书局《急救奇痧方》等。这些方书便于民众查用。以《验方新编》为例言之。鲍相璈《验方新编自序》云:“凡人不能无病,病必延医服药。然医有时而难逢,药有时而昂贵。富者固无虑此,贫者时有束手之忧。为方便计,自莫良于单方一门矣。单方最夥,选择宜精,果能方与症对,则药到病除,无医亦可。……今之所存,期于有是病即有是方,有是方即有是药,且有不费一钱而其效如神者。虽至穷乡僻壤之区、马足船唇之地,无不可以仓卒立办,顷刻奏功。”①这样的书籍当然容易被大众接受,官书局刊刻这类书籍也会得到大众认同。

　　值得注意的是,不管是刊刻传染病类医书还是方书都是古人所提倡的功德。官书局对此也有体认。如光绪十八年壬辰(1892)湖北官书处刊刻的《白喉治法忌表抉微》后有四明应忠才文生氏的缀语,其中有“今既获睹,已是莫大善缘。若不广为流传,则造物之阙陷无以挽回。且显背救人救澈之心,良有不忍。愿同志者辗转刊布,一滴杨枝水,洒遍寰区,实寸心所点祷者耳”等内容。② 光绪二十三年丁酉江西书局刊刻的《白喉治法忌表抉微》外封面有“从来论治白喉从未有如此书之透澈者,仁人君子苟能翻刻流传,分布城乡,家喻户晓,俾不至误于医药,全活必多,功德无量”的字样。③ 这都体现出刊刻传播医书跟功德的关系。为了功德,有人会用官书局所刊方书做底

---

① （清）鲍相璈编辑,（清）梅启照增辑,李世华校注《验方新编》,中国中医药出版社,1994 年版。

② 《白喉治法忌表抉微》,光绪十八年壬辰湖北官书处刊本。

③ 《白喉治法忌表抉微》,光绪二十三年丁酉江西书局刊本。

本重刊之,如《徐兆玮日记》记载:"印士所刊《经验简便良方及备用药物》,乃用浙江官书局本,为亡姬胡宜人资冥福,颇便于应用。"①

二、学者的参与

因为政府的力量,官书局刊刻医书时得到了俞樾、王先谦、仲学辂等著名学者、名医的支持、参与,这在一定程度上保证了书籍的质量。俞樾、王先谦等大学者具有深厚的文化底蕴,也对医学有一定了解,参与刊刻的医书虽有所欠缺但可取之处也颇多,如浙江书局《黄帝内经》、思贤书局《本草汇纂》等。至于仲学辂这样医文兼备的参与者,既有医学的专业知识,又具备校勘古籍的能力,主持参与刊刻的医籍质量更高,浙江书局刊刻的《素问直解》《素问集注》《灵枢集注》等就受到学术界的高度重视。同时,因为俞樾、王先谦、王闿运等大学者的参与,他们所在的学术圈往往形成治医的热潮,甚至形成了治医的学术谱系。如俞樾、黄以周、冯一梅、章炳森等人都参与了浙江书局医书的刊刻,带动了大批学者治医:俞樾弟子袁昶刊刻《太素》、私淑弟子孙诒让撰写《札迻・素问王冰注校》、私塾弟子于鬯(也是黄以周、王先谦弟子)撰写《香草续校书・内经素问》,黄以周弟子曹揆一整理大量的医书,俞樾、黄以周弟子章太炎(章炳森之弟)撰写大量的医学著作等。又如思贤书局的主持人王先谦的弟子黄麓森协助柯逢时刊刻《伤寒补亡论》等。

三、刻书的随意性

"达官刻书,强作解事",官书局刊刻医书往往缺乏规划性、系统性。"达官刻书,强作解事"乃曾国藩语,出自《复欧阳晓岑》,原话为:"弟以达官刻书,强作解事,譬如贫儿暴富,初学着靴,举止终觉生涩。"曾国藩是自谦,但官书局刊刻医籍却呈现出这样的特点,很多书籍的刊刻不是经过仔细的规划,而是出自达官的随意决定。例如,陆懋修治愈了山东布政使崇保的疾

---

① (清)徐兆玮著,李向东、包岐峰、苏醒等标点《徐兆玮日记4》,黄山书社,2013 年版,第2757 页。

病,山左书局(即山东书局)就重印陆懋修的《世补斋医书》;江苏巡抚赵舒翘欣赏汪绂本人,江苏书局就刊刻汪绂的《医林纂要探源》。他如湖北崇文书局刊刻《沈氏尊生书》、桂垣书局刊刻《灵芝益寿草》也分别跟湖广总督兼湖北巡抚李瀚章、广西巡抚史绳之的个人喜好有关。当然,上述达官并不通医,要求他们对医学有宏观的认识、对医书出版发行有全盘的考量也属苛求。且由于不了解相关情况,他们的决定、建议往往造成刊刻的失误,如湖北崇文书局的失败之作《徐氏医书六种》就跟洪文卿不了解徐氏医书情况有关。那些通医的达官刊刻医书的情况好些,但由于任期限制,往往也只能将自己编撰或自己欣赏的医书刊刻了事,根本没时间系统地整理刊刻医籍。如潘霨任江西巡抚时,江西书局刊刻了《韡园医学六种》。惜潘霨担任江西巡抚时间太短,如果假以时日,江西书局或许能刊刻出更好的医书。

第五章　武昌医馆校刊医书

武昌医馆的性质，有人认为个人出资，属于私家行为。朱祥麟《柯逢时与武昌医馆》云："其时柯居武昌督抚堤街时，私人出资设立武昌医馆，以讲授中国传统医药学。"[1]这种说法有误。《督帮办各省土药统税大臣柯程会奏税银截数报解折》中柯逢时自述："其经费项下拟酌留银六万两，以二万两分解苏皖助赈，以四万两在武昌省城建设医馆兼戒烟局造屋之需。其修局等费，系宜昌局旧章，开办各省统税后，已咨部停收，充公银两为数无多，请一并留存作为开办经费及公举用项，另片详陈。"[2]这里明言柯氏是以土膏统捐税银建立医馆。殷应庚《鄂城柯尚书年谱》亦云："公奏请就土税充公及息存项下，以一成拨银十万两，开办武昌医学馆。"[3]且柯逢时在江西任上，也曾用官费开设医馆，《新授广西巡抚护理江西巡抚柯逢时折》（光绪二十九年六月廿一日）言："臣上年延聘通晓医理之绅士为教习，施诊之外购买医籍，招集学生，常川住堂，认真课试，即于学堂经费开支。"[4]同理推断，武昌医馆应该

---

① 朱祥麟《柯逢时与武昌医馆》，《中华医史杂志》，2002年第1期，第14页。
② 马模贞主编《中国禁毒史资料》，天津人民出版社，1998年版，第430页。迻录时题目稍有改动。奏折时间，《中国禁毒史资料》标为1908年，辑录自《东方杂志》。查该期《东方杂志》发表时间为1907年，又奏折内容有"三十二年四月十四日奉旨：推广各省统税重订新章，于是年五月起次第开办，所有八省土膏统捐至上年闰四月止，连闰适届一年，即作为八省截数日期，应将收支各款造报扫解，以清界限……现在甫将光绪三十二年春夏两季截至闰四月底止，各项册折汇造齐全"等内容，则奏折时间可能在光绪三十二年（1906）。
③ 殷应庚原著，黄健整理《柯逢时年谱》，《江汉考古》，1989年第1期。
④ 中国第一历史档案馆编《光绪朝朱批奏折》第120辑，中华书局，1996年版，第790—791页。

也是官费支持,属于官办。

武昌医馆创办时间,学术界观点不一。朱祥麟推测:"开馆之时间上限当在 1902 年以后,即张之洞创办武昌师范学堂之后,下限当在 1907 年之前。"①《武汉市志·卫生志》认为:"光绪三十一年(1905 年),柯逢时创办武昌医学馆。"②柯逢时于光绪三十一年四月奉命管理八省土膏统捐,既然用此税费开办武馆,则该年开办医馆的可能性最大。停办时间,殷应庚《鄂城柯尚书年谱》透露出信息:"旋以事变中止。"这表明辛亥革命后,武昌医馆停办。

第一节　武昌医学馆校刊医书原因

武昌医学馆属于官办,创办人柯逢时(1845—1912),字懋修,一字巽庵,晚年号息园,湖北武昌人。清光绪九年(1883)进士,授编修,历江宁知府、陕西学政、江西布政使、广西巡抚、土药统税大臣加授尚书衔等职。

一、柯逢时的医学情怀

柯逢时接触医学较早,并了解相关知识。其婿殷应庚《外舅柯公巽庵年谱书后》载:"公初入邑庠时……适有病者为狐所蛊,日夕谵语。……公责以大义,命狐速去,病者踌躇如命,已而矍然,则所谓狐祟者已莫知何往矣。公复投以安魂定惊之剂而愈。"除去其中的神奇色彩,"投以安魂定惊之剂而愈"是一次很好的医疗经历。这个时候,柯逢时"初入邑庠",非常年轻。因为通医,柯逢时能审视医生的处方:"公每遇疾剧,医者纷投药剂,公仍自为检阅。"③

步入仕途后,他非常重视民众的健康,故开设医馆。殷应庚《外舅柯公

---

①　朱祥麟《柯逢时与武昌医馆》,第 14 页。

②　武汉地方志编纂委员会主编《武汉市志·卫生志》,武汉大学出版社,1993 年版,第 151—152 页。另外,皮明麻主编《武汉通史·中华民国下》(武汉出版社,2008 年版,第 317 页)也有相同说法。

③　殷应庚原著,黄健整理《柯逢时年谱》,第 81 页。

巽庵年谱书后》有相关记载,如"公知江宁府事,时疫疠兴,死者累累。庸医
儿戏,人命草菅。公怒然忧之,遂设试医馆,以生平所学,历试诸医,中试者
始允其悬壶,一时名医贲兴,保全者众。此公之爱护民生如己饥溺也"。此
次考核严格认真,"应考的中医有 700 余人,只取了 100 多人,西医 40 余人,
只取了 10 余人"。① 可惜后来者未能继承,不然中国医师的规范化可能要提
前很久。当然,西医东渐,中医没落,也是柯氏开设医馆的原因之一。他在
江西任上也曾开设医馆,上呈的开设医馆奏折透露出对中医没落的伤心:
"岐黄奥旨,究极天人,非资性明敏、文理精通者,不能领悟。中国医学渐已
失传,夭枉生灵不可胜计,臣窃盦然伤之。西人甚重此科,虽与中学有课虚
征实之不同,要皆不可偏废。"②

重视医学促使他刊刻医籍。他在《经史证类大观本草序》中说:

医之为道也,察变于七情,攻害于六淫,汲汲焉萃四时之长养、五行
之凝结、百族之孕育、九州之华实,益古所无,穷世所有,宣幽导滞,利物
济人。……近世西医事求实证,经络藏府得诸剖验,而其用药,大抵预
融汁液,不贵多品,此汉学之流别演之于四裔者也。昔我圣贤,迭兴代
起,候诸脉息,辨诸声色,求诸阴阳,测诸表里,按诸虚实,审诸真伪,变
动于君臣佐使之位,调剂于刚柔缓急之宜,斟酌于错杂孤行之患,消息
于多寡损益之权,思通渊微,析及毫发,处之方伎,未为知言。古籍沦
胥,不知所届,此书之刻,盖非得已。③

"古籍沦胥,不知所届"之语充满了振兴医学的责任感。

二、柯逢时的藏书校书刻书

如果说医学情怀促使他设置武昌医馆,学者型藏书家身份更促使他注

① 朱英、尹倩《民国时期的医师登记及其纷争——以上海地区为考察中心》,《华中师范
大学学报(人文社会科学版)》,2009 年第 5 期,第 77 页。
② 《新授广西巡抚护理江西巡抚柯逢时折》(光绪二十九年六月廿一日),见《光绪朝朱批
奏折》第 120 辑,第 790 页。
③ 见《武昌医馆丛书》。

重典籍的校勘。他爱书，注重收藏。早在光绪四年戊寅（1878），他获知张琦刻印《宛邻书屋丛书·伤寒悬解》时删削掉的《七难》仍然存世，立即安排人手抄录，并为之撰写了跋语。现《七难》抄本仍藏于湖北省博物馆。随着地位的升高，柯逢时更加热衷于书籍的收藏。殷应庚《鄂城柯尚书年谱》"光绪八年"下载："时公虽廉俸稍丰，然拮据仍昔。常至书肆观古本书，爱辄购之，馆谷不足，时以衣物寄诸质库，得书归，欣然色喜，他非所计，益可见公之好学愈久弥坚。今柯氏藏书累数千种，缥缃之富，甲于全省，有自来也。"可惜的是后代不克守。伦明《辛亥以来藏书纪事诗》"柯逢时"条注云："武昌柯巽庵中丞逢时，富藏书。殁后，二子各得其半。其次子不克守，岁丁卯，邃雅斋以万二千金得之，多至百簏，无宋元本，大抵四部中重要而切用者。"①吴则虞《续藏书纪事诗》"柯逢时"条有"殁后，藏书流入东瀛"②的案语。流失东瀛者为"四库未进呈抄本元明小集八百余种，中多孤本"，见刘成禹《世载堂杂忆·柯逢时喜得孤本》。③ 柯氏藏书散佚的具体情况，范凤书论述最为详细，转引如下：

> 柯逢时藏书，在其殁后，有日本人先以二十万元赂其家属购走一部分。二子均分其余藏书，各得其半。长子柯继文得子部、集部；次子柯岳生得经部、史部。其次子不克守，民国十六年（1927）北京邃雅斋以一万二千金得之，多至百簏。无宋元本，大抵四部中重要而切用者。新中国成立后，在1951年柯氏孙媳柯陈绣文捐献其先人柯逢时遗书三千余册给中南图书馆。《长江日报》9月7日刊出中南军政委员会表扬启事。又，1952年柯氏另一孙居汉口生成里者，手中尚存先祖旧藏。因索价太高，中南图书馆欲购而未得，后闻售诸北京图书馆。另湖北省图书馆后亦收得柯氏旧藏散在民间之善本书多种。④

柯逢时很早就帮助别人校刊古籍。殷应庚《鄂城柯尚书年谱》载，光绪

①　东莞图书馆编《伦明全集》，广东人民出版社，2012年版，第77页。
②　吴则虞撰，吴受琚增补《续藏书纪事诗》，国家图书馆出版社，2016年版，第249页。
③　刘成禹著《世载堂杂忆》，山西古籍出版社，1995年版，第123页。
④　范凤书著《中国私家藏书史》（修订版），武汉大学出版社，2013年版，第411页。

元年(1875),柯氏三十一岁,"寓武昌新堤淮盐局,为马芝生铭大令校刊宋本《玉篇》"。担任陕西学政时,他积极刊刻书籍,上奏称:"惟自兵燹而后,藏书既少,购买维艰,士子率苦空疏,无以扩充其识见。臣按试所至,调取有志向学之士肄业书院,月给膏火,课以经史,兼及时务、算术,复咨商抚臣暨现任司道,筹捐银两刊刻书籍。臣仍捐廉俸以为之倡。"①《续修陕西通志稿》卷三十六还载有清光绪十七年柯逢时《奏刊官书疏》,奏疏阐述了刊刻原因、资金来源、刊刻方法及相关奖励措施。刊刻原因:"陕西藏书既少,版本无多。自南中贩运来者,多由陆路,其价甚昂。寒士每苦难得,往往购买俗恶坊本,经文则删节不全,字句则讹谬不堪,积久相沿,遂成风气。南北路距省更远,并坊本亦复难寻。"资金来源,主要是各级官僚捐纳:"各属官绅多有深明大义者,共捐凑银一万余两,皆出于至诚,毫无抑勒。已全数发商,岁取其息陆续刊书。"另外,设置专款:"复经抚臣设法,每岁筹银一款,专拨刊书之用。"具体方法:"在味经书院开办,先刊正经正史。即以院长刘光蕡总理其事,委监院周斯伟兼管杂务,调肄业诸生通晓六书、留心古籍者,加给膏火,分司校勘。不更另筹薪水,以期费不虚糜,可成善本。俟书本刻成,听各属书院尽数刷印,藉资流布。"奖励措施上,"其捐至千两以上者咨明抚臣,循例奏请建坊",这是对于资金捐助者的奖励;分司校勘的诸生则"加给膏火"。② 可以说,柯逢时考虑周全,方法得当,故能够实施。殷应庚《鄂城柯尚书年谱》载,光绪十六年庚寅,柯逢时四十六岁,在陕西节署任内,"于泾阳味经书院设局修刊经史各书"。也就是说,在组织整理武昌医学馆医书之前,柯逢时已经多次参与、组织刊刻古籍,具备丰富的刊书经验了。

三、潘霨的影响

潘霨介绍见前文。潘霨学医出于孝,他以孝知名,学医也自阅读《儒门

---

① 陕西学政柯逢时折(光绪十七年二月二十八日),见《光绪朝朱批奏折》第104辑,第850页。

② 陈谷嘉、邓洪波主编《中国书院史资料》(下册),浙江教育出版社,1998年版,第2330—2331页。

事亲》始。刘瑞芬《韡园医学六种序》就提到："盖中丞之知医,自读《儒门事亲》始。"①这让柯逢时对潘霨有天然的亲近感。更加重要的是,两人生活多有交集。先是潘霨担任柯逢时的父母官,接着柯逢时协助潘霨刊刻医书,后柯逢时在京城安家时又住在潘霨旧寓,再后,柯逢时又跟潘霨一样担任江西巡抚。

先从潘霨担任湖北官职述起。光绪三年(1877)二月,潘霨被任命为湖北布政使,四月到任,不久就刊刻了《女科要略》(附《产宝》)。《女科要略》牌记为:"光绪三年岁次丁丑仲夏之月湖北藩署刊本"。《产宝》牌记:"光绪三年夏湖北藩署刊"。②《女科要略》,潘霨编辑。《产宝》据海昌许梿订正本重刊。协助潘霨刊刻《女科要略》及《产宝》的是壶园寓客。壶园寓客序:"韡园居士辑《女科要略》,付之剞劂,而属余校其字。"壶园寓客即潘钟瑞(1823—1890),潘霨族弟,字麝生,号瘦羊,晚号香禅居士。诸生。精篆隶,工词章,旁及校雠,著《香禅精舍集》。因为潘钟瑞擅长篆隶,故《女科要略》《产宝》的篆体书名都由他题写。刊刻《产宝》不久,潘霨又刊刻许梿《洗冤录详义》。这是一部法医学著作。牌记:"光绪三年湖北藩署重刊"。③ 协助刊刻此书的是族弟潘介繁、潘康保。潘霨序曰:"属椒坡、秋谷两弟复加校勘。"潘介繁,字谷人,号椒坡,咸丰二年(1852)举人,候选国子监学正学录,历署湖北咸宁、湖南临湘等地知县。潘康保,字良士、秋谷,号青芝山人,咸丰九年举人,曾任湖北嘉鱼、麻城、钟祥等地知县。可见,协助潘霨刊刻医书者主要是其族人。

光绪四年三月,潘霨代理湖北巡抚,十月接任。柯逢时开始服务于他。两人交往的介绍人应为潘康保。潘康保是柯逢时乡试的房考官。因为有师生之情谊,潘康保对柯逢时多有提携。殷应庚《鄂城柯尚书年谱》载,同治十一年(1872),潘康保为嘉鱼知县时,柯逢时主讲嘉鱼凤鸣书院。潘康保于光绪二年(1876)代麻城知县,光绪三年任钟祥知县,柯逢时为幕僚。光绪四年

①　严世芸主编《中国医籍通考》第 4 卷,第 5524 页。
②　(清)潘霨辑《女科要略》附《产宝》,光绪三年湖北藩署刊本。
③　(清)许梿编《洗冤录详义》,光绪三年湖北藩署刊本。

潘康保"走浙",柯逢时"因母病不能同行","应潘伟如霭方伯之聘",馆湖北藩署及抚署。当年,他协助潘霭刊刻《医学金针》。该书乃潘霭取陈修园《医学实在易》、吴谦等《医宗金鉴·名医方论》、黄元御《四圣心源》"简明精切者"编辑而成,共八卷。柯逢时因知医,负责校勘。柯序曰:"韡园中丞,上窥《灵》《素》,下逮百家,旁及昆明《千金》之秘,而一以长沙为宗。其来莅吾楚也,……既为设医药以苏民困,复取二子①之书,芟其烦芜,归于简易,并编成歌括,用备遗忘。以逢时于斯道稍有窥见,畀以校雠之役,剞劂既竣,勉述詹言。"柯序先高度评价了潘霭的医学素养,次说明了潘霭《医学金针》的编纂过程,最后说明了自己负责校勘。这次以潘霭个人名义刊刻,有"光绪四年夏五月敏德堂潘刊"的牌记。②

当年,潘霭还以个人名义刊刻了《外科症治全生集》,牌记:"光绪戊寅季夏潘敏德堂重刊"。③ 是书据潘器之整理本重刊。潘霭序云:"家弟器之治此有年,曾为区分门类,颇有增损字句,世称善本。……伯寅弟翻雕于京师,鄂中尚无此本。余既刊各种医书成,即急为付梓,以广流传。"潘氏的整理价值颇高,曹炳章《中国医学大成总目提要》:"潘霭命弟器之为之区分门类,增损字句,……益臻完善。治外科者,当以此为善本。"④潘器之整理是否出自潘霭授意现无资料证实。但潘器之整理本的确如《中国医学大成总目提要》所评,称得上善本。

总之,潘霭任职湖北期间,刊刻了大量的医书。⑤ 具体而言,光绪三年(1877)刊刻《女科要略》《产宝》《洗冤录详义》,光绪四年刊刻《医学金针》《外科症治全生集》,数量之多让人印象深刻。协助刊刻者基本上是潘氏族人,

---

① 二子指陈修园、黄元御。
② (清)潘霭辑《医学金针》,光绪四年潘敏德堂刊本。
③ (清)王洪绪撰《外科症治全生集》,光绪四年潘敏德堂刊本。
④ 曹炳章编《中国医学大成总目提要》,外科类第11—12页。
⑤ 光绪三年,在任职湖北之前,潘霭还刊刻了一部医籍,即《理瀹骈文摘要》。他在序中说:"余自客岁旋里养疴,僦居淏川,兼施医药,并宗其敷贴之法而济以针刺,俾郁结之气宣而膏药之气尤易渗入,治病颇有奇验。"撰序时间为光绪三年正月。牌记为:"光绪丁丑仲春吴县潘敏德堂重刊"。见(清)吴师机撰,苏州官医局编《理瀹骈文摘要》,光绪三年吴县潘敏德堂重刊本。《理瀹骈文摘要》刊刻不久,潘氏就任职湖北了。

只有柯逢时协助刊刻《医学金针》，这一方面可见柯逢时能力之出众，另一方面也可见潘霨对柯逢时之重视。潘霨对柯逢时的重视，从殷应庚《鄂城柯尚书年谱》中的相关记载也能看出。当时武汉交通往来多阻，轮舶尚未能实行，小舟一叶，危险丛生。柯逢时建议创办官渡，专资渡济，兼可救护水面之损失，潘霨支持施行。后潘霨丁艰回籍，又招柯逢时往苏州。而柯逢时对潘霨也很尊崇，应招去了苏州。

所见所闻所接触，都使柯逢时对潘霨充满了感情。光绪十九年，柯逢时"置第于京师大安南营，移居之潘伟如中丞之旧寓也"[①]，由此可见一斑。更有意思的是，潘霨光绪八年至十年任江西巡抚。在此期间，江西书局刊刻《韡园医学六种》，其中就有柯逢时帮助校勘的《医学金针》。而柯逢时于光绪二十六年任江西按察使，二十七年任江西布政使，二十八年任江西巡抚。潘霨历官所至，恒以医济民，特别是注重编纂刊印医书，应该会对柯逢时产生一定影响。

第二节　医书搜集和底本确定

柯逢时很早就关注医书的流传情况。徐石生[②]《玉函经重录自记》载："庚子夏，谒柯巽庵都转，询及广成先生《玉函经》近乏传本。"[③]徐氏自记写于光绪庚子年（1900）初秋。这离柯逢时刊刻《大观本草》时间（1904）还有四年之久，而他已经注意到医书的乏传问题。大规模整理医书时，柯逢时发现这个问题非常严重，在致缪荃孙信函中多次感叹。[④]第十二通云："中国藏医籍

---

①　殷应庚原著，黄健整理《柯逢时年谱》，第80页。

②　徐石生出身医学世家，时在淮盐当差，收藏医书甚多，裘吉生从其处得到很多善本医书。

③　徐石生《玉函经重录自记》，《绍兴医药学报》，第55期（1916年3月），第33页。

④　柯逢时致缪荃孙信函见《艺风堂友朋书札》（顾廷龙校阅，上海古籍出版社，1981年版）。这批信函撰写时间不详。游文仁、苏奕彰《台北"国图馆"藏〈影北宋本伤寒论〉作伪者考辨》一文提及第十一通、第十九通的撰写时间与《武昌医馆丛书》的出版时间较近。（见《中华医史杂志》，2011年第1期，第35页。）实际上，与医学相关信函的撰写时间大都与《武昌医馆丛书》的出版时间接近。信函未按时间编排，这里的次序依据《艺风堂友朋书札》，后面引用只说第几通，不标注页码。

甚少，为东瀛所讥，实觉弗如。"第十三通云："惜善本不可多得耳。"为了搜集善本书籍，他想尽各种办法，或借或购，或自己亲自出面或托人出面，向大型藏书楼、图书馆、藏书家寻求帮助。求助较多的藏书楼、藏书家、图书馆很多，列举部分如下。

一、瞿氏铁琴铜剑楼

瞿氏铁琴铜剑楼是晚清著名藏书楼，与山东聊城杨氏海源阁、浙江钱塘丁氏八千卷楼、浙江归安陆氏皕宋楼合称为清代后期四大藏书楼。瞿氏铁琴铜剑楼自瞿绍基（1772—1836）始五世藏书，收藏医籍很多。1911 年呈进京师图书馆书籍中就有医籍 2 种：《张仲景注解伤寒百证歌》《新编张仲景注解发微论》，版心："海虞瞿氏铁琴铜剑楼影抄本"，书脑处有"臣瞿启甲呈进"字样。民国三年（1914）初，铁琴铜剑楼第四代楼主瞿启甲有刊刻医籍的想法。为了做好准备工作，徐兆玮对铁琴铜剑楼所藏医籍进行初步统计，计有《新刊补注释文黄帝内经素问》十二卷（元刊本）、《新刻黄帝灵枢经》十二卷（元刊本）、《新刊王氏脉经》十卷（旧抄本）、《刘涓子鬼遗方》五卷（宋刊本、读画斋刊本）、《巢氏诸病源候总论》五十卷（明刊本，建德周氏刊本）、《孙真人备急千金要方》三十卷（元刊本）、《广成先生玉函经》一卷（宋刊本）、《太平圣惠方》三卷（抄残本）、《铜人腧穴针灸图经》三卷（旧抄本）、《新刊华佗元（玄）门脉诀内照图》二卷（明刊本）、《伤寒必用运气全书》十卷（明刊本）、《经史证类大观本草》三十一卷附《本草衍义》二十卷（金刊本，《衍义》有十万卷楼刊本）、《太平惠民和剂局方》十卷附《指南总论》二卷（元刊本、《学津讨源》本、续知不足斋刊本）、《重校证活人书》十八卷（影抄宋本）、《史载之方》二卷（影抄宋本、十万卷楼刊本、建德周氏刊本）、《伤寒治验九十论》一卷（旧抄本、琳琅秘室刊本）、《张仲景注解伤寒百证歌》五卷附《伤寒发微论》二卷（元刊本、《述古丛抄》本、十万卷楼刊本）、《幼幼新书》四十卷（明刊本）、《洪氏集验方》五卷（宋刊本、士礼居刊本）、《医经正本书》一卷（旧抄本、小万卷楼刊本、十万卷楼刊本）、《伤寒补亡论》一卷（旧抄本）、《卫生家宝产科备要》八卷（宋刊本）、《新编近时十便良方》十卷（宋刊残本，原书四十卷，今存卷十一至十七卷、二十一至二十二)、《医说》十卷(明刊本)、《针灸资生经》七卷(元刊本)、《伤寒要旨方》一卷(旧抄本)、《新雕图解素问要旨论》八卷(影抄元本)、《刘河间伤寒直格》三卷后集一卷续集一卷别集一卷(元刊本)、《病机气宜保命集》三卷(明刊本,《医统》本)、《此事难知》二卷(元刊本,《医统》本)、《针灸四书》八卷(旧抄本)、《卫生宝鉴》二十四卷、《补遗》一卷(明刊本、惜阴轩刊本)、《本草元命苞》九卷(旧抄本、明永乐刊本)、《瑞竹堂经验方》十五卷(明刊本)、《泰定养生主论》十六卷(明刊本)、《世医得效方》二十卷(元刊本)、《新编西方子明堂灸经》八卷(元刊本)。① 统计时间:民国三年(1914)1月21日(癸丑十二月二十六日)。柯逢时借书时间在光绪末年,时间较近,故当时铁琴铜剑楼的藏书应该与徐兆玮的统计差距不大。

柯逢时不是直接向瞿氏借书,而是拜托其他人。他在致缪荃孙的信中言:"又铁琴铜剑楼藏有各种,另单开呈,能托丁君派人景写,敬求与丁君商酌,速赐示,至为盼祷。"②这里的丁君即丁国钧(? —1919),字秉衡,室名荷香馆,廪生,师从黄以周、缪荃孙,长于版本、目录考证之学,著有《荷香馆琐言》《晋书校证》《先儒言行录》《补晋书艺文志》等。可见,丁国钧具备影写的知识素养,且他是缪荃孙弟子,故柯逢时想请他代办。

但借书的结果如何呢? 应当说不成功。瞿氏收藏有《伤寒补亡论》一卷(旧抄本),柯逢时刊刻《伤寒补亡论》时,想借该书作为参考,在致缪荃孙的信中言:"郭白云《伤寒补亡》,已得道光元年徐氏刻本,……特十六卷则明时已亡,瞿氏所存抄本仅一卷,未知即是此卷否? 能否丐丁君求之,俾成完璧,亦佳话也。"③另一封言:"郭氏《补亡》全一卷,已在湘刻,瞿氏抄本能否写来,甚盼。"④但最终结果并不如意。柯逢时《伤寒补亡论跋》云:"原缺十六卷,无从修补。常熟瞿氏书目,载抄本一卷,未必即是所缺,介人往借,则久佚矣。"这本因为久佚未能找到。其他书籍借阅情况也不理想。如瞿氏藏有金刻本

① (清) 徐兆玮著,李向东、包岐峰、苏醒等标点《徐兆玮日记 2》,第 1438 页。
② 《艺风堂友朋书札·柯逢时》第十一通。
③ 《艺风堂友朋书札·柯逢时》第十三通。
④ 《艺风堂友朋书札·柯逢时》第十八通。

《经史证类大观本草》。柯逢时在《本草衍义跋》中言："常熟瞿氏藏有金本（贞祐年刊与大德宗文书院本同）……未见其书。"

柯逢时借书时铁琴铜剑楼负责人是第四代楼主瞿启甲。① 瞿启甲（1873—1940），字良士。后来，瞿启甲曾想自己刊刻医籍，并与著名藏书家、文献学家徐兆玮多次探讨。徐兆玮（1867—1940），字少逵，号倚虹、棣秋生，晚年号虹隐，别署剑心，江苏常熟人，光绪十六年（1890）恩科二甲进士。他民国三年（1914）的日记里有很多相关的记载。1 月 16 日（癸丑十二月二十一日）日记载："良士云明年拟先刊《医学丛书》，嘱予新正往商去取，并定以十种为一集，凡卷数在十卷内者均可入选云。"1 月 18 日（癸丑十二月二十三日）日记载："到家得良士十七日寄函云：前云刻书一事，弟检箧中藏有旧孤本医书，拟择十种付排，约五十卷，定名曰《铁琴铜剑楼医学丛书》，不识尊意以为然否？"对于瞿启甲刊刻医书的想法，徐兆玮大力支持，1 月 17 日（癸丑十二月二十二日）日记载："今瞿氏有志于此，使医家不传之古籍一旦复昌明于世，何快如之！"1 月 20 日（癸丑十二月二十五日）日记载："与瞿良士函云：周氏《医学丛书》目录另纸抄呈。刊行丛书尊意以十种为限，鄙见卷数却不必拘，即有十余卷一种，苟为罕睹之本，亦应编入。近日拟取各家书目中医家一类，勘对一过。"上文的铁琴铜剑楼医书书目就是徐氏整理的初步成果。徐氏工作进展很快。2 月 13 日（甲寅正月十九日）日记载："与瞿良士函云：前论刊行《医学丛书》，未知即就《铁琴铜剑楼书目》中所著录者择刊否？ 近世藏书家目录惟《善本书室藏书志》未见，其余各家均已浏览，如《新刊华佗元门脉诀内照图》《伤寒必用运气全书》《伤寒补亡论》《伤寒要旨方》《泰定养生主论》，均系罕见之本，惟近世刊医家书者除皖周氏、越丁氏外，不知尚有何人？ 重台骈枝，亦甚无谓，不如刊行孤本之足沾溉艺林也。"4 月 14 日（甲寅三月十九日）日记载："寄瞿良士函云：《医学丛书》之刊非特寿世，并足寿人。近时惟建德周氏、钱塘丁氏二刻，此书若成，可与鼎足。刻书版口鄙意

---

① 　杨先梅辑，刘信芳校注《杨守敬题跋书信遗稿》（巴蜀书社，1996 年版，第 217—218 页）注释认为当时铁琴铜剑楼的负责人是第二代楼主瞿镛（1794—1846），与柯逢时刊刻医书的时间明显不符。

以为行格画一，非特美观，兼便装订，不知尊意以为然否？前日曾就尊藏书目取各家书目所有者及曾刊行各本附注其下，兹抄寄一分，聊备参考而已。"①对于徐兆玮的建议，瞿启甲部分采纳，并请徐兆玮负责校勘，先送去《伤寒百证歌》《伤寒直格》《史载之方》三部医书。但由于瞿启甲倾向于排印，徐兆玮倾向于照原本影刻，《铁琴铜剑楼医学丛书》未能成功编纂，这是非常遗憾的。

二、杨守敬

关于向铁琴铜剑楼借书事，柯逢时曾写信告知杨守敬。杨氏回信称自己的医书超过铁琴铜剑楼："又言向常熟瞿氏借医籍，此勿庸也，读《铁琴铜剑楼》医类，远不及守敬之多且奇，而阁下未之知耶？"②杨守敬所言不虚。他从日本带回来很多珍贵医书，在《聿修堂医学丛书序》中就说："余初游日本，访求古书，于医方尤夥。"杨守敬把从日本购回的中国典籍先后藏在黄州"邻苏园"和武昌"观海堂"，后归故宫博物院图书馆。据《故宫所藏观海堂书目》统计，杨氏访回医书有510多种。袁同礼叹道："至医籍秘本，大抵皆小岛学古旧藏，学古三世以医鸣于日本，藏书之富，罕有其匹。今观其所收者，多为各书目所未载，宁非书城之巨封，文苑之宝藏耶。"③这些医书大都具有很高的版本及学术价值。

对于柯逢时借购的请求，杨守敬愿意提供帮助："故以所藏医书目录及拟刻目录呈览，俟阁下检定，即嘱小婿外孙赍到。"但在信函中，杨守敬也有诸多请求。有为孩子谋职的请求："前承允许三儿赴扬差使，感荷无既，亦以时局暂止。鄙人复有一女婿黄志孚，广东东莞人，……未识尊处需用西洋文字语言者否？即无可用，以之为书记，亦似能胜任。"可知柯逢时已经答应杨守敬三子差事，而杨守敬又推荐女婿黄志孚。也有为自己谋职的想法："守

①　（清）徐兆玮著，李向东、包岐峰、苏醒标点《徐兆玮日记2》，第1436页、第1437页、第1436页、第1437页、第1444—1445页、第1458页。

②　杨先梅辑，刘信芳校注《杨守敬题跋书信遗稿》，第217页。

③　《故宫所藏观海堂书目》，民国二十一年（1932）九月北平故宫博物院图书馆印本，序。

敬不自量,能为我于扬州谋一书院,则将褰裳从之。"①柯逢时的处理可能不太让杨守敬满意,后来的信件表明,杨守敬对柯逢时借抄书籍不太热心。湖北省博物馆藏有柯逢时致杨守敬信函,其一谈到购借书籍:"手示并医籍六种照单收到,医馆拟多购各书,如肯慨让,以后请开值,以免多费笔墨也;如不愿让,即无容开示。前掷来之景抄《仁斋直指》,实缺《医学真经》,余书翻过,未见,请借补抄,亦无不可。"②杨守敬的回信表明了态度:购,没问题;借抄,则困难。在回信中,杨守敬将所藏医书分为上驷、中驷、下驷,表明自己所藏医书价值不一。又说自己"在日本兼收并蓄,不惜金钱",曾付出诸多钱财,而"照旧买帐开价,其稍折开亦可,惟不能过减少焉"则明确表达了他转让书籍的态度。这些均是他对柯逢时"如肯慨让,以后请开值"的回复。而对于柯逢时所说的"如不可让,则影抄",他则明言:"窃以此书有副本,故照上驷价百两售之,非不可让也。以为可留则留之,否则还之。缘尊处已有此书,似无容复抄。必一一借抄,则敝处异本医书不下百种,穷年累月不能尽,恐守敬之年不能待也,精力衰颓,亦不耐发收之烦也。唯谅之。"③

也许因为杨守敬的不合作或者其他原因,以至学界有这样的传说:"守敬居武昌长堤,与柯逢时邻近。杨得宋刻《大观本草》,视为珍本。逢时许重价代售,许阅书一昼夜,即还。柯新自江西巡抚归,吏人甚众,尽一日夜之力,抄全书无遗漏。书还杨,曰:'闻坊间已有刻本,不数月而《大观本草》出售矣。'杨恨之刺骨,至移家避道,视若仇雠,终身不相见。乡人曰:'杨一生只上过巽庵大当。'"④柯逢时本《大观本草》由杨守敬代为覆刻,故上述叙述不确,但却曲折反映出两人之间借购的复杂关系及各自

① 杨先梅辑,刘信芳校注《杨守敬题跋书信遗稿》,第 217 页、第 216—217 页、第 218 页。

② 刘信芳整理《杨守敬函稿·寄慎庵之二》注释,《东南文化》,1992 年第 3、4 期(总 91、92 期)合刊,第 271 页。

③ 杨先梅辑,刘信芳校注《杨守敬题跋书信遗稿》,第 219 页。

④ 刘禺生著,陆丹林注,谢其章编《世载堂杂忆续篇》,海豚出版社,2013 年版,第 25—26 页。

的心态。

虽然在借购中可能存在不愉快,柯氏还是多次从杨守敬处借购医籍。相关记载很多,如"本年与杨惺吾中翰商借东瀛医籍",①"惺吾所藏倭刻倭抄甚夥,其必要者,已商定购借"②。有借抄的,"《圣济总录》,已借惺吾处抄元大德本校写"③;也有购买的,"《医心方》两部首册……一系逢时去岁购于惺吾者,乃倭印宣纸本,只订十六册"④。因杨守敬身体多病,柯逢时有紧迫感,特意加快借购速度,他致缪荃孙信言:"惺吾今年亦多病,故急欲借其所藏,亦复认贵购让,当可相商。"⑤

柯逢时从杨守敬处得到的医籍不少。1957年北京东安市场聚丰书店赵瑜杰从柯氏后人家中还收到"日本古抄本医书十余种,其中有《黄帝内经明堂注》《黄帝内经太素注》《杨氏家藏方》《卫生宝鉴》《新编妇人大全良方》等书",都"是清光绪间杨守敬随黎庶昌出使日本时收回来的",⑥由此可见一斑。有些书籍是柯逢时亲自过录本,譬如《外台秘要方》四十卷目一卷(明刻据宋本校)。该书底本是杨守敬访回的日本小岛尚真校宋本,"柯氏过录,字亦遒媚有致,每卷有武昌柯逢时收藏图书朱方印"⑦,后归范行准。

柯逢时不但从杨守敬处借购医书,甚至请他代为覆刻。这样,很多医书的底本及校本就由杨守敬提供。如《重校经史证类大观本草》的底本就是如此。柯逢时《大观本草札记序》云:"杨君惺吾为余影摹此本,突过原刻。"再如《本草衍义》的底本及校本亦是如此。柯逢时《本草衍义跋》云:"杨君惺吾往于日本,获见宋椠,字大如钱,于唐慎微《本草》附以寇氏之书,末列庆元修板校勘。……杨君假得之,并以宋刘信甫《图注本草》著其异同,稿藏箧中,出以见示。又从杨君得刊本《衍义》,不记年月。杨君以书中称本朝为宋朝,

---

①　《艺风堂友朋书札·柯逢时》第十通。

②　《艺风堂友朋书札·柯逢时》第十一通。

③　《艺风堂友朋书札·柯逢时》第九通。

④　《艺风堂友朋书札·柯逢时》第一通。

⑤　《艺风堂友朋书札·柯逢时》第七通。

⑥　白淑春编著《中国藏书家缀补录》,宁夏人民出版社,2016年版,第84页。

⑦　范行准《栖芬室善本医书叙录》,《中华医学杂志》第二十七卷第十一期,1941年,第709页。

定为元刊,与余所刊《大观本草》体制相合。乃复影摹上木,而以庆元校录。"除此之外,学术界一般认为,武昌医馆本《伤寒论》底本来自杨守敬。日本学者真柳诚更认为,武昌医馆本《类证增注伤寒百问歌》的底本和柯逢时撰写《大观本草札记》所用的朝鲜本《大观本草》也是借自杨氏。①

三、缪荃孙

缪荃孙(1844—1919),字炎之,又字筱珊,号艺风,江苏江阴人,光绪二年(1876)进士。他曾任京师学监,奉命创办京师图书馆,是中国近代著名藏书家和学者,著有《艺风堂文集》等。

缪荃孙收藏医籍甚多,徐兆玮曾有统计:《重广补注黄帝内经素问》二十四卷(明翻宋本)、《黄帝三部针灸甲乙经》十二卷(明影写宋本)、《难经本义》二卷(明刻本)、《医心方》三十卷(日本安政六年刊本)、《重修政和经史证类备用本草》三十卷(明覆金刊本)、《伤寒百问》六卷(日本称觚堂刻本)、《三因极一病证方论》十八卷(日本尚书堂刻本)、《卫生宝鉴》二十四卷补遗一卷(明刻本)、《医林集要》十卷(明刻本)、《玉机微义》五十卷(明正统庚申陈有戒刊本)、《全幼心鉴》八卷(明成化四年刻本)、《摄生众妙方》十一卷(明隆庆三年衡府刻本)、《先醒斋广笔记》四卷(明刻本)、《新刊铜人针灸经》七卷(明山西平阳府刊本)、《新编西方子明堂灸经》八卷(与《铜人针灸经》合刻)。徐兆玮只是据《艺风藏书记》统计。这里据《艺风藏书续记》补充如下②:《重广补注黄帝内经素问》二十四卷《灵枢经》二十四卷③(明刻本)、《难经集注》五卷(旧抄本)、《注解伤寒论》十卷(日本翻元刻本)、《备急千金要方》二十卷《考异》一卷(日本影宋刊本)、《千金翼方》三十卷(日本影元刻本)、《元和纪用经》一卷(旧抄本)、《产宝》三卷(旧抄本)、《新刊子午流注针经》二卷(日本抄本)、《产书》一卷(旧抄本)、《太平惠民和剂局方》十卷《指南总论》二卷(影

---

① (日)真柳诚《杨守敬之医书校刊与江户考证医学家之文献研究》,《故宫学术季刊》,第26卷第1期,2008年秋季,第109、117页。

② 估计徐兆玮未看到《艺风藏书续记》,因该书于民国二年(1913)才由缪荃孙刊刻。

③ 两书合为一目,故卷与书名号之间不加顿号,下同。

写宋本)、《南阳活人书》二十二卷(日本抄本)、《兰室秘藏》三卷(明初刊本)、《类证注释钱氏小儿方诀》十卷(明刻本)、《活幼心书》三卷(元刻本)、《新刊袖珍方》四卷(明刊小字本)、《局方发挥》一卷(日本活字本)、《针灸集书》二卷(明刻大字本)、《山谷便方》一卷(传抄本)、《丹溪心法附余》三十四卷(明刻本)、《治痘方函》一册(传抄本)、《经络考》一卷(明刊本)、《秘传痘科唇舌前传》四卷(传抄本)、《痘疹方函》一卷(传抄本)等。由此可见,缪荃孙收藏医书之多。

因缪荃孙是著名学者且收藏医书较多,故柯逢时与他交流甚多。《艺风堂友朋书札》共收录柯逢时致缪荃孙信函十九通,其中第一、第二、第五、第六、第七、第八、第九、第十、第十一、第十二、第十三、第十七、第十八、第十九涉及到医书的搜集、刊刻等问题。据信函,柯逢时至少向缪荃孙借阅了以下书籍。①

1.《甲乙经》

柯逢时致缪荃孙第七通函云:"《甲乙经》一书,最善者为正统本,倭人有残帙,已夸耀不堪。尊藏系正统抄本,当出宋椠,意正统本必祖此刻。"这里,柯逢时谈到《甲乙经》的版本问题,认为日本的版本不如缪荃孙藏本。查森立之《经籍访古志补遗》载有据明正统二年重刊本《甲乙经》抄本三卷(卷一至卷三)。该本"半叶九行,行十四字,序例后有正统丁巳重刊匡子"。② 森立之认为:"此本校之吴氏刊本,文字大佳,与《千金》《外台》所引相合。"③吴氏刊本即吴勉学所刊本。对于森立之的观点,柯逢时认为是"夸耀"。在柯逢时看来,缪荃孙所藏"正统抄本"出自宋本,版本价值更高。这和缪荃孙的认识一致。《艺风藏书记》就著录为"明影写宋本",并描述了版本特征:"纸墨极旧,后有王安石等衔名,末有'正统六年十有五日琴川俞氏永惠堂家藏'一

---

① 缪荃孙也借柯逢时的医书,其《日记》有记载,如甲午年二月十七日载:"拜柯逊庵,借逊庵《巢氏病源方》,又借钱乙《小儿直决》去。"见缪荃孙著,张廷银、朱玉麒主编《缪荃孙全集·日记1》,凤凰出版社,2014年版,第298页。

② 《宋元明清书目题跋丛刊19》,第431页。

③ 《宋元明清书目题跋丛刊19》,第431页。

行。收藏有'汪士钟字春霆号朖园书画印'朱文长方印。"①因为缪荃孙所藏本版本价值高,柯逢时多次谈到借抄该本。第七通函云:"如金陵有写手,请即借钞,(即请石君校定。)否则即交小婿殷芝生带鄂,赶速写成,决不污损。"第十一通函云:"尊藏抄本《甲乙经》,如何办法,能允借景,小婿殷芝生即日来鄂,希即示复,或将原书交其带来,决不污损。"第十九通函云:"皇甫士安《甲乙经》……尊藏有景宋本,乞景写一部。(能寄鄂尤妙。)"通过努力,柯逢时顺利借到。第十二通函云:"小婿来鄂,奉到尊藏写本《甲乙经》,古色黝然,实非赝鼎。惟将宋臣校语,尽作大字,与今日通行本同,当是宋时坊刻。日本有正统丁巳刊本,文字大佳,(经注分明。)惜只存前三卷,曾托人抄校一帙。……此抄在后四年,何以如是,此不可解。"②柯逢时承认缪荃孙藏本不是伪本,但认为出自"宋时坊刻",与原来预判有距离,转而赞赏日本所藏残本,未把缪荃孙藏本列入刊刻计划。

2.《活幼心书》

《活幼心书》是元代曾世荣撰写的儿科著作,在儿科史上占有一席之地。柯逢时认为,该书"精微广大,真切著明",值得刊刻,但一直没有找到好的版本,借到缪荃孙藏本后欣喜若狂。其致缪荃孙第十通函云:"去冬由洪幼琴观察,借到尊藏元刻《活幼心书》全帙,欢喜无量。……元有曾氏书,精微广大,真切著明,均拟重刊。惟曾氏本只有残帙,(亦明人修补。)正拟寻访,适承惠假,感激之至,且无一缺页,尤感。"洪幼琴是缪荃孙好友。缪荃孙《乙酉(1909)日记》载:"(九月)望日辛酉,洪幼琴来,借鲁世荣《活幼新书》去。"③"鲁"乃"曾"之讹。缪荃孙所藏来自黄丕烈。黄丕烈也曾弄错书名、作者名,柯逢时致缪荃孙第七通函就提到:"惟尧叟跋误'曾'为'曹',误'心'为'新'。"或许是因为柯逢时告知,《艺风藏书续记》著录无误。

鉴于《活幼心书》本身的学术价值,也鉴于缪荃孙所藏本的版本价值,柯逢时就以缪荃孙所藏本为底本加以刊刻,并在刊刻过程中付出了诸多心血。

---

① 缪荃孙著《艺风藏书记》,上海古籍出版社,2007 年版,第 47 页。

② 因信函并不是按时间编排,故存在错乱现象。第十九通的时间应在第十二通前。

③ 缪荃孙著,张廷银、朱玉麒主编《缪荃孙全集·日记3》,第 49 页。

其致缪荃孙第七通函云："《活幼心书》系衡州原刊,(元刻昨在湘借来一帙,几缺半卷,此本均钞全,尤可贵也。)误字甚多,校订五次,成校记一卷,其体例不一,只得重写付刊。"第十通云："去冬已经重写,惟元刻讹字亦多,其灼然应改者,均即重改,另撰校记,已经交陶匠付梓。"为了便于在刊刻过程中对照,柯逢时推迟了归还时间。第七通函云："但恐写刷样本,尚须元刻印证,故暂时未能奉还。特极力护藏,不令稍有污损耳。"刊刻完成后,柯逢时及时将书籍归还。第十七通云："前缴呈《活幼心方》,计已察收。"

3.《类证注释钱氏小儿方诀》十卷

钱乙《小儿药证直诀》是柯逢时拟刻的书籍,身后由萧延平出版。关于该书底本,萧延平认为"乃柯中丞所藏孤本"[1],误,实际上是杨守敬所藏的日本抄本。该抄本现藏中国台北"故宫博物院",三卷,有杨守敬、柯逢时手书题识。其中柯逢时识语为："此据陈世杰本,用四库辑本校过重写。言宋本者,惺吾之饰词也。"故柯氏有时直接称为陈世杰仿宋刻本,如致函缪荃孙第十二通函云："钱氏《小儿方》(据陈刻)已写样。"三卷本为阎孝忠旧裁,价值极高,柯逢时选之为底本,十分恰当。

熊宗立将三卷本按类重编,成书《类证注释钱氏小儿方诀》十卷。该书未能保持宋本《小儿药证直诀》原貌,但也有校勘意义。《经籍访古志补遗·类证注释钱氏小儿方诀》云："此本脉证治方皆以类编次,颇改换旧第。然小儿脉法条'不治'等数字,此本小书,与《新书》《类聚》合。宋本大书,转失旧裁。'黄承务子病泻'条后,宋本剩有'睦亲宫中十大王'一条,此本不载,《新书》亦不引,实系重复。'泻黄散论石膏'条,'羌活膏论鸡舌香'条,'蝉蜕散论羊角'条,宋本皆漏落。诸如此类,是本尤见长。他文字异同,与《新书》《类聚》所引合。其可据以订宋本之误者亦多。意者熊所原盖为宋时善本。"[2]

缪荃孙所藏为《类证注释钱氏小儿方诀》。《艺风藏书续记》著录："明刻

_____

① 《萧北丞先生致本会理事长缄》,中医改进研究会《医学杂志》,第 22 期,1924 年,第92 页。

② 《宋元明清书目题跋丛刊19》,第 463 页。

本。次行'门人阎孝忠集'。三行'鳌峰熊宗立注',卷末有'正德戊辰孟夏存德书堂新刊'十二字牌子。日本文政乙酉信恬君以菊潭吉医官所藏古抄本校讫,以朱笔改字,楷法工整。"①柯逢时顺利借到此书,以供校勘之用,并致函感谢。第十二通函云:"此熊刻甚佳,且有校语,大可取裁,感甚。"

当然,柯逢时希望缪荃孙提供的医籍越多越好,故在信函中往往涉及多个版本或多部医书。第十通函云:"惟宋刻《幼幼新书》,至今未得,……仍求留心访寻。如有宋椠或元印,购抄均俟命下。"第十一通函云:"医馆拟刻善本医籍,……惟鄂中收藏极鲜,只得远呼将伯,以冀有美毕收。江南人文渊薮,征求较易,仰求大力玉成是举。……此外藏书家如有善本,亦乞广为搜求,可购者购之(价请酌付),否则借抄。"第十九通函云:"此外《伤寒》《金匮》及《仁斋直指》诸书……如有善本,可以借校,亦求费神代及。"惜限于资料,无法获知访求的具体过程及结果。

四、盛宣怀

盛宣怀(1844—1916),字杏荪,号愚斋,江苏武进人,晚清官僚,洋务派实业家。他喜藏书,先后藏书十余万卷,宣统二年(1910)建"愚斋图书馆"于上海住所内。

盛宣怀身体多病。他在《愚斋东游日记》中有详细自述。光绪四年(1878),盛氏负责"河间府放赈,受疫气发呕",当时很年轻,只有三十四五岁,但自此落下病根,疾病不断。光绪十五年,盛氏负责"开山东小清河","河成而饮痰中于内矣";光绪十七年,盛氏"自羊角沟乘洋划出海,过泰安兵轮。该轮遇风走锚,……浪从顶灌,危在呼吸,幸遇一海船进口获救,备受寒湿,归后遂患温之症,半月未能退热",这是他的"第一次大病";光绪十八年,盛氏"调任津海,冬辄发,饮服温补剂即愈";光绪二十一年冬,盛氏"请假就医上海";光绪二十七年冬,盛氏"患囊痈";光绪二十九年春,盛氏"患喉症,是秋奉讳,咯血数次,从此不能进温剂";光绪三十年,盛氏"又患外疡,出脓

---

① 《宋元明清书目题跋丛刊14》,第273页。

血数碗,并发烧不食者数日,皆牵动痰饮","自此无年不病,而衰且惫矣";光绪三十三年冬,盛氏"奉召入都,奇寒,发尤剧"。①

久病知医,盛宣怀对医学也有相当了解。光绪二十三年他曾给汝锡畴《治温阐要》作序云:"夫轩岐之学,昌于仲景,其《伤寒论》《金匮》两书,隐括百病,凡风温、温毒、温疟诸证,散见各经。顾微言奥义,既非浅学所易贯通,而其书久经紊佚,或引绪而未伸,或有证而无治,群言淆乱,学者惑焉!后贤继起,察见温热之与伤寒,同源异流,必应别为方治,迭相研晰,互有发明。逮近世,吴又可、吴鞠通、工梦隐诸君辈为专书,于是温病之条别益明,奥窍大辟。"简洁的一段话阐述了温病的产生及与伤寒之关系。医学毕竟是专业知识,盛宣怀更关注养生。《东游日记》多有"卫生之道不重服药,全重养心,其言颇有味。《大学》言'心广体胖','君子慎独',工夫在于不动心,吾愿自勉之"之类的记载。② 他"晚岁闲居,手选新旧养生家言,刊成《卫生丛书》若干种"。③

盛宣怀热衷于医书搜集。以清光绪三十四年(1908)在日购书为例言之。虽然在《东游日记》中感叹日本善本书籍少:"向闻日本颇有旧书,因赴神田各书肆购求,惜维新以后,讲究新学者多,旧书寥如晨星,书贾专事营运,亦不收买,过十数家不得一部。"④但仍得到很多中医古籍及日本汉文著作。据《盛宣怀戊申在日购书清单》初步统计,有《千金方》《东垣十书》《外台秘要》《类经》《赤水玄珠》等五十多种。⑤ 再加上现代医学著作,数量惊人,故《愚斋图书馆藏书目录序》说他"又购得彼邦书籍及翻印吾国之善本,暨关于财政医学等书载归,又逾万卷"。⑥

---

① 盛宣怀《愚斋东游日记》,岳麓书社,2016 年版,第 65—66 页。
② 盛宣怀《愚斋东游日记》,第 65 页。
③ 盛同颐等撰《显考杏荪府君行述》,见宋路霞著《盛宣怀》附录,河北教育出版社,2002 年版,第 318 页。另,宋路霞将《显考杏荪府君行述》改为《盛宣怀(杏荪)行述》。
④ 盛宣怀《愚斋东游日记》,第 90 页。
⑤ 王宏整理《盛宣怀戊申在日购书清单》,见上海图书馆历史文献研究所编《历史文献》第五辑,上海科学技术文献出版社,2001 年版,第 339—349 页。值得注意的是,书单中部分书名有误,《救编琐言》应为《救偏琐言》,《伤寒后修辩》应为《伤寒后条辨》,《药澂正续》应为《药徵正续》。
⑥ 转引自周蓉《盛宣怀藏书与刻书述略》,《中国典籍与文化》,2004 年第 4 期,第 103 页。

除了日本所得,盛宣怀在国内先后收购元和灵鹣阁江氏、巴陵小玲珑馆方氏等旧藏,故医籍相当丰富。盛宣怀过世后,藏书大都被后人捐给了民国政府,一分为三,其中一份给圣约翰大学。1951年,圣约翰大学的那部分藏书调拨给华东师大图书馆。后,华东师大将310种古医书送给上海中医学院(现上海中医药大学)。这310种医书:明刻本21部、清刻本132部、清抄本17部、日本刻本129部、日本抄本1部,共2213册,具有"海内孤本,善本居多"、"名家之旧藏不少"、"和刻医籍及汉方医籍居多"的特点。以孤本而言,元李杲《新刻全补医方便懦》为明乔山堂刻本,森立之旧藏,明鲍叔鼎《新刊医方约说》为明嘉靖三十八年(1559)刻本,都有很高价值。①

为了寻找善本医籍,柯逢时很自然地把眼光投向了盛宣怀。柯逢时致缪荃孙第十二通函云:"盛宫保处已函恳在沪代钞代校。""代钞代校"的应是宋代刘昉《幼幼新书》。柯逢时致缪荃孙第十三通函言:"盛宫保已入都,《幼幼新书》已钞若干。"《幼幼新书》自宋代刊刻后,直至明代万历十四年(1586)才有陈履端刊刻本,此后国内再无刊刻。陈履端对宋版多有删改,日本学者称之为"妄男子"(见《经籍访古志补遗·幼幼新书》)。为了寻找宋版,柯逢时多方努力。其致缪荃孙第十通函云:"惟宋刻《幼幼新书》,至今未得,明刻又多删改,不敢相信,仍求留心访寻。如有宋椠或元印,购抄均俟命下。"这里谈"元印"的原因是当时柯逢时还不太清楚《幼幼新书》版本的情况。得到盛宣怀所藏本消息,柯逢时立刻着手准备抄录,在致缪荃孙第七通云:"《幼幼新书》如怡府抄,当出宋、元,惟恐系明人删节本,东人嗤为妄男子,则不可刻(已见《经籍访古志》)。承嘉惠殷怀,能否即在沪上觅书手抄寄为佳。(如有明人序,似可不抄。)缘鄂中书手不多,近日忙不可言,实难派出。"怡府即怡亲王府。怡亲王胤祥(1686—1730),康熙皇帝第十三子,雍正登基后封为怡亲王,受到重用。怡亲王府藏书极多,其中善本医书也很多,如《新编西方子明堂灸经》八卷(元刊本)、《新刊仁斋伤寒类书活人总括》七卷(元刊本)、

---

① 马茹人《愚斋图书及馆藏医籍见闻》,《医古文知识》,1999年第4期,第30页。

《医经溯洄集》一卷（明初刊本）、元大德重校《圣济总录》残本六卷（一函八册）、吕复校正的《难经本义》原刻本上卷等。特别是怡亲王府还有宫廷秘本《御制本草品汇精要》的抄本，后流落民间，现藏意大利罗马国立中央图书馆。因怡亲王府所藏医书的价值，故柯逢时说"《幼幼新书》如怡府抄，当出宋、元"。柯逢时估计正确。该版本现藏上海图书馆，为明蓝格抄本，与日本抄本一样都抄自宋版。1987 年人民卫生出版社出版的校点本《幼幼新书》一开始就以为它底本，后发现日本抄本更为完整，又作为主校本，可见价值之高。① 柯逢时对此版本甚为重视，在致缪荃孙第九通函中言："《幼幼新书》亦请校定后，陆续交来，仍当影刊，此亦巨册，且所引皆宋以前善本，不能苟简。"可惜的是，该书最终未能影刊。另外，盛宣怀还许诺借抄其他医籍，柯逢时致缪荃孙第十三通函提到："盛宫保已入都。……昨接来书，其藏书楼医籍尚多，许以借抄。"具体抄录了哪些，现在不得而知。

五、江南图书馆

光绪三十三年（1907）两江总督端方奏请清廷在南京创办江南图书馆，聘请时任江南高等学堂监督的缪荃孙担任总办（馆长）。同年 11 月，江南图书馆收购杭州丁氏八千卷楼全部藏书，后又收购大量古籍，馆藏相当丰富。柯逢时为了寻找善本医籍，也多次利用该馆藏书，其致缪荃孙第七通函言："馆中善本医籍，急求开示。"可见，柯逢时想利用该馆藏书的迫切心情。

丁氏八千卷楼藏书丰富，医书也很丰富。李茂如等曾有评论："丁氏收藏医药著作，富达五百三十余种②，远超其他各家收藏之数。检其收录之书，采自明、清两代以及日本汉方医家之著作，将达四百种之巨，可谓宏且博矣。"③医书不但多，而且好。《善本书室藏书志》著录善本医书 60 种，柯逢时关注的就是这些医籍。其致缪荃孙第十通函言："再《太平圣惠方》《圣济总

---

① （宋）刘昉撰《幼幼新书》，人民卫生出版社，1987 年版。
② 李茂如等人统计含法医学著作等，如果只算传统的"医家类"则为 520 种。
③ 李茂如、胡天福、李若钧编著《历代史志书目著录医籍汇考》，第 1086 页。

录》杭州丁氏均有钞本,此书当仍在宁,将来拟将样本寄宁一校。如此本可信,或即饬陶匠派人来宁写样,即请丁君代校,敬候示下。"这里谈及丁氏所藏的《太平圣惠方》和《圣济总录》,不过"均有抄本"的说法有误。查《善本书室藏书志》,两书都著录在卷十六,《太平圣惠方》著录的是"依宋抄本",《圣济总录》著录的却是"日本刊本"。①

丁氏所藏两书价值都很高。先看《太平圣惠方》,《续修四库全书总目提要》著录此版本,并有评述:

> 自明以后,中国传本甚稀,惟昭文张金吾爱日精庐藏有宋椠零本,眼、齿两类三卷,黄廷鉴从之抄录,抄本后归同县瞿氏铁琴铜剑楼,载在两家书目。日本金泽文库旧藏宋椠半部五十卷,其余五十卷亦据宋本补抄完足,详见《经籍访古志》。此本即从之抄录,行款悉依原式,旧为杭州丁氏善本书室所藏,后归江宁图书馆者也。

可见,这是海外回归的国内久佚医书。再看《圣济总录》,该书也是国内失传书籍,清代已无足本。康熙年间,程林编纂《圣济总录纂要》时就已经发现不全。乾隆年间,藏书家汪鸣珂刊刻《圣济总录》,只是"其第百九十五卷符禁,百九十九卷及二百卷服饵、针灸中漫漶百有三行,卒不可得",未能刊入。② 柯逢时所说的汪刻就是汪鸣珂刻本。柯逢时致缪荃孙第十七通函中还专门提及补充汪刻遗漏事:"惟汪刻所缺之卷,倭抄亦多脱落。前阅丁氏书目,有倭刻文化十一年本,此书如在金陵,拟将《小儿眼饵》数卷寄宁,托人补抄。"

《太平圣惠方》《圣济总录》都是卷帙浩繁的大型方书。柯逢时身在武昌,而丁氏藏书在南京江南图书馆,利用不便。故柯逢时在致缪荃孙函中提出请人在江南图书馆校定:"《圣惠》《圣济》,卷帙太繁,……惟原书校补不易,拟将底本寄宁,请丁君在藏书楼校定。"虽然多方努力,但《太平圣惠方》

---

① 《善本书室藏书志》卷十六,见《续修四库全书·史部》,第 927 册,第 348、346 页。
② 杨东方、周明鉴《〈圣济总录〉流传小史》,《安徽中医药大学学报》,2015 年第 1 期,第6—8 页。

《圣济总录》仍未能刊刻成功。《续修四库全书总目提要·大宋新修太平圣惠方》感叹道："清末武昌柯逢时拟为重刊，因钜编校勘匪易，未克观成，诚可惜也。"这里说的是《太平圣惠方》，《圣济总录》也一样。

除《太平圣惠方》《圣济总录》外，柯逢时在校刊其他医籍时也曾利用江南图书馆。柯逢时致缪荃孙第十通函言："又《小儿卫生总微论》，两部均缺卷末李延寿跋一页，并烦抄寄，无任盼祷。"查缪荃孙所藏医籍，并无《小儿卫生总微论方》。[①] 而杭州丁氏不但有此书，且此版本有李延寿跋。《善本书室藏书志》云："《小儿卫生总微论方》二十卷（明弘治刊本）……宣城知县济南李延寿跋。"[②]后来成功补抄，柯逢时非常高兴，致缪荃孙第十二通函云："《保幼大全》已刻其半，得此后序，无遗憾矣。"《保幼大全》即《小儿卫生总微论方》。《小儿卫生总微论方》改名为《保幼大全》始于明弘治己酉（1489）朱臣刊本。朱臣序云："《保幼大全》即《小儿卫生总微论方》之别名也。以其制方著论，详审精密，故复名之曰《保幼大全》。"[③]

柯逢时寻求的还有其他藏书家或图书馆，可惜要么没借到，要么借阅少，不再赘述。虽多方求助，仍有很多书无法借到。如《伤寒补亡论》的部分版本。柯逢时《伤寒补亡论跋》云："每冀得善本校订，访求数十年，讫未之见。……原缺十六卷，无从修补。常熟瞿氏《书目》载抄本一卷，未必即是所缺，介人往借，则久佚矣。"其致缪荃孙第十三通函云："郭白云《伤寒补亡》……特十六卷则明时已亡。……闻蜀丁氏有不缺本，托方榘南访未得。"由此可见搜集医书之困难，也更知柯逢时之可敬。

六、底本选择

好的底本是校勘古籍成败的关键。清代，学术界刊刻古籍一般以宋元佳刻为底本。武昌医馆也不例外。如宣统二年（1910）所刊元曾世荣编《活

---

①　萧延平认为此书借自缪荃孙。《萧北丞先生致本会理事长缄》云："囊由柯中丞在缪小山太史处借得明弘治本。"（中医改进研究会《医学杂志》，第 22 期，1924 年，第 92 页）或许是通过缪荃孙借抄，导致了萧延平的误会。

②　《善本书室藏书志》卷十六，见《续修四库全书·史部》，第 927 册，第 347 页。

③　《小儿卫生总微论方》，人民卫生出版社，1990 年版，前言第 7 页。

幼心书》的底本就是元刻。柯逢时《活幼心书跋》云：

> 元本《活幼心书》三卷。每半叶十一行，每行二十一二字不等，盖至
> 元甲午曾氏原刻全帙，艺风前辈所藏士礼居本也。……明宣德庚戌有
> 修补本，日本享保甲寅曾为校刻，皆不及此本之善。

该本乃元代曾世荣原刻，版本大家黄丕烈、缪荃孙等递藏，可谓公认的善本，
定为善本比较容易。

如果没有宋元佳刻，确定底本就需要学术眼光。如宣统三年武昌医馆
所刊宋郭雍撰《伤寒补亡论》的底本，柯逢时《伤寒补亡论跋》云：

> 庆元初即经詹师板行，而传世绝少。明代重梓，已属残编。国朝道
> 光纪元长沙徐氏据以传刻，顾未能尽祛疑误，每冀得善本校订，访求数
> 十年，迄未之见。即徐刻亦渐不数觏。

通过柯逢时的版本梳理，我们可知，清代道光年间徐锦刊刻本较晚，且"未能
尽祛疑误"，并不是理想的底本。但考虑"徐刻亦渐不数觏"，柯逢时将之定
为底本，这需要很大的学术勇气。应当说，柯氏处理妥当，徐刻不错。第一，
校刊者徐锦文医兼通。徐锦（？—1824），字炳南，号澹安（亦作"澹庵"），长
洲（今属江苏苏州）人。[①] 他师从名医顾文烜，行医五十年，勤于临证，有医案
传世。撰、刊医书颇多，其孙徐康《心太平轩医案·附记》云："先大父澹安
公，为医五十年，著名当世。后琢堂太史修府志，编入方术传。所著《千金方
管见》等书，皆已散佚无存。惟《奇病录》《丹痧说》皆于壬寅、癸卯间康出资
校刊，与大父在时所刻之《伤寒补亡论》《金匮翼》并行。"[②]第二，他校刊态度
认真，方法得当。徐锦在《凡例》中言："此书久无刊本……抄录相沿，更多鱼
豕。兹搜集诸本校勘，确审其谬误者，则改正之。其无从考订者，则书'下原
文缺'四字。……意在传信，非敢妄易前人也。"校勘时搜集诸本表明方法的

---

① 徐锦生平参见焦振廉《清代医家徐锦生平与学术传承谱系》，《中华医史杂志》，2016 年
第 4 期，第 243—246 页。

② （清）徐锦著，卢棣、卢玉琼、任杰校注《心太平轩医案》，中国中医药出版社，2015 年
版，第 84 页。

恰当,确审的谬误才加以改正表明了态度的审慎。更加可贵的是,他不轻易增补,《凡例》云:"原序中本有方药五卷,今传写已失,然论列诸方,出于《伤寒论》者,固属家喻户晓。此外亦多见于《千金方》《活人书》,易于查考,故不复补入,恐转失其真也。"这跟很多医家动辄"增补""重编"大不相同。对于他的整理,柯逢时"未能尽祛疑误"的评语虽不甚高,但也承认徐锦解决了部分疑误。《续修四库全书总目提要》等著录的也是徐锦刊本,这也证明了柯逢时的选择无误。

第三节　校勘人员和校勘原则

柯逢时重视校勘。伦明《辛亥以来藏书纪事诗》注有"中丞尝言,刻书之佳劣,不在梓民,而在校者,苟能精校,便是佳本云云。见《缘督室日记抄》"的记载 。[1] 吴则虞《续藏书纪事诗》"柯逢时"条诗云:"镂版从来重校雠,好书原不在苟求。益神致用知何限,无那穷经已白头。"并迻录《缘督庐日记》己卯闰月二十日记:"忆在武昌,柯巽翁为余言刻书之佳劣,不在梓氏而在校者,苟能精校,不患非佳本也。此言良是。"[2]这都强调了柯氏重视校勘。但校勘古籍不易,校勘专业书籍更难。因相关人才太少,除自己去发现外,柯逢时还请人帮忙物色。柯逢时致缪荃孙第十通函云:"又校勘极难得人,勘医籍尤难,并求费神物色示知,以便延订。"经过多重努力,柯逢时终于组建了一个强大的校勘队伍。当然,为了便于校勘队伍工作,柯逢时还早早制订了校勘原则。

一、武昌医馆人员

武昌医馆学生不少,惜水平有限,能够从事校勘的较少。柯逢时致缪荃孙第八通函云:"本馆学生四十名,有十余名读书有根柢,有四五人曾学过医

---

① 东莞图书馆编《伦明全集1》,第77页。
② 吴则虞撰,吴受琚增补《续藏书纪事诗》,第249页。

者。今刻医籍,仅有五六人能初校,尚肯用心者。近方示以体例,令之练习。"经过练习,部分人员能力得到极大提高,能够独立承担校勘工作。如负责校勘《伤寒总病论》的郭慕韩就是武昌医馆学生。① 柯逢时《伤寒总病论跋》云:"蕲水郭生慕韩家世习医,肄业馆中,所诣益邃,重加雠校,成札记数千言,余为审定,附刊卷末。郭生庶几闻乡先生之遗风而起者与?"这里的"乡先生"指的是《伤寒总病论》作者庞安时。庞安时是宋代名医,籍贯和郭慕韩一样,都是湖北蕲水。这就可以明显看出,柯逢时所说的"郭生庶几闻乡先生之遗风而起者与"的分量。在某种程度上,郭慕韩也配得起柯逢时的赞赏和期待。他的《重校记》在黄丕烈《校记》的基础上完成。黄丕烈是校勘大家,能在他的基础上加以推进,实在难得。

　　武昌医馆学生校正的医书还有《太素》,1935年汉口余生印刷社出版时改为《黄帝内经太素补注》。② 刘震鋆在《黄帝内经太素补注序》中说:"孝感杨君熙之明济与予同肄业武昌医专者六年。"限于资料,我们无法得知武昌医专与医馆的关系,但刘震鋆和杨明济无疑都在武昌医馆学习过。该书《凡例》云"本书以柯息园师原抄本为宗",称柯逢时为师。又云:"本书自清季宣统庚戌年校起,稿经数十易,至民国壬申年始成。"宣统庚戌年(1910)正是武昌医馆刊书的关键一年,当年《本草衍义》刊刻,牌记为:"宣统二年武昌医馆重刊元本附校记"。③ 这是以武昌医馆名义刊刻的第一部医书。同时,《活幼心书》《小儿卫生总微论方》等医书开始校勘。刘震鋆、杨明济也在这一年开始校勘《太素》。据此可以断定,《黄帝内经太素补注》的编纂始于武昌医馆,但完成较晚。

　　武昌医馆中校勘医籍较多的是萧延平。萧延平(1860—1933),字北承(一作北丞、伯丞),号武湖渔隐,湖北黄陂人,举人,历任两湖总师范学堂文学教员、应城石膏局总办、安福国会参议院议员等。萧延平科举出身,但医

---

　　① (宋)庞安时撰《伤寒总病论》,民国元年(1912)武昌医馆重刊本。另,《中国中医古籍总目·伤寒总病论》著录的"清宣统三年辛亥(1911)郭慕韩重刻本"即是该本。

　　② 刘震鋆校订,杨明济补注《黄帝内经太素补注》,汉口余生印刷社,1935年印本。

　　③ (宋)寇宗奭撰《本草衍义》,宣统二年(1910)武昌医馆重刊本。

术高超。陈衍《石遗室诗话》云："黄陂萧北丞延平精医学，余居武昌时，妇病
屡濒于危，皆服北丞方而愈。"①而且阅读颇广。其姻弟周贞亮《校正内经太
素杨注后序》云："北承究心医书，涉览极博，《内经》不去手者盖数十年。"②因
为文医兼通，柯逢时聘他为武昌医学馆馆长。

　　萧延平参与了《武昌医馆丛书》中《活幼心书》的校勘工作。柯逢时在
《活幼心书跋》中言："因属翟君展成凤翔、萧君伯丞延平再三雠校，改正良
多，并附校记于后。"《武昌医馆丛书》收书8种，萧延平参与1种，还是有人
合作。这样看来，萧延平未从事多少校勘工作。实际上不然，武昌医馆已
经整理惜当时未能刊刻出版的医书，很多都是萧延平校勘的，如《小儿卫生
总微论方》，该书后由萧耀南捐资刊刻。萧延平《小儿卫生总微论方序》曰：
"是书乃柯巽庵中丞创办武昌医馆时出以相示。余时方主持馆事，见是书
明刻，讹误过多，因萃馆中诸生详为雠校。"③柯逢时《小儿卫生总微论方跋》
亦言："明刻脱误甚多，传世渐少。兹请武昌医馆馆长萧孝廉北承详加校订，
重为梓行。"更加难能可贵的是，柯逢时过世后，萧延平将武昌医馆整理医籍
的工作继续下去，校刊了《太素》《小儿药证直诀》《小儿卫生总微论方》等医
书。另外，萧延平还曾为萧耀南校勘《本草述》，王葆心《续汉口丛谈》卷六：
"萧珩珊耀南，曾出资属黄陂萧伯丞校刻明潜江刘云密尚书《本草述》一书，
剞劂已竣，尚未印行。"④直至民国二十五年(1936)，萧延平过世多年后，《本草
述》才在萧延平之弟萧延章的推动下出版，见萧延章《刘蠡园先生本草述跋》。⑤

　　萧延平对医书现状比较了解，他在《黄帝内经太素例言》中曾言："自来
校书，苦无善本，医书尤甚。盖中国自科举制兴，凡聪明才智之士，多趋重词
章声律之文，即间有卓荦异才，又或肆力于经史，汉宋诸学于医学一门，辄鄙
为方技而不屑为。故自林亿等校正医书后，从事此道者，实不多觏，晦盲否

　　①　陈衍著《石遗室诗话》，辽宁教育出版社，1998年版，第166页。按，该条将杨上善误为
隋人。
　　②　(唐)杨上善撰注《黄帝内经太素》，人民卫生出版社，1965年版，第617页。
　　③　《小儿卫生总微论方》，人民卫生出版社，1990年版，第599页。
　　④　王葆心著《续汉口丛谈·再续汉口丛谈》，湖北教育出版社，2002年版，第180—
181页。
　　⑤　(清)刘若金撰《本草述》，1936年黄冈兰陵堂刻本。

塞,几近千年,纰缪纠纷,问津无路。"①有鉴于此,萧延平确定了自己的整理方法。周贞亮《校正内经太素杨注后序》云:"用汉学治经义之法,……一义必析其微,一文必求其确。"②这就使萧延平整理或参与整理的医书具有较高的价值。

参与整理书籍的武昌医馆师生应该不止这些,惜限于资料,无法获知更多详细信息。③

二、南京校勘人员

柯逢时校刊医书得到了缪荃孙的大力支持。以缪荃孙为中心,石云轩、丁国钧等缪荃孙弟子组成了南京校勘团队。

石云轩,即柯逢时致缪荃孙信函中所说的石蕴轩,名凌汉,号戠素,别署淮水东边词人,祖籍安徽婺源(今属江西省)。他精于经学,且诗词歌赋无不擅长。也精于医学,在南京行医数十年,处方脉案文辞典雅,医术高超,有"石一帖"之称。曾在《医学公报》发表《论痉病与惊风略》等文。石云轩藏书极丰,珍本、抄本极多,尤多医学书籍及词学专著,仅珍贵的宋版医书就有十几部。军阀孙传芳曾出价七万银元购买,被拒。可惜的是,抗日战争时期,南京沦陷,石云轩的藏书遭洗劫,继而宅第火焚,藏书几乎无存。石云轩藏书是为了阅读。曾接触过石云轩的仇良矩在《儒医石云轩》一文中说:

> 藏书必加木夹板,封面当中有工楷书写的书名签条,两旁各贴纸一条,上首一张是概述内容,下首一张则书本人简评。因之,一书在手,未曾开卷,即可知其大略。展卷首先入目的,是各种颜色的圈点、眉批、注释。大致为初读用红色书写圈点,再读为用蓝色书写圈点,以次为黄、绿、紫,多至七色。书上有多少种颜色的圈点、批注,就是标明经过多少

---

① (唐)杨上善撰注《黄帝内经太素》,人民卫生出版社,1965年版,例言第4页。
② (唐)杨上善撰注《黄帝内经太素》,人民卫生出版社,1965年版,第617页。
③ 武昌医馆师生中有成就的医生还有冉雪峰等。冉雪峰于1908年受柯逢时之聘,入武昌医馆任教员,继任馆长。他应该也参与了整理工作,惜缺乏相关直接资料。

次的精心细读。由此一端,即可见云轩治学之严谨精深。①

　　总之,石云轩精通古籍又擅长医学,是校勘医籍的合适人选,也就成为了柯逢时属意的总校人选。柯逢时致缪荃孙第八通函请求道:"惟必须得一能总校有决断者,竟不得其人。如尊处有此人,请为延订示知。石君想须在宁,敬候赐示。"石君即石云轩。因他是缪荃孙弟子,故柯逢时希望缪氏延请。

　　惜石云轩没有答应,只是同意在南京帮助校勘部分医籍。当然,他在南京校勘具备有利条件。江南图书馆成立后,缪荃孙任总办,石云轩曾负责整理编排目录,对馆藏医籍非常熟悉。柯逢时致缪荃孙第七通函云:"馆中善本医籍,急求开示。石君蕴轩,既是名医,又能读古书,肯任校勘,即祈订定,将来覆写,均归一手经理为佳。"具体而言,石云轩曾参与校勘《太平圣惠方》。柯逢时还曾有聘请石云轩帮助校订《甲乙经》抄本的打算,后借到缪荃孙所藏原本而作罢。

　　除了石云轩,柯逢时还聘请丁国钧担任校勘。估计丁国钧没有立刻答应,柯逢时在致缪荃孙函中多次请求。第十通云:"再《太平圣惠方》《圣济总录》,……将来拟将样本寄宁一校。如此本可信,或即饬陶匠派人来宁写样,即请丁君代校,敬候示下。"第十一通云:"《圣惠》《圣济》,卷帙太繁,……惟原书校补不易,拟将底本寄宁,请丁君在藏书楼校定,再行交湘匠覆写校刻,未知丁君允否?"第十九通函还提出,无论在何地点只要同意校勘就可:"丁君是否在宁?《圣惠》《圣济》两书,能否代为写校? 敬求赐示。如可抽身,即属来鄂为校各书,否则在宁校定。各本修金,并烦酌定,以便按月寄宁。皇甫士安《甲乙经》……尊藏有景宋本,乞景写一部,(能寄鄂尤妙。)仍请丁君校定寄鄂,想亦乐于玉成也。"柯逢时之所以积极邀请丁国钧,是看重他的优势。作为缪荃孙弟子,丁氏除了学术精湛,还有两个优势。第一,丁国钧参与了江南图书馆的建立,在书籍搜集过程中出力甚多。柯逢时致缪荃孙第

---

① 政协南京市建邺区委员会编《建邺文史》第2辑,1987年,第102页。

十六通函云："善本堂书,得归金陵,亦书之幸。闻丁君方与其事,他日当可借抄。此间渐与书近,则尤幸矣。"丁国钧参与书籍的收购,自然熟悉书籍,有助于借抄,也有利于校勘。第二,丁国钧对医学古籍很关注。其《荷香馆琐言》记载了邴味清藏有《伤寒论》真本的事。其《补晋书艺文志》也著录了《黄帝三部针经》十三卷(皇甫谧)、《脉经》十卷(王叔和)等 25 种医籍。应当说,丁国钧是校勘古籍的合适人选。

与石云轩一样,丁国钧也校勘了部分医籍。如《太平圣惠方》。柯逢时致缪荃孙第十二通函云："今寄《太平圣惠方》写本一百册,敬求交丁秉衡兄、石蕴轩兄详校,拟交湘匠刻,已订合同,如能校几册陆续寄鄂,即可发写。"致缪荃孙第九通函亦云："《圣惠》较易,如有校成几册,即请寄鄂,以便先行付印,至为盼祷。"

另外,柯逢时从盛宣怀处借到的《幼幼新书》也可能由他们校订。柯逢时致缪荃孙第九通函："《幼幼新书》亦请校定后,陆续交来。"缪荃孙《日记》提供了旁证。庚戌年(1910)十月四日载："接刘光珊信,并影写《幼幼新书》。"[①]《艺风藏书记》《艺风藏书续记》都未著录此书,也就是说影写不是为了收藏,而是为了柯逢时。影写两个多月后,缪荃孙将之寄给柯逢时。庚戌年十二月二十三日载："覆逊庵信,寄《幼幼新书》《河汾诸人诸老诗》一册,交其专弁。"[②]中间两个多月的时间应该就是南京校勘的时间。

三、其他人员

1. 翟凤翔

翟凤翔(1867—1933),字展成,安徽泾县人。清光绪间举人。翟凤翔曾为武昌土税局收支员。在此期间,作为柯逢时的下属,他协助柯逢时校勘了《武昌医馆丛书》中的《大观本草》《活幼心书》等书籍。柯逢时《大观本草札记》卷首言："助余校订始终其事者,则泾县翟君展成之力独多云。"这是翟氏

---

① 缪荃孙著,张廷银,朱玉麒主编《缪荃孙全集·日记 3》,第 109 页。
② 缪荃孙著,张廷银,朱玉麒主编《缪荃孙全集·日记 3》,第 122 页。

参与校勘《大观本草》的直接证据。宣统二年(1910)二月柯逢时《活幼心书跋》云:"因属翟君展成凤翔,萧君伯丞延平再三雠校,改正良多,并附校记于后。"这是翟氏校勘《活幼心书》的直接证据。在校勘人员排名中,翟凤翔位居萧延平之前,表明翟氏起到的作用较大。

翟凤翔无医学背景,后来也没有从事与医学相关的事情。民国时期,他从事实业,曾任裕中纱厂协理、明远电气股份有限公司理事等。翟凤翔重视文献,曾重印《泾县志》《泾川丛书》等文献。这跟整理中医古籍有相通之处。翟凤翔富有仁心,关心社会公益事业,因救灾积劳成疾以至于逝世,各界人士在芜湖赭山建"展成亭",并立碑志其事。① 这跟医者父母心有相通之处。

2. 杨守敬

在协助柯逢时刊刻《大观本草》等书籍的过程中,杨守敬除了提供书籍,还亲自校勘。陈捷、真柳诚等学者利用湖北省图书馆、台北"故宫博物院"所藏《大观本草》朱印本上杨守敬的批校论述了杨守敬的校正工作。② 他们所言不虚。杨守敬也曾在致柯逢时函中说明自己的校正工作:"前得来示,久稽裁答,以刻书伊始,选工不易,加以校对《本草》,日无宁晷。……固也不知刻《本草》尤为烦扰,一则湖北工人所刻仿宋书字体多整齐者,此《大观本草》则以圆润为主,故虽有能者,亦不得不另授笔法,故每一叶刻成,或修改,或竟弃之,而易工重刻,月余来始有端绪。二则此书为唐慎微所撰,而及身未尝雕板,至大观、政和始两刻,继为《本草》,大费校订。……所幸守敬今年虽仍充两湖分教,而湘帅以守敬年稍大,不欲劳我,故今年未曾上堂,而得一意为阁下校书。"③当然,杨守敬也有协助校勘的助手。杨守敬致柯逢时函云:"现在倩有校书者四人,一熊固之,(名会贞,……每年贰佰金,伙食在外。)一黄逖先,(兼翻阅各医书,并誊写札记,每年一佰金,伙食在外。)其余二人则死对各本异同者,(每年五十金,连伙食不及百金。)守敬则总其成。计此医

---

① 泾县地方志编纂委员会编《泾县志》,方志出版社,1996年版,第933页。

② (日)真柳诚《杨守敬之医书校刊与江户考证医学家之文献研究》,第109页。

③ 杨先梅辑,刘信芳校注《杨守敬题跋书信遗稿》,第220页。

书宋元之外,有明刻本二通,朝鲜古刻本二通。(皆一一校对,有札记。)"①熊固之是杨守敬弟子,黄逖先是杨守敬女婿。

3. 黄山

柯逢时《伤寒补亡论跋》(宣统三年三月)云:"因属黄麓森贰尹山就所引书,是正文字,以广其传。"可见,黄山参与了《伤寒补亡论》的校勘工作。

学术界对黄山了解颇少。《湖南学案·王先谦学案》云:"黄山,生卒年及事迹不详。惟《年谱》记载,《后汉书集解》未及刊刻而先谦已卒,由门人黄山重新总校。"②这里对其生平小考一二。顾廷龙主编《清代朱卷集成》收录黄山的优贡卷,履历表云:"黄山,字麓森,原以字行,号思贾,年四十八岁,湖南长沙府长沙县学优廪生,民籍,肄业求忠、岳麓书院、湘水校经堂。"③当时为湖南光绪丙午(1906)科,四十八岁的黄山被录取,列第四名优生,则黄山生年当为1859年。黄山为王先谦弟子。欧阳翥《葵园先生百有六岁纪念献辞》云:"(王先谦)所居曰葵园,因自号葵园老人。湘中承学之士,与家君同时从游者,如黄麓森……并皆名重一时。……而麓森世丈于老人身后,代校《后汉书集解》……亦传世之作。麓森世丈所著《曲寿庐稿》,经兵燹后,荡然无存,仅余日记。"④据此可以大致勾勒出其履历。黄山(1859—?),字麓森,优贡,湖南长沙人;著有《曲寿庐稿》,已佚;王先谦弟子。其校补的《后汉书集解》(王先谦撰)、协助柯逢时校刊的《伤寒补亡论》等传世。

4. 刘殿臣

中国中医科学院图书馆藏有小岛尚质、尚真批注《医统正脉全书》本《甲乙经》。该书有柯逢时手笔识语:"是书系小岛原校本,属刘君殿臣,以奈须恒德本补入。小岛所校极精,恒德亦间可采。等他日再获善本,当复卒业。光绪己酉(1909)长至日,柯逢时记。"⑤可见,刘殿臣参与了《甲乙经》的校勘

---

①　杨先梅辑,刘信芳校注《杨守敬题跋书信遗稿》,第221页。
②　陈代湘主编《湖湘学案》,湖南人民出版社,2013年版,第1197页。
③　顾廷龙主编《清代朱卷集成》380,台北成文出版社,1992年版,第127页。
④　(民国)湖南文献委员会编《湖南文献汇编》(第1辑、第2辑),湖南人民出版社,2008年版,第344页。
⑤　(日)真柳诚《杨守敬之医书校刊与江户考证医学家之文献研究》,第119页。

工作。刘殿臣生卒年及事迹均不详。

综上,在柯逢时的努力下,萧延平等众多人员参与校勘工作,其中不乏专业人士,这在一定程度上保证了医籍的质量。

四、校勘原则

柯逢时对医书质量要求严苛。这从他致缪荃孙第七通函就能看出:"《活幼心书》系衡州原刊,误字甚多,校订五次,成校记一卷,其体例不一,只得重写付刊。"为了保证质量,也为了便于其他校勘人员工作,柯逢时还严格按照文献学的规律制订了一定的校勘原则。

（一）反对"不校校之"

《重刊大观本草·凡例》云:

　　近世刻书者,守以不校校之之说。虽明知其误,亦不改刊,故往往札记与本书相等,殊嫌弃词费。

这表明柯逢时明确反对"不校校之"的校勘方式。

所谓"不校校之",是顾广圻、黄丕烈等人提倡的一种校勘方法。顾广圻在《礼记考异跋》中有说明:"书必以不校校之。毋改易其本来,不校之谓也。能知其是非得失之所以然,校之之谓也。"[①]也就是说,校勘人员在校勘古籍时要完全摹照底本,即使明知有误,也要一字不易,从而保存书籍原貌,同时将校勘成果写成札记附录在后。这种方法比较客观,却往往造成札记文字量大,"与本书相等",不利于阅读。

柯逢时在校勘《大观本草》时没有采取这种方法,对于明显讹误加以修改。《凡例》云:"此本满纸谬误,校雠几逾十遍,有灼知此本之误者据政和改之,两误者亦直改之,两通者仍之,两本惬者亦仍之,亦有此本是而政和误改者,均详札记中。"如武昌医馆刊《大观本草》目录中卷十二有"女贞实（枸骨冬青续注）",这里的"枸"是后改字,原为"柯","柯骨"二字不知所云,柯逢时

---

① 《思适斋集》卷十四,见顾廷龙主编《续修四库全书·集部》,第 1491 册,第 108 页。

改为"枸骨",《大观本草札记》云:"(十六右)枸骨,'枸'原误'柯',据《政和》订。"枸骨是一种药物,似女贞,故将之附在女贞实之后。可见,改动虽然无法保持书籍原貌,却保证了知识的正确性及阅读的通畅性。

(二) 反对以意改

柯逢时提倡校改,但对以意改并不赞同。所谓以意改,指的是没有版本依据,凭借主观判断对古书加以改订。柯逢时反对这种做法。其在《重刊大观本草·凡例》中明言:

> 明李时珍《本草纲目》引此书最多,李氏以意改者不少,其难通者删之,李氏博极群书,当时犹难以证明,则知今日校此书尤难于李氏,彼可删此不可删也。

李时珍《本草纲目》在引用文献时往往进行删节改写,虽然也出现了部分错误,但大部分不伤害原意,符合古人的引文习惯。[①] 这也是柯逢时说"可删"的原因。与李时珍利用《大观本草》编纂《本草纲目》不同,柯逢时是对《大观本草》进行整理,故"不可删"。通过对比,柯逢时强调了自己的整理原则,那就是不以意改。查看《大观本草札记》可以发现,柯逢时善于用对校、他校、本校等方法进行校勘,充分运用了版本及相关文献依据。

柯逢时反对以意改,并不意味着不使用理校方法。有时没有版本及文献依据,柯逢时也会依据文理等加以校改。如武昌医馆刊本《大观本草》中《陶隐居序》有"其贵胜阮德如、张茂先、裴逸民、皇甫士安,及江左葛洪、蔡谟、商仲堪诸名人等,并研精药术",柯逢时《大观本草札记》指出:"'裴'原误'辈',《政和》同,今订。"也就是说,不管是大观本还是政和本都是"辈逸民",没有"裴逸民"。另外,敦煌卷子写本《本草经集注》也作"辈逸民"。[②] 也就是说,柯逢时的校改没有版本依据,完全按照自己的判断。因"辈逸民"不知所云,而"裴逸民"就是裴颜,裴秀之子。《晋书》本传述其通医:"颜通博多闻,

---

① 杨东方《〈本草纲目〉征引古籍讹误举隅》,《西部中医药》,2016 年第 7 期,第 61—63 页。

② (梁)陶弘景编,尚志钧、尚元胜辑校《本草经集注(辑校本)》,人民卫生出版社,1994 年版,第 24 页。

兼明医术。荀勖之修律度也，检得古尺，短世所用四分有余。颇上言：'宜改诸度量。若未能悉革，可先改太医权衡。此若差违，遂失神农、岐伯之正。药物轻重，分两乖互，所可伤夭，为害尤深。古寿考而今短折者，未必不由此也。'卒不能用。"①由此可见，柯逢时改得相当成功。也说明，柯氏反对的是肆意乱改，而不是谨慎的理校。

武昌医馆整理的很多医书基本上都遵从上述原则。先看第一个原则。《活幼心书》就践守之。柯逢时致缪荃孙第十通函云："（《活幼心书》）去冬已经重写，惟元刻讹字亦多，其灼然应改者，均即重改，另撰校记。"《伤寒总病论》也是如此。该书以黄丕烈刊本为底本刊刻而成。黄丕烈依据"不校校之"原则校刊，不改动书籍原貌，而武昌医馆本则直接修改，如《伤寒总病论重校记》"目录"下注："第四页并第五页前十行：黄刻因宋本缺目录一页有半，今据本书第一二三卷方论中逐一辑补，得论证目二十有一，汤方目六十有七，共计补三十行，以便寻检。"这表现出跟黄丕烈明显不同的校刊取向。除依据自己的校勘所得外，武昌医馆本还会依据黄丕烈的校勘结果进行修改。如《伤寒总病论重校记》云："卷第二：（十页后八行）五味子（味已详黄札，今据改正）。""黄札"即黄丕烈的札记。

再看第二个原则。以《活幼心书》为例言之。《校记》鲜明地表现出这一点，如《活幼心书信效方》下卷有"雄黄散六'川乌头'（此叶抄补作川芎。按：下重川芎，据《幼科准绳》引改乌头）。泻黄散二十七'微炒香'（炒原作妙，据钱氏《直诀》改）"的校记。可见，不管是将"川芎"改为"川乌头"还是将"妙"改为"炒"，武昌医馆都提供了有力的文献证据。

当然，有时也存在未遵守原则的现象。如将"仁"改为"人"。柯逢时《重刊大观本草·凡例》云："《大观》字体从古，而《政和》多改从今，如人改作仁……之类，此《政和》之谬，此本间有错书者不能悉改。"《大观本草札记卷上》在"薏苡仁"下亦云："仁当作人，此书多错出，不尽改。""仁当作人"是清代盛行的观点。段玉裁就言："果人之字，自宋元以前，本草方书，诗歌纪载，

---

① （唐）房玄龄撰《晋书》，中华书局，1999 年版，第 681 页。

无不作人字。自明成化重刊《本草》，乃尽改为仁字。"①实际上，这个说法不准确。沈澍农就指出，敦煌医药文献已有"仁"字多例。② 可见，柯逢时属于以讹传讹。其他医书的校勘也存在这个问题，如《活幼心书》。《活幼心书决证诗赋上卷校记》载："决证诗六论'因有薄荷'（原文恐误，下文有皮嫩、皮厚之说，或系皮行薄厚之讹）。"查武昌医馆刊本《活幼心书·五色主病六》，文为："望闻问切，医者先之。凡看病形指文，听声察色，其病图载方册。皮有薄厚，但周时外婴孩，多在怀抱，手无垢腻，则指白皮嫩，其纹显而易见。""皮有薄厚"原为"因有薄荷"，明显不通，直接改为"皮有薄厚"又感觉证据不足，最好的处理方式是存疑，武昌医馆径改不妥。还有明显改错的。《活幼心书信效方下卷校记》载："使君子圆（圆原作丸，以下同，今改一律）。"这种圆形的药物剂型本来就称为"丸"，后为避宋钦宗赵桓嫌名，将"丸"改为"圆"。《活幼心书》成于元代，不用避讳。为了一律，武昌医馆将"丸"改为"圆"属于谬误。

五、刻工和经理书籍人

为了保证书籍质量，柯逢时对刻工也有要求。他比较看重陶子林，致缪荃孙第九通函云："鄂匠惟陶子林一人可恃。"陶子林，亦作陶子麟，湖北黄冈人，著名刻工，设刻书肆于武昌，以姓名为店号，擅长摹刻古本，所摹刻的宋元善本几可乱真。卢前《书林别话》云："能刻仿宋及软体字者，有黄冈陶子林。如南浔刘氏嘉业堂之四史，刘世珩刊之《金石契》，及武进董授经诸书均出陶氏手，为一时所称。"③柯逢时愿意将医书交给陶子林刊刻。在致缪荃孙第十通函中，柯逢时表示已经把《活幼心书》"交陶匠付梓"，又说，如果《太平圣惠方》《圣济总录》抄本在南京，"或即饬陶匠派人来宁写样"。但陶子林事情太忙，根本无力刊刻那么多医书。柯逢时在致缪荃孙第九通函中抱怨道：

① （东汉）许慎撰，（清）段玉裁注《说文解字注》第八篇上，上海古籍出版社，1988 年版，第 365 页。
② 沈澍农著《中医古籍用字研究》，第 88 页。
③ 叶德辉撰《书林清话》，上海古籍出版社，2012 年版，第 301 页。

"(陶子林)管事太杂,不能应手。甚矣,办事之难也。"杨守敬致柯逢时函也言:"固也不知刻《本草》尤为烦扰。……而刻字好手又不易得,计陶子林(子麟事多,且尔来疲倦)不过刻得十余纸,其余皆李子其鸠合黄叔、李姐及汉阳帮人刻之。"①李子其也是湖北刻工,水平次于陶子林。虽然事物繁忙,陶子林仍刊刻了部分医书。据现有资料,陶子林参与刊刻的医书有《活幼心书》《本草衍义》。《活幼心书》,见前所述。《本草衍义》,武昌医馆本卷十九后署有"陶子麟锓刊"。

经理书籍人的职责不明,应是协助刊刻的人员。陶子林为柯逢时推荐的经理书籍人为许士麟。杨守敬致柯逢时函言:"陶子林为阁下物色经理书籍人,非他,即守敬之外孙,(亦即子林之姨妹夫。)此子废学,由守敬而颖悟默识,颇多材艺。(装潢、毡拓、钩摹皆能之。)守敬近日邀枝江熊固之为绘《水经注图》,其伸缩誊真,皆赖士麟。(此图若成,汪梅村之书可摧烧之矣,盖其谬误不堪指摘也。)实不能舍之去,(以所绘一纸呈览。)而子麟以为得阁下赏识,他日当有啖饭地。守敬亦以为然,已约子麟同行。"②

第四节　武昌医馆整理书籍考

武昌医馆整理书籍甚多,有当时出版的,如《武昌医馆丛书》;有后来出版的,如《小儿卫生总微论方》等;还有一些一直未能出版的,如《圣济总录》等。

一、《武昌医馆丛书》

在柯逢时生前刊行的《武昌医馆丛书》,共收书8种:宋唐慎微《经史证类大观本草》、清柯逢时《大观本草札记》、元曾世荣《活幼心书》、宋寇宗奭《本草衍义》、宋郭雍《重校伤寒补亡论》、宋庞安时《伤寒总病论》、汉张机《伤

---

① 杨先梅辑,刘信芳校注《杨守敬题跋书信遗稿》,第220页。
② 杨先梅辑,刘信芳校注《杨守敬题跋书信遗稿》,第216页。

寒论》、宋钱闻礼《类证增注伤寒百问歌》。

《经史证类大观本草》刊刻最早。牌记："光绪甲辰武昌柯氏重校刊印"。① 光绪甲辰即光绪三十年（1904），这时"武昌医馆"还未成立，故牌记只言"武昌柯氏"。如此看来，《经史证类大观本草》算不上武昌医馆校刊的医书。实际上不然。该书虽在光绪甲辰年刊刻，但校订修改完成则在武昌医馆成立后。柯逢时撰写于宣统二年（1910）六月的《大观本草札记序》云："杨君惺吾为余影摹此本。突过原刻，既毕工，复据《政和》异同，参互考订以为札记，三年而后成。……又六寒暑，始得校订剜改。刊附卷末以贻同志。"可见，在《大观本草札记》刊刻后，柯逢时又对书进行"校订剜改"，于宣统二年第二次刊行，载有修刻之依据的《大观本草札记》作为附录一同刊行。② 同年刊行的《活幼心书》《本草衍义》已经署为"武昌医馆"。《活幼心书》牌记："宣统二年二月武昌医馆借艺风堂藏至元刻本重校刊"。③ 《本草衍义》牌记："宣统二年武昌医馆重刊元本附校记"。《活幼心书》的刊行时间比柯逢时《大观本草札记序》的撰写时间还早。这些医书刊刻精细，均有柯逢时的序或跋，更重要的是有校记。另外，《重刊大观本草·凡例》说明了校勘的底本、校本及校勘原则，《活幼心书》《本草衍义》牌记说明了依据的底本。

其他医书的刊行时间如下。《重校伤寒补亡论》刊行于宣统三年，牌记为："宣统三年武昌医馆重校心太平轩本刊版长沙三月毕工"。④ 该书有柯逢时跋，牌记对底本也有说明。惜无校记，可能原因是无校本，只能将"所引各书检校一过"，"而于其未安处，则别为跋语志之"。⑤ 《伤寒总病论》《伤寒论》《类证增注伤寒百问歌》均刊行于民国元年（1912）。《伤寒总病论》牌记："民国元年十二月武昌医馆重刊"，无底本说明。幸有柯逢时跋⑥，对底本有介

----

　　①　《经史证类大观本草》，宣统二年（1910）柯逢时修刻本。

　　②　（日）真柳诚《杨守敬之医书校刊与江户考证医学家之文献研究》，第107—108页。

　　③　（元）曾世荣撰《活幼心书》，宣统二年武昌医馆刻本。另，日本学者真柳诚把《活幼心书》的刊行时间误定为宣统三年，见《杨守敬之医书校刊与江户考证医学家之文献研究》，第107页。

　　④　（宋）郭雍撰《重校伤寒补亡论》，宣统三年武昌医馆刻本。

　　⑤　柯逢时致缪荃孙第十三通函。

　　⑥　游文仁、苏奕彰《台北"国图馆"藏〈影北宋本伤寒论〉作伪者考辨》误认为《伤寒总病论》无柯逢时序跋。（《中华医史杂志》，2011年第1期，第35页）

绍:"湖州陆氏所藏政和原刻,不可复得。士礼居刻本传世渐稀,因复缩摹,以惠学者。"该书还有郭慕熙的重校记。①《伤寒论》牌记:"民国元年十二月武昌医馆刊毕",《类证增注伤寒百问歌》牌记:"民国元年十二月武昌医馆重刊"。② 这两部书既无序跋,也无校记,牌记也不反映底本信息,导致学术界对所用底本不甚清晰。以《伤寒论》为例,马继兴、真柳诚、钱超尘等认为,《伤寒论》所用底本为影北宋本(依据杨守敬命名);但游文仁、苏奕彰则认为,《伤寒论》的底本为是堀川济本(日本安政三年覆刊明万历间赵开美本)。③ 为什么《伤寒论》《类证增注伤寒百问歌》无序跋、无校记,牌记也很简略呢? 游文仁、苏奕彰曾有推测:"(阴历)8月19日在柯氏所居处的武昌即发生了反清革命(引者按:即武昌起义),世局动荡不安,再加上1912年柯氏即病故,所以这或许才是诸书未见柯氏序跋之因!"④他们的推断无误。《小儿药证直诀》《小儿卫生总微论方》两书均已交给陶子林而未能刊行也能证明这一点。但同年刊刻的《伤寒总病论》为何有跋及校记呢? 可能是工作完成较早,只是还未印行。⑤ 为了与《伤寒论》《类证增注伤寒百问歌》保持一致,《伤寒总病论》牌记也比较简略。

《武昌医馆丛书》中很多子目书的价值颇高。如《活幼心书》,该书以缪荃孙所藏本为底本。缪荃孙对整理本非常满意,《活幼心书题跋》云:"此书不经见,逊庵侍郎刻于医馆,又可流传数百年,曾先生救世苦心,亦稍慰矣。"⑥《续修四库全书总目提要》著录此本,并给予了很高评价:"《活幼心书》三卷、校记一卷,宣统重刊元本。……是本犹是元至元甲午曾氏原刊,吴县黄丕烈士礼居收藏,后归江阴缪荃孙艺风堂,宣统初,武昌柯逢时据以重刊。……世荣学有渊源,兼多心得,其书辨证详明,处方精审,且所取多宋以

————————

①　(宋)庞安时撰《伤寒总病论》,民国元年武昌医馆重刊本。

②　(汉)张仲景撰《伤寒论》,民国元年武昌医馆重刊本;(宋)钱闻礼撰《类证增注伤寒百问歌》,民国元年武昌医馆重刊本。

③　游文仁、苏奕彰《台北"国图馆"藏〈影北宋本伤寒论〉作伪者考辨》,第31—39页。

④　游文仁、苏奕彰《台北"国图馆"藏〈影北宋本伤寒论〉作伪者考辨》,第35页。

⑤　其他书籍也存在这种情况,如《活幼心书》,柯逢时致缪荃孙第十三通函云:"《活幼心书》刻成月余,未能印。"

⑥　缪荃孙著,张廷银、朱玉麒主编《缪荃孙全集·诗文2》,第225页。

前旧方,柯氏所论至允。后附重刊校记百有余条,雠勘精当,允称善本。"该提要在柯逢时跋的基础上写成,并指出武昌医馆刊本的三大优点:底本好、校勘精、论断准①。《中国医学大成总目提要》也著录此本:"《活幼心书》三卷,元曾世荣编撰,湖北柯氏校刊本",并迻录柯逢时跋,最后言:"清宣统二年,曾由武昌医馆刻成,流行绝少,且无句读。爰再为重校,加以圈点印行之。"②即以武昌医馆本为底本重新整理出版。

又如《大观本草》《本草衍义》《大观本草札记》。真柳诚说:"虽然柯逢时《大观本草》并无元宗文书院之木记,但以其精力与财力,使重校仿元版得以再现,连同内容详细的《札记》也得以出版。与今台北'国家图书馆'本比较,柯逢时本之精细,可以说令人称奇。所以,在日本,武昌医馆本《大观本草》、同书《札记》和后述的《本草衍义》被合在一起影印出版;而台湾则出版影本和日文解说的译文。"③中国大陆也一样,《中国本草全书》将三书全部收录,郑金生有《解题》,《大观本草》条云:"此书为《经史证类备急本草》(《大观本草》)的重刊本之一。系清光绪三十年(公元1904年)柯逢时氏武昌医学馆刊刻的所谓'影宋'刊本。由于其刻印精良,又附有柯氏《大观本草札记》二卷的校勘专著,故今即据之影印。"④可见,两书因刻印精良及校勘价值被影印。《本草衍义》条云:"该书传世有各种刊本。今据清宣统二年(公元1910年)柯逢时影刻本影印。"⑤在各种刊本中,能被遴选出来影印就是最好的证明。王熠、郭君双《〈本草衍义〉版本源流初探》更直接地说:"此书主要随《政和本草》的流传而流传于世。至清末始有陆心源重刊本与柯逢时的校刻本出现,使该书得以单行流传,而其中以柯氏校刻本尤为上乘,是不可多得的精校精刻本。"⑥

至于武昌医馆本《伤寒论》情况复杂,该本底本不明,甚至可能依据的是

---

① 指柯逢时的论断。
② 曹炳章编《中国医学大成总目提要》,儿科类第6—7页。
③ (日)真柳诚《杨守敬之医书校刊与江户考证医学家之文献研究》,第110页。
④ 鲁军主编,中国文化研究会纂《中国本草全书》第九卷,华夏出版社,1999年版,第289页。
⑤ 鲁军主编,中国文化研究会纂《中国本草全书》第十六卷,第343页。
⑥ 王熠、郭君双《〈本草衍义〉版本源流初探》,《中医文献杂志》,1998年第2期,第3页。

粘贴伪造本,但它的出现仍有深远的学术史意义。真柳诚曾有论述:"中国历代以刊行《注解伤寒论》系之书籍为多,对《(宋板)伤寒论》几乎毫无兴趣,再加上有识之士对武昌医馆本之真伪心存疑问,故该版至今一直未有以单行本覆刻及影印出版者,也未受到关注。不过,此版之后,号称赵开美本《(宋板)伤寒论》之影印本,分别于民国十二年(1923)由上海恽铁樵、民国二十年(1931)上海中医书局出版,1955年重庆中医学会则又刊行了铅印本,但均非真赵开美本,而是源自日本堀川本。尽管如此,武昌医馆本之出版,也可说是一部诱导中国人们去喜好《(宋板)伤寒论》的一部书。"①

《武昌医馆丛书》刊行扩大了相关医书的传播。如著名学者徐兆玮就购买了部分书籍。《徐兆玮日记》载:"来熏阁送来医书数种,予购《伤寒总病论》《伤寒百问歌》《活幼心书》……皆武昌医馆刊本。"②由此可见一斑。

二、《小儿卫生总微论方》《小儿药证直诀》《太素》

这三部都在柯逢时身后出版,情况各有不同。

(一)《小儿卫生总微论方》《小儿药证直诀》

这两部由萧延平于1924年出版。柯逢时致缪荃孙信函中多次表示要校刊《小儿卫生总微论方》《小儿药证直诀》。第十通函云:"幼科自宋钱氏著《真诀》后,始有专书。嗣有宋无名氏所著《卫生论》……均拟重刊。"第十一函云:"此外《卫生总微论》及……钱氏《真诀》,均重加校刊。"并在第十二函中通报了进度:"《保幼大全》已刻其半。"

在众人努力下,《小儿卫生总微论方》于宣统二年(1910)校勘完成。③ 柯逢时为之撰跋:

> 《小儿卫生总微论方》二十卷。宋嘉定丙子,何氏刊于行在太医局。序中已言不知作者谓谁,卷中多引《圣济经》及《钱仲阳方论》,盖宋南渡后隐君子也。第七卷末自记编《伤寒类证》诸方,亦颇详备。考《伤寒类

---

①　(日)真柳诚《杨守敬之医书校刊与江户考证医学家之文献研究》,第116—117页。
②　(清)徐兆玮著,李向东、包岐峰、苏醒等标点《徐兆玮日记3》,第1744—1745页。
③　《小儿卫生总微论方》,1924年黄冈萧氏兰陵堂刻本。

证》三卷,初刊于金大定,宋氏谓得之异人,至明虞山赵氏覆刻,附入《仲景全书》。今其书具在,条件分明,俾读长沙书者犁然有当,盖不独精于幼科,而其名亦不著,可不谓贤与? 此书一名《保幼大全》,当是明人所改。范氏书目以为明朱臣编,盖偶记刊书姓名耳。明刻脱误甚多,传世渐少。兹请武昌医馆馆长萧孝廉北承详加校订,重为梓行,仲阳心法实亦推阐无遗矣。

宣统二年三月三日,武昌柯逢时。

柯跋信息很丰富,这里稍加阐述一二。第一,《小儿卫生总微论方》的刊刻时间。《四库全书总目》曾述及这个问题:"前有嘉定丙午和安大夫特差判太医局何大任序。"但嘉定无丙午,叶德辉《书林清话》云:"嘉定无丙午,三年为庚午,九年为丙子,十五年为壬午。"[①]而柯逢时所说的"宋嘉定丙子"则很好地解决了这个问题。第二,《小儿卫生总微论方》的作者。柯逢时认为作者乃"宋南渡后隐君子"。在此基础上,萧延平有所补充,序云:"兹观其书中,一则曰'余流落钱塘',再则曰'予在行朝',作者当为宋南渡时人。盖士君子生际乱世之末流,既不得假斧柯以行其志,而悲天悯人之心终不能自已,特托为仁术,冀消沴戾而普慈祥,亦犹宣公罢相广集医文、文正微时愿为良医之意。"由此可见,柯氏推断的合理性。第三,《伤寒类证》的问题。《小儿卫生总微论方》第七卷卷末云:"伤寒之病,传变证候甚多。予尝编《伤寒类证论方》,亦颇详备。"本卷卷首小注云:"其细论在《伤寒类证集》中。"这里的《伤寒类证论方》《伤寒类证集》是否即收入《仲景全书》里的《伤寒类证》(金宋云公),还需资料证实。柯逢时提供了一种思路。第四,该书乃柯逢时"请武昌医馆馆长萧孝廉北承详加校订"而成。萧延平序亦可证明:"是书乃柯巽庵中丞创办武昌医馆时出以相示。余时方主持馆事,见是书明刻,讹误过多,因萃馆中诸生详为雠校。甫经蒇事……爰归之中丞,俾付剞劂。"第五,落款时间为"宣统二年三月三日",这个时期,武昌医馆校刊医书颇多。总之,柯跋本身具有较高的学术价值,又证明了《小儿卫生总微论方》由武昌

---

① 叶德辉撰《书林清话》,上海古籍出版社,2012 年版,第 61 页。

医馆整理。

既然已经完成，为何未能刊行呢？萧延平《小儿卫生总微论方序》有详细说明："陶告以是书正拟开雕，而武昌义起，幸当时与《钱氏小儿科》一并藏之箧筴，携往沪上，未经散佚。"也就是说，武昌医馆把校勘好的《小儿卫生总微论方》交给了陶子林，准备刊刻。不料辛亥革命爆发，接着柯逢时离世，该书未能刊刻。

至于《小儿药证直诀》，武昌医馆也进行了认真整理。[①] 柯逢时致缪荃孙第十二函云："钱氏《小儿方》（据陈刻）已写样。"可见，武昌医馆整理本的底本为陈世杰仿宋本。[②] 陈世杰仿宋本具有很高的版本价值。《经籍访古志补遗》著录此本，并云："世多传熊氏《类证》，薛氏《校注》，俱颇有增修，此本特不失旧观，真为可贵。"[③]当然，陈世杰仿宋本也有不足。武昌医馆又将从缪荃孙处借到的《类证注释钱氏小儿方诀》作为校本，最大程度上保证校勘的质量。具体完成时间，限于资料，现在无法得知。但据萧延平《小儿卫生总微论方序》，辛亥革命爆发前，该书也已交给陶子麟。在颠沛流离中，陶子麟细心保存《小儿卫生总微论方》《小儿药证直诀》两部书稿，并顺利转交给萧延平。在萧耀南的资助下，萧延平将书出版。萧延平《小儿卫生总微论方序》云："余展卷披阅，曩时所校，墨迹犹新，不胜狂喜，特走谒吾宗珩珊巡使。巡使素以活人济世为心，即慨捐巨资，与《内经太素》及《钱氏小儿直诀》三书同时付梓，仍属余董理其事。余因留居武昌，重加雠校，不数月而三书次第出版。……今是书自成，中丞与巡使可谓前后辉映矣。"在萧延平看来，柯逢时（中丞）的贡献不容忽视。

武昌医馆整理的这两部书特别是《小儿卫生总微论方》学术价值颇高。《中国医学大成总目提要》著录此本（湖北萧氏重刻本），并以之为底本，"复

---

① 《小儿药证直诀》，1924 年萧氏兰陵堂刻本。

② 《钱氏小儿药证直诀》（萧延平刊本）前有两湖巡阅使督理军务兼湖北省长萧耀南《重刊钱氏小儿药证直诀叙》和汝楫《重刊钱氏小儿药证直诀序》。汝楫《重刊钱氏小儿药证直诀序》也证明了武昌医馆《小儿药证直诀》的底本为清陈世杰仿宋本（起秀堂本）。

③ 《宋元明清书目题跋丛刊19》，第 462—463 页。

增圈点,重校付梓"。①

（二）《太素》

《太素》为国内久佚书籍。真柳诚曾认为:"《太素》系柯逢时从杨守敬所得。"②这不符合实情。柯逢时本来自日本,袁昶《校刻黄帝内经太素叙》③云:"柯太史巽庵得之亶洲、夷洲传抄"。"亶洲、夷洲"典故源自《三国志·吴书·吴主传》,现在一般认为,亶洲指的就是日本,而夷洲指的是中国台湾地区。

柯逢时所藏的日本抄本现藏于国家图书馆:残,二十二卷,六册,外封面:"精校　唐杨上善注　黄帝内经太素残卷本　共六册"。卷二有"柯逢时印"藏书印,内封面有柯逢时(息园)重装信息:"光绪戊申五月息园重装"。光绪戊申年(1908)再次重装,表明柯逢时很重视此书。该书一向被认为日本灵溪静舍抄本,因抄写所用纸有"灵溪静舍"字样,殊不知灵溪精舍就是柯逢时藏书楼名称,柯氏藏书目录就名为《灵溪精舍藏书》。④ 柯逢时获得此本的时间为光绪十年(1884),对此,真柳诚《黄帝医籍研究》有论述。⑤

该本跟杨守敬无关。首先,封面信息透漏这一点。第一册封面字数很多,除卷二、卷三、卷五、卷六的目录等外,值得注意的有以下两点:一、书名、版本信息:《黄帝内经太素》,"倭抄不全本"。这里明确表明就是日本抄本。二、校本信息:"光绪甲申借惺吾本核(引者按:因纸张损坏,"核"后是否有字无法得知);光绪壬辰借江建霞太史(标)本校过。"这表明,柯逢时曾分别于光绪甲申年(1884)、光绪壬辰年(1892)借杨守敬本、江标本核对校勘。这里也表明,"倭抄不全本"不是来自杨守敬,如果来自杨守敬的话,也应被称为"惺吾本"。

---

①　曹炳章编《中国医学大成总目提要》,儿科类第4—5页。

②　(日)真柳诚《杨守敬之医书校刊与江户考证医学家之文献研究》,第118页。

③　《太素》,清光绪二十三年丁酉(1897)通隐堂刻本。

④　《灵溪精舍藏书》现存稿本,藏于武汉图书馆。见李静霞主编《武汉图书馆》,天津大学出版社,2017年版,第226页。

⑤　(日)真柳诚著;郭秀梅译《黄帝医籍研究》,人民卫生出版社,2020年版,第323—324页。

其次，刘震鋆《黄帝内经太素补注序》中的一段话同样证明柯逢时本不是来自杨守敬："清季吾师柯巽庵中丞逢时闻此书尚存，悬巨金购得唐人抄本。江建霞太史景有酌源堂本。杨惺吾孝廉守敬有影抄本。海内所藏只此残编三部而已。"①这里明确表明该本乃柯逢时花费巨金购买获得，更将它跟杨守敬本并列，也说明跟杨守敬无关。刘震鋆是柯逢时医馆弟子，负责校勘《太素》，他的话当然可信。

再次，该本跟杨守敬所藏各本存在明显不同。比如"诊脉手掌图"的有无。国图所藏的柯逢时本有此图，据之整理的《黄帝内经人素补注》也有此图，并有注云："诊脉手掌图，影抄各本俱无。惟柯息园师原抄本有。"而杨守敬所藏各本无此图。如果抄本来自杨守敬，不应该有此差异。

最后，还有一个证据可以说明这个问题。《太素》的作者杨上善，袁昶本认为是隋人。这从《太素校正例言》所说的"《太素》凡与《灵枢》异同者，字义必胜于今后出本之《灵枢》。隋人所辑书，自校宋人可据（今从《灵枢》改正者少）"②就能看出。这个看法可能源自宋高保衡、林亿等《重广补注黄帝内经素问序》所说的"隋杨上善纂而为《太素》"③。实际上，杨上善为唐人。最早提出这个观点的是小岛尚质，中国台北"故宫博物院"所藏的日本太医博士福井丹波守影写仁和寺藏残卷本《黄帝内经太素》（存卷十四）有他的朱笔识语，其中云："上文'故为阳明注'云'甲乙景丁'，又云'景丁属阳'，又云'景为五月'。案：李唐人避太祖讳，丙为景，可见上善是唐时人也。"④可能是受小岛尚质影响，杨守敬很早就认为杨上善是唐人，具体见光绪九年癸未（1883）所写的《太素跋》。⑤ 如果底本来自杨守敬，则光绪十八年柯逢时、袁昶交流

---

① 刘震鋆校订，杨明济补注《黄帝内经太素补注》，汉口余生印刷社，1935年印本。
② 《太素》，清光绪二十三年丁酉（1897）通隐堂刻本。
③ 郭霭春主编《黄帝内经素问校注》，人民卫生出版社，2013年版，重广补注黄帝内经素问序。
④ （日）真柳诚《台湾访书志Ⅰ故宫博物院所藏の医药古典籍(1)》，《汉方の临床》第49卷第1号。
⑤ 落款为"光绪癸未十二月宜都杨守敬记"，见"中央图书馆"特藏组《标点善本题跋集录》，台北"中央图书馆"，1992年版，第253页。另外，杨守敬的论述证据除小岛尚质提出的避讳外，还从官职制度加以论证。只是遗憾的是，在避讳证据方面，杨守敬未提及小岛尚质的贡献。

时不会称杨上善为隋人。① 至于,灵溪静舍抄本将杨上善署为唐也很容易解释,这时《日本访书志》(光绪丁酉年即1897,此书开雕)已经流传一段时间,杨守敬的观点已经被人熟知。

因《太素》为国内佚书,柯逢时很早就进行整理。萧延平《太素》"例言"云:"中丞曾语余云:'是书手校多年,后为袁忠节取去付梓。'并以袁刻一部相赠。暇时取中丞校本与袁刻对勘,凡袁刻改定处,与中丞所校多同,前言或不诬也。"袁忠节即袁昶,谥忠节。袁昶刊刻《太素》的时间是1897年,则柯逢时整理时间更早,柯逢时的整理成果也已经融入袁昶刻本中。萧延平《太素》"例言"就言及:"至中丞所校,以混入袁刻中,不复区别。"

武昌医馆成立后,柯逢时又有了重新整理《太素》的打算,所以他给武昌医馆馆长萧延平出示自己的整理本。后来萧延平整理了《太素》,并于1924年将之出版。② 萧延平本校勘精细,学术价值极高,是公认的善本。不过,萧延平的整理并没有延续柯逢时的路数,而是重起炉灶。萧延平中途离开武昌医馆可能是原因之一。武昌医馆负责整理《太素》的人员是刘震鋆、杨明济。前文已有论述。两人自宣统二年(1910)开始整理,历经数十年,于1935年在汉口余生印刷社出版,书名为《黄帝内经太素补注》。刘震鋆、杨明济整理相当认真,《黄帝内经太素补注·凡例》很多条都反映出这一点,如"本书以柯息园师原抄本为宗,以江太史酌源堂本并杨孝廉影抄本为参考";"本书中与所引各书异议之处逐一校出,其中虚字凡有关紧要者概行校出";"本书凡古字、俗字并字书通用之字,及字书所无由旁处引证决不能废之字,补注中悉依原本,以存真相。至原书中不能沿用之字,按语中亦必注明,不没真迹,以待考古者之研究"。对于这个版本,钱超尘先生给予了很高评价:"此书之出版,不仅扩大了《太素》的影响,使之更加普及,而且对《太素》的考证亦更加深入,综合自清末至1935年几十年之成果,并且提供了一些新的考证资料,标志着我国《太素》研究与考证进入一个总结过去瞻望未来的历史时

---

① 袁昶光绪十八年壬辰(1892)十月日记,见(清)袁昶著,孙之梅整理《袁昶日记下》,凤凰出版社,2018年版,第980—981页。

② 《黄帝内经太素》,民国十三年(1924)兰陵堂刻本。

期。《太素补注》的出版与刘震鋈两文之撰写,带有《太素》研究转捩点的特点。"①

三、《圣济总录》《太平圣惠方》等未能出版的医书

在刊刻《大观本草》时,柯逢时对速度不甚在意。杨守敬致他的信函中言:"阁下固以求精不求速为要,而守敬则竞竞以速为贵者,一则守敬老,恐不及竣事;二则校对人与刻工人不同,只可计年月,不可论书字多少。若为时太久,则所费多。"②杨守敬虽是这么说,进展应该还是较慢。柯逢时致缪荃孙第五通函云:"敝刻《本草》,已成十之八。……惺吾作事,无一能爽快者。其刻本无不精绝过人者,盖其所长即其所短也。"可见,柯逢时对速度并不是不在意,而是更倾向于质量。

随着时局的动荡,年龄的增大,柯逢时心态发生了极大变化,只想尽早出版整理的医书。他致缪荃孙第九通函云:

> 前交小婿寄呈寸笺,并《太平圣惠方》,计蒙鉴及。《圣济总录》,已借惺吾处抄元大德本校写,惟卷帙繁多,刻工太少,合之《圣惠》,数年始得成功。自揣衰颓,河清难俟。近与同人约,拟将《圣济》《圣惠》两巨帙,先用石印,精制成书,惠此来学。其余诸籍,皆用雕镂。在通人或不以为然,而苦无可如何,出此下策,我公闻之,当亦听然而笑也。《圣济》甫用元大德本校成十册,尚未缮写,此颇费手,非一年不成。《圣惠》较易,如有校成几册,即请寄鄂,以便先行付印,至为盼祷。

石印本书籍大都校勘不精,文字错讹、质量欠佳,学者及鉴藏家均不重视。这也就是函中所言"不以为然""听然而笑"的原因。柯逢时能够想到石印的"下策"实在是"自揣衰颓,河清难俟"的无奈之举。

为了《圣济总录》《太平圣惠方》的整理、出版,柯逢时花费了很多心血。其致缪荃孙第十七函云:"《圣济总录》本有汪刻政和本,复借得惺吾倭抄大

---

① 钱超尘著《黄帝内经太素研究》,第23页。
② 杨先梅辑,刘信芳校注《杨守敬题跋书信遗稿》,第220页。

字大德本,已校出三十余卷。"《圣济总录》如此,《太平圣惠方》亦然。杨守敬致柯逢时函云:"《圣惠方》已写得十余册,而来札欲寄豫章,谓此间有能校此书者,但卷某篇茫无津涯,亦有漏者。"①因湖北书手少,特别是陶子林太忙,柯逢时准备将这两部书在湖南刊刻。他在致缪荃孙函中多次谈及此事。第十一函云:"《圣惠》《圣济》,卷帙太繁,已与湘匠立约,竣工较速。"第十二函云:"今寄《太平圣惠方》写本一百册……拟交湘匠刻,已订合同。"第十三函云:"《圣济》及《圣惠》已议在湘刊板,然终须数年,始得成书,鄂中则迟延不可谋事矣。"但湖南情况有变,导致原来计划泡汤。柯逢时致缪荃孙第七函云:"《太平圣惠方》及《圣济总录》,本议归湘匠刊刻,湘又遭此奇变,恐不能克期蒇事也。""奇变"具体指是什么,限于资料,已经无法获知。但导致两书未能在湖南刊行却是可知的。如果没有这次"奇变",刊行问题不大。前面就有成功的例子,如《武昌医馆丛书》之《重校伤寒补亡论》就是在长沙刊刻的。没法雕镂,只能石印。柯逢时在此方面也做了很多工作,除前引信函外,其他信函也有涉及,如致缪荃孙第十八函云:"《圣济》已写样,仍拟石印元大德本。(以政和残本校。)"遗憾的是,这个方案也未能成功。时人也颇多遗憾。杨守敬就言:"巽庵公创医馆,刻《太平圣惠方》《圣济总录》……均未蒇事。"②

除《圣济总录》《太平圣惠方》,武昌医馆整理但未出版的医书还有《幼幼新书》《金匮要略方论》等。1.《幼幼新书》。柯逢时致缪荃孙第九通云:"《幼幼新书》亦请校定后,陆续交来,仍当影刊,此亦巨册,且所引皆宋以前善本,不能苟简。"这表明,武昌医馆已经开始整理《幼幼新书》,惜未能出版之。2.《金匮要略方论》。柯逢时致缪荃孙第十一函云:"又将仲景诸书,依赵开美本景刻。"赵开美《仲景全书》包括张仲景《伤寒论》十卷、成无己《注解伤寒论》十卷、宋云公《伤寒类证》三卷、张仲景《金匮要略方论》三卷,共4种。可见,柯逢时拟刻的还有《金匮要略方论》,惜也没成功。

---

① 杨先梅辑,刘信芳校注《杨守敬题跋书信遗稿》,第221页。
② 杨守敬《寄梁鼎芬》,见杨先梅辑,刘信芳校注《杨守敬题跋书信遗稿》,第206页。

另外,中国中医科学院所藏的刘殿臣整理本《甲乙经》、柯逢时批注本《中藏经》等也未能出版。

这些未来得及刊刻的中医书籍陆续散出。存世的除《甲乙经》《中藏经》外,还有《太平圣惠方》,现藏在北大医学图书馆。1912 年,北京医学专门学校(北京医科大学的前身)校长汤尔和将含《太平圣惠方》在内的武昌医馆医书调到北京医学专门学校,随后多有遗失。1952 年,著名医史专家程之范教授从北京医科大学图书馆要处理的旧书和旧报纸堆中发现《太平圣惠方》,力促保留,才幸免于难。①

四、是否出版不明的《备急千金要方》

《续修四库全书提要》"《备急千金要方》三十卷附《考异》一卷(日本影宋刊本)"条云:"清末武昌柯氏复用此本重刊,校勘加详,并称善本。"据此,则柯逢时曾出版《备急千金要方》。惜未见到此书,存疑待查。

———————

① 李静、徐坤《北大医学图书馆藏〈太平圣惠方〉及浅谈古籍保护》,《知识文库》,2018 年第 12 期。

第六章 医家整理校刊医书

第二章详述的《医宗金鉴》是吴谦等有官方背景医家整理的医书。除《医宗金鉴》外,医家整理的书籍还有很多。中医界对此研究也颇多,中国医学史、中国各家学说、中医文献学等相关课程教材在论述医家时都会对其整理作品进行梳理、探讨。另外,临床医家重视实用,多关注治则治法,整理文献只是他们汲取前人学术思想的方式之一,限于精力、物力,他们很少整理大部头医书。为了避免重复研究,同时避免研究的零碎化,这里仅就《世补斋医学丛书后集》《周氏医学丛书》两部较为大型的整理类著作进行分析,并试图分析医家整理的特点。

第一节 陆懋修与医书整理

清代医家中,陆懋修是整理医书较多的,既有刊刻的,也有未刊的。有些影响还很大,如《世补斋医书后集》就是清代著名的医学丛书。

一、陆懋修及其家族

陆懋修(1818—1886),清代著名医学家,字九芝,自号江左下工,又号林屋山人,恩贡生,候选直隶州州判,江苏元和(今江苏吴县)人。"其先世以科第显"①。六世祖陆肯堂(1650—1696)为康熙乙丑科(1685)状元,官至侍读,

---

① 袁兰升《世补斋医书序》,见陆懋修《世补斋医书》,光绪十年(1884)刊刻,光绪十二年山左书局重印本。

充日讲起居注官。自此陆家科第连绵,陆肯堂之子陆秉鉴为进士,从弟陆均、儿子陆秉镆、孙子陆元善为举人。至陆懋修祖父陆文(1766—1826)为诸生,父亲陆嵩(1791—1860)为廪贡生。

陆家不但以儒显,还通医。其先祖可追溯到唐代政治家陆贽(754—805),著有《陆氏集验方》。陆懋修《述先》^①一开始就说:"昔我宣公尝集录古今方。""宣公"即指陆贽,陆贽卒谥"宣"。自此"世守厥绪,于读书有成后皆兼通医学"。到了清代更是如此。《述先》接着说:"高曾以前事不可知,及余曾大母韩太君,于余大父少游赠公年九岁时,伤寒斑不出,太君亲检方书,得药与证合。询诸医,医穷于术,漫应之。卒以此愈。事见顾南雅通政所为墓志中。"这里虽言"高曾以前事不可知",但从其曾祖母韩太君的行为可以一窥其家族风气。

至于祖父陆文的医术,陆懋修有更为清楚地描述。《述先》云:

> 少游公以理学名世,亦精于医。尝客游河洛,所至以医学见知于当道钜公。及道光二年壬午家居,值天行时疫,曾制一方以活人。其证吐泻腹痛,脚麻转筋,一泻之后大肉暴脱,毙者不可胜数。维时我苏大医如徐炳南、曹仁伯诸公,佥谓脾主四肢、司肌肉,今病脚麻肉脱,显然脾病,法当补土。而参、术并投,迄无一效。先祖曰:此属土败,补土是矣。然土之败也,木贼之;木之旺也,风动之。《洪范》云:"木曰曲直。"《左氏传》云:"风淫末疾。"肢麻为末疾之征,转筋即曲直之象。本岁木运太过,风气流行,而后脾土受邪,故欲补土必先平肝,欲平肝必先定风。风定而后以脾药继之,庶可及救。若专补土,无近功,非救急法。然定风之药如钩藤、天麻辈,亦未必能奏效。乃取《金匮》方中蜘蛛散一法,以蜘蛛、肉桂二物锉为散。盖谓蜘蛛临风结网,长于定风,炙焦则微变其寒性而为温,有开散之力。佐以肉桂,木得桂而枯,使风先息而木自平,然后以本年运气应用之药另制汤液。此方一出,投无不利。徐、曹二公

① (清)陆懋修著,秦伯未校《世补斋医书前集·文集》,上海中医书局,1931年版,文十六第21页。

奇之，登门索方，畀之而去。由此风行，全活无算。

由此可见，陆文理论素养深厚，临床效果颇佳。

陆嵩继承父业，于医学更加精通。《述先》云："及我先人方山府君，以经学词章名于时，于大父医学尤得心传大旨。不狃于习俗之病名以为治，而于阴阳、寒热、表里、虚实、真假辨而得之。于药则先后缓急以其时施之，故同一刀圭也，而治效独神。"后面详细记述了陆嵩的医案，并云："桐城张子畏观察传府君，谓府君有经世才，未为世用。儒而医，亦以学问行之，即为心术救世之一端，洵不诬也。"通过张子畏的评述，陆懋修强调了其父陆嵩"儒而医"的特点。

陆嵩很注重陆懋修医学能力的培养，并尽力提供帮助。咸丰六年(1856)年底，陆嵩借到《易卢孙三家医案》，立刻为儿子抄录一份，当时他已经四年不动笔墨，跋云："丙辰岁暮，余从妇弟王子谦处借得《三家医案》一本。……自遭寇乱，迁徙流离，倏经四载，笔墨尽废，因懋儿学医，得此书，为之手录一通，盖不胜感慨系之云。"[①]父亲的言传身教对陆懋修影响极大，《述先》云："余自中年遭难，先代藏书尽散，独所藏医家言有先人手泽者皆携出。何敢谓能读父书？而亦不敢薄斯道为技术。诚以一匕之投，动关生命，非他语言文字仅为一己之得失者比也。"由此可见，家族特别是其父陆嵩对陆懋修的影响。

陆懋修继承家学，从事临床多年，自言"从事刀圭者三十年"(《世补斋医书自序》)，治愈了大量的患者，其中包括达官贵人。袁兰升《世补斋医书序》记载了部分案例："咸丰己未，泾阳张文毅公督兵皖江，军书旁午，以湿热遘疾，群医震惊不能疗。九芝故出公门下，飞骑千里，招致军中，进数剂立瘥。文毅德之，优礼而归。今中丞太康刘公，于辛酉令上海时得结胸证，以时方元(玄)参、地、麦，濒于危。九芝视之，贡以朴、枳辈，数服乃解。""泾阳张文毅公"即张芾(1814—1862)，道光十五年(1835)进士，曾任江西巡抚，卒谥"文毅"。中丞太康刘公即刘郇膏(1818—1866)，道光二十七年进士，官至江苏巡抚。

① 苏州图书馆编著《苏州图书馆藏善本题跋》，国家图书馆出版社，2018年版，第170页。

陆懋修之子陆润庠(1841—1915)，字凤石，同治十三年甲戌科(1874)状元，为晚清著名政治人物。陆润庠受父亲影响，通医学。陆润庠《世补斋医书后集跋》云："庠不敏，不克善承先志，又不获出而临证，而当世谬谓知医，且上荷主恩，命管理京师医局，于随证施治之法，得时时与诸医士讨论其间，实不过先公之绪余耳。"这是他自述。他人更认为陆润庠精医。冯金鉴《世补斋医书后集序》云："夫古人以良医比良相，谓其济世功同也，然兼之者卒鲜。今凤石同年任医学大臣，由吏部入阁，良医良相兼于一身。"古代士人有达则"良相"穷则"良医"的理想，陆润庠则完美融合在一起。他的医学主要由陆懋修传授。冯金鉴《世补斋医书后集序》就云："而要之皆本于先生之教。"先生，即陆懋修。

二、《世补斋医书》的《前集》和《后集》

陆懋修最主要的著作是《世补斋医书》，分《前集》《后集》。《前集》先刊，陆润庠《世补斋医书后集跋》云："先赠光禄公《世补斋医书》刊成于光绪丁酉岁，为先公手定本。是年秋，庠视学山左，迎养先公于署中。其明年，崇峻峰方伯序之，张勤果中丞署签，名之曰《世补斋医书前集》，盖以未刊者尚有多种，故云尔也。"①光绪丁酉即光绪二十三年(1897)。不过，陆润庠的说法有误。《世补斋医书》刊刻于光绪十年甲申。内封面："世补斋医书六种三十三卷　谭宗浚署检"。"谭宗浚署检"下有"臣宗浚"印章。牌记："光绪甲申四月校刊"。光绪十一年乙酉，陆润庠担任山东学政。第二年，山左书局重印此书，改名《世补斋医书前集》。牌记："光绪丙戌季秋山左书局重印"。②所谓六种，指的是《文》十六卷、《不谢方》一卷、《伤寒论阳明病释》四卷、《内经运气病释》九卷附《内经遗篇病释》一卷、《内经运气表》一卷、《内经难字音义》一卷。

这些著作基本上属于个人独撰。《续修四库全书总目提要》有评述：

---

① 见《世补斋医书后集》，宣统二年(1910)陆润庠刻本。
② 《世补斋医书》，光绪十年甲申刻，光绪十二年丙戌山左书局重印本。

其《阳明病释》,为生平得力所在,谓今医于伤寒不明阳明治法,直至于无法可治,故分阳明经病、府病为二类。前二卷列仲景书诸条而发明之,后二卷集古今诸家之说而疏证之。昌言阳明无死证,苟能用仲景之法,虽濒于危,尚可得生,治之于早,即不致于危。其释运气,谓人在气交之中而为病,仲景论伤寒所以撰用《素问》者,无不如是。又谓《素问》不见疫字,以《刺法》《本论》二篇之遗也。后人误以温热病为疫即因此,故并为之释,以明疫之原。其发挥仲景精义,全在《文集》中,大旨以《难经》言伤寒有五,风、寒、温、热、湿皆在其中,古今之病不外寒热两途,古今之治不外温清两法,仲景于法原已具备,后人不能引申,故多疑误。反覆言之,不外此义。于近代治仲景书者之优劣,评骘尤详。

后集由陆润庠刊刻。在前集的刊刻过程中,陆润庠就发挥了作用,他是参校之一。当初,山左书局曾有刊刻后集的计划,这从重印《世补斋医书》并改名为《世补斋医书前集》就能看出。但陆懋修的去世打乱了这个节奏,陆润庠丁忧离职。《后集》的出版工作就耽搁下来,直至清宣统二年庚戌(1910),陆润庠才在弟子冯叔莹的协助下刊刻《世补斋医书后集》。陆润庠《世补斋医书后集跋》云:"自先公弃养后,忽忽已二十余年,是书风行宇内,群以未得见《后集》为憾。庠以遭时多故,又晨夕理官事,欲校刊成全书而未暇也。去年夏,及门冯生叔莹闻其事,锐然任校雠之役,于是出所藏数种畀之。叔莹悉心参阅,一年而书成,先后付梓人,即名曰《世补斋医书后集》,而先公一生潜心覃思数十年于此道者,至是续得流传于世,则冯生之力为足多焉。"

冯叔莹即每卷卷末"门下晚学生冯汝玖校字"中的冯汝玖。冯汝玖,后改名冯水,字叔莹,号若海,冯金鉴①子,浙江桐乡人。冯金鉴喜欢医学,曾在光绪二十年(1894)校刊《白喉吹药方》。也许受父亲影响,冯汝玖也喜欢医学,其《世补斋医书后集识》一开始就说:"玖束发即喜医。"光绪三十一年科举废除,冯汝玖专心学医。冯金鉴《世补斋医书后集序》云:"儿子汝玖,随任

---

① 冯金鉴,字心兰,进士出身,官至四川川北道。

川北，以科举停废，始读医书。"冯汝玖一开始拜四川阆中名医杨遇时（1830—1911）为师，进步不小，困惑也很多，直至读到陆懋修医书才群疑冰释。《世补斋医书后集识》云："光绪甲辰再随任川北，从杨伯庚先生遇时学，潜心苦读年余，稍稍识六经，分虚实。每以《伤寒》一书其旨深奥，难得门径，且不明温热与伤寒之别，以为憾然。常读论中白虎、承气各方，又以为非治寒之方，似仲景非不知治温者，只以无所征据，未敢自信。丁未岁，旅京师，读太夫子《世补斋医书》，始知伤寒乃《难经》'伤寒有五'之伤寒，非'二曰伤寒'之伤寒，于是平日之疑乃一旦尽释。"再加上父亲跟陆润庠的关系，冯汝玖得以拜陆润庠为师，冯金鉴《世补斋医书后集序》云："见先生《初集》，心悦诚服，以未得亲承提命为憾。丁未岁，回京受业于凤石同年，专门习医，冀可递相传授。"后来冯汝玖成长为一代名医，尤其擅长麻疹、喉症，著作有《惊风辨误三篇》《麻疹兼喉症说》《简易良方》《龙树菩萨眼论》等。这也证明冯汝玖是校勘的合适人选。不过，冯氏校勘也有讹误，恽毓鼎就指出《校正王朴庄伤寒论注》有多处疏漏："读王朴庄《伤寒论注及附余》讫。王氏为元和陆师相太翁九芝先生之外祖，师相刻之《世补斋医书》中，校手太疏，余签其讹误几百数。"[1]

《世补斋医书后集》的封面"世补斋医书后集"由晚清政治人物袁树勋题。袁树勋（1847—1915），字海观，晚年自号抑戒老人，湖南湘潭人，官至两广总督。该书总目：《重订傅青主女科》九卷并作三卷，《重订戴北山广温热论》五卷，《重订绮石理虚元鉴》五卷，《校正王朴庄伤寒论注》十二卷，计4种，共二十五卷。这是约略言之。如《重订傅青主女科》后附《生化编》一部，又如《校正王朴庄伤寒论注》包括著作更多。另外，每种封面都由名人题签，还以《重订傅青主女科》为例，题签者为朱益藩。封面："重订傅征君女科八卷　生化编一卷　共九卷并作三卷　朱益藩谨署"。"朱益藩谨署"下有"臣益藩印"印章。朱益藩（1861—1937），晚清政治人物，字艾卿，号定国，江西莲花人，官至都察院左副都御史。辛亥革命后，他涉猎医学。另外，他也是末代

---

① （清）恽毓鼎著，史晓风整理《恽毓鼎澄斋日记》，第542页。

帝师。

《后集》跟《前集》明显不同，《前集》多属自撰，《后集》则为整理。深究下来，两者还有更大的不同，冯金鉴《世补斋医书后集序》曾有比较："大抵先生之书，《前集》各种以明理为主，《后集》各种以辨误为主。"所谓辨误，也就是重订。很多书籍的书名就呈现出这一点。即使标为"校正"的《校正王朴庄伤寒论注》也是对当时盛行于世伤寒错简派的厘正，即冯金鉴说的"凡有妄解妄注假名错简之处不惮烦言辩驳而厘正之"，或者冯汝玖所说的"深辟方、喻辈矜奇立异之说"。

三、《重订傅青主女科》

《傅青主女科》，又名《女科》，是一部临床价值极高的中医妇产科专著。关于其作者是否为傅山（1607—1684），学术界虽有不同看法，但大部分认为该书为托名之作。陆懋修则认为，该书作者是傅山，且是傅山所传的唯一医书。《重订傅青主女科跋》云："余谓傅征君所传医书，只有《女科》。"关于《傅青主女科》的著述方式，陆懋修《重订傅征君女科序》认为："每遇一病，必先列常解于前，而后自解之，非故求新，不囿于常，则自成为新耳。"并云："尝谓先生是书力求其新，适得其常，固非炫异矜奇者比。"对此，陆懋修"服膺是书有年矣"，于是广泛搜集各种版本。"始从友人处辗转借抄，久之乃得《海山仙馆丛书》新刊本，咀嚼玩味。"发现该本存在不少问题，应该是在传播过程中混杂了其他内容："祝崖祁氏不云乎，此书晋省抄本甚夥，然多秘而不宣，彼此参考，多不相符，则雅乐之为郑声所乱多矣。""求得先生真面目，使后儒开卷了然"，陆懋修将之重订，"非敢有涂改点窜之意也"。

陆懋修主要做了三方面的工作。第一，为避两书重复，将《产后编》书名改为《生化编》。《重订傅征君女科序》云："此书《女科》二卷，《产后编》二卷。《女科》中已列有'产后'一门，而《产后编》中所载各病又与《女科》卷末似一似二，或重见而叠出，或此有而彼无。先生本属两书，读者未免眩目。因揣先生于产后治法另为一编，若专为阐发钱氏化生汤而设，因即易其名曰《生化编》，以避两书重复，而仍不失原书本旨。当犹是先生之志也。"第二，增删文句,改定体例。《重订傅征君女科序》指出,该书"语句杂沓,体例参错",于是,"移易增删,改定体例,以《女科》八门厘为八卷,另附《生化编》一编。繁者汰之,冗者节之,晦者明之,杂者一之"。第三,更正部分内容。《重订傅征君女科序》云:"且《产后编》所列'类伤寒证'以阳明府胃家实一证属之三阴,此其贻害匪细,疑非出自先生之手。……而于阳明府混作三阴之条,犹有不可不釐正者。"对于这些改动。有人赞同,比如叶景葵就指出陆氏对原书的"删改"及所加的眉注"皆经验所得"[①]的赞誉之词。但另一方面,这些重订并没有版本等客观依据,故陆懋修《重订傅征君女科序》多有"揣先生"、"当犹是先生之志也"、"疑非出自先生之手"等揣测之辞。

四、《重订戴北山广温热论》

《广瘟疫论》,清初医家戴天章撰。戴氏在《自序》中认为,"瘟疫一证,历代明哲"虽有成方及治法,但"无专书、无特名",直至吴又可《温疫论》出,才有改观,"真可谓独辟鸿蒙,揭日月于中天矣"。遗憾的是,该书未能发挥应有的作用:"有口诵其书,啧啧称道,而对证书方仍多不用其法,口则曰此时证也,而手则仍用伤寒之方、拘伤寒之法者,比比皆然。"原因就在于"知其名而未得其辨证之法耳"。为了解决"辨证"的困难,戴天章"取吴子之原本,或注释,或增订,或删改,意在辨瘟疫之体异于伤寒,而尤慎辨于见证之始,开卷先列辨气、辨色、辨舌、辨神、辨脉五条,使阅者一见了然",成书《广瘟疫论》。这样下来,"然则吴子之书人人可用,而瘟疫之横夭者少,生全者多,诚斯世斯民之幸也!"

跟戴天章一样,陆懋修对吴又可《温疫论》评价也高。《重订吴又可温疫论序》云:"书中'传变'一节,谓有表而再表,里而再里者,有先里后表,但里不表者。及'挟热痢'一节,谓有热结旁流者,有胶闭而非燥结者。皆为又可特识,能言前人所未言,厥功伟矣。……诚以此书实有至理,足为寒疫外之

---

① 叶景葵撰,柳和城编《叶景葵文集》,第 702 页。

温疫垂一治法。"①对于戴天章的整理,陆懋修也给予了很高评价。《重订戴北山广温热论序》云:"北山此书以温热与伤寒辨,条分缕晰,逐病疏明。伤寒之治不混于温热,温热之治不混于伤寒,诚于秦越人'四曰热病、五曰温病'之异于'二曰伤寒'者,分疆画界,不得飞越一步矣。"《重订戴北山广温热论跋》云:"此书明辨温热与伤寒,病反治异,朗若列眉,实足为度世金针。"

在肯定吴又可、戴天章的同时,陆懋修也指出了他们的不足,那就是"温"与"瘟"两个概念的混淆。吴又可认为,"温"即"瘟"。《温疫论·正名》云:"《伤寒论》曰:发热而渴,不恶寒者为温病,后人省'氵'加'疒'为瘟,即温也。"②陆懋修认为这种观点错误,书名应为《温疫论》,《重订吴又可温疫论序》云:"瘟即疫也。温与寒则疫中之两证也。若必以'温''瘟'为一字,则岂疫之温者可名温温,而疫之寒者亦可名寒温乎? 即此已说不去矣。又可之所谓疫,即宋以后之所谓瘟。……而味其所论,则实论疫中之温者,不论疫中之寒者。且只言疫中之温者,不言不疫之温者。以其所遇崇祯辛巳之疫固是温疫,不是寒疫。然则其为书也,自当名之曰《温疫论》。"③有鉴于此,陆懋修对《温疫论》做了整理,《重订吴又可温疫论序》云:"其书名则定应改正,而于书中之混杂不清者亦一一厘定之。"④这表明《重订吴又可温疫论》已经完成。奇怪的是,该书从未被引用或著录,也没传世。

在陆懋修看来,跟吴又可一样,戴天章在概念使用上也存在名实不符的问题。《重订戴北山广温热论序》云:"在吴氏自论疫中之温,而仍不免纠缠不疫之温;在戴氏则专论不疫之温,恐人于阳明温热之病误用太阳风寒之法,特于书成时未加检点,仍沿俗说,以'瘟疫'之名名温热之病。"这种失误很大,必须修订。陆懋修"为之改正其文"。第一,删除"瘟疫""伤寒"等非"不疫之温"的内容:"删去论中'尸气''腐气'等语,及后幅大青龙一方","绝无羼入瘟疫之处,亦无夹杂伤寒之处"。第二,改换概念术语,使之名正言

① (清)陆懋修著,秦伯未校《世补斋医书前集·文集》,文十三,第2页。
② (明)吴有性著,孟澍江、杨进点校《温疫论》,人民卫生出版社,1990年版,第90页。
③ (清)陆懋修著,秦伯未校《世补斋医书前集·文集》,文十三,第1—2页。
④ (清)陆懋修著,秦伯未校《世补斋医书前集·文集》,文十三,第2页。

顺："余爱其论之精，而惜其名之误，乃于凡所称'时行''疫疠'者，悉改之曰'温邪'。"第三，卷首增加数语点题，改定书名："其开首云'世之治伤寒者，每误以温热治之；治温热者，又误以伤寒治之'四语，则余所缀也。有此一提，而所以作书之意乃先于卷端揭清，即为之改题曰'温热论'。"如此重订后，陆氏认为："则此书实足为温热病正法眼藏矣。"为了取得圆满的修订结果，陆懋修花费了很大工夫。《重订戴北山广温热论跋》云："命儿子润庠手录之，而于书中'疫'字，未及一一更改，意殊未惬。因再命施生起鹏用粉笔涂之，以归划一。"

五、《重订绮石理虚元鉴》

《理虚元鉴》是具有很高学术价值的治虚专书，作者一般称为绮石先生。绮石先生，姓氏、生平、里居均不详。关于该书撰写情况，赵宗田序有叙述："绮石先生医道高玄，虚劳一门，尤为独阐之宗。……先生悯世人之病虚劳者，委命于庸医，而轻者重，重者危，深可痛伤。特校昔贤之书几千百家，如四时各司一气之偏，未逢元会。乃伏读《素》《灵》而启悟门，得其要领，参订补注，集成一书。"①"会世变"，"身丁丧乱，受梓无人"，直至乾隆三十六年辛卯（1771），该书才由柯怀祖（德修）刊刻，分为两卷，现存于世。

柯怀祖为清代名医柯琴后人。柯怀祖之侄柯有田在《理虚元鉴跋》中言："曾伯祖韵伯公，本诸生，精研医理，笺疏辨论极夥，自著《来苏集》等书数种，向未梓行。表舅祖陈时行，韵伯公嫡派，吾伯父所受业者，渊源固历历不爽也。……则伯父于医，原本先世。"②可见，柯怀祖医学上继承柯琴，故书斋名"复韵斋"。值得注意的是，陆懋修也深受柯琴影响，他在《书柯韵伯伤寒论翼后》中自称治伤寒从《伤寒来苏集》入手，"故能不以病名病，而以证名病。亦能不以药求病，而以病求药。即治杂病，亦能以六经分之，是皆先生

---

① （明）汪绮石撰《理虚元鉴》，江苏科学技术出版社，1981年版，原序。需要注意的是，这里的引文据两卷本，跟陆懋修整理的五卷本稍有不同。柯怀祖《理虚元鉴序》、柯有田《理虚元鉴跋》也同样依据两卷本。

② （明）汪绮石撰《理虚元鉴》，江苏科学技术出版社，1981年版，柯跋。

之教也"。① 另外,"陆懋修以阳明病概温病,将温病纳入阳明病的证治体系之中",也跟柯琴"阳明为成温之薮"的论断有关。②

柯怀祖在读书中发现,"古人立说,各具一长。合其长,乃称全璧","遍观诸家,虚症犹未尽厥奥"。而《理虚元鉴》的出现,弥补了这个缺憾。该书"实发前人所未发。其治阴虚,主清金,肺为五脏之天也;治阳虚,主健中,脾为百骸之母也。其方甚简,药味无多"。柯怀祖认为,"绮石之论虚劳,犹仲景之论伤寒,非举一而废百也,……绮石岂在仲景下耶?"③将绮石跟仲景并列,这个评价甚高。

对于《理虚元鉴》的作者及流传情况,陆懋修曾有考察,《重订绮石理虚元鉴自序》云:"绮石先生《理虚元鉴》传于其门下士赵子宗田,而刻于慈溪柯君德修者也。惜赵不言绮石姓氏,惟于原序中约略知为胜国时人。其少子身遭世变,未经授梓。可见德修以前世无传本。而德修实得力于是书,故不使其终于沉埋剥蚀,而特寿诸梨枣以表彰之。……而德修所刊本亦未盛行于世,故世无多见。"应该说,这个考察是站得住脚的,如认为绮石是明代人,赵序所说的"世变"(明清易代)就能证明。当然,有些考察并不完全准确,如陆氏没看见刊本,就说"未盛行于世"。实际上现在仍有多部柯氏刊本存世。

跟柯怀祖一样,陆懋修也认为《理虚元鉴》价值较高。《重订绮石理虚元鉴自序》云:"其治虚之所以异于人者,已尽于六因中医药一因,及所辨非弱七证,而于阴虚主清金,阳虚主建中,实超出乎专事肾经者徒以桂附补火知柏滋阴之上,葛氏养道丹房治虚十药不能专美于前矣。"④当然,两人观点也有不同。柯怀祖认为,《理虚元鉴》是独美。陆懋修认为,《理虚元鉴》跟元代葛可久《十药神书》是双美。《十药神书》也是治虚的名著。《续修四库全书

---

① (清)陆懋修著《世补斋医书》,中医古籍出版社,2014年版,第174页。
② 张立平《浅谈陆懋修医学思想的学术渊源》,《中国中医基础医学杂志》,2014年第1期,第23—24页。
③ (明)汪绮石撰《理虚元鉴》,柯序。
④ 《世补斋医书·文·重定绮石理虚元鉴序》作:"服其治虚之法,于阴虚主清金,于阳虚主建中,归本肺脾,超出乎专事肾经者徒以桂附益火知柏滋阴之上,可与吾苏葛可久养道丹房《十药》并传。"见秦伯未校《世补斋医书前集·文集》(文十三,第1页)。文字虽有不同,但意思基本一致。

总目提要·十药神书》就谈到"清叶桂,吴中名医,奉为秘本,凡治吐血证悉祖其法"。但《十药神书》在道光二十一年(1841)重刊之前流行不广,柯怀祖应该没有看到。而陆懋修重订《理虚元鉴》时,《十药神书》已经盛行,这也导致两人观点稍异。

至于《理虚元鉴》的体例等,陆懋修认为问题很多,更何况他看到的是柯本的传抄本。《重订绮石理虚元鉴自序》云:"此本余自友人处借抄得之。……惜余所见传抄之本,体例混淆,先后错杂。所载各方或书药名,或为歌诀,均未尽善。"陆懋修决定重订,"为之第其先后,一其体例,分为五卷。以理虚总论为第一卷,所列病证为第二卷,治病余论为第三卷,用药宜忌为第四卷,脉法列方为第五卷,删繁补漏,层次井然"。可见,陆懋修的整理是为了书籍的"层次井然",这跟《重订傅青主女科》《重订戴北山广温热论》稍有不同,后两书还有改正原书失误的问题。《续修四库全书总目提要》著录的原本(两卷本),但也指出"陆氏改订,于治法无所异",且于编次较简明。

六、《校正王朴庄伤寒论注》

《校正王朴庄伤寒论注》十二卷,王丙编撰,包括著作多种:《王朴庄伤寒论注校》六卷、《伤寒论附余》二卷、《伤寒例新注》一卷、《读伤寒论心法》一卷、《回澜说》一卷、《时节气候决病法》一卷。王丙的生平及医术,黄丕烈曾述及,《荛圃藏书题识·玄珠密语》云:"吴中一老医,王其姓,丙其名,绳孙其字,朴庄其号,余犹及见之,治病亦曾邀之,而未经领略其妙。顷与王惕甫谈,知其治惕甫之尊人病,预决其死生迟速,以壬癸日为难过。并云须历几个壬癸日始卒。后果如所言。"[①]由此可见,王丙医术高超。不过,关于王丙的资料很少,《荛圃藏书题识·玄珠密语》又云:"朴庄曾属惕甫作一文字,序其遗书。其卒时,惕甫不在家。归后其长子又卒,无从得其遗事,故文缺焉。"[②]这里的惕甫即王芑孙(1755—1818),惕甫其号,清代藏书家、书法家、

---

① 《宋元明清书目题跋丛刊13》,第77页。
② 《宋元明清书目题跋丛刊13》,第77页。

文学家。如果他能为王丙的书作序，想必也是一篇好文章。另外，陆懋修《世补斋医书·文·伤寒方一两准七分六厘一升准今六勺七抄说》①云："公之先自炎宋时即以医世其家，嗣是代传医学，以至于公。"可见，王丙出身医学世家。

跟《后集》的其他书相比，《校正王朴庄伤寒论注》比较奇特。《续修四库全书总目提要·世补斋医书后集》就云："傅氏、戴氏、绮氏之书，世所通行，懋修重加改订，意见有不尽相同之处。王氏为懋修之外曾祖，其医学渊源所出，王书晦而未传，特为表章。"可见，其他书籍偏于"改定"，《校正王朴庄伤寒论注》偏于"表章"。而表章的原因，在于陆懋修跟王丙的关系。陆懋修在《世补斋医书·文·伤寒方一两准七分六厘一升准今六勺七抄说》的叙述也证明了这一点："朴庄公讳丙，为吾母之祖，余于公在重孙行。……余藏有公所著《伤寒论注》未刻稿，以《千金翼》为序，异于他氏之各为次第者。又有《回澜说》万余言，扶掖叔和，以辟诸家之谬。余之私淑于公久矣。公之书，则吾母于咸丰丁巳年六十有七时手录以存于家者，惜未能为公梓以问世也。"这段话中"朴庄公讳丙，为吾母之祖"表明血缘关系，"余之私淑于公久矣"表明学术传承关系，而"惜未能为公梓以问世也"表明陆懋修急于表彰王丙著作的心态。在"惜未能为公梓以问世也"文字后，陆懋修还梳理了王丙的一部书："其《古方权量考》一册，则唐笠山《吴医汇讲》全载之，王孟英《温热经纬》亦采之。近复经长于算学者屡核之，皆曰准。"这部书未被收入《世补斋医书后集》，原因就在于已经为世人所知，不必特别表彰。

陆懋修校正王丙的著作，私谊只是一方面，另一方面则在于王丙著作本身的价值。② 以《伤寒论注》为例言之。该书的内容及特点，《续修四库全书总目提要·伤寒论注》有详细的介绍：

---

① （清）陆懋修著，秦伯未校《世补斋医书前集·文集》，文三，第19页。

② 王丙评点著作甚多，如《易卢孙三家医案》（不分卷），现存清咸丰七年（1857）陆嵩抄本。陆嵩跋语云："三家者，抚州易氏大艮、钱塘卢氏不远、新安孙氏一奎也。三者皆前明人。书系子谦尊人乙垣翁所录，卢案卷末有长评一篇，乃余太岳朴庄先生手笔，上方评语，当亦是朴老所缀。"（苏州图书馆编著《苏州图书馆藏善本题跋》，第170页）陆懋修在梳理王丙著作时并未提及此书，后来也未整理出版，这也表明，陆懋修在整理和梳理过程中有所选择，只选择了王丙重要的医书进行整理。

丙注《伤寒论》,用唐孙思邈《千金翼方》所载者为定本,谓思邈所据为王叔和原编,初作《千金方》,仅见叔和所作《论例》,后作《翼方》,始得全书,收入卷九、卷十两卷中,因例已入前书,故不复载,而叔和所集诸可与不可与亦未载,别附伤寒宜忌及发汗吐下后病状、霍乱病状、阴易病已后劳复并杂方各篇,悉依《千金翼方》之次,共为六卷。

可以说,王丙以《千金翼方》卷九、卷十所载者为《伤寒论》定本是极大的贡献。陆懋修《伤寒论注》卷一卷首按语云:"诸家《伤寒论》注,惟我外曾祖朴庄公此注为《千金翼方》定本。"这不仅仅具有创新意义,更对解决学术纷扰具有重要意义。陆懋修《伤寒论注》卷六卷末按语云:"《伤寒论》自注家各自为说,倒乱已极,惟此为唐时序次最古之本,犹见仲景当时原次,大可宝贵。"《续修四库全书总目提要·伤寒论注》亦云:

> 《伤寒论》自宋以后,沿用成无已注本,于叔和诸篇,或信或疑,方有执、喻昌诸人攻之尤力,不得其平,攻方、喻者又纷起,人各一词,聚讼不已。何篇为仲景言,何篇为叔和说,几无定论。丙据《千金翼方》,参证于《外台秘要》,较为近古。视晚近诸家,各凭臆断者,自为胜之。

这里通过学术史的梳理,断定了《伤寒论注》的价值。

不过,王丙所用的《千金翼方》底本不好,对校勘下的功夫也不大。《伤寒论》文献大家钱超尘就指出:"王朴庄所用底本为明王肯堂本,对底本文字有改动,如增字、删字、遗漏等,王朴庄本不是《唐本伤寒论》最好的版本,不可据以校勘宋本《伤寒论》《脉经》及《金匮玉函经》。……王朴庄对《唐本伤寒论》校雠勘正功夫少。"[①]而陆懋修的校正弥补了这个问题,钱先生指出:"王朴庄外曾孙陆懋修以《脉经》《千金翼方》卷九卷十为校本逐条校正王朴庄本,则《伤寒论注》当视为王、陆祖孙联合完成之本。陆懋修校勘《伤寒论注》不止一次,第一次所用《千金翼方》校本为王肯堂本或清乾隆年间华希闳据王肯堂本翻刻之本,第二次以日本文政十二年翻刻元大德本为校本,经过

---

① 钱超尘《陆懋修对傅青主〈生化编〉作者之考辨》,见钱超尘主编《傅山医书考辨》,广西师范大学出版社,2015年版,第203页。

陆懋修校勘，王朴庄《伤寒论注》才以高水准呈现读者。陆懋修校雠之功巨大。"①

陆懋修不但有校雠之功，其阐发义理也有贡献。《续修四库全书总目提要·伤寒论注》就称他的"校语于要义发挥甚多"。如"太阳病用桂枝汤法第一"有按语云："读此书者，当先于气化二字着眼。何为气？寒水、燥金、相火、君火、湿土、风木，是也。气病而后经病，先生指点极明。"又云："经气六日传遍，非病气必以六日相传也。其病气之仍在太阳者，不论经气之传至何经，总是麻、桂二味即可，于各经中所用麻、桂方验之，近读黄氏坤载书更明。"这对于理解《伤寒论》，理解王丙的学术思想都有意义。

七、陆懋修整理的其他医学著作

陆懋修整理的医学著作还有很多，有些未刊印。著名藏书家范行准收藏多部，其《栖芬室架书目录》著录有陆氏批校的《神农本草经百种录》一卷、《本草三家注》六卷、《伤寒论注》四卷、《伤寒附翼》二卷等。其中《伤寒论注》条信息丰富，提及陆润庠的按语："《伤寒论注》四卷，清柯琴编注，同治坊刻本（四册）。按：有陆懋修朱笔批校，在柯氏序后有懋修子润庠朱笔手识十行，中有'《伤寒论注》四卷、《附翼》二卷、《本草三家注》六卷，《神农本草经百种录》一卷，皆先公手批校定本而未经梓行'，并有曾因其父知医而命管理京师医局。"②陆润庠按语明确表明这些书籍都是陆懋修整理。这些书籍整理程度不一。有些书籍只是稍加批校，如《神农本草经百种录》，《栖芬室架书目录》云："全书仅有陆懋修校正一字，批语二句，共计不过十三个朱笔字而已。"③1984年，范行准将藏书捐献给中国中医研究院（现中国中医科学院），陆氏批校本《神农本草经百种录》等就在其中。

范行准收藏的只是部分。陆懋修已经整理但未刊的著作还有《陆批慎

---

①　钱超尘《陆懋修对傅青主〈生化编〉作者之考辨》，见钱超尘主编《傅山医书考辨》，第204页。

②　范行准编，牛亚华整理《栖芬室架书目录》，北京科学技术出版社，2017年版，第14页。

③　范行准编，牛亚华整理《栖芬室架书目录》，第1页。

疾刍言》一卷、《陆九芝手批本草述钩元》三十二卷等。

《陆批慎疾刍言》，现存1929年回澜社影印本，见汪绍达辑、方慎盦刊《回澜社影印医书第一辑》。《慎疾刍言》，清代名医徐大椿著。该书版本较多，陆懋修批校的是清道光十八年戊戌（1838）刻本。汪绍达《慎疾刍言叙》对陆氏的整理给予了很高的评价："（此书）又经陆九芝先生校正误字，并于'痢疾篇'中辩论十余行，记于书眉之上，谓'伤寒传入阴经'句'传入'二字应改为'直中'二字，以免贻误，灵胎有知，当亦许为诤友。"

《陆九芝手批本草述钩元》三十二卷，现藏于天津中医药大学图书馆。清代康熙年间，刘若金完成《本草述》。该书失于繁冗，杨时泰为之删繁就简，去其芜秽，成《本草述钩元》。《续修四库全书总目提要》云："自来删节前人之作者，往往不及原书，以过于求简，或并其长处而失之。刘氏原失于繁冗，去其芜秽，乃见精英，是转足为刘氏之功臣，不得与简率者同讥。"道光二十二年壬寅，该书由杨氏门人伍悓（字仲常）刊刻，即毗陵涵雅堂刻本。陆懋修批校的就是毗陵涵雅堂本。该书整理程度高。如杨时泰的"行略"，原文仅百余字，而陆懋修的批注就有二三百字，其中眉批三十多字、文末批注二百多字。而且，陆懋修手批形式多样，有圈点、删改、旁注、眉批、批注等。

另有一些书籍未完成，如《评驳临证指南》，陆润庠《〈世补斋医书〉后集》跋云："尚有《评驳临证指南》一种为先公未成之书，尤思天假之年，得解簪组，以余暇续成之，不识能如愿否？"陆润庠明确表示，陆懋修有《评驳临证指南》一书，但没有完成，陆润庠希望完成父业，也未实现。

八、陆懋修整理医书的特点

通过前面的梳理，可以发现，陆懋修整理医书最大的特点是改动原书，即所谓的重订。

陆懋修从不讳言对整理书籍的改动，这从几部重订本的自序就能看出。改动是为了使这些书籍更好地发挥作用。他在《重订戴北山广温热论跋》有详细的说明：

　　盖必先将吴又可《瘟疫论》改作《温疫论》，再将戴天章之《广瘟疫论》改为《温热论》，以清两君作书之旨，而称名始各当耳。夫伤寒有寒证，有热证；温热则纯是热证，绝无寒证。至瘟疫，则有温疫，亦有寒疫，正与温热病纯热无寒相反，而治法即大不相同。嗟乎，以著书之人，尚不自知其误，而况涉猎者之印目朦心，其能不以传讹而贻害无穷哉。

可见，陆懋修认为吴又可、戴天章等"著书之人"本身就有失误，读其书者更会"印目朦心"，从而"贻害无穷"。为了避免这种情况出现，所以要重订这些书籍。也就是说，陆懋修重订医书的目的在于实用，而不是求真（保持原书原貌）。

　　有时，他也会强调保持原貌，如《重订戴北山广温热论跋》云："至各家原序及所自为序，则姑仍其旧名，以存其本来面目。"且不说这些序跋跟全书相比是小巫见大巫，即使序跋有时也会改动，如《理虚元鉴》中柯怀祖的序。柯怀祖原序有这么一段话：

　　余遍观诸家，虚症犹未尽厥奥。雍正乙巳仲秋，……药味无多。《神农本经》药三百六十五种，效法周天度数。仲景一百十三方，取《本经》药九十一种，入《伤寒论》中。或合经之大纲，或合经之一目，乃详于伤寒，推及诸病也。绮石先生独详于虚劳，盖风、寒、暑、湿，多乘虚而入，正气固，则受病少，治虚劳是治其本也，诸病其余事耳。余素留心于六气司天，主客进退，乘除偏胜，而人病焉。不谙司天审病，误投药饵者过半，《元鉴》亦参及之，则绮石之论虚劳，犹仲景之论伤寒，非举一而废百也。[①]

而陆懋修改为：

　　而独于虚劳一证，固未有专门也。雍正乙巳仲秋，……其方甚简，药味无多，而执简驭繁，治法已尽，揆之葛可久《十药神书》有隐隐相符合者，人读仲景书而得伤寒之治，读绮石而又可得虚劳之治，然则绮石

---

① （明）汪绮石撰《理虚元鉴》，江苏科学技术出版社，1981年版，柯序。

之论虚劳,犹仲景之论伤寒也。

陆懋修改动幅度之大,不仅仅是字句的删改,还有内容的增添。原文只强调《理虚元鉴》的全面,陆懋修在强调《理虚元鉴》的同时,又不忘《十药神书》的价值。比较有意思的是,他在文集中承认了这点,《世补斋医书·文·重订绮石理虚元鉴序》云:"删繁补漏,久之亦不记是谁语。"①"不记是谁语"说明了对保持原貌的放弃。不过《后集》中的《重订绮石理虚元鉴自序》没有这句话。当然,放弃对原貌的坚持目的还在于实用:"总以令人不成虚劳,斯为治虚良法。"②

陆懋修整理的目的是"病者不为医所误,医者不为书所误"③。当时流行的医书最容易误导医者,陆懋修就对它们进行整理,这跟藏书家重视整理宋元珍本有很大不同。《世补斋医书后集》里面的《傅青主女科》《广瘟疫论》《理虚元鉴》都是当时通行的著作,《续修四库全书总目提要·世补斋医书后集》云:"傅氏、戴氏、绮氏之书,世所通行。"以《傅青主女科》为例言之。该书盛行于世,以至于书坊作伪,生产出《傅青主男科》《傅青主儿科》等相关书籍。陆懋修在考证傅山医学著作时指出了这点,《重订傅青主女科跋》云:"余谓傅征君所传医书,只有《女科》,安有所谓《男科》《儿科》者?玩罗公所言'因子好《女科》,特为相示'二语,明是投其所好,使人谓《女科》外又有《男科》《儿科》,其书一出,购者必多,因与坊友议刻之以图利,所以有梓人索序之事。否则,索序者何以独梓人在哉?"这里的"购者必多""与坊友议刻之以图利"都从一个侧面证明了《傅青主女科》的流行。

流行书籍往往有各种版本,而盛行于世的当然是坊刻本,因为发行量大。既然是"辨误",陆懋修就把眼光投向了这些坊刻本,这也跟一般的藏书家、学者着眼点不同,毕竟书坊刻书的目的是求利,常常不重视刊刻的质量。《栖芬室架书目录》著录了陆氏批校的部分书籍,几乎都是坊刻本,如《神农

---

① （清）陆懋修著,秦伯未校《世补斋医书前集·文集》,文十三,第1页。
② 《世补斋医书·文·重定绮石理虚元鉴序》,（清）陆懋修著,秦伯未校《世补斋医书前集·文集》,文十三,第1页。
③ 冯金鉴《世补斋医书后集序》。

本草经百种录》为"咸丰坊刊本"，《本草三家注》为"咸丰坊刻本"，《伤寒论注》(柯琴编注)为"同治坊刻本"，《伤寒附翼》(柯琴撰)为"同治坊刊本"等。这些坊刻本证明了这些书籍的流行，但是否为最佳版本还值得商榷。据《中国中医古籍总目》著录，四部书籍都有更早的版本存世。特别是《神农本草经百种录》《伤寒论注》《伤寒附翼》三部医书。《神农本草经百种录》有乾隆年间徐大椿自刻的半松斋刻本，"咸丰坊刊本"无法相比。《伤寒论注》《伤寒附翼》都有乾隆年间马中骅校刊本。马中骅，字骧北，清代昆山名医。其校刊本远胜于一般坊刻本。

　　正是这些特点导致陆懋修的整理存在很大争议。《续修四库全书总目提要》的处理就反映了这个情况，它著录了《世补斋医书后集》，好像给予了肯定，但具体到每部书籍，除王丙的系列著作外，著录的都不是陆懋修整理本：《女科》附《产后编》著录的是《海山仙馆丛书》本，《广瘟疫论》著录的是乾隆家刻本，《理虚元鉴》著录的是葛氏《啸园丛书》两卷本。理由就是陆懋修整理本改变了原书的"真面目"。《广瘟疫论》条云："至光绪中，元和陆懋修推重其书……刊入《世补斋医书》中。今仍以家刻原书著录，以存其本来面目。"又《女科》附《产后编》条云："光绪中，元和陆懋修有重订本，……似近武断。今仍以傅氏原本著录，以存庐山真面。"再如《理虚元鉴》条云："今仍以原本著录。"但同时又强调："而改本则附于陆氏诸书中互见，以各存其真焉。"这说明了陆懋修整理本有其自己的特点，优劣高低需从不同角度探讨。

第二节　周学海和《周氏医学丛书》

　　周学海(1856—1906)，字澄之，安徽建德人，总督周馥之子。光绪十八年(1892)进士，授内阁中书，官至浙江候补道。他潜心医学，"自言于清一代名医，服膺张璐、叶桂两家。证治每取璐说，盖其学颇与相近。宦游江、淮间，时为人疗治，常病不异人，遇疑难，辄有奇效。"[①]又博览群籍，著作颇丰，

---

　　①　赵尔巽等撰《清史稿》，第46册，第13870—13871页。

有《脉义简摩》《脉简补义》《诊家直诀》《辨脉平脉章句》等。

一、整理方式多样

《周氏医学丛书》①共分三集：初集、二集、三集，收书 32 种。总目录里又有专门的《周澄之校刻医学丛书》《周澄之评注医书》《周澄之所著医书》目录，三者所收书籍相加共 28 种，涵盖了《周氏医学丛书》的绝大多数书籍。可见周氏医书可分为校刻、评注、所著三类。校刻、评注都属于整理，现以《周澄之校刻医学丛书》《周澄之评注医书》为基础将相关书籍梳理如下。

校刻 12 种，即《周澄之校刻医学丛书》所收书，也即初集的全部书籍：《神农本草经》三卷(孙氏问经堂本)、缪仲淳《本草经疏》三十卷、王叔和《脉经》十卷、戴同甫《脉诀刊误》二卷、滑伯仁《难经本义》二卷、华元化《中藏经》三卷、华元化《内照法》一卷、巢元方《病源候论》五十卷、朱丹溪《脉因证治》四卷、钱仲阳《小儿药证直诀》二卷附方一卷、阎孝忠《阎氏小儿方论》、董及之《癍疹方论》一卷。

评注 13 种，横跨二集、三集。《周澄之评注医书》收书 8 种附 1 种：滑伯仁《诊家枢要》一卷附程观泉《诸脉条辨》一卷、张洁古《藏府药式》一卷、朱丹溪《金匮钩玄》②三卷、刘河间《三消论》一卷、叶天士《温热论》一卷、叶天士《幼科要略》二卷、《叶案存真类编》二卷、马元仪《印机草》一卷。其他还有二集中的《辨脉平脉章句》二卷、《内经评文》三十六卷，三集中的《评注史载之方》二卷、《慎柔五书》五卷、《韩氏医通》二卷。

需要说明的是，分类并不是绝对的，不同的出发点可能有不同的认识。如董志仁《购置医学丛书的利益》著录的《周澄之评注医学丛书》跟上述梳理大致一致，但不包括《辨脉平脉章句》，即只有 12 种。③ 另外，所谓"校刻""评注"，主要尊重《周氏医学丛书》等分类的结果，具体到每部书籍有

---

① （清）周学海编著《周氏医学丛书》，民国二十五年(1936)周学熙影印本。

② "玄"原为"元"，避康熙皇帝讳，今改回。

③ 董志仁《购置医学丛书的利益》，《中国出版》，第 2 卷第 4—6 期合订本，1934 年，第 84 页。

时还可以再探讨,如《难经本义》被《周氏医学丛书》列为"校刻",实际上该书有周学海的增辑、按语,列入"评注"也未尝不可,故下文具体分析时会稍有跨类。

二、校刻医籍的选择原则

学术界普遍认为周学海校刻的是具有版本价值的医书。传本越少,版本价值越高。王步蟾在《脉义简摩序》中认为周氏喜欢校刻珍稀本医书:"既不惜重资,将叔和《脉经》原本暨唐宋元诸名家医籍世无传本者,次第付梓,公诸海内矣。"王步蟾曾与周学海有深入交流,《脉义简摩序》有相关记载:"壬辰秋末,路过袁江,获睹澄之司马于官寓,喜谈医理,而尤精于脉,滔滔汩汩,口若悬河,于羲轩后数百家,如指诸掌。"但"唐宋元诸名家医籍世无传本者"的说法并不可信。以初集言之,《神农本草经》当时有孙星衍、顾观光等人辑本,周学海校刻的是孙星衍本;缪仲淳《本草经疏》、戴同甫《脉诀刊误集解》、滑寿《难经本义》等为明代医书,传本较多;《小儿药证直诀》有聚珍版、《六醴斋医书》版、《知不足丛书》版等多个版本;《中藏经》,据周学海序中言,有坊刻本和孙星衍本等;王叔和《脉经》有《守山阁丛书》本等。可能只有《巢氏诸病源候论》《脉因证治》等传本较少。这也符合周学海自己的认识:《周澄之校刻医学丛书十二种总目》后的识语中有"《脉因证治》一种尤甚,苦人间无第二本为之考正也"的感叹;周学海《新刻病源候论序》中有"书肆以其难售而无利也,亦遂无椠板,而海内几不复知有是书矣"的叙述。但要注意的是,即使那些传本较少的医籍,周学海强调的仍是其内容价值。如《诸病源候论》。《新刻病源候论序》云:"独隋巢氏所辑《病源候论》见传于世,今日而欲考隋唐以前明医之论,独有此书而已耳。……且博采兼搜,于人间病名略尽,可不谓勤矣哉。"这表明,《诸病源候论》被校刻的原因在于其汇集了隋唐之前的医家经验。总之,周学海只就珍稀本校刻的说法并不成立。

旧椠、旧藏同样表明了版本价值。有一种观点认为,周学海据旧椠、旧藏校刻医书。宣统二年《建德县志·人物志》云:"他著论又十余种,名曰《周氏医学丛书》，皆搜古书校正刊行，或远求于日本。"①这里说得比较模糊，没有说明什么样的"古书"。《清史稿·周学海传》有明确表述："刻古医书十二种，所据多宋、元旧椠，藏家秘笈。"②"刻古医书十二种"指的就是初集，但正如上文所言，这部书收录的医书很多为明人医书或清人辑本、整理本，实在称不上旧椠、旧藏。对于自己校刻医书的底本情况，周学海也有阐述，《周澄之校刻医学丛书十二种总目》后的识语言："惟原本皆非善刻，颇有讹脱难臆断处，……他日当作十二种刊误附于后焉。"可见，周学海并不把"善刻"作为校刻的第一条件。

什么是周学海选择校刻的第一条件呢？《周澄之校刻医学丛书十二种总目》后的识语云："右医书十二种，于药性、脉理、病证、治法之道备矣。学者能于岐伯、仲景书外，熟读此书而研究之，必有以异于流俗者。"可见，周氏希望自己校刻的医书内容丰富系统。《周氏汇刻医学丛书总目》将校刻的医书分为五类：

本草类：《神农本草经》三卷（依孙氏问经堂本）、缪仲淳《本草经疏》三十卷；

脉法类：王叔和《脉经》十卷（依嘉定黄氏校本）、戴同甫《脉诀刊误集解》二卷、汪石山《脉诀刊误附录》一卷；

经论类：《增辑滑伯仁难经本义》二卷、华元化《中藏经》三卷（依孙氏平津馆本）、《增辑中藏经附方》一卷、华元化《内照法》一卷、巢元方《病源候论》五十卷；

方论类：朱丹溪《脉因证治》四卷；

儿科类：钱仲阳《小儿药证直诀》三卷、《增辑小儿药证直诀附方》一卷、阎季忠《小儿方论》一卷、董及之《小儿癍疹方论》一卷。

可以说，该丛书的确体现了周氏"药性、脉理、病证、治法之道备"的想法。

① 转引自鞠宝兆，曹瑛主编《清代医林人物史料辑纂》，辽宁科学技术出版社，2013年版，第187页。
② 赵尔巽等撰《清史稿》，第46册，第13871页。

只要有利于医学体系的完整，即使是伪书，周学海也很重视，这跟一般学者、藏书家轻视伪书的态度不同。如《脉诀》，学界一般认为是伪书而评价甚低，周学海则认为该书"为《脉经》之羽翼"，故在《新刻脉诀刊误序》中对各种负面评价进行了详细辨析。封建社会，朱熹否定《脉诀》的言论具有绝对权威性，《新刻脉诀刊误序》一开始就对朱熹的话重新解读：

> 昔朱子之论《脉诀》也，曰："词最浅鄙，非叔和本书明甚。"又曰："世之高医以其赝也，遂委弃而羞言之。予非精于道者，不能有以正也，以俟明者而折中焉。"朱子于此有隐词矣，其议之也，不过曰"词最浅鄙"，且曰"俟明者而折中"，则不以世医之委弃为然可知也。夫朱子之不能恝然于《脉诀》者，盖有以见夫作者之苦心，乃故作此浅鄙之词，不欲用《脉经》之深隐，使末学终无所问津焉耳。

这就为后面肯定《脉诀》的价值解决了思想束缚。《脉诀》被诟病的一个重要理由是有异于《脉经》，《新刻脉诀刊误序》为此辩护道：

> 至其词有异于《脉经》，则又非无义而不足为大病。何也？《脉经》且未尝尽合于古矣。岂惟《脉经》，即《难经》言四时脉状且与《素问》大异矣。后人虽疑而辨之，卒不似排抵《脉诀》，直至欲取而焚之者。徒以《脉诀》文词浅鄙，易生轻侮耳，而孰知作者苦心正在是哉？其私心之所得，临证之所见，确有异于古之所云，遂毅然恻然为后人告也。岂独滑亦有寒、脾亦候尺为义本先民耶？夫固不免偏驳矣，然自诋之太过。

后又拿《濒湖脉学》与《脉诀》加以对比，以突出《脉诀》的价值：

> 而濒湖李氏《脉学》，遂蹶起而行于世，而脉法且因之而愈微。昔人谓《脉诀》行而《脉经》隐，我更慨《脉学》行而脉法坏也。其书极简，最便驽骀，而托本于《脉经》则名高，使明哲亦奉之而不以为陋。夷考其词，究于脉理何所发明，能尽合《脉经》之旨耶？人之便之者，徒以其较《脉诀》更简而已矣，岂真有以见夫《脉诀》之非而欲由《脉学》而上溯《脉经》耶？

通过辨析，《脉诀》的价值得以呈现，故周学海加以校刻：

> 余已刻《脉经》，复虑其词隐奥，不便俗学也，……旋见《石山医按》中有戴氏《脉诀刊误》，或释或辨，委曲详尽，诚可宝贵。虽其所辨不无过词，要亦执古太严，而于大义则无不赅洽矣。亟付剞劂，为《脉经》之羽翼焉。……是书也，果得风行海内，习医者果恍然于脉理有如是之精且详，而耻以李学自汩也，则医中少一屠刽，生民不止少一夭枉矣。

周学海校刻的伪书不止《脉诀》一种，还有《中藏经》等。对于《脉诀》的伪书身份，周氏淡化处理。对于《中藏经》的伪书身份，周氏则有不同的处理方式。《新刻中藏经序》有详细阐述，先是指出《中藏经》内容精湛不像伪书：

> 独华氏书晚出而最完。顾或以晚出伪之。观其书多详脉证，莫非《内经》之精义要旨，而又时时补其所未备，不但文章手笔非后人所能托，其论脉论证，至确且显，繁而不泛，简而不略，是熟于轩岐诸书，而洞见阴阳血气升降虚实之微者，非知之真，孰能言之凿凿如此。

接着反驳质疑者的例证，并举出自己的证据：

> 世俗好谈其刳肠涤髓，而不知其学术之正大而精到也。且往往摘其"诸迟为寒，诸数为热，寒者温之，热者凉之"等语，以为浅陋，不当出于华氏。不知热脉不止于数，不得谓数非热；寒脉不止于迟，不得谓迟非寒。至于真寒假热，真热假寒，此后世辨证不明，曲为此说，岂所以议古之圣于医者耶！其方甚简，巢元方所谓"佗之精微，方类单省"是也。又巢氏谓："华佗有太乙决疑双丸方，云治八痞五疝积聚，伏热留饮往来寒热。"此经不载，则华氏书已不无散佚矣！

最后，指责质疑者心怀叵测：

> 夫古医经之传于世者，尚有几卷，而好生异议，以矜博洽者必欲旁称曲引，反复以斥其伪，是将古籍澌灭至无一存而后快也，吾不知其所用意矣。

周学海虽然用了大量篇幅阐述其观点，但实际上说服力并不强，根本无法撼动《中藏经》伪书的学术共识。

整体上追求系统、全面，具体到医籍又追求什么呢？那就是内容丰富。这从《神农本草经》的底本选择就能看出。在《神农本草经》的辑本中，顾观光本和孙星衍本是当时最重要的两个辑本，也都被周学海搜集到，《新刻神农本草经序》云："久之乃得顾氏辑本，复于同郡石埭徐氏借得孙氏辑本，二书皆以考核为能者也。"周学海深知孙本问题不少：

> 孙氏之书比于顾氏详且博矣，其所引据于性味功用一无所发，盖孙氏本非知医者，此无足怪，乃于名物形状，亦徒罗列富有，莫正是非。……如此之类，未可殚举。然而备录前文，以待来哲之论定焉。……若夫橘柚用其实也，非用其木，青蘘为巨胜苗，巨胜九谷长，其可实谷而苗草耶？二种出入，嫌入于妄作矣。

但因为孙本内容丰富，周学海仍选用此本。《新刻神农本草经序》云：

> 学海虑古籍之湮也，亟为刊布，而叙其梗概如此，以见舍顾而从孙者，亦取征引之富赡耳。

值得注意的是，周氏在《新刻神农本草经序》中还提出医籍应该尚用（实用）而不是尚真（保持原貌）的观点：

> 顾氏诋孙不考《本经》目录，故三品种数，显与名例相违。……然而名例相违又何也？夫数典者，经生之空谈，而无与于医之实用者也。天下无无用之物，而患无用物之人。物无不乐效用于人，而人每至于负物。是书也，苟不求所以用之，即名物品数，尽如神农之旧，而何所济于世？古圣垂教之深心，历代贤士表章之盛意，其在是耶？

故周学海对所谓的考古不甚重视。顾本有医学和考古并重的倾向，特别是部分内容完全基于考古。顾观光《神农本草经序》云："而唐宋类书所引，有出《证类》外者，亦备录焉。为考古计，非为业医计也。"这可能也是导致周学海不青睐顾本的原因之一。

为了保证医籍内容的丰富,周学海有时会不计较版本,依据坊刻本校刻。《新刻中藏经序》云:

> 继得孙氏平津馆本,略胜坊本,究未完善。……而坊本乃更有方三卷,若荆芥散、五皮散久重于世,孙本不载而坊本有之。又有《内照法》一卷,云出于华氏,此必有所据,《脉经》曾引用之,但不言出自佗耳。……坊本方三卷,题为附方,并《内照法》附刻于后,以别于孙本焉。

可见,《中藏经》的附方及《内照法》都是依据坊刻。

为了使校刻的医籍内容丰富,周学海有时会增辑之,如《难经本义》,《难经本义增辑序》云:

> 自宋以来,注《难经》者二十余家,滑氏以前,多不可见,仅见明王九思所辑,今读其词,多繁拙而少所发明,至滑氏始能晓畅。徐氏虽好索癥,犹可引人以读《内经》也。张天成氏、丁履中氏肤庸极矣!丁氏尤多臆说。今主滑氏《本义》,其诸家之议可互发者附之,偶参鄙见,则加按以别之。岂敢谓能羽翼经旨也,以视夫肤词臆说横肆诋諆者,当有间矣。请以质之海内之明于斯道者。

既然其他注家为"肤词臆说",周学海何必增辑呢? 就是为了保证内容的丰富。

综上所述,周学海不是"数典者",他校刻古医书是基于"医之实用者"(医学的实用价值),故十分强调医学体系的完整、医书内容的丰富,而对医书的真伪、版本并不是特别在意。

三、校勘

周学海重视校勘,《周氏汇刻医学丛书总目》后识语云:"独是校雠不精,则一字之讹,害深白刃",并举例说明:

> 如吾初校《脉经》第四卷《诊损至脉篇》"脉再动为一至","再"误为"一",则于黄帝、扁鹊论脉诸语有难通者矣,故《素问·玉机真藏论》"一

息五六至者死"，林亿不知，转以为误文也。一动一至者，盖始于《难经》也。又如第三卷《肾部篇》中，引《灵枢·邪气藏腑病形》"肾脉微缓为洞，洞者，食不化，入咽还出"，"洞"下增"下"字。《中藏经》《甲乙经》亦增"泄"字。夫洞，即《灵枢·根结篇》所谓膈，洞专为食入复出证名，与洞下何与耶？徐灵胎《兰台轨范》有膈洞条，即引《根结篇》及此文也。

前例讹一字，后例衍一字，虽然只有一字，但处理不当既会影响阅读，又会导致理解偏差，进而误导临床。幸运的是，这两个讹误都能通过校勘改正。

但有时候，校勘者并不容易断定是非，《周氏汇刻医学丛书总目》后识语云：

> 又如《脉诀刊误》，戴同甫极诋《灵枢·卫气行篇》"水下一刻，人气在太阳，二刻在少阳，三刻在阳明，四刻在阴分"之语，以为衍文。不知此必当时别法有以昼夜为二百刻者。卫气二刻一度，百刻五十度，此易晓也。而细析其行阴行阳之数，则又以别法之二百刻者，四分之尤易晓也。太阳、少阳、阳明、阴分云者，非十二经之三阴三阳也。盖人身最外一层即为太阳，次为少阳，再次为阳明，里膜近藏府者为阴分。戴氏谓二刻一度，当是一刻在三阳，二刻在三阴。岂知卫气本不循经，即营气之循经者，亦是阴阳互注，无截然先行三阳，后行三阴之事也。此皆医学之大者也，岂可悖谬至此？盖凡取此书之善本以校此书，其脱误常不可见，合众书之善本以校一书，其是否犹未可决，必博览深思，心通其意，庶灼然有以见其得失而厘正之。然而旧本如是，则例又不得而擅改。

这里版本依据跟学理依据互相矛盾，校勘者难以取舍，怪不得周学海发出"甚矣！校雠匪易也"的感叹。

既然"校雠匪易"，周学海就强调要"笃信"原书，不要轻易质疑，更不要诋毁。《周氏汇刻医学丛书总目》后识语举了多个例子说明这一点。如《难经·八难》有"寸口脉平而死"，徐大椿质疑，"谓如是则寸口何以决五藏六府死生吉凶哉？"周学海认为，这更说明了"诊脉贵察其神，勿泥形也"的道理。

并认为这里的"平","非真平也,但不见死法耳,其形虽平,其神必败。"后引《十八难》、慎柔和尚相关言论加以证明。由此可见一斑。在周学海看来,原书根本无误,很多疑讹者只不过出于"好名好胜之私",追求"以新奇动人耳目",而"不暇求详"而已。

尊重原书实际上是尊重善本底本,没有好的底本也就无法保障"原书"之"原"。如何选择底本及具体采用哪些校勘方法,周学海有说明。《周氏汇刻医学丛书总目》后识语:"盖凡取此书之善本以校此书,其脱误常不可见,合众书之善本以校一书,其是否犹未可决,必博览深思,心通其意,庶灼然有以见其得失而厘正之。"具体而言,"取此书之善本以校此书"强调底本要选择善本;"合众书之善本以校一书"强调死校;"博览深思,心通其意,庶灼然有以见其得失而厘正之"强调活校。

周学海有时重视善本、重视死校,如校刻《小儿药证直诀》就是如此。《小儿药证直诀》版本较多,有聚珍版本、仿宋刻本、《薛氏医案》本等。周学海加以比较,发现仿宋刻本最好,选为底本,并尽可能保留原刻内容:"是书原刻阎名作'孝忠','真诀'作'直诀',今未敢易也。'聚珍本'往往有阎氏方论误入钱书者,今依宋本,则各得其所矣。"对于"药味分量间有不同,今各注于本方之末"。而"《薛氏医案》本已为薛氏所乱",不再引证。应当说,这个校刻很好地体现了死校原则。

为了使死校达到最好的效果,周学海有时会利用日本刊本,《新刻病源候论序》云:"亟以家藏旧本付梓,并取《外台秘要》及日本刻本校之,日本本讹脱极多,而两本互勘略已完善。"

相对于死校,周学海更重视活校,《新刻中藏经序》云:"今于前三卷悉遵孙本,……其高宗、孝宗庙讳字样,悉改用本字,以从其实。"遵照版本,却又在没有版本依据的情况下轻易改字,这个做法不甚妥当。就"高宗、孝宗庙讳"而言,蕴含着重要的版本信息,很多学者据此考察《中藏经》的伪书身份。

除轻易改字,周学海还乱变体例。如《增辑难经本义》就是如此。该书以滑寿《难经本义》为底本,即所谓的"主滑氏《本义》",却增入徐大椿、张世贤、丁履中三家言说,已属可议。更为奇怪的是,"滑氏原书卷首备列诸图",

周学海因徐大椿"诸家刊本简首俱有图像,此起于宋之丁德用,亦不过依文造式,无所发明"的言论,就"依徐氏删之"。对于这种行为,《续修四库全书总目提要》批评道:"徐氏书世已通行,张、丁之说更无甚可取,徒以羼乱原书。而原书首列诸图,此本尽行削去,盖因徐氏云不待有图,注自明备,可以推测。然徐氏《难释》乃自撰一书,故可不援用滑氏之例,此则滑氏之书,何必去其固有?医家自是习气,往往轻增轻删,既不足为一家之言,又失前人本来面目,非矜慎之道也。"

对于校刻医书的情况,周学海自评为"兹刻校雠甚精"(见《周澄之校刻医学丛书十二种总目》后识语),而上述分析已经证明,他很少遵守学术界公认的整理原则,校勘也难称得上"甚精"。

当然,周学海校勘并不是一无是处。上述的《小儿药证直诀》就比较成功。即使整体失败的《难经本义》也有部分校勘具有参考价值。《十四难》"有呼吸再至"。周学海校勘:"'呼吸再至',丁氏本作'呼吸不至',考叔和《脉经·热病损脉》有'绝不至,或久乃至'之文,且末节上部无脉,下部无脉,正分辞此句之义。作'再至'乃传写之讹耳。"张山雷就评价道:"周氏之说甚是,《道藏》本李子野注亦以为可疑,宜从丁本。"[1]这里的校勘有版本依据,有学理推究,值得称道。

四、评注

(一)底本选择

为了保证评注的准确性,必须保证所评书籍的真实性,故周学海非常重视作者手订本。《评点马氏医案印机草》卷首云:"此书为先生手订,他书援引文多不同,且有不见此书者,盖传本不一也。"由此可见一斑。如果不是作者手定就会被指摘,如《金匮钩玄》,周氏《金匮钩玄识语》[2]云:

此书乃戴原礼节抄其师《丹溪医案》中语,故各类证治殊不能全。

---

① 张山雷著,王国炜等校注《难经汇注笺正》,山西科学技术出版社,2013年版,第67页。
② "玄",原为"元",避康熙皇帝讳,今改回。

后来作《丹溪心法》者,即取此以冠各类之首。其实丹溪当日有《脉因证治》之作,体例与此书相近,而校详矣,戴氏岂未之见耶,抑见之而仿其体例也? 丹溪平生议论明备,况在及门,何缺略如此?

当然,周氏的指责多有讹误,《金匮钩玄》不是戴原礼节抄《丹溪医案》而成,而是朱丹溪撰,戴原礼校补,周学海校刻的《脉因证治》不是朱丹溪所撰,而是托名的伪书。[①]

（二）评点特点

在评注类医书中,《内经评文》比较特殊,它用评点文学作品的方式评点《素问》《灵枢》,故对篇章结构、行文笔法等多有评述。如总评《上古天真论》为:"此全部提纲也,以道字为主,以精气神为注脚,细缊浑穆,涵盖八荒,真太古元气之文。"这种评注更偏于文人笔法。《续修四库全书总目提要》云:

> 是书兼评注,其注甚简,于名物训诂皆在所略,仅标每篇节次,盖专重论文也。……此殆其诵习之本,寻绎工夫,具有途径,不自割爱,然文人伎俩,究无当于医术精奥也。

但该书也有可取之处,任应秋指出两大优点:"首先是把每篇文字,按其内容分做若干段节,读起来易于理解,这工作姚复庵也做过,但有删削,不如周氏的完整;其次是校刊较好,基本上错误很少,断句亦较正确。"[②]

《续修四库全书总目提要·内经评文》指出:"学海于古今医籍皆有研究,持论亦多切实。"除《内经评文》外的其他评注类医书的确体现了这个特点。

切实首先指切于医学实际,切于临床实践。《辨脉平脉章句·绪言》云:"此注句句踏实,必求于临诊治病确有实济,不肯有一字虚衍。"这是周氏自述,他人也有这种认识。谢观《中国医学大辞典·辨脉平脉章句》云:"今阅其书,亦诚能副其所言,盖详慎确实,固周氏所长也。"[③]医案最切于临床。周

---

① 刘时觉《丹溪著述辨伪》,《中华医史杂志》,1993年第2期。
② 任应秋《如何学习〈内经〉》,见任应秋著《任应秋论医集》,第46页。
③ 谢观等编著《中国医学大辞典》,第1533页。

学海重视医案,《评点叶案存真自序》云:"窃尝论之,宋后医书,惟案好看,不似注释古书之多穿凿也。每部医案中必各有一生最得力处,细心遍读,是能萃众家之所长矣。"对于医案的评注,周学海时时以临床为本。如《印机草·伤寒类》开始为:

> 伤寒六日,两脉微弱,面垢遗尿,自汗,谵语,身重不能转侧,此三阳合病也。汗下两不可用,发汗则偏于阳而津液伤,攻下则偏于阴而真气损,唯有白虎一法,主解热而不碍表里,诚为善法。但三阳病,脉当浮大,今微弱不起,以邪热抑遏,不得外达,非阳衰脉微之比,待清其壅,则脉自起耳。

周学海评注为:"虽曰三阳合病,而阳明气实,太阳气虚,专用白虎,究未甚合。论脉有识。按,马先生为石顽门人,其学出于东垣,细读此书,理法便见。张石顽曰:白虎汤虽主三阳合病,而实温热主方,设以此误治伤寒合病,必不可救。盖三阳合病,有化热未化热之分,即化热亦有热盛不盛之辨,热盛即治同温病矣,所谓始异终同也。"这个评注完全就临床论临床,丝毫没有字词的考释训诂。

其次,切实在于不高论炫奇。清代时期,汉学盛行,很多人谈论医学动辄上宗汉唐,放言高论,实际上对医学根本没有心得。《续修四库全书总目提要·伤寒方经解》对此批评道:"近代学者嗜古成风,谈医亦上宗汉唐,陈义甚高,而于医术未必尽深有心得。"周学海不嗜古。他有鉴于"后人拘执,凡不在仲景文内者,概不敢求之伤寒",撰写了《伤寒补例》。《史载之方》为宋代方书,周氏却认为该书"随证论脉,条分缕析,独辟新思,启发后学",功在医学经典《脉经》之上。

周学海不为求新而炫奇,对于前人成果,积极撷取。《读医随笔·读书须是笃信方能深入》云:

> 百年以来,经学家专讲读书得间,每执一卷,未领真趣,先求其疵,遂以号于人,而自矜有得矣。此欺世盗名之术。若医者,身命之事,死生所关,岂可以虚名了事哉?不料丹溪作《局方发挥》以后,此风滔滔不

可止,每著一书,必痛诋前贤,以为立名之地。惟仲景不敢毁,则迁怒于
叔和,识者见之,真不值一笑也。

由此可见,他对某些医家求新求变的态度。在评点中,周学海呈现出与这些医
家不同的风范。《叶案存真类编》,因医案真伪参半,故学界批评较多。《评点
叶案存真自序》就指出:"昔徐灵胎评点《指南》,多所攻击,视其圈点,如晨星落
落。想见笔在纸上如蜻蜓点水,一往无停。"周学海承认《叶案存真类编》"辑
于后人,得失兼收,瑕瑜不掩",又强调"好学深思者,正乐受而读之,以观其
真,岂非盛事耶",于是评点时"只求发挥本义,未详者申之,未备者补之,未
明者疏而阐之。必其理之极难通,与其法之显不合者,乃从而疑之辨之"。

最后,切实在于不穿凿,不附会。五行八卦特别是五行对于中医学的重
要性不言而喻,但在运用中往往存在机械化、扩大化及为理论而理论等现
象。周学海对此持否定态度。《辨脉平脉章句·绪言》云:"五行八卦,每见
他注于见不透处,便从太极图上驾过,此如唱鼓词者,于事势急迫,即有观音
老母达救也。有志者当共耻之。"注释应该是质实的,可以借助五行等将问
题说清楚,不应该在解释不清时将五行等当作挡箭牌。周学海评注时很少
使用五行,特别是八卦,有时还探求原文中五行的具体所指。如《慎柔五
书·师训篇》正文一开始为:"夫地黄丸为肾家之主剂。盖肾水枯则肝木不荣,
木不荣则枯木生心火。"周学海评注:"五行字面,乃医家循例之辞,读者当随文
而各求其义。此所谓肾水,即津液也;肝木,即血汁也;心火,即亢燥之热气也。
津不濡血,而血滞且干矣,血不涵气,而气亢愈悍矣,故曰枯木生心火。""五行
字面,乃医家循例之辞,读者当随文而各求其义"反映出周氏的质实态度。

(三) 评注的问题

周氏的评注也存在很多问题。

1. 考证多疏漏。《续修四库全书总目提要》多次指出这一问题。《脉因
证治》提要指出,周学海所谓的《金匮钩玄》乃戴原礼节录《丹溪医案》而成的
说法不确,这个前面已述。《印机草》提要指出,周学海所谓的马元仪为张璐
门人的说法不确,并给出了证据:"俶之医学渊源所自,于《病机汇论序》中言

之甚明,初师沈朗仲,后师李中梓,于喻昌未及亲炙,窃私淑之。……至周评称为张璐门人,则未见于倓所自述,未悉有何明据"。查张璐《张氏医通》,前面"张氏医通参阅姓字"有马元仪,也未言为张璐门人。周氏的疏漏当然不止这些,如《叶案存真类编·凡例》后周学海识语云:

> 考先生所著书,见行于世者,有《温热论》《儿科要略》《陶氏全生集评》《许氏本事方释义》《本草经解》。至于《指南》与此书,乃后人所辑,真伪不分。《柯氏伤寒注评》仅数条,不为成书。若《景岳发挥》,与先生平日言行不类,伪托无疑,且其书琐屑苛刻,与《医贯砭》《新方砭》相近而远逊于《局方发挥》《溯洄集》矣,不足取也。

这个考证不严密,《陶氏全生集评》《许氏本事方释义》等都是托名伪书,曹禾《医学读书志》云:"至《全生集》,本山阴刘大化所撰,坊贾窜入伪序,藉盛名以求速售耳。《医效秘传》《本事方笺释》《景岳全书发挥》,类皆伪托。《提要》称桂生平无所著作,信矣。"[①]

2. 部分观点不明确。这个特点在《增辑难经本义》中表现得最为明显。该书虽被周学海列入校刻类,实际上有很多评注。周氏提倡读书要笃信,《读医随笔·读书须是笃信方能深入》云:

> 故读《内经》,即深信其为黄帝、岐伯书。……即肤庸至于《冯氏锦囊》《沈氏尊生》,平心求之,皆有至理。如此久久,豁然贯通,自能臻于万殊一贯之妙。是从脚踏实地,真积力久而得,非从超颖顿悟,浮光掠响而来,自无明暗相兼,得失参半之弊矣。

在此观点指导下,周氏常常想把各种矛盾的观点融合贯通,故在《增辑难经本义·十六难》按语中说:

> 医之大本,不外察脉、审证二事。能于二者得其实际,则古人之言,虽纷歧各出,皆为我用,而不为所惑矣。古人各言其一,我乃博览而得其全,岂必拘守一家哉!

----

① (清) 曹禾撰《医学读书志》,第121页。

想法虽好,但实施起来谈何容易!如《九难》:

> 何以别知脏腑之病耶?然数者,腑也;迟者,脏也。数则为热,迟则为寒。诸阳为热,诸阴为寒。故以别知脏腑之病也。

周学海评注:

> 此章后人或驳或护,聚讼纷如,若得若失,未暇深辨,凡读医经,须求实际,须得活相,不应徒弄笔墨也。

应该驳?还是应该护?甚或驳中有护、护中有驳?周学海没有态度,只是堆模棱空话。对此,张山雷评价道:"周澄之故有约其辞,作骑墙两可之说。窃以自附于尊经之意,乡愿乱德,适以眩惑学者耳目,亦何贵乎有此注解为?即曰'须求实际,须得活相',独不思数腑迟脏,实际果是如何,尚安有活相之可言耶?"[1]再如,周学海曾评价徐灵胎对《十三难》的指责:"徐氏之言,可谓吹毛索瘢者矣。然读书细心,却应如此,不可放空一字也,录之以为读医经者法。"张山雷评价道:"周澄之既谓徐氏吹毛索瘢,又谓读书细心,却应如此,究竟抑徐扬徐,自居何等,味道模棱,殆所谓滑稽者耶!"[2]

3. 部分医学见解有争议。程门雪就对《叶案存真类编》中的周氏评注多有辨正。如《诸虚劳损》有一案:"幼年久有遗精目疾,不耐劳烦,先后天未曾充旺。秋季疟邪再伤真阴。冬月夜热嗽痰失血,不饥不食,盗汗伤阳;阳浮不藏,渐干胃口,皆久虚劳怯之象。此恙屏绝酒色怒烦,须安闲坐卧百日,必胃口渐旺,病可渐除,古称精生于谷食也。"周注:"是阴伤而邪陷之。"周评:"嗽痰总因外邪末清,虽不宜直攻,总须设法兼治。夜热盗汗,是阴分有邪,营气不安。"对此,程门雪评论道:"有邪无邪,临症自有权衡,不能胸中先横一'邪'字,此所谓胸有成见。"[3]该案所用方为:"北沙参、女贞实、茯苓、炒麦冬、米仁、川斛、芡实。"周评:"此证宜补阴中之阳,俾得鼓正气,达邪于表,所谓胃口渐旺则病可除,即此义也。沙参、麦冬清肃,伤阳敛邪。"程评论道:

---

① 张山雷著,王国炜等校注《难经汇注笺正》,第58页。
② 张山雷著,王国炜等校注《难经汇注笺正》,第63页。
③ 朱世增主编《程门雪论外感病》,上海中医药大学出版社,2009年版,第147页。

"补阴中之阳乃活络语,以此阐明,反增疑惑。参、麦二味,在脾阳伤者本不可用。"①又解释道:"此清养胃阴法也,劳症有不受健脾温阳者,故以此调之,乃叶氏之独擅。其分别在苔脉及素来经过,细诊自明,不能混言参、麦伤阳敛邪。须先分别脾阳、胃阴,及是否有邪乃断。"②由此可见一斑。

《周氏医学丛书》对后世影响很大,如吴锡璜《中西温热串解》卷四"叶香岩《温热论》注解"、卷五"叶香岩《幼科三时伏气外感篇》注解"大量采撷周学海评点《温热论》《幼科要略》的言论,程门雪评注《叶案存真类编》也是立足于周氏评注基础之上的。特别是张山雷,虽对周学海多有驳斥,实际上汲取更多。《难经汇注笺正》《小儿药证笺正》《藏府药式补正》等著作都以《周氏医学丛书》本为蓝本。《古今医案评议》收录《叶案存真》《印机草》两书的医案,逐录周氏评注,并对周氏评注进行再评论。《脉学正义》引用滑伯仁《诊家枢要》、程观泉《诸脉条辨》③的部分内容,同样逐录周氏的评注,并对周氏评注进行再评论。甚至《沈氏女科辑要笺疏》引用《脉经》原文也是依据《周氏医学丛书》本,张山雷笺正:"此节出《脉经》第九卷,……兹据周本校沈氏所引此节,录其同异于下"。④

当然,周氏整理的医书也得到诸家目录的青睐,《续修四库全书总目提要》著录的《内经评文》《增辑难经本义》《诊家枢要》《温热论》《幼科要略》《叶案存真》《脉因证治》《印机草》等都是《周氏医学丛书》本。

第三节　更改古书和不尚训诂

通过梳理《世补斋医书后集》《周氏医学丛书》及《医宗金鉴》等,我们可以发现,医家整理有自己的特点:不去选择版本价值较高的珍善本,而去选

---

① 朱世增主编《程门雪论外感病》,第147页。
② 朱世增主编《程门雪论外感病》,第147页。
③ 张山雷引为"程观泉《医述》"。
④ (清)沈尧封辑著,张山雷笺正《沈氏女科辑要笺正》,科技卫生出版社,1959年版,第92页。

择临床价值较高的书籍进行整理；校勘上偏重理校，甚至改动原文；注释上偏于医理阐发，容易产生"医者意也"的各说各话。这一切都源于医家的务实态度：实用为上、临床为上。这里就更改古书、不尚训诂再稍加阐述。

一、更改古书

所谓更改古书，也就是整理者依据自己的见解改动原书。清代学者焦循在《医经余论序》中曾经批评过这种风气："自赵宋人删改六经，其害遂及于医。张景岳之《类经》犹不过学究家之兔园册。至喻嘉言改'秋伤于湿'为'秋伤于燥'，改'里有寒外有热'为'里有热外有寒'；方中行、程郊倩之流，移易本文，无知妄作，而医学乃紊矣。"[①]更改古书的医家不仅仅是喻嘉言等几人，可以说是当时的普遍行为，《续修四库全书总目提要·增辑难经本义》云："医家自是习气，往往轻增轻删。"《伤寒论》整体研究也呈现出这个特点。改动原书又能到何种程度呢？清代名医黄元御是个很好的分析对象。研究《伤寒论》整体风气属宏观探讨，剖析黄元御属个案分析，这也更助于问题的探讨。

（一）《伤寒论》研究之三派

一般认为，清代伤寒学形成了错简重订派、维护旧论派、辨证论治派三种流派。这种分化源于《伤寒论》错综复杂的流传过程。张仲景《伤寒杂病论》编纂不久散乱，西晋王叔和编次整理，自后《伤寒杂病论》时隐时现，出现过"江南诸师秘仲景要方不传"的情况。到了宋代，校正医书局将《伤寒杂病论》整理为《伤寒论》《金匮要略》二书，从此，《伤寒论》版本定型。这个过程，正如柯琴《伤寒论注自序》所言："几经兵燹，几番播迁，几次增删，几许抄刻，亥豕者有之，杂伪者有之，脱落者有之，错简者有之。"[②]但宋元时期，学术界对《伤寒论》的内容真伪、编排次序还较少疑义。到了元末明初，王履开始提出质疑："叔和搜采仲景旧论之散落者以成书，功莫大矣，但惜其既以自己之

---

① （清）罗浩著，王兴伊、于旦峰、王丽丽校注《罗浩医书二种》，中国中医药出版社，2015年版，医经余论序。

② （清）柯琴撰，王晨等校注《伤寒来苏集》，中国中医药出版社，2008年版，自序。

说，混于仲景所言之中，又以杂脉杂病，纷纭并载于卷首，故使玉石不分，主客相乱。”并提出重编：“余尝欲编类其说，以伤寒例居前，而六经病次之，相类病又次之，差后病又次之，诊察、治法、治禁、治误、病解、未解等又次之，其杂脉、杂病与伤寒有所关者，采以附焉；其与伤寒无相关者，皆删去。如此，庶几法度纯一，而玉石有分，主客不乱矣。然有志未暇，姑叙此，以俟他日。”[①]他重编的目的主要是使书籍名实相符，有关者采附，无关者删去。这也说明王履整理的依据是学理判断，不是版本、文献等客观依据。随后黄仲理《伤寒类证辨惑》也提出质疑：“仲景之书，六经至劳复而已，其间具三百九十七法，一百一十二方，纤悉毕备，有条而不紊也。辨脉法、平脉法、伤寒例三篇，叔和采摭群书，附以己意，虽间有仲景说，实三百九十七法之外者也。又痉湿暍三种一篇，出《金匮要略》，叔和虑其证与伤寒相似，故编入六经之右。又有汗吐下、可不可并汗吐下后证，叔和重集于篇末，比六经中，仓卒寻检易见也。”不过，王履、黄仲理的言论当时影响不大。到了明末，方有执认为《伤寒论》“颠倒错乱殊甚”，更付出实践，重新编次，成书《伤寒论条辨》，进而对清代伤寒学产生极大影响，形成了错简重订派。

错简重订派认为《伤寒论》原文编排存在诸多错简之处，于是移易原文次序重新编订。在清代，错简重订派著作极多，代表性的有喻嘉言《尚论篇》、张璐《伤寒缵论》、程知《伤寒经注》、程应旄《伤寒论后条辨》、钱潢《伤寒溯源集》、周扬俊《伤寒论三注》、沈明宗《伤寒六经辨证治法》、舒驰远《舒氏伤寒集注》、吴仪洛《伤寒分经》、章虚谷《伤寒论本旨》、高学山《伤寒尚论辨似》、郑重光《伤寒论条辨续注》等。[②] 由此可以看出，错简重订派影响之大。另外，官方对错简重订派的态度也表明了这一点。《古今图书集成医部全录》收录的《伤寒论》版本是喻嘉言重编本，即《尚论篇》。《医宗金鉴》编纂者采取的是错简重订派方法重订《伤寒论》，成书《订正仲景全书》。《四库全书》收录喻嘉言《尚论篇》，而未收录其他派著作，见《续修四库全书总目提

① （元）王履著，章升懋点校《医经溯洄集》，人民卫生出版社，1993年版，第28页。

② 余瀛鳌《〈伤寒论〉的三大注本体系》，见余瀛鳌著，王凤兰、李哲选编《未病斋医述》，中医古籍出版社，2012年版，第25—28页。

要·伤寒论直解》。

不过，伤寒错简派改动《伤寒论》并不合于学理。前文多次论述，这里再引章太炎观点阐述之。章太炎认为："《伤寒论》为仲景亡后叔和所编，其条目或无次第，世多疑叔和改定。按：叔和于诸方有疑者，多自加按语。……其余方下注云'疑非仲景方'者，尚有数条皆见治平林校原本，成注已多去之。以此知叔和所见各本不同，故往往致其疑惑。夫据宋不同之本互相补充成为定本，自不能秩然就理，固非有意颠倒也。……夫改编《伤寒论》者亦然，若必诬谰叔和，自谓己所定者即为仲景真本，只见其惑也。"①

需要值得注意的是，所谓的维护旧论派和辨证论治派对《伤寒论》也有改动。张志聪《伤寒论集注》是维护旧论派的代表作。《凡例》第一条云："《伤寒》，原名《卒病论》。其新旧刊本，正文中有增一字者，有减一字者，有文法虚字各别者，有句语读法不同者，有一节分为二三节者，有重出不作衍文者，今悉详确校正，当以兹刻为定本。"②这里明说对增字、减字、衍文等做了"详确校正"，但问题是，这些校正是否有版本等客观依据，"当以兹刻为定本"能否成为学术定论。相较于增字、减字、衍文等，原文编排次序更难处理。《凡例》第一条又云："《伤寒》，系王叔和编次，以仲祖辨脉、平脉为卷一。叔和序例，合本论痉湿暍，复截太阳三十条为卷二。夫叔和序例，自称热病证候，既非条例，又非大纲，与本论且相矛盾，混列其中殊为不合。今先证后脉，首列六篇，次列霍乱易复，并痉、湿、暍、汗、吐、下，后列辨脉、平脉编次之法，永为定规。叔和序例，理应删去。以泯叔和立言之非，以息后人辩驳之衅。"可见，张志聪打乱了原书次序，且删除《伤寒例》，"永为定规"只能是奢想。

至于辨证论治派，我们以柯琴《伤寒论注》为例稍加论述。柯琴认为伤寒错简派的方法存在问题，《伤寒论注·凡例》云："《伤寒论》一书，自叔和编

---

① 章太炎《伤寒论注》批语，见罗志欢主编，王彦坤、李恩庆、罗淑琼整理《章太炎藏书题跋批注校录》，齐鲁书社，2012 年版，第 172—173 页。

② （清）张志聪撰，郑林主编《张志聪医学全书》，中国中医药出版社，1999 年版，第 620 页。

次后，仲景原篇不可复见，虽章次混淆，犹得寻仲景面目。方、喻辈各为更定，《条辨》既中邪魔，《尚论》浸循陋习矣，大背仲景之旨。"①于是，他不再龂龂于张仲景原编，采取新的处理方法，《伤寒论注·凡例》云："琴有志重编，因无所据，窃思仲景有太阳证、桂枝证、柴胡证等辞，乃宗此义，以证名篇，而以论次第之，虽非仲景编次，或不失仲景心法耳。"应当说，这种方法有其独到之处。但在具体条文的处理上也有改动，《凡例》云："条中有衍文者删之，有讹字者改之，有阙字者补之。然必详本条与上下条有据，确乎当增删改正者，直书之。如无所据，不敢妄动。发明注中，以俟高明之定夺。"态度还算审慎，实际操作如何呢？《凡例》有一条云："条中有冗句者删之，如桂枝症云：'先发汗不解，而复下之，脉浮者不愈，浮为在外，须解外则愈。'何等直捷。在'外'下更加'而反下之，故令不愈，今脉浮，故知在外'等句，要知此等繁音不是汉人之笔。凡此等口角，如'病常自汗出'条，亦从删例。""不是汉人之笔"的论断信服力不足，且"而反下之……故知在外"等句亦见《脉经》《千金翼方》及跟《伤寒论》"同体而异名"的《金匮玉函经》，只是个别字有差异。

可见，错简重订派、维护旧论派、辨证论治派均存在依据自己理解改动原文的现象。也就是说，改动原书不是某个医家的个人兴趣，而是医家的普遍行为。对于医家而言，整理古书的目的不是为了保存古书原貌，而是为了指导临床使用。"医者意也"，临床强调个人悟性，这导致对古书的理解不同，进而在整理中采取了不同的处理方式。

（二）喜改古书之黄元御

黄元御（1705—1758），名玉璐，字元御，一字坤载，号研农，别号玉楸子，山东昌邑人。《清史稿》有传，称他"因庸医误药损目，发愤学医，于《素问》《灵枢》《难经》《伤寒论》《金匮玉函经》皆有注释，凡数十万言。自命甚高，喜更改古书，以伸己说。其论治病，主于扶阳以抑阴"②，特别提及其"喜更改古书"。

黄元御认为，《素问》《灵枢》《难经》《伤寒论》等医学经典都存在颠倒错

---

① （清）柯琴撰，王晨等校注《伤寒来苏集》，中国中医药出版社，2008年版，凡例。
② 赵尔巽等撰《清史稿》，第46册，第13872—13873页。

乱之处,需要考订恢复其原貌。在他看来,"《素问》八十一篇,秦汉以后始著竹帛,传写屡更,不无错乱",因此需要"参互校正"。如学术界公认《本病论》《刺志论》《刺法论》已经亡佚,黄元御则认为《本病论》在《玉机真藏论》中,《刺志论》误入《诊要经终论》,《刺法论》误入《通评虚实论》,并未失传。又如,他认为《经络论》是《皮部论》的后半篇,《皮部论》是《十二正经经络论》的正文,"如此则三奇经与《气府论》之前论、正经后论、奇经三脉无异,故取以补阙,仍复八十一篇之旧"。这是其《素问悬解》的观点。跟《素问悬解》一样,《灵枢悬解》"亦以错简为说,谓《经别》前十三段为正经,后十五段为别经,乃《经别》之所以命名,而后十五段却在《经脉》中,《标本》而误名《卫气》,《四时气》大半误入《邪气藏府病形论》,《津液五别》误名《五癃津液别》。此类甚多。乃研究《素问》,比栉其辞,使之脉络环通"。《难经悬解》"亦谓旧本有讹,复多所更定"。《伤寒悬解》,认为"自晋王叔和混热病于伤寒,后来坊本杂出,又有传经为热直中为寒之说,而《伤寒》亡矣,且简编亦多失次。因为解其脉法,详其经络,考其常变,辨其宜忌,凡旧文之讹乱者,悉为更定"。①总之,黄元御的《素问悬解》《灵枢悬解》《难经悬解》《伤寒悬解》等书籍都是建立在错简说基础之上的。

如何评价黄元御的错简说呢?应当说,黄元御的观点比较武断。如《难经》,"其文自三国以来不闻有所窜乱",黄元御也认为此书有讹,于是多所更定,标准的我用我法。《四库全书总目》也有类似观点,《素问悬解》条先从学术史的角度加以梳理:"言经文错简者,起于刘向之校《尚书》(见《汉书·艺文志》),犹有古文可据也;疑经文脱简者,始于郑玄之注《玉藻》(见《礼记注》),然犹不敢移其次第。至北宋以后,始各以己意改古书,有所不通,辄言错简,六经遂几无完本。……追元御此注,并以此法说医经。"然后指出后果:"而汉以来之旧帙,无能免于点窜者矣。揆诸古义,殆恐不然。"可谓公允之评。

当然,具体到《伤寒论》,情况可能稍有不同。《四库全书总目·伤寒悬

---

① 本段引文均见《四库全书总目》。

解》云："考《伤寒论》旧本经王叔和之编次，已乱其原次，元御以为错简，较为有据，与所改《素问》《灵枢》《难经》出自独断者不同。"但黄氏重订是否可靠呢？《四库全书总目》指出："然果复张机之旧与否，亦别无佐证也。"

除调整次序外，黄元御还改动文字。陆懋修《论黄氏改经》就指出黄氏《素问悬解》"不独移易，且有删削"，并举出一个经典例子，那就是将《素问·阴阳应象大论》"年六十，阴痿，气大衰"中的"气"改作"阳"。陆懋修对此分析道：

> 乃黄氏于"气大衰"之"气"字改作"阳"字，意盖必欲贵阳而贱阴。故先于此处点窜经字以实之。不知前人浑言气字，每兼阴阳二气而言。若独言阳则言阳，独言阴则言阴。若兼言阴阳，则又必根上文语意而来。此处上下文都说阴气，则此句"气"字亦说阴气无疑。黄氏又若未尝不知？故必改作"阳"字而后注之。……年六十阴气痿弱，阳气大衰，无非为贵阳贱阴预留地步，示人以说本经典。夫以我注经，而改经就我，彼自以为巧矣。①

可见，黄元御是为了获得"贵阳贱阴"的理论依据而改动经文。这种改动，"既失本义，且足变乱治法"，导致"老年人用药宜温热"风气的进一步盛行。陆懋修指出："世以老年人多阳衰，老年人用药宜温热，由来已久。自奉黄氏以为圭臬，而此风若尤甚焉。今始知其贵阳贱阴之说，乃改经以成之也。"也就是认识到改经的影响，陆懋修写出《论黄氏改经》一文，并在文中言："医，司命者也。阴阳之交，出入尤大。此之改气为阳，更不能无损于天下之老者，故不容不以未改之经为天下告，亦不能不以乱名改作为贤者讳也。"不过，要说明的是，贵阳贱阴理论并不完全建立在黄元御所改的经文基础之上，其价值并不能完全否定。

通过对黄元御的个人分析，我们可以看出医家改动原书到何种程度。我们尊重医家的个性，理解"医者意也"，但仍然认为，通过改动原文为自己

---

① （清）陆懋修著，秦伯未校《世补斋医书·文·论黄氏改经》，文十，第7页。

的理论建构奠定文献基础的行为并不可取。因为这样的理论建立在虚假的文献基础之上,正确性都无法保障,又怎么可以依之指导临床实践呢?

另外,为了建构自己的理论体系,黄元御也往往曲解原文,如对《素问·阴阳应象大论》"年六十,阴痿,气大衰"中"阴"的解释,陆懋修认为:"此'阴'字即前阴之阴,谓人年老而阳道不举。……黄氏不解,乃谓此'阴'字为阴气痿弱。则彼方言阳气渐虚,阴气渐盛,何以渐盛者忽而痿弱?痿弱者既在阴气,何以大衰者忽在阳气?……黄氏欲说阳衰,不得不将此义抹煞,而语意遂不贯串矣。"(亦见《论黄氏改经》)

二、不尚训诂

医家重实用,不屑于文字的考证、训释。日本学者丹波元简《伤寒论辑义·凡例》云:"文字训释,非医家可深研。"①有些医家甚至看不起训诂之学。姚止庵《素问经注节解·凡例》就说:"训诂之家惟以诠释本文而已,医经则独不可。"②姚氏"老经生也,甲申、乙酉间去儒而为医"③。这样出身的医家都要主动跟"训诂之家"区分,由此可见一斑。当然,这并不意味着姚止庵认识有误,医书跟其他书籍不同,其最大价值在于实用,只诠释本文的确意义不大。对此,丹波元坚(多纪茝庭)有更为清晰地阐述,浅田惟常《先哲医话》载其语:"训诂虽精,而其义不切于治术者,未为得也。训诂虽不精,而施之于疾病必有实效者,乃为得经旨矣。"④

这里再以张志聪《黄帝内经素问集注》稍加说明。张氏为清初著名医家,其注释《素问》的特点,在《素问集注·纪略》中有说明:"注中惟求经义通明,不尚训诂详切。"⑤事实的确如此,举两例加以说明。

1. 名木

《四气调神大论》有"不施则名木多死",张志聪注:"不施则名木多死,盖

---

①　(日)丹波元简著《伤寒论辑义》,日本文政五年(1822)刊本。

②　(清)姚止庵撰《素问经注节解》,人民卫生出版社,1963年版,凡例。

③　(清)姚止庵撰《素问经注节解》,沈荃序。

④　裘庆元辑,田思胜校《三三医书·第一集》,中国中医药出版社,2012年版,第721页。

⑤　转引自丹波元胤《医籍考·医经四》。

木为万物之始生也。"①在张氏看来,"名木"不影响经义的通明,故不加训释。实际上,"名木"往往被误解。胡澍《素问校义》云:

> 王注曰:"名谓名果珍木。"澍案:注未达名字之义。名,大也。名木,木之大者,(《五常政大论》:"则名木不荣。"《气交变大论》:"名木苍凋。"《六元正纪大论》:"名木上焦。"木旧误作草,辨见本条。《至真要大论》:"名木敛坐。")名木皆谓大木。古或谓大为名。大木谓之名木,大山谓之名山,(《中山经》曰:"天下名山五千三百七十。"盖其余小山甚众,不足记云。《礼器》:"因名山升中于天。"郑注曰:"名犹大也。"高诱注《淮南·地形篇》亦曰:"名山,大山也。")大川谓之名川,(《庄子·天下篇》曰:"名川三百,支川三千,小者无数。")大都谓之名都,(《秦策》:"王不如因而赂一名都。"高诱曰:"名,大也。"《魏策》曰:"大县数百,名都数十。")大器谓之名器,(《杂记》:"凡宗庙之器,其名者成,则衅之以豭豚。"郑注曰:"宗庙名器谓尊彝之属。"《正义》曰:"若作名者成则衅之,若细者成则不衅。")大鱼谓之名鱼,(《鲁语》:"取名鱼。"韦昭曰:"名鱼,大鱼也。")其义一也。②

胡澍利用大量的例证归纳出"名"有"大"的意思,"名木"即大木。这对于理解经文具有一定意义,连大木都死了更能突出"交通不表"的危害性。

2."人身非常温也,非常热也"之"常"

《逆调论》有"人身非常温也,非常热也",张志聪注:"非常温者,谓非常有温热之病在表也。非常热者,谓非常有五藏之热在里也。"③张氏在这里并没有纠结于"常"的意义,原文是"非常",注释还是"非常",仔细揣摩张志聪的意思,常应该指经常。这个训释有误。于鬯《香草续校书》云:

> 常本裳字。《说文·巾部》云:"常,下裙也。"或体作裳。是常、裳一字,书传多以常为恒常义,而下裙之义乃习用裳,鲜作常,致王注于此误

---

① (清) 张志聪集注《黄帝内经集注·上·素问》,中医古籍出版社,2015年版,第8页。
② 裘庆元辑《珍本医书集成·内经素问校义》,中国中医药出版社,1999年,第12页。
③ (清) 张志聪集注《黄帝内经集注·上·素问》,中医古籍出版社,2015年版,第164页。

谓异于常候，故曰"非常"，而不知下文云"人身非衣寒也"。以彼衣寒例此常温常热，则其即裳温裳热明矣。裳，犹衣也。《诗·斯干篇》郑笺云："裳，昼日衣也。"小戴《曲礼记》孔义云："衣，谓裳也。"是裳衣本可通称。裳温裳热，犹衣温衣热也。此言裳，下文言衣，变文耳。①

张志聪"不尚训诂详切"，故对很多词语不训释或简略训释，而胡澍、于鬯等人则是利用音韵学、文字学等知识，列举大量的证据，考释一个字的意义，与之形成鲜明的对比。在医家看来，汉学家的考证过于繁琐，不够简明，有时又不切实用（跟临床尤关）。而在汉学家看来，医家的训释空疏，不厚重。到底哪种方式比较可取呢？首先要承认，医学文献跟一般历史文献不同，其最大的价值在于实用，故注释最好要切实，正如吴谦所言，"徒尚辞华，必支离蔓衍"，无以阐发微言，注释不事虚文，简易明显，才容易发挥经旨。但另一方面，跟临证有关的重要字词也需要认真考释，丹波元简《伤寒论辑义·凡例》在"文字训释，非医家可深研"后又云："然几几、温温、剂颈、擗地之类，不究其义，于临证施理之际，不能无疑滞，故细检查考，多方引证。"②应当说，这个处理值得效法。

---

① （清）于鬯著《香草续校书·内经素问二》，中华书局，1982 年版，第 496 页。
② （日）丹波元简著《伤寒论辑义》，日本文政五年（1822）刊本。

第七章　藏书家整理校刊医书

中国藏书文化源远流长,到了清代更达到传统社会的巅峰时期,出现了大量的藏书家。他们对于典籍的保存、传承、传播起到极大的作用,其中就包括中医书籍的保存和传播。中医学界认识到这些人的贡献,但往往未注意他们的藏书家身份。如谢观《中国医学源流论》云:"医家丛刻网罗最博者,……清代则程瘦樵之《六醴斋医书》、王琢崖之《医林指南》、丁松生之《当归草堂丛书》、周澄之《医学丛书》,所刻亦均精本。若能备此五书……而医家要书善本略具,其余购求易易矣。"①这里强调这几位是"医家",实际上他们中的程永培、丁丙并不精医,但都有藏书家的身份。可喜的是,这种状况已经有所改观,如严世芸《中医学术发展史》云:"又有学者编纂了不少医学丛书。……乾隆时医家程永培编辑的《六醴斋医书十种》。清末,藏书家丁丙又辑成《当归草堂医学丛书》传世。"②这里已经指出丁丙的藏书家身份,惜仍称程永培为"医家"。本章就藏书家整理中医典籍的情况作一概述。当然,人的身份是复杂的,如王琦身兼文人、学者、藏书家等多种身份,但其刊刻《医林指月》主要是藏书家身份起作用,因为很多底本来自自己的藏书,故放在本章论述。又如周学海身兼官员、医家、藏书家等多种身份,而刊刻医书更大程度上是医家身份起作用,因为刊刻了很多自己撰写的医学著作,故放到上一章进行阐述。

---

① 谢观著,余永燕点校《中国医学源流论》,第109页。
② 严世芸主编《中医学术发展史》,第718页。

第一节　王琦与医书整理

清代王琦是著名学者，也是藏书家，其辑刊的《医林指月》影响甚大。

一、王琦生平

王琦（1696—1774），字载韩，号绎庵，又号琢崖，晚年自称胥山老人。①王琦不是职业医生，而是在赵家坐馆的幕客。赵树元《慎斋遗书序》云："未弱冠，补弟子员，即馆余家。先生父松谷公，相与昕夕，讨论书史，上下古今，旁及青乌、演禽、菁筮、云篆、贝叶之文，兼收并览，孳孳至忘寝食。"②主要工作是协助赵家校注《王右丞集》，后又负责管家。《琢崖公传》云："赵先生松谷者，公胞姊婿也。知公才，聘公同注《王右丞集》，遂馆其家，与其弟谷林、意林两征士学问相尚，迭长敦槃之公。松谷旋抱西河戚，遗孤在襁褓，以家政属公。时公兄以谒选卒于京师，犹子俱幼，公经纪两家，如晋谢宏微承叔母命抚孤，一钱尺帛，莫不登记，无纤毫误。"③

王琦的兴趣在书史，志于著述。《琢崖公传》称他"绝意进取，日以书史自娱"，"箕坐一室，左丹右铅，手不停披。诗文淡远，有放翁笔意。其注述无书无考，无史不搜，必一一叩其出处，无纤悉疑而后已"。④赵信《李太白诗集注序》也说他"平居阖户视书，天情孤洁，有林处士之风，惟汲汲以著述立身后名"。⑤且有志于刻书。赵树元《慎斋遗书序》称他"性俭素尚义，壮年丧偶，不更娶，不畜资，有得即以供剞劂氏，刻所注李太白、李长吉等集，暨《医林指月》十二种，其他未付梓者尚多"。⑥

---

①　关于王琦生平的文章很多，如程国赋、蒋晓光《清代王琦生平考证》（《文学遗产》，2008年第 5 期，第 145—148 页）、刘美燕《王琦生平事迹小考》（《光明日报》，2014 年 4 月 23 日 14版）、孙易君《清人王琦家世及生平新考》（《文献》，2014 年第 2 期，第 170—174 页）等。

②　（明）周之干著，熊俊校注《慎斋遗书》，中国中医药出版社，2016 年，赵树元序。

③　（清）丁丙编《武林坊巷志》，浙江人民出版社，1990 年版，第 8 册，第 184 页。

④　（清）丁丙编《武林坊巷志》，第 8 册，第 184—185 页。

⑤　（唐）李白著，（清）王琦注《李太白全集》，中华书局，1977 年版，第 1685 页。

⑥　（明）周之干著，熊俊校注《慎斋遗书》，赵树元序。

王琦文史著作主要有《李太白诗集注》《李长吉歌诗汇解》等。其《李太白诗集注》，学界评价甚高，认为"是李白诗文辑注中的集大成之作"。①《四库全书》收入，馆臣评价为："其注欲补三家之遗阙，故采摭颇富，不免微伤于芜杂。然掇拾残剩，时亦寸有所长。"《李长吉歌诗汇解》在学术质量上不及《李太白诗集注》，被《四库全书总目》列入存目。故王琦称得上文人、学者。

二、《医林指月》

《医林指月》是王琦整理刊刻的医书丛书，于清乾隆三十二年（1767）由宝笏楼刊刻，共收入医书 12 种：《医学真传》一卷，清高世栻撰；《质疑录》一卷，明张介宾撰；《医家心法》一卷，清高鼓峰撰，胡珏评；《易氏医案》一卷，明易大艮撰；《芷园臆草存案》一卷，明卢复撰；《敖氏伤寒金镜录》一卷，元杜本增订，明薛己润图；《痎疟论疏》一卷附《痎疟疏方》，明卢之颐撰；《达生编》二卷，清亟斋居士撰；《扁鹊心书》三卷《神方》一卷，题扁鹊传，宋窦材辑，胡珏参论；《本草崇原》三卷，清张志聪撰，高世栻辑；《侣山堂类辨》二卷，清张志聪撰；《学古诊则》四卷，明卢之颐辑。首乾隆丁亥胥山老人王琦序。

（一）"医林指月"释义

关于"医林指月"的含义，李克绍认为《医林指月》收书 12 种，"一年有十二个月，所以《医林指月》若释以现代语，应当是'医学丛书十二种'"。② 李克绍是中医大家，这个观点有一定影响，陈其迈、高萍、高薇、张琨《中医书名源起举例》就采纳之。③ 实际上，这个观点有误，没有解释"指"。盛亦如指出："释'指月'为一年十二个月，并不符王氏原意。"她认为《医林指月》"取佛经《楞严经》……以喻《素问》《灵枢》是高挂天空的月亮，即医学中的根本道理，而此套丛书只是为学者指示学习《灵》《素》的途径，阅读它们应以领悟《灵》

① 张佩著《杨齐贤、萧士赟〈分类补注李太白诗〉版本系统研究》，首都师范大学出版社，2015 年版，第 236 页。
② 李克绍《祖国医笈名称选释》，《新医药学杂志》，1979 年第 2 期，第 38 页。
③ 陈其迈、高萍、高薇、张琨《中医书名源起举例》，《山东中医学院学报》，1991 年第 5 期，第 67—68 页。

《素》的精神为指归，而不可胶泥于丛书具体文词"。①

正如盛亦如所言，指月语出《楞严经》卷二："如人以手指月示人，彼人因指当应看月，若复观指以为月体，此人岂唯亡失月轮，亦亡其指。"②王琦在自序中也有说明："《楞严经》中所说以手指月示人，人当因其所指而仰观月轮，若不明所指者远在空际而近觉于指上，岂唯不见月体，亦复不知指，用喻参佛法者不可拘滞于言教也。"王琦之所以运用佛教典故在于他精熟佛学，他的好友杭世骏《李太白集辑注序》云："载庵早鳏，阒处如退院老僧、空山道士，日研寻于二氏之精英。"③"医林指月"所指也即盛亦如所言，也就是王琦在自序中所说的"阅斯编者……能以《灵》《素》为指归，而更勿胶泥其心思"。

为了让学习的人既能"知指"又能"见月"，王琦特别重视"悟"。沈宜民认为《易氏医案》"所定四神散、畅卫舒中、顺气养荣诸汤剂，虽加减各殊，而大要本之古越鞠一方"，"以此知古人用药各从一门悟入，不拘牵昔人成法"。王琦大为赞同，认为"此条议论，能抉昔人未明言之义而显示之，以为后学金针，所益殊不浅"，故节录其语，见《易氏医案跋》。除引用他说，王琦还直接表达观点。他在《芷园臆草存案跋》指出，卢复"尝言上双径白云山访闻谷师，聆其谈参禅悟道法，因思医道亦当从参悟入门，如河间是从火郁发之一句悟入，东垣是从阳生阴长一句悟入，立斋是从一者因得之一句悟入。既得入门，则中堂奥室自能触处皆通矣"，故其著作"多另出新义，不袭前人牙后慧，阅之能启发人无限心智，盖由参悟而得者，故如此"。如果不能善于参悟，则容易出讹误。《扁鹊心书跋二》云："仲景《伤寒论》，古今奉为不刊之典，窦氏顾有指摘其未当者数条，盖由胶执其词，未尝融贯以参领其活泼之用，致意见有差池耳。"作者需要悟，读者也需要悟。《敖氏伤寒金镜录跋》云："卢不远先生谓伤寒可以视舌识病，则风、暑、燥、湿恐亦有定法，斯言也诚足为三隅之反。然伤寒杂证同异不齐，若胶柱鼓瑟而不善会其意，竟以视

---

①　李经纬、程之范主编《中国医学百科全书·医学史》，上海科学技术出版社，1987年版，第217页。

②　弘学注《楞严简注》，巴蜀书社，2012年版，第31页。

③　（唐）李白著，（清）王琦注《李太白全集》，第1684页。

伤寒之舌色推以验杂证之舌色,鲜有不误,是又不可不知也。"所谓"三隅之反"就是悟性。

(二)《医林指月》选书特点

辑刊《医林指月》的原因,王琦在自序中有解释:"医书佳者,实有助于天地好生之德。自《灵枢》《素问》而后,代有作述矣。乃亡佚不传者正复不少,观于传者之不能皆佳,忆佳者或反不能尽传,为可惜耳。"也就是说,医书佳者益处甚多,惜流传不广,十分可惜,故应该加以刊刻传播。

佳书很多,《医林指月》只收书 12 种。王琦在自序中阐述了选择的具体标准:

> 余抱疾有年,端居多暇,裒集医书,用消永日。中有未尝镂板而以移写留传者,有已镂板而中遭蠹毁仅存旧印本留传者,其书一遵《灵》《素》要旨,异乎时俗所尚庸妄无稽之说,洵可以为后学之规矩准绳者,而今时已难觏矣。诚惧更历岁月,或至于湮没无传,使前人著述之苦心竟归泯灭,殊为恨事,因思刊刻而流布之。凡长编巨帙,力有弗逮,取其卷页少者,先付匠氏,凡十余种,合而成编,名曰《医林指月》。

可见,《医林指月》所选医书一是好书,一是小书。所谓好书,就是那些"遵《灵》《素》要旨,异乎时俗所尚庸妄无稽之说""可以为后学之规矩准绳者"。所谓小书即"卷页少者"。

小书容易界定,大家争议不大。好书则容易仁者见仁智者见智。如《医家心法》《扁鹊心书》,《续修四库全书总目提要》就有不同看法,认为王琦没有选对:

> 《医家心法》一卷,《医林指月》本。……王琦谓其二十五方,某方治某藏之变证,核其五行生化之理,不尽相符,近于刻舟求剑。……是书亦颇风行,而说多偏执,瑕瑜不掩,久之多非议者,盖鼓峰天资绝人,师心自用,不得谓非医中高手,而其书未足奉为准绳也。
>
> 《扁鹊心书》三卷附《神方》一卷,《医林指月》本。……夫偏胜之剂,偶遇对证得效,事所恒有,若奉为正法以治诸病,杀人何可胜计。王琦

刊入丛书,犹复附和,曲为之说,可谓好奇之过,不足为训者矣。

前者曰"刻舟求剑""未足奉为准绳",后者曰"好奇之过,不足为训",都非常明确地否定了王琦的认定。

关于《医林指月》选书,前人也有其他认识。民国时期《杭州府志》卷一百四十三《义行三》载:"(王琦)尝校书于侣山堂,即康熙时医师张士聪、高世栻讲学处也。士聪、世栻所著医书数十种,板已漫漶,琦病时医不学无术,孟浪误人,欲重刻其书以救世而力未逮,乃取卷叶最少者三种及医书之切要者九种凡十二种,颜曰《医林指月》,罄赀刊之。"①认为王琦主要刊刻的是张士聪、高世栻著作,这种说法不确。王琦的确刊刻了张、高两人的三部著作,但在 12 种中并不占绝对优势。

不过,王琦选书的确具有地域性特点:大部分医籍为浙江医籍,即作者或整理者为浙江人。除张、高两人著作外,其他 9 种也大多为浙江人著或整理:《质疑录》作者张介宾为浙江山阴(今绍兴)人;《医家心法》作者高鼓峰为浙江鄞县(今宁波)人,评论者胡珏为浙江钱塘(今杭州)人;《易氏医案》的收藏整理者、《芷园臆草存案》的作者卢复为浙江钱塘(今杭州)人;《疟疾论疏》《学古诊则》两书的作者卢之颐为卢复之子,也是浙江钱塘(今杭州)人;《扁鹊心书》参评者胡珏为浙江钱塘(今杭州)人。其他 2 种:《敖氏伤寒金镜录》整理者薛己为江苏吴县(今苏州)人,离钱塘(今杭州)不远;《达生编》流传区域较广。

除了具有地域特点,《医林指月》选书上还具有时间特点,即所选医书基本上都是明清医书。即使《敖氏伤寒金镜录》《扁鹊心书》两部也是明清人整理,前者整理者薛己为明人,后者整理者胡珏为清人。

地域上以浙江为主,时间上以明清为主的特点,并不是王琦有意识的追求,而是基于自己藏书实际的无奈之举。王琦财力不厚,"哀集医书"并不容易,所能收藏的医书当然只能以当地著述、时代较近者为主。

值得注意的是,有一个人可能影响到王琦的医籍选择,那就是胡珏。关

---

① 　杭州市地方志办公室编辑《杭州府志》,中华书局,2008 年版,第 62 册,第 153 页。

于胡珽及王琦与之交往的情况,王琦《扁鹊心书跋》有介绍:

> 老人精医理,于古今方论,剖析疑似,指斥讹谬,皆合轩岐正义。遇危急之疾,他人缩手告难,老人治之往往奏效。……没后,其子道周继其业。……回思数十年前与古月老人父子相晤语,宛然畴昔事。老人名珽,字念庵,因姓胡氏,故自号古月老人。

《医林指月》中跟胡珽有关的医籍较多,王琦序跋直接提及的有《扁鹊心书》《医家心法》《本草崇原》三部。

王琦《扁鹊心书跋》篇幅较长,简述如下:胡珽得到此书,"诧为奇书秘册,宝藏不啻在琅函玉笈中","嗣后治人痼疾,益多奇验"。胡珽过世后,其子胡道周曾"欲重刊以传于世,而家贫乏力","不克刊"。后胡道周又过世。胡珽之孙纪云又谈到此书,"因出其祖手录副本见示,上有参论百余条,拾遗补阙,可谓窦氏功臣",王琦"爰加较勘,即以参论诸条附注其下,以付剞劂"。也就是说,王琦刊刻时采用的底本是胡珽的抄本,并附注了胡珽的评语。

《本草崇原跋》叙述较简略:"厥后样本传归胡念庵家,念庵父子谢世,不知又归谁氏,兹从胡之门人高端士处,得其移写副本,……爰加订正,而授之梓,以公于世。"这表明,《本草崇原》底本也是胡珽的抄本。

《医家心法》有胡珽的评论,并有胡珽识语。王琦《医家心法跋》云:"念庵奋笔纠绳,补偏救弊,为学人指示迷津,一准上古经论,谓为后辈之良导师可,即谓为先辈之净友也亦可。"这说明,《医家心法》的底本应该也源自胡珽。

除王琦述及的 3 种,受胡珽影响而选的医书应该还有其他,如高世栻的医书。胡珽《医家心法识》云:"浙中精于医学者,有二高子,居钱塘者曰士宗先生。……余志学时,慕士宗先生之名,欲受业其门,迫于贫,不果。每得其著述,不厌研究,以为私淑之益。"《医林指月》收录的第一部书就是高世栻的《医学真传》。

当然,最终决定整理刊刻哪些医籍还是取决于王琦自己。从整体看来,王琦的选目比较成功。主要表现在两个方面:1. 种类比较齐全。有临证综合类：《医学真传》《医家心法》《扁鹊心书》；医论医话类：《质疑录》《侣山堂类辨》；医案类：《易氏医案》《芷园臆草存案》；诊法类：《敖氏伤寒金镜录》（舌诊）、《学古诊则》（脉诊）；临证各科类：《痎疟论疏》一卷附《痎疟疏方》（温病）、《达生篇》（产科）；本草类：《本草崇原》。2. 选目以临床为核心，没有收入一般文人着眼的养生、医方、医史等著作。这跟王琦兼通医学有关。赵树元《慎斋遗书序》说他"醉心于方药术者数十年"。[①]　王台《琢崖公传》云："又辑《医林指月》若干卷，公故兼精岐黄也。"[②]

（三）整理方法

面对不同的医籍，王琦整理方法不同。有些按照原本刊刻，如《达生编》，该书版本较多，惜大部分版本增附的内容与原书关系不大，故王琦采取按照原本刊刻。对此，《续修四库全书总目提要·达生编》表扬道："（该书）世久奉为产科圭臬，惟后来续刻繁多，每增列方药，以备采用，转致歧出易淆，不如原本之言简意赅，纯粹无弊。王氏《医林指月》所刊，犹是原本，未经增附羼乱，弥为可贵。"

有些则把相关评语附上，如《医家心法》等。对此，学界评价也较高。《郑堂读书记·己任编》云："其《四明心法》三卷，王琢崖《医林指月》亦收入之，改曰《医家心法》，别为编次，尽去小注及评，而加以胡念庵珏评语，殊较此编所载为长云。"[③]

有些未完成之本，则进行多方面整理。如《学古诊则》，王琦断其为未完稿，《学古诊则序》先指出该书存在前后不一致的现象："观其前半，纵横错综，俱有条贯，然二帙之末所谓六部、四时、寸口三条只列其目，其辞缺焉。若三、四两帙，则文本讹落，兼有错乱。所引《内经》删节字句，全失义理者有之。又其叙次分起条目与一帙之连章累牍脉络贯注者迥乎不同"；又核以原序，发现"殊不相合"，再考察该书的创作过程，最后指出："子孙既抱西河之疾，不能亲自校勘，即命子婿对读，一时未遑卒业，迁延岁月，而观化之期已

① （明）周之干著，熊俊校注《慎斋遗书》，赵树元序。
② （清）丁丙编《武林坊巷志》，第 8 册，第 185 页。
③ 《郑堂读书记》卷四十三，见《宋元明清书目题跋丛刊 15》，第 204 页。

至,故前后异同若此。断以为未成之书,殆无疑矣。"这样的未成品给读者的阅读造成了极大的麻烦。《学古诊则序》接着说:"世之读是书者,于前半苦其段落之联缀而起止难辨,于后半苦其文义之有重有缺而头绪纷错。至援引《灵枢》《素问》之辞,文奥意深,理精旨远,俱无训诂,校会尤难,往往读未终帙,倦而思弃者有矣。"

有鉴于此,王琦进行了全方位整理,涉及到结构的调整、字句的训释、讹误的改正等多个方面。《学古诊则序》云:

> 余为此惜,乃详加考订,随其文义,区分而界隔之,使检阅者易于寻索,诠论者便于研求。至于理旨深邃者,博采名贤之论而折衷焉。音释未明者,旁求字学之书而参考焉,庶几疑义可以冰释,诵读得无舛错乎。若夫鱼豕混淆,文句遗漏,或更字以正其讹,或增字以昭其义。总蕲完此书之眉目,而不使有残缺失次之嫌,亦兼以启后人之愤悱,而得以有辨惑释疑之益,非敢于先哲妄起异同也。

"非敢于先哲妄起异同也"表明了王琦的谦虚态度,但也透露出王琦对原书的改动较大,这跟一般的藏书家刊书方式颇有不同。经此整理后,《医林指月》本成为该书的通行本。谢观《中国医学大辞典·学古诊则》云:"清乾隆时,胥山王琦为之运缀整理,校原稿稍完备,为近今通行之本。"[①]《续修四库全书总目提要》《万卷精华楼藏书记》《跻寿馆医籍备考》等著录,并且都指出该书经过王琦的整理,如《续修四库全书总目提要》云:"《学古诊则》四卷,《医林指月》本。……(琦)指为未成之书。因为详加考订,区分界格,音释未明者,亦加参考,并正文句之讹漏,始成完本。分析条目为四十则,三、四两帙各分上下卷,亦出于琦之所定。"

(四)《医林指月》的影响

《医林指月》影响很大,在医学丛书中比较突出。周学海《周氏医学丛书跋》将之视为跟《古今医统正脉全书》《东垣十书》《当归草堂医学丛书》齐名

---

① 谢观等编著《中国医学大辞典》,第 756 页。

的医学丛书,并称赞道:"古人苦心良法,得以类聚而不朽,洵医林之盛业也。"其子目书也被视为较好的版本,多家书目著录,如《郑堂读书记》著录的《痎疟论疏》为《医林指月》本,《郑堂读书记补遗》著录的《本草崇原》《侣山堂类辨》《医学真传》《医家心法》《达生编》为《医林指月》本,《续修四库全书总目提要》著录的《医学真传》《医家心法》《质疑录》《敖氏伤寒金镜录》《达生编》《扁鹊心书》《本草崇原》《侣山堂类辨》《学古诊则》《芷园臆草存案》《易氏医案》均是《医林指月》本等。《医林指月》也多次再版,如清代光绪二十二年丙申(1896)上海图书集成印书局印行、1980年中国台北集文书局出版等,子目书更是多次再版。

三、《慎斋遗书》

除《医林指月》,王琦还曾校刊《慎斋遗书》,惜未完成,后赵树元替他完成心愿。赵树元《慎斋遗书序》[①]云:"余舅祖琢崖王先生……病将易箦,手书一编,嘱余曰:'是为明医周慎斋遗书,开雕未半,子幸竟其事,卒成吾志。'余谨受教,唯而退。乃于是年之冬,续刊其余,共成书十卷。"

未完成的主要原因在于王琦得到该书较晚。赵树元《慎斋遗书序》云:"此《慎斋遗书》,则得自晚年,第抄本阙陋,借得东扶张先生藏本,始备卷数。"东扶张先生,即张旸,字东樗,一字东扶,号涤岑居士,浙江钱塘(今杭州)人,精于医学,兼通诗词。这也说明了该书底本得自张旸。

所谓底本即姚球整理本。赵树元《慎斋遗书序》云:"此本为勾吴逋人名球者所订。"勾吴逋人名球者,即姚球,医家,著有《本草经解要》《景岳全书发挥》,整理《慎斋医书》等书。[②] 整理《慎斋医书》的情况,姚球在《序》里有介绍:"但《遗书》数卷,出于门人之记录,未经较正,多有隐晦重复之弊。球久欲删烦去冗,订为定本,……于是删释《遗书》,更定卷帙,阴阳藏府,气运色脉,经解方解,病机方案,分录十卷,以翼仲景《金匮玉函经》,作杂证之准绳,

---

① (明)周之干著,熊俊校注《慎斋遗书》,赵树元序。
② 见郑金生《冤哉,姚球——姚球医学著作初考》,见《中医药发展与人类健康上册》(中医古籍出版社,2005年版,第139—140页)。

为后学之楷式。"①

在姚球定本的基础上,张旸、王琦又加以整理,并附上自己的评语,赵树元《慎斋遗书序》云:"东扶先生少为利导之,琢崖先生复细加厘定,始成完书。"特别值得注意的是,王琦在整理时参考了其他版本,《中国医学大成总目提要》云:"其时适王胥山……嗣得复易草庐《慎斋遗书》,遂详加校订,阙漏者借得东扶张先生藏本、钱登谷抄本及胡念庵先生所藏《慎斋医案》,互参补正,且仍表明从何书补入。"②这里的钱登谷是清代医家,著有《明易调经胎产秘书》等。他的抄本也具有较高价值。这都保证了整理的质量。王琦整理本影响颇大,曹炳章以此为底本加以整理,收入《中国医学大成》。

第二节 程永培和《六醴斋医书》

《六醴斋医书》,程永培校刊,子目 10 种:《褚氏遗书》一卷,南齐褚澄编;《肘后备急方》八卷,晋葛洪撰;《元和纪用经》一卷,唐王冰撰;《苏沈内翰良方》十卷,宋沈括等撰;《十药神书》一卷,元葛可久编;《加减灵秘十八方》一卷,明胡嗣廉纂;《韩氏医通》二卷,明韩懋撰;《痘疹传心录》十九卷附《慈幼心传》《采痂种痘法》,明朱惠明撰;《折肱漫录》七卷,明黄承昊撰;《慎柔五书》五卷,明胡慎柔述,石震订。每书卷首署"苏台程永培校"(《褚氏遗书》等)或"瘦樵程永培校"(《葛仙翁肘后备急方》《元和纪用经》等)或"古吴程永培瘦樵校"(《折肱漫录》等)。

一、程永培生平

程永培,学术界对其研究不多。程永培自称"瘦樵",学术界多认为瘦樵是程永培的字,如《中国医籍大辞典》《中国中医药学术语集成·中医文献》

---

① (明)周之干著,熊俊校注《慎斋遗书》,原序。
② 曹炳章编《中国医学大成总目提要》,内科类第 11—12 页。

《中国医籍志》《三百种医籍录》《吴中名医录》《江苏历代医人志》《中医名词术语精华辞典》《中国医籍提要》等都是这种观点①。实际上不然，清钱思元《吴门补乘》卷七《艺文补》载："程永培校辑《六醴斋医书》，号瘦樵，元和人。"②《吴门补乘》现存嘉庆二十五年（1820）刻本。也就是说，钱思元离程永培生活时代较近，他的记载可信度较高，故瘦樵应是程永培的号。当前学术界未曾述及程永培的官职名位。徐赓云《喉症机要》弁言云："暇日过访张桂岩同砚，见案头有《喉症机要》一册，乃程瘦樵员外赠姚正帆先生者。"③而《同治苏州府志》卷一百十七《列女五》载有"刑部员外郎程永培妾华氏"。④可知程永培曾任刑部员外郎。

程永培喜欢收藏书籍，黄丕烈《荛圃藏书题识·金石录》提及程氏曾欲收藏"《金石录》及叶石君手抄《大金国志》"，"因索直昂，未之得也"。⑤当然，他收藏最多的是医书，很多都是珍本、善本。更难得的是，他不秘藏，时常示人。王陈梁《慎柔五书跋》就载："程瘦樵每以旧医书饷予，前岁得睹王太仆《元和纪用经》及白飞霞《韩氏医通》，既抄录而珍袭之矣，今夏复以《慎柔五书》示予。"王陈梁精医，家藏医书甚多。《松江府续志》（清光绪九年刊本）卷三十六《艺术传》云："王陈梁，字次辰，青浦人。诸生，精文选学，旁涉医书。王氏自懋忠、孟贤后，后世以医名，藏方书甚夥，陈梁以丹墨别其要。晚年宗孙思邈《千金方》法，为人治病辄效。"⑥王氏曾据家藏善本刊刻《本事方》等医书，《本事方序》云："用是取坊贾抄本，与家藏善本，校订

---

①　裘沛然主编《中国医籍大辞典》；陈荣、熊墨年、何晓晖主编《中国中医药学术语集成·中医文献》，中医古籍出版社，2007年版；贾维诚、贾一江编著《中国医籍志》，中国医院管理杂志社，1983年版；贾维诚编《三百种医籍录》，黑龙江科学技术出版社，1982年版；俞志高编著《吴中名医录》，江苏科学技术出版社，1993年版；陈道瑾、薛渭涛编《江苏历代医人志》，江苏科学技术出版社，1985年版；李经纬、余瀛鳌、蔡景峰主编《中医名词术语精华辞典》，天津科学技术出版社，1996年版；《中国医籍提要》，吉林人民出版社，1984年版。

②　（清）钱思元辑、（清）孙珮辑，朱琴点校《吴门补乘·苏州织造局志》，上海古籍出版社，2015年版，第335页。

③　严世芸主编《中国医籍通考》第4卷，第4836页。

④　（清）冯桂芬纂《中国地方志集志·江苏府县志辑·同治苏州府志（四）》，江苏古籍出版社，1991年版，第30页。

⑤　《宋元明清书目题跋丛刊13》，第61页。

⑥　（清）姚光发等纂《松江府续志》，台北成文出版社有限公司，1974年版，第2614页。

厘正,镂板以广其传。"①连"藏方书甚夥"的王陈梁都需要从程永培处获观珍贵医书,由此可见程永培收藏医书之富、思想之开明。正是具有这种藏书于私,不如公之于众的思想,程永培才依靠自己藏书校刻而成《六醴斋医书》。

程永培不精医,但喜读医书,《采痧种痘各法跋》云:"暇日流览医书。"因阅读医书颇多,有时也能据证检方,即方用药。程永培《证治准绳序》云:"余不知医,闲居多暇,流览之余,或间遇笃疾之人,每窃取《准绳》之意,检方治之辄得效,亦冀稍有济于人耳。"

另外,学术界对程永培有两种错误认识。一是程永培曾为四库馆收购医学书籍。章太炎《覆刻何本〈金匮玉函经〉题辞》就有这种认识:"盖时校录诸臣于医书最为疏略,……而时程永培所为购得诸书,往往弃之不采,即其比也。"②惜章太炎未提供文献依据,纂修档案等现存文献也未见记载,《四库全书总目》倒是著录、存目多部"大学士英廉购进本"、"侍郎金简购进本"医籍,故程永培为四库馆购买医书的可能性不大。二是"程瘦樵"就是程永培。除程永培外,新安名医程芝田也常被称为程瘦樵。如《千金方衍义》席世臣刻本的来源者程瘦樵就是程芝田,席世臣《千金方衍义序》云:"岁庚戌,新安程翁瘦樵以《千金方衍义》授予。……程翁精于岐黄者也。"③这里明确指出是"新安程翁瘦樵",即程芝田,惜学界往往误认为是程永培,如谢观《中国医学大辞典·千金方衍义》就称"嘉庆间,程永培得其书,以授南沙席世臣"。④

总之,程永培的生平大致如下:程永培,号瘦樵,元和人(今江苏苏州人),曾任刑部员外郎,藏书家,辑刊《六醴斋医书》等。

二、《六醴斋医书》

《六醴斋医书》收录的几乎都是流传较少的珍本医书。如《元和纪用

---

① (宋)许叔微著《类证普济本事方》,清乾隆四十二年(1777)王陈梁校刻本,王陈梁序。

② 潘文奎等点校《章太炎全集·医论集》,第410页。

③ (清)张璐著,王忠云校注《千金方衍义》,中国中医药出版社,1995年版,席序。

④ 谢观等编著《中国医学大辞典》,第98页。

经》,程永培跋梳理了该书的流传情况:"《宋史·艺文志》载有启元(玄)子《元和纪用经》一卷,世传绝少。李时珍著《本草纲目》引用方书,无所不采而独遗此卷,或未尝寓目耶。王肯堂《准绳》曾引其说,以后诸家,绝未见有用其方者。"程永培偶然得到,如获至宝,以至于夸张地称"是夜虚室生白,乃此书之光也"。有鉴于该书流传太稀,程永培校刊之,《六醴斋医书》本也就成为了现存最早的版本。又如《褚氏遗书》,该书流传亦稀,程永培跋云:"兹书世传甚少,间有抄本,讹讹相仍,不仅鲁鱼亥豕而已。今人不能解,故不敢读,久则置之不问矣。业医而见此书者,十不一二。"程永培藏有校勘颇密的马致斋刻本,据之刊刻。马致斋刻本,即正德元年马金(马致斋)刻本,现已不存,只存马氏序,这既可见该本流传之少,亦可见程氏校刊之及时。再如《痘疹传心录》,一向被视为秘本。《郑堂读书记补逸·痘疹传心录》云:"是编成于万历甲午,向推为痘科书之最,诸家惟互相传写,以为秘本。至程瘦樵永培始校梓之。"①这都表明《六醴斋医书》收书之精。

程永培整理态度审慎。原来内容完整无误的,则保持原貌。《采痂种痘各法》就是如此,程永培跋云:"此书曾刊于康熙癸巳,时年已七十八。采痂、下苗诸法俱备,有发前人所未发,并种法之不可少者,悉照原本以付剞劂,附于《痘疹传心录》之后。"原来内容残缺的,有根据则补,无根据则阙如。如《元和纪用经》"本有阙字",程永培"乃据启元子《素问》原注补之,尚有不及补者,则目力所限,考据难周,又不敢参以私意,仍留木以俟博览君子",见程氏跋。为保证整理的质量,程永培还会请别人帮助校勘。《褚氏遗书》的底本(马致斋刻本)虽精良,因马氏"于医理药性,未深谙耳",也有误字,程永培"遂与友人古杭陆君琛紫,一一订正,而付之梓",见程氏跋。陆琛紫精于医学,见程永培《证治准绳序》中的相关叙述。

为了增加校刊医书的价值,程永培有时还采撷相关注释。如《十药神书》,程永培认为此书价值颇高,跋称:"吾吴天士叶先生,凡治吐血症,皆祖葛可久《十药神书》,更参以人之情性,病之浅深,随宜应变,无过不及,治无

---

① 《宋元明清书目题跋丛刊15》,第495页。

不愈。"于是利用家藏旧本刊刻。"然书中仅列十方",阅读者不能领会其深意,"皆以方少忽之,不知十方中错综变化,有几千百方",故附录周扬俊注释,"使人粗晓业是者,更察'虚损'二字,分自上而下,自下而上,自不致概以六味开手矣"。采撷周扬俊注解的原因在于他是著名医家,辑著有《温热暑疫全书》《伤寒论三注》《金匮玉函经二注》等书,特别治血证疗效甚著,其《十药神书注》是公认的名著。当然,程氏底本是自家藏本,在文字上与《十药神书注》稍有不同。《续修四库全书总目提要·金匮玉函经二注》云:"后附《十药神书》一卷,元葛可久撰,扬俊亦为之注。……同郡程永培亦有刊本,字句与此本繁简间有不同,药味轻重亦小异,殆由传抄之别。"这更说明,程永培注重保持底本原貌,但在不影响原书的情况下又加上注解,这值得称赞。

一方面注重收入珍稀本,一方面又注重相关整理,这在一定程度上保证了《六醴斋医书》的质量。当然,有些子目书还可以再商议。《沈氏良方》,程永培自己就有认识。该书四库馆臣没有发现传本,据《永乐大典》进行辑佚,是为八卷本。而程永培"藏旧刻印本书十卷,不列存中氏原序,而载有林灵素一叙,亦止论沈,未及苏",与辑本相比,内容更为完整,故程永培将之刊刻,"并补刻沈氏原叙一篇",见程跋。程永培据珍稀本刊刻当然值得鼓励,其刊本质量也远超馆臣辑本。惜刊刻时无别本校勘,存在"承讹袭谬"问题。程永培告诉鲍廷博,鲍廷博《苏沈良方跋》①云:"往时程君过予,语次及之,若有歉然于中者,盖虑其贻误,较他书所系尤重也。"后随着武英殿本(聚珍版)广泛发行,鲍廷博就在《六醴斋医书》本的基础上,参考聚珍版本,进行整理,将之收入《知不足斋丛书》,成为公认的善本。

如果说《苏沈良方》的不足源于客观限制,《折肱漫录》的不足则是程永培主观导致。黄承昊生平多病,多误医药,为使"同患者"免蹈覆辙,撰写《折肱漫录》一书,命名取"三折肱成良医"之义。该书分《养神篇》《养形篇》《医药篇》,全面系统,可资借鉴。程永培对其立意及价值的认识到位,跋云:"其意是惕病者之鉴戒,原非为医家立说也。……如阴亏质弱之人,或一流览,

---

① （宋）沈括、苏轼撰,宋珍民、李恩军校《苏沈内翰良方》,第248页。

则病情不致于固结,医药不致于轻试,则此书之功亦不浅矣。"既然定位为"惕病者之鉴戒",则养神、养形、医药三部分缺一不可,甚至前面的养生更重于医药。而程永培却认为《养神篇》"虽所采皆子史,傍及释道,其说颇杂,莫如案头置《鹤林玉露》等书更胜矣",故不刊刻,这很不妥当。

《六醴斋医书》本医书流传颇广,很多书目都有著录,如《郑堂读书记补逸》著录的《加减灵秘十八方》《韩氏医通》《痘疹传心录》等为《六醴斋医书》本,《续修四库全书总目提要》著录的《元和纪用经》《慎柔五书》《痘疹传心录》《韩氏医通》等为《六醴斋医书》本等。后世医家整理医书时也多选择《六醴斋医书》本为底本,如周学海《周氏医学丛书·慎柔五书》以《六醴斋医书》本为底本,陈念祖《十药神书注解》以《六醴斋医书》本为底本等。

三、程永培校刊的其他医书

除《六醴斋医书》外,程永培还校刊了其他医书,如《证治准绳》《金镜内台方议》等。①　明王肯堂《证治准绳》卷帙浩繁,有一百二十卷之多。程永培钦佩王肯堂,认为其治医不同于方技之士,而是儒者的格致之学。程永培《证治准绳序》云:"王念西先生,胜国名翰林,理学文章,表表一时,出其绪余,游艺于岐黄之学以济人,虽未曾以专门名一家,而其所施治,往往奇验。……此即儒者格物致知穷理尽性之学,而非可与方技同类而轻量之也。"而王肯堂撰写的《证治准绳》也得到程永培的青睐。《证治准绳序》云:"《准绳》一书,采辑精要,议论晓畅,门分类列,綦详且审,洵医学之金科玉律。"不精医的程永培常在生活中检《证治准绳》中的医方而用之,效果很好。有鉴于此,程永培立志刊刻,历经十余年,终于成功。《证治准绳序》云:"盖此书流传,足资后学法守,特少善本,欲校以付梓,顾卷帙浩繁,力有不逮,迟之又久,至戊戌岁,立志刊木,积十余年而告成。"为了保证刊刻质量,程氏请人校勘多遍。《证治准绳序》云:"其间反复校勘已数四矣,然不敢以为无误,

---

①　(明)王肯堂辑《证治准绳》,乾隆五十八年(1793)修敬堂刻本;(明)许宏(弘)撰《金镜内台方议》,乾隆五十九年心导楼刻本。

且往来参订于青浦王半学茂才,钱塘陆琛紫孝廉,二公皆精于医者。间有舛误无考者仍之,恐失真耳。"该版本成为了《证治准绳》的重要版本,后来的光绪十八年(1892)广州石经堂校刻本就源自这个版本。

　　《金镜内台方议》十二卷,作者是明人许弘,程永培刊刻时避乾隆皇帝讳,改为许宏。章太炎《金镜内台方议序》(1930 年 7 月)就指出:"心导楼作宏者,为避清高宗讳。"该书专门论述《伤寒论》方。关于其内容及特点,程永培在《金镜内台方议跋》①中有阐述:"今许建安不释长沙之文,而议长沙之方。书中设问答以启发后学,明晰条达,虽草莽医人,亦能悉解。但其分两,稍异他本。虽采《千金方》之说,然临期酌用为宜,毋得拘泥。至方中药性,稍备以便翻阅耳。"因无刊本,程永培校刊之。章太炎同样认为该书价值颇高但流传较少,《金镜内台方议序》云:"是书以《伤寒》诸方类列,即吴江徐氏《伤寒类方》所从出,而《方议》加评。援引宋人方书,至许叔微、陈无择、杨仁斋而止,其金元四家屏置勿谈,可谓善于裁别者矣。清《四库全书总目》未著录,故医师鲜见其书,然亦颇有援引者。"章太炎好不容易获得了程永培刻本,并探讨了该书不入《六醴斋医书》的原因:"余数求之不得,会族人章成之得抄本一帙,署'古吴程永培校',书口有'心导楼'三字,知即六醴斋本。其后友人余云岫复得刊本,题署正同,其版口行列亦与六醴斋诸书不异,顾何以不编入丛书? 盖程氏得此书稍晚也。"②

第三节　金山钱氏家族与医书整理

　　金山钱氏家族的谱系、交游、第宅等情况,徐侠《清代松江府文学世家述考》有详细考述,这里直接转述之。③ 钱氏家族几代人校刊了大量的医书,有些医书质量很高,影响很大。

---

① 落款:乾隆五十九年六月古吴程永培跋于六醴斋中。
② 吴佐忻《记章太炎手书〈金镜内台方议序〉》,《上海中医药杂志》,1980 年第 4 期,第 46 页。
③ 徐侠著《清代松江府文学世家述考》(下册),上海三联书店,2013 年版,第 991—1000 页。

一、钱树棠、钱树芝、钱熙辅

金山钱氏家族注重施药行善,钱树堂《醉经楼经验良方序》云:"余家自先大人虔制玉枢、梅花等丹施送,伯兄继之,渐次增广,迄今垂五十余年矣。"受家族影响,钱树棠也是施方送药的践行者,并得到友人的相助,《醉经楼经验良方序》云:"余曩检《青麟丸方》,每思修合,复虑其制之浩繁而效之莫必也,遂不果。壬申夏,游吴门,友人浦逸夫以丸暨方授余曰:此药屡试屡验,君家可制。及归而施诸病者,辄见奇效。因出《经验良方》,合之孙、袁两君所刊,按法虔制。频年以来,惟外科一门未尝轻试,其余诸证,效难殚述。诚有如孙、袁两君所称者。"①担心施方送药的方子"流传之未广",钱树棠就"爰为校正,以付剞劂",这就是《醉经楼经验良方》,也是钱氏家族刊刻最早的医书。

钱树棠所谓的孙指的是孙星衍(1753—1818),孙氏为著名学者,治学广博,于医学文献上用力颇多。其《制大黄丸方序》云:"星衍亦病俗医不学,喜搜罗医方古书,订正《神农本经》三百六十种,刊宋本华氏《中藏经》。"②孙刊指的应是《制大黄丸方》,孙序阐述了刊刻的缘由:"内府传有十五制大黄丸方。家大人每岁如法制成,以施病者,不论何疾,一服辄愈。适刊《素女方》,因附于后,以广其传。"钱氏刊《醉经楼经验良方》时并录孙、袁"两君之说"。这表明钱树棠对孙星衍等学者的重视。重视学者也是钱氏家族的重要特点。

《醉经楼经验良方》于嘉庆二十三年(1818)由钱树棠刊刻,后因兵燹板毁,钱树棠侄孙钱廉于光绪二年(1876)重刊。钱树棠刊刻的医书还有《达生编》《伤寒谱》。其中,《伤寒谱》乃钱树棠与其弟钱树立共同刊刻,但起作用的主要是钱树棠。徐恵《伤寒谱序》中就谈到"憩南钱君为刊"。憩南,钱树棠的字。

---

① 　见李万健、邓咏秋编《清代私家藏书目录题跋丛刊·金山钱氏家刻书目》(国家图书馆出版社,2010 年版)。钱氏所刻医书序跋除特殊说明外,均见此书。

② 　(唐)孙思邈撰《秘制大黄清宁丸方》,中华书局,1985 年版,《制大黄丸方序》。

　　树字辈刊刻医书的还有钱树芝,他是钱树棠之弟,刻《温热病指南集》,光绪二年(1876)其孙钱培荪重刊。钱培荪《重刊温热病指南跋》云:"右《温热病指南集》,旧为先大父愚庵公刊行,遭寇后版片已毁,印本鲜存。偶于从弟二泉培廉处得此帙,因重校付梓。"钱培荪重刊本最大的亮点是附刊了顾观光的评,钱培荪识语云:"《温热指南》刻成后,梦花从兄培名又示予同里顾尚之先生观光所评《指南》数则,实足以证此书之失,因附刊于后。"

　　不过,钱培荪的重刊仍未能解决书籍的作者问题。钱培荪识语又云:

　　　　乙亥秋,将重刊《温热病指南集》。或告荪曰:是书已附刊《三家医案》之后。《三家医案》者,吴江吴子音金寿所辑叶天士、薛生白、缪宜亭之案,而益以叶氏《医效秘传》,刊于道光中。近时苏州绿润堂书肆翻刻之,末附《温热赘言》一卷,因取而校之,一一相同。惟是集原题淞滨陈祖恭平伯父著,而《赘言》本题江左寄瓢子述,岂祖恭即寄瓢耶?然湿温第十五节,有一酒客云云,《赘言》本作"余在金阊,见业师张友樵治一酒客"。其下"余诊其脉""余脉其右寸浮数""余"字皆作"师",则两书岐出。张友樵名文燮,《医效秘传》有其序,序作于道光十一年,称吴子金寿从余学医,是寄瓢子与子音同师,祖恭果即其人,何谓又冒其师所治为己治耶?

如此看来《温热病指南集》可能是伪书,是否还值得重刊呢?钱培荪以"医书只论是非,毋问真伪""苏刻《赘言》本,亦小有伪舛"等理由而加以重刻。

　　钱树芝次子钱熙辅也刊刻了部分医书。钱熙辅岳父吴省兰辑刊《艺海珠尘》,未完而卒,钱熙辅《续辑艺海珠尘跋》云:"先外舅吴稷堂……搜罗秘籍辑为《艺海珠尘集》,……已竣事者自甲至庚,凡七集。其辛集刊而未竟,遽捐馆舍,后人就其已梓均为八集。"吴省兰完成部分共收录医书 3 种:《黄帝授三子玄女经》《苏沈良方》《一草亭目科全书》。其中,清邓苑撰《一草亭目科全书》影响较大,《续修四库全书总目提要》著录的就是《艺海珠尘》本。钱熙辅续辑两集,即壬、癸二集。壬集收录医书 1 种:《治蛊新方》,清路顺德撰;癸集收录医书 1 种:《伤寒论翼》,清柯琴撰。与吴省兰相比,钱熙辅收录医书比例较高。钱熙辅在《续辑艺海珠尘跋》中曾阐述收书标准："凡向无刻本，与虽刻而流传绝少者"，"其要一以有资学艺为断"。《治蛊新方》《伤寒论翼》此前均有刻本，应该属于"虽刻而流传绝少者"，而钱熙辅的刊刻扩大了它们的流传。

二、钱熙祚

钱氏家族中刊刻医书最多的是钱熙祚。钱熙祚，钱熙辅弟，钱树芝子，钱树兰嗣子。其刊刻医书如下：

1.《守山阁丛书》收录医书 2 种：《脉经》十卷，晋王叔和撰；《难经集注》五卷，王九思①等注。

2.《珠丛别录》收录医书 4 种：《博济方》五卷，宋王衮撰；《旅舍备要方》一卷，宋董汲撰；《伤寒微旨》二卷，宋韩祗和撰；《全生指迷方》四卷，宋王贶撰。

3.《指海》收录医书 1 种：《脉诀刊误》二卷附录二卷，元戴起宗撰。按：《指海》共二十集，前十二集为钱熙祚完成，后八集为其子钱培让、培杰完成。《脉诀刊误》二卷附录二卷，收在第十一集。

4.《素问》《灵枢》，钱熙祚校刊，未完成。钱培杰（钱熙祚之子）、钱培荪（钱熙祚嗣子、钱熙辅季子）完成刊刻。

5.《胎产秘书》，古虞何氏原本，板存京师琉璃厂，钱熙祚重刊。

这些医书大都是钱熙祚辑刊丛书的子目书。即使《素问》《灵枢》两部单行本医书也原拟收入《守山阁丛书》。钱培杰、钱培荪《识语》云："《素问》《灵枢》二书，先君子盖尝校正，拟刊入《守山阁丛书》。"作为子目书，这些医书在某种程度上体现了丛书的特点。

（一）《守山阁丛书》之《脉经》《难经集注》

在钱熙祚辑刊的丛书中，最著名的是《守山阁丛书》。其选书特点，阮元《守山阁丛书序》有论述："金山钱锡之熙祚辑《守山阁丛书》，为目百有十，为

---

① 钱熙祚认为王九思为明人，现一般认为是宋人。

卷六百五十有二,其书多从浙江文澜阁录出,亦有后出之书。"可见,《守山阁丛书》子目书以四库书籍为主,当然也有《四库全书》遗漏者。钱熙祚《守山阁丛书识语》亦云:"《四库》之外,或有遗珠,割爱綦难,依类附骥,凡此者或以羽翼经史,或以裨补见闻,义取征信,务归实用,门户之见,无所隔阂。"而《守山阁丛书》收录的《脉经》《难经集注》都是四库遗珠。

《脉经》,《四库全书》未收,在钱熙祚看来,这是四库馆臣的遗漏,因为《脉经》具有极高的学术价值:一是条理分明。《脉经跋》云:"西晋王叔和,取《素》《难》以下诸家论脉之文,分类编次,为《脉经》十卷。宋林亿称其若网在纲,有条不紊,使人占外以知内,视死而别生。可谓推崇之至矣。"二是言脉不遗证。《脉经跋》云:"而西昌喻氏,则谓于汇脉之中间一汇症,不该不贯,抑知形有盛衰,邪有微甚,一证恒兼数脉,一脉恒兼证症,故论证不论脉,不备;论脉不论证,不明。王氏汇而编之,深得古人微旨。"三是保留了古书的部分原貌。《脉经跋》对此阐述很详细:

> 又西晋时去古未远,所据医书皆与今本不同。如第七卷云:"伤寒一二日至四五日,厥者必发热。前厥者,后必热。"今《伤寒论》误作"前热者,后必厥。"按:厥阴之病,乃阳陷入阴,而非有阴无阳。今虽郁极而厥,然阳邪外达,将必复为发热也。故下文即云:"厥深者,热亦深,厥微者,热亦微。""厥""热"二字,误为颠倒,则非其义矣。……第七卷云:"汗出而热留者,寿可立而倾也。"今《素问》误作"病而留者",《甲乙经》又误作"热而留者"。推寻文义,当以《脉经》为正。第五卷引张仲景论脉二条,在《伤寒论·平脉篇》中可证,此篇为仲景原文。又引《扁鹊脉法》,并不见于《难经》,而书中引《难经》之文,又不称"扁鹊曰",可见《难经》不知何人所作,《新唐书》属之秦越人者,妄也。医家不知考古,往往舍本逐末,此本由叔和裒集而成。今去叔和又千余载,古书日渐散佚,赖是以略存梗概,洵为医林中不可多得之书。

钱熙祚用大量例证证明《脉经》对于校勘、考证《伤寒论》《金匮要略》《甲乙经》《难经》等古代经典的意义。这里只摘引部分,足以说明问题。对于钱熙祚的观点,《续修四库全书总目提要·脉经》极为赞同:"钱氏跋中所举,与《素问》《灵枢》《难经》《伤寒论》字句异同诸条,推寻文义,当以《脉经》为正,洵为笃论。"

跟《脉经》不同,《四库全书》收有《难经》,只不过是滑寿《难经本义》,而不是王九思等人《难经集注》。当时国内尚无《难经集注》。日本林衡于日本宽政十一年(清嘉庆四年,1799)活字印刷《难经集注》,将之收入《佚存丛书》,很快传入中国。这部国内久佚之籍立刻引起国人重视,阮元录以进呈。钱熙祚跋同样重视,认为该书学术价值高,最重要的是保留了诸家注释原貌:

> 吴吕广,唐杨元操,宋丁德用、虞庶、杨康侯,并有注释。元滑伯仁采诸家之说,而以己意折衷之,为《难经本义》二卷,然所采甚略。惟明王九思等《集注》,备录诸说,不下一语,深得古人撰述之体。今去明季仅二百载,而诸家之注亡佚殆尽。……是书存,而吕、杨、丁、虞五家之注俱存,于以考其异同而究其得失,亦医家所当尽心者也。……此书所集诸家之注,未必尽是,然尚循文释义,不为新奇可喜之谈。由是以讲求蕴奥,俾古人之意晦而复明。而妄议古人者,亦得之关其口而夺之气,讵不足重也与?

这个观点得到学术界认同,《续修四库全书总目提要·难经集注》云:"钱熙祚跋称:'此书所集诸家之说,未必尽是,然尚循文释义,不为新奇可喜之谈,由是以讲求蕴奥,俾古人之意晦而复明,而妄议古人者亦得关其口而夺之气。'又谓:'九思等备录诸家之说,不下一语,得古撰述之体。'皆笃论也。"

钱熙祚将《脉经》《难经集注》刊入丛书,显示出极高的学术眼光。而在校正上,钱熙祚又显示出严谨的学术态度。《脉经》传世久,版本繁,钱熙祚重视版本的普查,跋云:"明有吴勉学校本,刊入《医统正脉》,多脱误不可读。唯袁景从校本稍为完善,然或以意删改,弥失本真。"发现诸版本都存在问题,"故汇集诸书,重为校正付梓,以广其传,其无古书可证者,虽有谬误,因而不革,不敢以一知半解窥测古人也"。这显示出钱熙祚审慎的学术态度。《难经集注》海外回归,钱氏也不是简单地据之摹刻,而是认真校勘,重新刊版,增加校语。

钱熙祚在校正《脉经》时也出案语或札记。如卷之十《手检图二十一部》卷首案语云:"袁校本云:'凡五十六条,首言十二经脉,次言奇经八脉,次言三部二十四种脉,未见所谓手检图者,岂《经》原有图,今不传耶?'宋林亿云:'世之传授,其别有三。有以隋巢元方《时行病源》为第十卷者。有以第五卷分上下卷,而撮诸篇之文,别增篇目者。今则除去重复,补其脱漏,其篇第亦颇改易,仍旧为一十卷。'则知此卷《经》文传疑已久,亿虽补正脱漏,而所谓检图二十一部者,直据旧目,无从深考耳。"这反映了校勘的成果,也提高了版本质量。

出案语或札记是钱熙祚一向的追求,不限于医书。阮元《守山阁丛书序》就云:"其无别本可据,则广引群籍以证之,或注案语,或系札记,其采择雠校之精,迥出诸家群书之上矣。"钱熙祚《守山阁丛书识语》亦云:"窥管所及,随文附注,置圈于首,以别原案,逸文可采,并著简末。"

一方面传本较少,为四库遗珠,另一方面钱熙祚校正认真,故《守山阁丛书》本《脉经》《难经集注》得到了学术界的普遍重视。《续修四库全书总目提要》全部著录,且评价甚高,如《脉经》条云:"道光中,金山钱熙祚汇集众本,重加校订,刊入《守山阁丛书》,最号善本。……其后光绪中,建德周氏重刊嘉定黄鋐校本,黄鋐与钱氏同时,刊成稍后,其所据旧本,不出钱氏所据之列,间有补刊校语,未尽确当。盖多钱氏所弃而不取者。此由学识深浅之别,今仍以钱本著录焉。"在版本比较中,突出了《守山阁》本的价值。《续修四库全书总目提要》是全部重视,有些学者则重视某一部。莫友芝《邵亭知见传本书目》著录守山阁本《脉经》,并云:"《医统》不全,袁本多误,唯守山较善。"[1]任应秋《如何学习〈难经〉》则高度评价了《难经集注》:"《难经集注》以《守山阁丛书》本较好。"[2]

---

[1]　(清)莫友芝撰,傅增湘订补,傅熹年整理《藏园订补邵亭知见传本书目》卷八第12页。
[2]　任应秋著《如何学习中医经典著作》,甘肃人民出版社,1981年版,第17页。

当然,钱熙祚的校正也不是十全十美,甚至两书跋语之间也存在矛盾之处。廖平就指出:"钱氏刻《脉经》跋云,考《脉经》所引扁鹊诸条,皆不见《难经》,所引《难经》之文,又不称扁鹊曰,足见其书不出扁鹊,后人以为越人作者,误也。其跋刻于《守山阁丛书·脉经》后。乃跋《难经》,又以为实越人作。一人之书,彼此矛盾,同刊于一丛书中,亦甚可怪矣。"①

（二）《珠丛别录》之《永乐大典》本医籍

《珠丛别录》继《守山阁丛书》而成,钱熙祚《珠丛别录序》云:"向辑《守山阁丛书》不无遗珠之憾,驹隙余闲,复搜得如千种,付之梓。"也就是说,《珠丛别录》的收书特点跟《守山阁丛书》差异不大,也以《四库》书籍为主。至于医书,《珠丛别录》收录的均是《四库》医籍,且均是《永乐大典》本医籍。这些医籍可能是钱熙祚等人自文澜阁抄录书籍的一部分。张文虎《孤麓校书图记》记载了他们抄书的情况:

> 浙江文澜阁在西湖孤山下,功令:愿读中秘书者,许领出传写。道光乙未冬,钱锡之通守辑《守山阁丛书》,苦民间无善本,约同人往,侨寓湖上之杨柳湾。去孤山二里许,面湖环山,上有楼,楼下集群胥。间日扁舟诣阁领书,命抄毕则易之,往返数刻耳。同人居楼中校雠。……是役也,以十月初至西湖,居两月,校书八十余种,抄书四百三十二卷。同游六人:金山钱熙祚、熙泰、顾观光,平湖钱熙咸,嘉兴李长龄,南汇张文虎。②

可见,在辑刊《守山阁丛书》时,钱熙祚曾携人到文澜阁抄录书籍,其中可能就有医学书籍,因《守山阁丛书》未能收录,故在《珠丛别录》中收录。

《珠丛别录》收录《永乐大典》本医籍可能跟张海鹏《墨海金壶》也有关系。钱熙祚把《墨海金壶》视作自己辑刊丛书的样板。胡培翚《守山阁丛书序》云:"其取材分类略仿张例。"钱熙祚《守山阁丛书识语》亦云:"盖昉张氏

---

① 廖平著,王凤兰等点校《廖平医书合集》,第1139页。
② 南开大学古籍与文化研究所编《清文海》,国家图书馆出版社:2010年版,第80册,第327—328页。

之例。"《墨海金壶》选书最重视《永乐大典》本,"首取其原本久佚辑之《大典》者"。① 钱熙祚既然学习《墨海金壶》的选书及整理特点,当然也会重视《永乐大典》本,《守山阁丛书》未收录,《珠丛别录》自然弥补。有意思的是,《珠丛别录》收录的医书跟《墨海金壶》完全一致,即《博济方》《旅舍备要方》《伤寒微旨》《全生指迷方》。由此可见,《墨海金壶》对《珠丛别录》之影响。

(三)《指海》之《脉诀刊误》

《指海》的收书特点,钱培让、钱培杰在《指海跋》中曾有阐述:"凡古今书籍佚而仅存向无刊本,及虽有而道远不易购,或版废而不可再版者;又或碎金片玉,别本单行,易于散佚者;又《道藏》流传,未经著录,及近人著述有关学问、政治、风俗人情者,皆罗而聚之。"《指海》收入医书1种:《脉诀刊误》。该书《四库全书总目》著录,学术价值颇高,后周学海把它当作《脉经》的羽翼整理出版。

(四) 未完成之《素问》《灵枢》

钱熙祚对《素问》评价甚高,《内经素问跋》云:"《素问》该括理数,词奥旨深,不特为言医之祖,注亦精简,得经意为多。"相比于《素问》,钱熙祚对《灵枢》评价较低,但也认为不是王冰伪撰,用以校勘《甲乙经》"神益宏多"。惜两书传本都存在诸多问题。《内经素问跋》云:"俗医苦其难读,竞趣捷径。儒者津逮偶及亦未深究全书。自明以来,刻本瞀乱,几不可解。"这是《素问》,《灵枢》亦然。《内经灵枢跋》云:"今最旧惟史崧本,已多脱文讹字。马元台、张介宾辈虽尊信是书,好以意改窜,又不晓古人转注假借之法,望文生义,句读之未能通而强言训诂,议论愈多,经旨愈晦。"有鉴于此,钱熙祚加以校正,惜未完成。其子钱培杰、钱培荪遵照遗命,成功校刊。钱培杰、钱培荪附识:"《素问》《灵枢》二书,先君子盖尝校正,拟刊入《守山阁丛书》。既写定矣,以卷帙稍繁,兼未得见宋刊本为歉。壬寅冬,借元妙观《道藏》本校阅,间有异同,绝无胜处,遂置之。间岁以来,不肖兄弟承遗命,补刊《指海》既竣,次及是稿。"

---

① 中华书局编辑部编《丛书集成初编目录》,中华书局,1983年版,第30页。

（五）《胎产秘书》

与钱熙祚校刊的其他医书不同，《胎产秘书》为单行本。该书版本及传播情况，钱熙祚《重刻胎产秘书序》有介绍："是书源出古虞何氏，楚、皖皆有雕本。道光八年，中州袁君省堂刻于京师，板存琉璃厂精华斋，印本过多，板片漫漶，爰为较补讹脱，重付梓氏。"可见，该书版本不少，楚、皖、京师均有刻本；印量较大，以致京师存板漫漶。也就是说，从版本而言，该书并不是珍本、稀本。但钱熙祚为何重刊呢？原因可能在《胎产秘书》的实用价值上。钱熙祚认为："胎产为妇女第一关头，维持调护一失其宜，轻者致病，重则子母俱失。夫以孳生繁育之事而不免于危险，则思患豫防平日不可不讲也。"故钱氏家族过去"刻《达生编》并修合回生丹施送"，"然《达生编》卷帙寥寥，未能该备，回生丹不宜于羸弱之体，用之不得当或无益而有损。世所行《产宝》《产鉴》诸书，或繁或略，各有所偏，反不如《达生编》之明晰"。而"《胎产秘书》，分胎前、临产、产后三卷，末附以《保婴要诀》，罗列诸证，有方有论，言简而意该。其治产后诸证专主生化汤，随证加减，深以治标为戒，所论尤详切著明，较《达生编》为美备矣"，故而刊刻。这说明钱熙祚看重的是《胎产秘书》的实用价值。钱熙祚期望"得是书者，须平时讲贯孰习，触类旁通，庶几深知灼见，不为病情所惑，若夫临渴掘井，对证翻书，惶惑失指，乃云古人欺我，是岂刊书者本意哉"？由此可见，仁爱之心促使钱熙祚刊刻此书。

三、钱培杰、钱培荪、钱培名

钱熙祚的子侄们也校刊了部分医书。

（一）钱培杰、钱培荪

这两人在刊刻《素问》《灵枢》时附刊了顾观光《内经素问校勘记》《内经灵枢校勘记》。关于顾氏二书后面再述。钱培荪还重刊了《温热病指南集》，前面已述。

（二）钱培名

钱熙祚从子钱培名刊刻的医书有两部。

1.《医经正本书》附札记，见《小万卷楼丛书》。《小万卷楼丛书》的辑刊源于钱培名之父钱熙经的动议。在协助钱熙祚校刊《守山阁丛书》及《指海》时,钱熙经发现"古今书籍宜校刊者甚多",惜各种原因没能完成心愿。钱培名继承父志,仿照钱熙祚丛书的体例编纂而成《小万卷楼丛书》。跟钱熙祚一样,钱培名重视珍稀本书籍,但同时他又强调根据内容选择书籍,即识语中所说的"不拘门户,不拘时代,要以有关于学问、文章、风俗、教化者为断"。《医经正本书》正好体现了这两点。一方面,该书版本价值高,钱培名《医经正本书跋》云:"此书元明收藏家未有著录者……洵六百年来罕见之秘帙。"另一方面,该书具有教化价值,钱培名《医经正本书跋》云:"(《医经正本书》)专论伤寒无传染,以救薄俗骨肉相弃绝之敝。"也就是说,刊刻此书,"不特为医林指南",且"有益于人心世教"。钱培名跋除说明选刊原因外,还对校勘进行了说明:多用他校法,"原抄本辗转传写,舛误杂出,略依所引原书校正";校勘态度严谨,"疑不能明者仍之";撰写校勘记,"则为札记附于后"。

2.《救迷良方》。《金山钱氏家刻书目》未著录。现存世。该书论述鸦片烟成瘾机理及治则治法,编纂者是清代名医何其伟。何其伟(1774—1837),字韦人,又字书田,青浦(今上海市青浦区)人。为协助民族英雄林则徐禁鸦片,何书田编纂此书,多次刊刻。道光三十年(1850),钱培名重刊,其跋曰:"青浦何氏,世精轩岐之术,著作甚多。此《救迷良方》乃书田翁晚年所治烟瘾方也。侯官林尚书尝刻于楚省,再刻于粤东,而此间反鲜传本。翁哲嗣鸿舫长治以视予,爰并刊之。道光三十年庚戌六月金山钱培名附识。"[①]由此可见,钱培名刊刻之缘由。

四、钱国宝

钱国宝原名铭彝,字子甫,一字听通,聪敏善悟,擅长算学。他在《务民义斋算学三种序》里称钱熙辅为"叔祖"。

钱国宝热衷于出版书籍,于上海设文富楼,用铅字版印刷了《江南北大

---

① (清)何其伟著,何时希按注、编校《何书田医著四种》,学林出版社,1984 年版,第64 页。

营纪事本末《疡科辑要》《务民义斋算学三种》《万一权衡》等书籍。《疡科辑要》是医学书籍，钱氏于同治八年（1869）重印。《金山钱氏家刻书目》著录为："《疡科辑要》，平湖沈志裕纂，活字版印，钱国宝子通著。"他刊刻此书的原因很多。首先是继承家族的善举，《疡科辑要序》云："吾家先世好行善事，设施药局，施药局先后所刻医书如《经验良方》《达生编》《王注素问》《温热指南》及杂刊于《续艺海珠尘》《守山阁丛书》《珠丛别录》《指海》者指不胜屈。"其次是当时疡科存在诸多问题，《疡科辑要序》云："世谓庸医杀人而疡医为尤甚，见不精则辨证难，方不灵则去病难，药不真则收功难，或病者吝惜医资养成巨患，或医者迁延日久别有它图，往往以可治之证而治非其法，卒至不治，惨何可言。"再次是该书作者学验俱丰，书籍价值颇高，《疡科辑要序》云："当湖怡庵沈君端品笃学之士，自少多疾，精究医书，手不释卷，故于阴阳虚实之辨，红痈白疽之分，见理既明，用药尤当，人之踵门求医者，远近毕至，随证施治，无不神效，活人殆人不可指数。……莲江胡姑丈，君之外孙也，受业于君，得是编遂成名医。"有鉴于此，钱国宝出版此书，"使医者读之而不至误病，病者读之而不至误医"，并提出了研读此书的注意事项："世之不知医者得此书而因病选方则可，以方试病则不可。"

五、顾观光、张文虎等学者的协助

钱氏家族能够大量刊刻医籍特别是高质量医籍的原因很多，其中一个原因就是学者们的大力协助。在校勘上，这些学者所起作用甚至比钱氏家族更大。刘咸炘就指出："近代有势者多属其宾客著书，而自居其名。……非独著述如是，校勘亦然。"所举的例子中就有钱熙祚，云："钱熙祚所刻之书，顾观光、张文虎所校也。"并言："此校者皆不止谠正文字，且为考纂题跋，……书之校勘记跋语，则不署张、顾……之名。"①据现有资料，不能说钱熙祚所刻书都由顾观光、张文虎校勘，但顾、张两人的确起到了重要作用。

---

① 刘咸炘著《刘咸炘论目录学》，上海科学技术文献出版社，2008年版，第33页。

(一) 顾观光

1. 生平

顾观光(1799—1862)，字宾王，号尚之，别号武陵山人，江苏金山(今上海市金山区)人，晚清著名的数学家、天文学家、医学家，《清史稿》有传。顾观光自幼聪慧，张文虎《顾尚之别传》①称他"未能言即识字，或呼壁间字，辄手指之，百不爽。……父教以读书，日夜辄数十行。九岁毕五经四书，学为制举文。十三补学官弟子，旋食饩"。长而好学，"遂博通经传史子百家，尤究极古今中西天文历算之术，靡不因端竟委，能抉其所以然，而摘其不尽然"，"于舆地、训诂、六书、音韵、宋儒性理，以至二氏、术数之学，皆能洞彻本末，尤喜校订古书，缀辑其散佚"。

顾氏家族世代为医，顾观光科举不利，遂继承祖业，即张文虎《顾尚之别传》所说的"三试乡闱不售，而祖父相继没，遂无志科第，承世业为医"。顾观光医术精湛，医德高尚。张文虎《顾尚之别传》有详细记载：

> 君视疾，不以馈有无为意，性坦率，貌黑而肥，衣服朴陋，不知者以为村野人。尝有富人招君，君徒步数里，遇雨，因跣足至门，仆竖诘姓名，告曰："医者也。"入则主人相视错愕，耳语以为冒顾先生来者。诊已定，方伸纸疾书脉及病状，引据《内经》、仲景，洋洋千百言，曰："向所治皆误，今当如是。"主人乃改容为礼，具肩舆以送，君大笑不受，仍跣足归。

由此可见，顾观光个性洒脱，医术精湛，学养深厚。

顾观光跟钱熙祚同里，钱家藏书丰富，顾氏常常借读。张文虎《顾尚之别传》云："乡钱氏多藏书，恒往假，恣读之。"钱培名《武陵山人杂著跋》②有更详细的描述："同里顾君尚之居与吾家隔一牛鸣地，君幼以神童称，补博士弟子，奋志古学。予家故多藏书，君时来求借。予总角时尝见之。盈尺之书挟去数日即还，辄言书中大旨及利钝所在，历历如指诸掌，于历算、医术尤博通精义。"有此交往基础，钱熙祚等人校刊书籍时，很自然地请顾观光佐助。在

① 以下并见南开大学古籍与文化研究所编《清文海》，第80册，第336—347页。
② (清) 顾观光撰《武陵山人杂著》，中华书局，1985年版，第63页。

此过程中,顾氏的学问得以进一步提升。钱培名《武陵山人杂著跋》云:"会从父通守公校辑《守山阁丛书》及《指海》,君实佐成之,凡十余年。晚岁造诣益进,著作等身。"

2. 参与校刊的医书

顾观光参与校刊的书籍很多,不仅仅是钱培名《武陵山人杂著跋》所指出的《守山阁丛书》《指海》。张文虎《顾尚之别传》有更准确的论述:"钱通判熙祚辑《守山阁丛书》及《指海》以属君,君以治病不能专力,举文虎自代,仍常佐校雠,中多所商定。别校刊《素问》《灵枢》,用功尤深。钱教谕熙辅辑《艺海竹尘》壬、癸二集,……钱县丞培名辑《小万卷楼丛书》,……君皆与参订。"据此,则顾观光参与校刊的医书有《脉经》《难经集注》《脉诀刊误》《素问》《灵枢》《治蛊新方》《伤寒论翼》《医经正本书》等,可谓数量较多。另外,有些医籍,顾观光没有参与校刊,但也有自己的贡献,如钱培荪重刻《温热指南》时增补了顾观光的评,一定程度上提高了《温热指南》的质量。

顾观光参与校刊的书籍很多,但参与程度不一。有些书籍参与人较多,顾观光只是其中之一,如《守山阁丛书》,钱熙祚《识语》曾列举参与人员:"南汇张君啸山文虎、同邑顾君尚之观光深思遐览,实襄商榷","嘉善妹婿程君兰川文荣、平湖族弟即山熙咸,暨从兄漱六熙经、胞兄湛园熙恩、鼎卿熙辅,舍弟葆堂熙哲、鲈香熙泰同志参校"。可见,在众多的参与人中,顾观光主要起到"襄商榷"的作用,且排在张文虎之后。又如《指海》,钱培让、钱培杰《指海跋》称其父"与张君啸山文虎、顾君尚之观光参订商榷"。列举人数较少,但顾观光仍在张文虎之后。

参与人中,只有顾观光精通医学,故学界往往认为《守山阁丛书》《指海》所收医书主要由他校勘。如《脉经》,《续修四库全书总目提要·脉经》云:"钱氏刊书,校勘诸人如顾观光等,深通医术,精于考订,故所校为可信。"叶景葵《卷庵藏书记·脉经》亦云:"疑钱校《脉经》为尚之先生所手定,故跋文引证各条至为精当也。"[1]惜缺乏有力证据,还需进一步考察。

---

① 叶景葵撰,柳和城编《叶景葵文集》,第748页。

　　有些医籍,据现有材料,可以证明顾观光参与较多,如《素问》《灵枢》。钱熙祚《内经素问跋》云:"自明以来刻本,督乱几不可解,因与同里顾君尚之悉心校核,将与《灵枢》同授之梓,或有益于学者,未可知也。"《内经灵枢跋》云:"癸巳冬与尚之商榷疑义,取《甲乙经》与是书互相考校,参以诸书所引,择善而从,仍一一注明于本句之下,以存其旧。……顾君博极群书,兼通医理,其所更正,助我为多焉。"前者指出《素问》为两人共同校勘,后者指出顾氏助力甚多。

　　因为顾观光的协助,钱氏校刊本质量极高。清耿文光《万卷精华楼藏书记》卷七十八云:"钱氏所校《内经》实有过人之处,其详著于目录学。业医者宜访此本读之,庶不致误。"①梁启超认为钱氏校刊本是清代研究、整理《黄帝内经》著作中最有代表性的两部著作之一。② 有清一代,《内经》研究、整理类著作多达上百种,由此可见,钱氏本之重要。《内经》研究专家龙伯坚更认为,钱氏刻本是历史上校勘最精的刻本:"《黄帝内经》的刻本很多,……在所有刻本之中,校勘最精的是钱熙祚的刻本。"③这个评价至高无上。

　　3.《素问校勘记》《灵枢校勘记》

　　出于慎重,钱熙祚当时未刊刻《素问》《灵枢》。钱熙祚过世后,钱培杰、钱培荪准备刊刻,又请顾观光加以审核,于是产生了《素问校勘记》《灵枢校勘记》。钱培杰、钱培荪《素问校勘记跋》云:"《素问》既刻成,恐犹有舛误,以属顾君,君益反覆研审,叹曰:向着于此书殊鲁莽,今始稍得其条理耳,乃别为《校勘记》一卷,于王注及林氏按语皆有所补苴纠正,或引旧说,或出己见,期于精当而后已。"这说明了《素问校勘记》的诞生原因。《灵枢校勘记》也一样。钱培杰、钱培荪《灵枢校勘记跋》云:"顾君既为《素问校勘记》,以《灵枢》虽旧所商定,而亦不无舛漏,今新刻本已成,不复能增益改窜,因亦别为《校勘记》一卷。"这说明了《灵枢校勘记》的诞生原因。钱培杰、钱培荪在《灵枢校勘记跋》中还指出《校勘记》跟校刊的《素问》《灵枢》是一个整体:"追惟先

　　① 《宋元明清书目题跋丛刊16》,第660页。
　　② 梁启超著《中国近三百年学术史》,东方出版社,1996年版,第292页。
　　③ 龙伯坚著《黄帝内经概论》,上海科学技术出版社,1980年版,第25页。

君子校此二书再三慎重,不敢遽授之梓者,以古书简奥,传讹已久,非一时所能辨折。况医术关系至重,有所乖谬,贻误非浅故也。今顾君悉心研榷,不惮再三,固与先君同志而能始终成就此刻者也。"

　　学术界也往往把它们作为一个整体进行评价。孙诒让认为:"钱熙祚刻《素问》《灵枢》,顾尚之为札记,甚精。"①孙诒让是晚清著名学者,对《黄帝内经》颇有研究,其《札迻·素问》也是公认的名著,顾观光《校勘记》是主要参考文献之一。应当说,孙氏的评价公允。著名中医学家任应秋直接将"钱校《黄帝素问二十四卷附校记》守山阁单刻本咸丰二年刊、钱校《灵枢经二十四卷附校记》守山阁单刻本咸丰二年刊"当作《内经》的"善本",并云:"两书均为金山钱熙祚校刻,钱校多据《难经》《甲乙经》以及两书相互校勘,《灵枢》的残缺甚于《素问》,而钱氏于《灵枢》的校勘独多,尤为难得。两书的校勘记,当顾尚之作,于王冰注及新校正语,都有所补苴、纠正。无论其为或引旧说,或出己见,均极精当。因此这两部校刻本,对于读《内经》的帮助很大。"②

　　当然,顾观光《校勘记》本身也能够独立成书。孙诒让曾指出,顾观光等人的著作具有以下优点:"大氐以旧刊精校为据依,而究其微恉,通其大例,精研博考,不参成见。其谊正文字讹舛,或求之于本书,或旁证之它籍,及援引之类书,而以声类通转为之锚键,故能发疑正读,奄若合符。"③《内经校勘记》就是其中的代表。对此,可参见钱超尘《内经语言研究》的相关章节。④通过分析,钱先生得出了"继林亿之后,堪称《内经》校勘大家者,当推顾尚之"的结论。⑤ 无独有偶,王欣夫对《内经校勘记》也评价甚高,认为"至金山顾尚之观光《校勘记》","古代医经始怡然可读"。而《校勘记》之所以成绩那么大,在于顾氏"精于训诂校勘之学,又兼深于医理也"。⑥

---

① （清）邵懿辰撰,邵章续录《增订四库简明目录标注》,第 422 页。
② 任应秋著《任应秋论医集》,第 46 页。
③ （清）孙诒让著,梁运华点校《札迻》,中华书局,1989 年版,自序。
④ 钱超尘著《内经语言研究》,第 147—154 页。
⑤ 钱超尘著《内经语言研究》,第 147 页。
⑥ 王欣夫撰《蛾术轩箧存善本书录》（上册）,第 595 页。

4. 顾观光和何昌福

需要注意的是,顾观光在撰写《黄帝内经》相关著作时得到了名医何昌福的帮助。顾观光《平子何君小传》[①]云:"余于姜丈斋中两见君,丈甚称君医学精邃,余得就君析疑问难,而拙著《内经补注》成书,君助为多。"何昌福(1802—1858),字平子,号泉卿,监贡生,名医何书田次子,精医,著有《壶春丹房医案》《温热暑疫节要》《温疫编诀摘要》等。[②]顾观光《平子何君小传》载,何昌福"为医,大致守法东垣,取裁景岳,而不为东垣、景岳所囿"。至于何氏给顾氏提供了哪些具体帮助,限于资料,现已不得而知。

5. 顾观光的其他医学著作

除了协助钱氏家族校刊医籍,撰写《素问校勘记》《灵枢校勘记》之外,顾观光还撰写了其他医学著作。

张文虎《顾尚之别传》在"凡所校辑已刊入《守山阁丛书》及《指海》者不复及"的情况下列举了《神农本草经》一书,又云:"君又据林亿校注《伤寒》《金匮》,谓今次非是,别各编宋本目次。于《伤寒论》审订讹舛,略采旧说,间下己意为注,未成书,仅成《辨脉》《平脉》《太阳上、中》,凡四篇。"这部伤寒著作被命名为《伤寒杂病论补注》(一卷),跟《神农本草经》一起被收入《武陵山人遗书》,由独山莫祥芝于清光绪九年(1883)在上海刊刻,负责校勘的是张文虎。

散见文章还有一些,如《武陵山人杂著》"杂说"有探讨《天官·疾医》《天官·疡医》的文字,《与沈长卿云书》《读外台秘要书后》两篇文章更是全文谈论医学。而沈卿云《医学启悟》前也有顾观光序等。

这些医学著作也很有价值,如《伤寒杂病论补注》,谢观就给予很高评价:"《伤寒论》刻本精者颇少,《武陵山人遗书》中翻宋本较善。"[③]顾氏本《伤寒论》不是翻刻宋版,而是自己重辑,但能获得如此高的评价,足见其价值。

---

① 何时希编著《何氏八百年医学》,学林出版社,1987年版,第304页。
② 何时希编著《名医何鸿舫事略及墨迹》,学林出版社,1988年版,第60—61页。
③ 谢观著,余永燕点校《中国医学源流论》,第27页。

6.《神农本草经》辑本

《神农本草经》是最早的药物学著作,早就散佚。一般认为,南宋王炎曾据《嘉祐本草》辑佚成书,其辑本已不存世。现存最早的辑本为明卢复本。到了清代,辑本更多。在顾观光之前,孙星衍辑本质量较高,影响较大。顾氏认为,孙氏辑本在卷数及《神农本草经目录》上都存在可议之处。

首先,顾氏认为孙本分为三卷不妥,《神农本草经》应为四卷。《自序》云:"今考《本经》三品,不分部数,上品一百二十种,中品一百二十种,下品一百二十五种。(见《本经》名例。)品各一卷,又有序录一卷。故梁《七录》云三卷,而陶氏《别录序》云四卷,韩保升谓《神农本草》上中下并序录合四卷是也。"①后日本学者森立之对《神农本草经》的卷数进行了仔细考证,也认为是四卷,具体见其《重辑神农本草经序》。现在四卷说已经成为学术共识。

其次,顾氏认为辑复《神农本草经》应依据《本草纲目》卷二的《神农本草经目录》。重辑《神农本草经》,除依据《证类本草》白文等辑录正文外,药物次序也很重要。孙星衍辑本按照《证类本草》药物目次编排。但《证类本草》药物目次是屡经变易的结果,跟《神农本草经》并不一致。幸运的是,《本草纲目》卷二载有《神农本草经目录》。顾氏认为该目录很有价值,可以恢复《神农本草经》的部分原貌,《序》云:"今去濒湖二百余载,古书亡佚殆尽,幸而《证类本草》灵光岿然,又幸而《纲目》卷二具载《本经目录》,得以寻其原委,而析其异同。《本经》三百六十五种之文,章章可考,无阙佚,无羡衍,岂非天之未丧斯文,而留以有待乎?"②不过,"《本草纲目》全书中所载《本经》药物品属,和卷二《本经目录》药物三品类别相差很大,却和《证类本草》白字《本草经》药物品属大体是相同的。"③故学术界往往怀疑《本草纲目》卷二《神农本草经目录》的真实性。马继兴将之跟古《本草经集注》"七情表"等相比

---

① (清)顾观光重辑《神农本草经》,人民卫生出版社,1958年版,第1页。
② (清)顾观光重辑《神农本草经》,第4—5页。
③ 尚志钧《诸家辑本〈神农本草经〉皆出于〈证类本草〉白字》,《江苏中医杂志》,1982年第2期,第39页。

较,得出李时珍所依据的蓝本"是有古本依据的"结论,该目录"应当说是迄今为止最完整而时代较早的一种"。① 如此看来,顾氏的做法的确有可取之处。

有鉴于这两点,顾氏"爰于翻阅之余,重为甄录其先后,则以《本经目录》定之,仍用韩氏之说,别为序录一卷",②重辑《神农本草经》,从而产生了跟孙氏本齐名的新辑本。晚清学者李慈铭甚至认为,顾本价值更大。《越缦堂读书记·武陵山人遗书》云:"(顾)又精医学,所辑《神农本草经》,较问经堂辑本,条理尤密。"③跟李慈铭相比,《续修四库全书总目提要》对两个重辑本的评价更为公允,更为详细。《神农本草经四卷》(即顾本)条先提出孙本在前,存在可议之处:"清嘉庆中,孙星衍与从子冯翼同辑,始有专书。依旧本上、中、下三品定为三卷,而三百六十五种之分列于三品者,经历代医家编录,递有增减移改,不能与原数吻合。由于未见《本经目录》,难免间有违误。然《目录》具载李时珍《纲目》首卷,孙氏原据《大观证类本草》为主,以《纲目》晚出,明代略未考及,失之眉睫。"再提出顾本在后,后出转精:"观光据以重编,又遍考唐宋类书所引、出于《证类》之外者,以校经文。其《证类》本书宋金元明刊本,间有异同,亦择善而从,但求其是。载序录于首,别为一卷,以符陶弘景《别录序》,及韩保升所谓上中下并序录为四卷之说。"最后认为两者都有价值,各有千秋:"孙氏于丛杂淆乱之中,搜剔考求,创始之功不可没,又兼辑附唐以前旧注,主于多存古义;观光则专在揭明《本经》真面及原编次第,用意各有所重,二者不可偏废。"可谓公允之评。

比较有意思的是,顾观光对孙星衍重辑的《素女方》也颇有微词。其在《读外台秘要书后》中说:"近孙渊如颇好古书,取十七卷所引《素女经》四季补益方刊入《平津馆》中,不知三十四卷尚有《素女经》八瘕方,失于采录,可谓疏略之甚。"④

---

① 马继兴主编《神农本草经辑注》,第473页。
② (清)顾观光重辑《神农本草经》,第5页。
③ (清)李慈铭撰,由云龙辑《越缦堂读书记》,商务印书馆,1959年版,第878页。
④ (清)顾观光撰《武陵山人杂著》,第57页。

(二) 张文虎

张文虎(1808—1885)，字孟彪，号啸山，别号天目山樵，贡生，南汇(今属上海市)人，晚清著名学者。他精通经学、旁通子史，尤长于校勘、考据，先后馆金山钱氏三十年，同治年间入曾国藩幕，主金陵书局校席多年，后主讲江阴南菁书院，著作有《舒艺室随笔》《舒艺室杂著》等。

张文虎馆金山钱氏出于顾观光的推荐。张文虎《顾尚之别传》云："钱通判熙祚辑《守山阁丛书》及《指海》以属君，君以治病不能专力，举文虎自代。"从此，钱氏校刊的书籍就跟张文虎联系到 一起。闵萃祥《州判衔候选训导张先生行状》就云："先后馆钱氏三十年，所校书，若《守山阁丛书》《指海》《珠丛别录》，及鼎卿学博熙辅续辑《艺海珠尘》壬癸集，梦华少尹培名辑《小万卷楼丛书》，无虑数百种。一时考据家称为善本。"[1]闵萃祥所言不虚。钱熙祚《守山阁丛书识语》及钱培让、钱培杰《指海跋》等将张文虎列为参与校刊的第一位也能证明这点。

与业医、精医的顾观光不同，张文虎不业医，对医学也算不上精通。但他重视医学，跟名医何鸿舫关系密切。何鸿舫(1821—1898)，名长治，又名昌治，字补之，号鸿舫，名医何书田之子，精通医学、书法。何鸿舫早年兴趣广泛，张文虎劝他专心于医学，《复何补之书》[2]云："补之天资绝人，气方英锐，将大用力于诗古文辞，此谁得而沮者。然窃不自揣，欲补之屏去众艺，专力于轩岐之书。君家累代名医，补之只承家学，又灵敏善会，应手著效，何不因此而益充之，取《素问》《灵枢》《难经》《伤寒》《金匮》，下至后世诸名家书，究其会归，而辨其舛谬，外参之于临证。其有扞格，则深思而阙疑，勿泥古而徇今，勿强书以就我，务求其实用而已。如此数年，当为国工。"张文虎认为，何鸿舫专心于医学必将成才。这只是张氏规劝何鸿舫的原因之一。更深层的原因在于张氏对医学的态度。张氏认为，医学最为实用，且"可进于道"，《复何补之书》云："夫坐言起行，而有实用于世，莫如医。诗古文辞，无用之

---

① 郑振铎编《晚清文选》，上海生活书店，民国二十六年(1937)版，第 379 页。
② 《皇朝经世文续编》卷四，见沈云龙主编，葛士浚辑《近代中国史料丛刊》第 75 辑，台北文海出版社，1966 年版，第 97 页。

空言也，徒因其名高而事之，惑矣。且医固技也，而可进于道。诗古文辞，艺能之末事，未见其高于医。"张文虎更进一步指出，研究《素问》会获益无穷，《复何补之书》云："精微如《素问》，不当仅以医理尽之，补之诚专力于此，其于道当有左右逢源者。"

张文虎重视医学，对校勘医书应该比较积极，惜限于资料，无法给予一个全面评价。就现有资料，他对四部医书的校刊贡献较大。第一部是《医经正本书》。该书版本较少，钱培名刊刻的底本来自张文虎。钱培名《医经正本书跋》云："上元朱述之郡丞得抄本，以寄张君啸山，因以视余。"朱述之即朱绪曾（1805—1860），述之其字，号北山，上元（今南京江宁）人，道光二年（1822）举人，官至知府。朱绪曾是著名藏书家，藏书甲于江浙，藏书楼为"开有益斋"。他与张文虎有交往，故将书寄给张文虎，张文虎又介绍给钱培名。这是《医经正本书》能够刊刻的重要前提。

第二部书是《救迷良方》。该书由张文虎校勘，并撰写识语，其中谈到"鸿舫嘱校"。可见，张氏校勘是受好友何鸿舫委托。

最后两部是《素问》《灵枢》。该书最早由钱熙祚、顾观光校勘完成，刊刻前的"覆校"由张文虎完成。钱培杰、钱培荪《识语》云："泣念先君子数载苦心当大有裨益于世，不忍听其湮没，因商之张君啸山覆校付梓，一以竟先君子未竟之绪，一以使业是书者不为俗本所误。"可见，张文虎的校勘是《素问》《灵枢》最后刊刻的重要一环。

张文虎在校勘《内经》特别是《素问》的过程中发现了很多问题，于是产生了《舒艺室续笔·内经素问》。《序》云："《素问》一书，文义奥衍，复多舛乱，……往日金山钱锡之通守校订此书，虽已写定，欲求宋本印证，迟未付刊。至嗣子伟甫、子馨始登剞劂，顾君尚之复作《校勘记》附行之。然其中疑义仍亦不少，姑记一二如左（外有数条，与俞荫甫太史《读书余录》同者不复及）。"①由此可见，该书的撰写跟钱氏刻本的关系。《舒艺室续笔·内经素问》虽然只有十九条，但校勘精当，被视为《内经》研究的重要文献，张文虎也

---

①　王洪图主编《黄帝内经研究大成》（下册），北京出版社，1997年版，第2426页。

因此被视为"医经学派"校勘家代表,见任应秋《中医各家学说讲稿》。① 实际上,张文虎的研究成果不止十九条,而有百余条。闵萃祥《州判衔候选训导张先生行状》记载,张文虎"归自江阴"后,取顾观光"校本覆按之,又补正百余条,思为刊传,而卷帙繁重未能举。当病作时,犹手是书不置"。② 可惜的是,随着张文虎辞世,这些成果大都散佚,只有部分散见于他人著作中。于鬯《香草续校书》就有引用,《生气通天论》"则脉流薄,疾并乃狂"条云:"至张啸山先生校,疑其有脱字矣(此据奚方壶所录,未刊入《舒艺室续笔》)。"③于鬯为张文虎弟子,他的《香草续校书》校《黄帝内经》百余条,学术价值极高,可谓青出于蓝而胜于蓝。

第四节　丁丙、丁申与《当归草堂医学丛书》

丁丙(1832—1899),字松生,一字嘉鱼,号松存,浙江钱塘人。丁申(1829—1887),字竹舟,诸生,丁丙之兄。两人有"双丁"之称。丁氏家族为著名藏书世家,丁丙、丁申之祖丁国典有藏书楼"八千卷楼",后毁于战火。后两兄弟又建了"嘉惠堂""后八千卷楼""小八千卷楼"(即"善本室")等藏书楼,收藏图书八万余卷。

《当归草堂医学丛书》初编刊于光绪四年(1878),丁丙校刊。封面:"当归草堂医学丛书"。牌记:"光绪戊寅钱塘丁氏当归草堂刊行"。前有《当归草堂医学丛书初编总目》,具体为:《颅囟经》二卷、《传信适用方》四卷、《卫济宝书》二卷、《太医局诸科程文》九卷、《产育宝庆集方》二卷、《济生方》八卷、《产宝诸方》一卷、《急救仙方》六卷、《瑞竹堂经验方》五卷、《痎疟论疏》一卷。并有李芝绶《医学丛书序》。

光绪十年(1884)重印时,又增刻 2 种:《铜人针灸经》七卷附《校勘记》一

① 王永炎、鲁兆麟、任廷革主编《任应秋医学全集》卷七,中国中医药出版社,2015 年版,第 3842 页。
② 郑振铎编《晚清文选》,第 381 页。
③ (清)于鬯著《香草续校书下》,第 473 页。

卷(刊刻时间是光绪九年)、《西方子明堂灸经》八卷附《校勘记》一卷(刊刻时间是光绪十年)。《校勘记》均为冯一梅撰,丁丙、丁申共同校刊,每卷卷末署:"钱塘丁申、丁丙校刊"。

一、收书特点

　　作为学者,丁丙对当时医界要么蔑古要么泥古的状况不满,李芝绶《医学丛书序》有叙述:"丁君松生博学鉴古,雅好聚书,见世之岐黄家蔑古者惟事师心,泥古者不参通变,论甘忌辛,是丹非素,纷纭轇轕,莫挽颓澜。"有鉴于此,丁申准备辑刊医书。但医学书籍浩如烟海,汗牛充栋,丁丙又选择哪些刊刻呢?那就是四库医籍,也就是《四库全书》著录的医籍。冯一梅在《西方子明堂灸经校勘记》中明确地指出了这一点:"钱塘竹舟、松生两丁君校刊《四库》著录各医书,以此书与七卷本《铜人经》并刻。"冯一梅说的是初编十种为《四库》著录医书,那么"并刻"的《铜人针灸经》《西方子明堂灸经》是不是《四库》著录医书呢?两书的牌记分别为:"光绪九年十月钱塘丁氏据山西平阳府本重校刊"、"光绪十年三月钱塘丁氏据山西平阳府本重校刊"。《四库全书》收录的《铜人针灸经》《西方子明堂灸经》所用底本都来自浙江范懋柱家天一阁,也是山西平阳府本。《四库全书总目·明堂灸经》云:"与《铜人针灸经》俱刊于山西平阳府。"可见,《铜人针灸经》《西方子明堂灸经》两部书,《当归草堂医学丛书》本跟《四库全书》本所用的底本都一样。也就是说,《当归草堂医学丛书》收录的书籍都是《四库全书》著录的医籍,故每部医书前均有四库馆臣撰写的提要。

　　丁丙为何选择辑刊四库医籍呢?作为晚清四大藏书家之一,丁氏收藏医书甚多,其中不乏善本医书。其《善本书室藏书志》著录医书60种,既有宋元善本,如《医说》十卷(宋刊本,黄尧圃、汪阆源藏书)、《类证增注伤寒百问歌》四卷(元刊本,张蓉塘藏书)、《寿亲养老新书》四卷(元至正刊本)等;也有海外回归医籍,如《黄帝内经太素残本》二十三卷(日本写本)、《黄帝内经明堂残本》一卷(日本写本)、《大德重校圣济总录》二百卷目录一卷(日本刊本)、《普济本事方续集》十卷(东洋刊本)、《大宋新修太平圣惠方》一百卷目录二卷(依宋抄本)等。可以说,从版本价值而言,这些医籍都非常值得刊刻。当然,《善本书室藏书志》是丁丙晚年之作,辑刊《当归草堂医学丛书》时至少搜集了部分善本。丁丙放弃这些医书,而选择辑刊四库医籍应该有自己的原因,那就是他对《四库全书》的情感。乾隆年间,清廷组织人员编纂了大型丛书《四库全书》。为了贮藏这套大书,清廷仿照宁波天一阁先建造了文渊阁(北京紫禁城)、文溯阁(盛京,今沈阳)、文源阁(北京圆明园)、文津阁(承德避暑山庄),这就是"北四阁"。每阁放置一套《四库全书》。乾隆四十七年(1782)七月,乾隆皇帝"因思江浙为人文渊薮",又特意命人将《四库全书》再抄录三部,分贮于文汇阁(扬州大观堂)、文宗阁(镇江金山寺)、文澜阁(杭州圣因寺),使"江浙士子得以就近观摩誊录",①这就是"南三阁"。乾隆设置"南三阁"的目的达到了。以杭州文澜阁为例,陆以湉从文澜阁借录阅读了《续名医类案》等医籍,钱熙祚、张文虎、顾观光等为了校刊书籍也从文澜阁抄录了大量书籍。江南文人自然也对"南三阁"充满了感情。出身藏书世家,又是杭州士绅的丁氏兄弟也不例外,对文澜阁的感情可想而知。可惜的是,咸丰十一年(1861),太平天国战火蔓延到杭州,文澜阁焚毁,藏书四处散佚。丁丙、丁申兄弟看到这种情况,痛心不已,加以搜购,进行补抄,设法续全文澜阁《四库全书》,得到了时人的普遍赞誉。缪荃孙《善本书室藏书志序》云:"钱塘丁丈松生博极群书,于学无所不通,与贤兄竹舟先生有双丁之目。庚辛之乱,于兵火中扶持文澜阁书,俾出于险,久已名闻海内,迨乱定,请帑修阁,书有缺者,为之抄写补足,数十年未已。"②

《四库全书》收录医书近百种,丁丙的选择原则又是什么呢？李芝绶《医学丛书序》云:"丁君松生博学鉴古,……爰于兵燹之余,收拾丛残,检阁本之传自《永乐大典》者,择其精要之笈,先刊十种,广播艺林,以公同好。"这里关键的是"检阁本之传自《永乐大典》者"。③也就是说,丁丙从《四库全书》(即

---

①　《谕内阁著交四库馆再缮写全书三分安置扬州文汇阁等处》(乾隆四十七年七月初八日),见中国第一历史档案馆编,张书才主编《纂修四库全书档案》,第1589页。
②　《善本书室藏书志》卷十六,见《续修四库全书·史部》,第927册,第157页,缪荃孙序。
③　严世芸主编《中国医籍通考》第4卷(第5518页)、刘时觉《中国医籍续考》(第1354页)等在迻录时都误为"检阁本之传自《永乐大典》者"。

"阁本")选择了部分"精要"的《永乐大典》本医书汇刊成《当归草堂医学丛书初编》。这里包括了两个关键词,一是《永乐大典》本,二是"精要"。

实际情况是否如李芝绶所言呢?先看"《永乐大典》本"。应当说,《当归草堂医学丛书初编》收录的绝大部分都是《永乐大典》本,即10种里面的8种都是《永乐大典本》,具体是《颅囟经》《卫济宝书》《太医局诸科程文》《产育宝庆集方》《济生方》《产宝诸方》《急救仙方》《瑞竹堂经验方》。其他2种即《传信适用方》《痎疟论疏》不是,前者是"两淮盐政采进本",后者是"浙江巡抚采进本",都跟《永乐大典》无关。至于重印时加上的《铜人针灸经》《西方子明堂灸经》更不是《永乐大典》本。

再看"精要"。所谓"精要"主要指学术价值高,篇幅不要太大。篇幅方面,《当归草堂医学丛书》所选书都符合,以卷帙而言,最多的也就是九卷,如《太医局程文》。学术价值方面较复杂,既指内容,也指版本。就内容而言,这些书籍能被《四库全书》著录已经证明了价值。版本上,《永乐大典》本是重辑本,将已经散佚的书籍尽可能恢复原貌。只要确认原本已经散佚,且重辑内容相对完整(不漏辑)、准确(不误辑),其价值就很高。《当归草堂医学丛书初编》收录的《永乐大典》本医书大部分都很有版本价值,但《急救仙方》《瑞竹堂经验方》《济生方》三部属于未亡而辑,学术价值不高,见前面相关论述。特别是《急救仙方》,丁丙后来也收藏到原本,《善本书室藏书志》卷十六载:"《急救仙方》十一卷,明抄《道藏》本,天一阁藏书。按《四库》本从《永乐大典》录出,作八卷,不著撰人名氏。此十一卷,白棉纸蓝格明抄。每卷题'恻一至恻十一',盖《道藏》本款式。检《道藏目录》有《急救仙方》十一卷,宋林亿等校。卷六有《仙授理伤续断秘方序》,卷十有《上清紫庭追劳仙方论法老叟自序》,皆本之仙传,故入《道藏》耳。有范氏梁父一印。"①

二、校勘

初编的校勘者是李芝绶。《中国医籍大辞典》《中国中医药学术语集

---

① 《善本书室藏书志》卷十六,见《续修四库全书·史部》,第927册,第350页。

成·中医文献》等却认为《当归草堂医学丛书》"由李芫绶(字昭文)校雠"。①
查李芝绶《医学丛书序》,明确言"属余任校雠之役",则"李芫绶"明显是"李
芝绶"之讹。"字昭文"也有问题,李芝绶《医学丛书序》落款是"光绪戊寅一
月昭文李芝绶"。这里的"昭文"指的是地名,即昭文县。清雍正年间分常熟
县,建立昭文县,常熟东境为昭文县,西为常熟县,同城而治。之所以命名昭
文,相传该地是南朝梁昭明太子萧统读书选文处。1912 年,昭文县复并入
常熟。

李芝绶(1813—1893),原名蔚宗,字申兰,一字升兰,号缄庵,又号裘杆
漫叟,清昭文(今属江苏常熟)人,道光十九年(1839)举人。李芝绶是著名藏
书家,藏书室为静补斋,精于目录、版本之学,编著《静补斋书目》等,跟铁琴
铜剑楼瞿氏等诸多藏书家关系密切,时相过从。叶昌炽《藏书纪事诗》云:
"又在瞿浚之丈坐中见李申兰先生,……但闻其邃于流略之学,治熟虞东掌
故,颇收藏秘籍。"②李氏学问精湛,又跟藏书家关系密切,这可能是丁申请他
校勘《当归草堂医学丛书》的原因。

李芝绶认为医学非常重要,《医学丛书序》云:"曩闻汉贾生之言曰:古之
至人,不居朝廷,必隐于医。诚以医之为道,可以事亲,可以养身,推之可以
保卫民生,使无夭阏之患,而登仁寿之域,医顾不綦重哉!"对于历代医学典
籍,李芝绶相当熟稔,认为里面蕴含了丰富的理论资源,《医学丛书序》云:
"《灵》《素》旧典,钻仰莫穷,下逮长沙,聿称医圣。至如葛氏之《肘后》、孙氏
之《千金》,唐有《外台》,宋有《圣济》,著书满家,彪炳宇内。其制方疗病,莫
不觇世运之盛衰,验禀赋之厚薄。南北有燥湿之殊,气候有温凉之别,识微
知著,酌盈剂虚,然后能勒为成编,以垂永久,尚已!"可惜的是,这些文献整
理、发掘不足,对此,李氏在《医学丛书序》中感叹道:"千余年来,留心济世者
代有传人,秘文奥册沈埋于蠹简者不一而足。是有待于有心人阐扬之,使不
坠于地,厥功讵不伟欤?"

① 裘沛然主编《中国医籍大辞典》,第 1525 页;陈荣、熊墨年、何晓晖主编《中国中医药学
术语集成·中医文献》上册,第 401 页。
② 叶昌炽著《藏书纪事诗》,上海古典文学出版社,1958 年版,第 380 页。

虽然充满热情，但由于不精通医学，李芝绶对校勘较为谨慎。《医学丛书序》云："余于斯道素未究心，扣槃扪烛，莫得指归，且其中多讹脱之处，又无别本借以校补，谨就阙如之义以谂丁君，俟世之精于是业者得所考焉。"正如李芝绶所言，《当归草堂医学丛书》的校勘并不太多。但有些处理很有学术意义，如对《瑞竹堂经验方》进行了补遗，据《明滇府袖珍方》补方九首：治疗"风"的"顺气散""追风丹""真方白丸子""玉真散"，治疗"泄泻"的"五味子散"，治疗"秘结"的"木香三棱散"；治疗"咳嗽"的"杏仁煎圆""祛痰圆""半夏汤"。

《当归草堂医学丛书》重印时附上的《铜人针灸经》《西方子明堂灸经》由冯一梅校勘，并附有《校勘记》。对此，可参考本书第四章第二节有关冯一梅的相关论述。

另外，杨沂孙也为《当归草堂医学丛书初编》的刊刻发行发挥了作用。每部书扉页都有"光绪四年秋日刊濠叟署检"的字样。"濠叟"即杨沂孙(1813—1881)，字子舆，号泳春，晚号濠叟，江苏常熟人，道光二十三年(1843)举人，官至凤阳知府。杨沂孙以篆书名闻天下，故《当归草堂医学丛书初编》每部书的书名都由杨沂孙以篆体书写。

丁申《当归草堂医学丛书》学术价值颇高，如《传信适用方》《卫济宝书》《济生方》三部医书都是通过这次刊刻后才有刊本传世。又如附刊的《铜人针灸经校勘记》《西方子明堂灸经校勘记》是学术史上公认的名篇，对于针灸典籍的校勘具有重要意义。

第五节　陆心源与医书整理

陆心源(1834—1894)，字刚父，又字刚甫，号存斋，晚号潜园老人，浙江归安(今浙江湖州)人，咸丰举人，官至福建盐法道。室名仪顾，以示心仪顾炎武之学。陆心源是晚清四大藏书家之一，藏书甚丰，即使不算上普通坊刻，也有十五万余卷之多，藏书楼有皕宋楼、守先阁、十万卷楼等。陆氏不但藏书丰富，且精于版本考订。余嘉锡《书仪顾堂题跋后》就云："陆氏富收藏，精鉴别，所著《皕宋楼藏书志》及《穰梨馆过眼录》皆为世所称。"①

一、医学藏书

陆心源喜欢医学，并对医学有一定了解，有时甚至省病诊疾，一试身手。其《重雕宋本卫生家宝产科备要序》云："予少多疾病，喜读方书，每当众论荆棘之时，略试其技，亦尝奏效。"有此爱好，故其藏书中，医书很多。《皕宋楼藏书志》卷四十三至四十七著录的是医学书籍，共有《新刊补注释文黄帝内经素问》二十四卷（元刊本）、《补注释文黄帝内经素问》二十四卷（明赵府居敬堂本，陆耳山旧藏）、《重广补注黄帝内经素问》二十四卷（明覆宋本）、《新刊黄帝内经灵枢》十二卷（元刊本）、《新刊晞范句解八十一难经》（宋麻沙刊本）、《难经集注》五卷（东洋刊本）、《黄帝三部针灸甲乙经》十二卷（明蓝格抄本）、《黄帝三部针灸甲乙经》十二卷（明抄本）、《葛仙翁肘后备急方》八卷（明刊本）、《脉经》十卷（明仿宋本）、《刘涓子鬼遗方五卷神仙遗论》一卷（旧抄本）、《巢氏诸病源候总论》五十卷（明刊本）、《孙真人千金方》三十卷（宋刊配元明刊本，黄荛圃旧藏）、《备急千金要方》三十卷（东洋覆宋本）、《重刊孙真人备急千金要方》三十卷（元刊本）、《千金翼方》三十卷（东洋覆元本）、《外台秘要方》四十卷（北宋刊印本，高瑞南旧藏）等 67 个条目。②《皕宋楼藏书续志》卷三、卷四著录了部分医书，共有《黄帝内经明堂类成》十三卷（抄本）、《黄帝内经太素》三十卷（抄本）、《素问六气元（玄）珠密语》十七卷（旧抄本）、《增注类证活人书》二十一卷（明刊本）、《三因极一病源论粹》（旧抄本）、《风科集验名方》二十八卷（元大德刊本）、《针灸资生经》七卷（影写元刻本）7 个条目。③ 可见，陆心源收藏了大量的医书珍本。

二、医书题跋

陆心源不但拥有大量的珍本医书，还认真研读之。《仪顾堂题跋》卷七

①　余嘉锡著《余嘉锡论学杂著》，中华书局，1963 年版，第 625 页。
②　见《宋元明清书目题跋丛刊 7》，第 474—534 页。
③　见《宋元明清书目题跋丛刊 8》，第 1399—1410 页。

有《巢氏诸病源候论跋》《灵枢经跋》《黄帝难经明堂残本跋》①《黄帝内经太素跋》《北宋本外台秘要跋》《北宋本千金方跋》《明刊类证伤寒活人书跋》《宋板南阳活人书跋》《是斋百一选方跋》《元椠风科集验名方跋》《博济方跋》《王梁陈刊本本事方跋》《全生指迷方跋》《针灸资生经跋》。②《仪顾堂续跋》卷九有《宋椠伤寒总病论跋》《元椠伤寒百证歌发微论跋》《宋椠大观本草跋》《宋椠史载之方跋》《宋椠本草衍义跋》《脚气治法总要跋》《济生方跋》《元椠济生拔粹方跋》《元刊伤寒直格方跋》《元椠御院药方跋》《元椠素问圆解要旨论跋》等医书题跋。③《仪顾堂集》有《重刻本草衍义序》《重雕元刊伤寒百证歌发微论序》《刻圣济经序》《重雕宋本卫生家宝产科备要序》《研经言序》《小儿方论跋》《医学真经跋》《元板晞范句解八十一难经跋》《金匮衍义跋》《伤寒纪元（玄）妙用集书后》《宋板鸡峰普济方跋》《普济本事方跋一》《本事方跋二》《金刊张子和医书跋》等序跋。④

余嘉锡高度评述陆心源的题跋，《书仪顾堂题跋后》云："是书于板本文字异同，言之极详。然余以为其精博处，尤在能考作者之行事也。……陆氏此书独于《提要》所不详者，旁稽博考，辑录成篇，略如列传之体，可谓得向、歆遗意，不失目录家法者。"⑤余嘉锡指出，陆氏题跋特点有二：一是详细比较板本文字异同，二是详考作者之行事。特别是第二点更是陆氏题跋之优点。余嘉锡在《目录学发微》中亦云："惟陆心源《仪顾堂题跋》，搜采作者事迹最为精博。陆氏之学亦偏于赏鉴，惟此一节则轶今人而追古人矣。"⑥

陆氏的医学序跋也体现出这两点。先看第一点：各版本异同的详细比较。如《明刊类证伤寒活人书跋》云：

> 《增注无求子类证伤寒活人书》二十二卷，明吴勉学《医统正脉》刊本。以宋本校之，前多"释音"四叶、"伤寒药性"四叶、"目录"十六叶，又

---

① "难"为"内"之讹，正文书名亦为《黄帝内经明堂》。
② 见《宋元明清书目题跋丛刊9》，第83—93页。
③ 见《宋元明清书目题跋丛刊9》，第303—307页。
④ 见《续修四库全书·集部》，第1560册。
⑤ 余嘉锡著《余嘉锡论学杂著》，第625—626页。
⑥ 余嘉锡著《目录学发微》，商务印书馆，2011年版，第48页。

引《素问》《灵枢》《难经》、仲景诸家之说为之注。有双行注者,有低二格双行列于各条后者。胘有自注与增注不分,大约不引旧说者为胘自注,其引旧说者皆增注也。卷一至十一,分卷与宋本同;卷十三、十四、十五,即宋本之卷十二、十三也;卷十六、七、八,即宋本之卷十四、五也;卷十九,即宋本之卷十六;卷二十,即宋本之卷十七;卷二十一,即宋本之卷十八;其卷二十二为李子建《伤寒十劝》,非胘所著,与卷首之"释音""药性"皆后人所增也。①

这里详细比较了明本与宋本卷帙的差异及内容多寡的不同,通过这种逐字逐句的比勘,各个版本的优劣高下和价值大小自然呈现。

再看第二点:作者行事的详细考证。如《博济方》的作者王衮。《四库全书总目》只云:"衮,太原人,其仕履未详,惟郎简原序称其尝为钱塘酒官而已。"《博济方跋》则详细考证出王衮生平履历:

衮,临川人,自署太原,著郡望也。皇祐元年进士,见《江西通志》。沈遘有《屯田员外郎王衮可都官员外郎制》,见《西溪集》。熙宁八年二月庚辰,中书言堂后官王衮等编定,命官四等过犯,乞付有司;元丰五年五月癸巳,分命大理少卿王衮断刑,见《通鉴长编》。考郎简卒于嘉祐元年,年八十九。卒时自云"退居十五年",见《咸淳临安志》及《宋史》本传。是简之退居武林在庆历二年,序当作于其时。沈遘以右正言兼知制诰在嘉祐五年,明年出知越州,见《嘉泰会稽志》。其为翰林学士在英宗时,见《宋史》本传。集中制语必英宗时作居多。盖衮于庆历中为酒官,至嘉祐、治平年间官屯田员外、都官员外,熙宁中为中书堂后官,元丰中为大理少卿。时代却合,当即其人。②

陆心源广泛搜集资料,加以梳理、辨析,清晰地考证出王衮的生平,结论正确可靠。也正因为擅长勾勒人物生平,陆心源还给部分医学人物补写了传记,《仪顾堂集》就收有《史堪传》《朱胘传》等医学人物传记。

---

① 《仪顾堂题跋》卷七,《宋元明清书目题跋丛刊9》,第88页。
② 《仪顾堂题跋》卷七,《宋元明清书目题跋丛刊9》,第91页。

当然,陆心源在考证上也有疏略之处。如《鸡峰普济方》"旧传宋张锐撰",陆氏《宋板鸡峰普济方跋》①则认为作者是孙兆,并列出五条证据:"兆自称思邈后人,为太医令用和之子,官殿中丞。嘉祐中,与孙奇、高保衡等同校正医书,父子皆为名医";"摘本书方论中屡引兆之治效或称兆或称孙兆不下十余条,指为兆所自述之据";"又摘'建安林回甫秘校熙宁中(岁在庚戌为熙宁三年)与予同客龙门'一条,谓张锐绍兴中尚在,未必七十年前已为人治病";"又谓书中引刘子仪、柳子厚皆称字,惟孙思邈称真人,是其后人之语";"又谓宝鸡陈仓山,一名鸡峰山,兆虽里贯未详,思邈之后当是陕人,故以所居为号,锐乃郑州人,与鸡峰风马牛不相及"。② 对此,《续修四库全书总目提要》评述道:"今加细审,熙宁年代距绍兴差远,斯为近理;锐之籍贯亦未有明文,《夷坚志》但言其居郑州而已,晚更入蜀,且兆之居宝鸡亦未有确证;至兆自述之语,医家采摭群书,因袭旧文,往往有之,其称孙兆者,则显非自述之语气,凭此断为孙兆所作,其五证似非尽确凿。古籍残缺,仍当存疑。"可见,《鸡峰普济方》作者是孙兆不能成为定论,"古籍残缺,仍当存疑"才是稳妥做法。

三、医书校勘

陆心源在医书校勘上也有突出成就。余嘉锡《书仪顾堂题跋后》云:"(陆氏)又长于校雠之学,著有《群书校补》。"③《群书校补》有关于《神仙遗论》(卷二十五)、《巢氏诸病源候论》(卷二十六)、《外台秘要》(卷三十四至四十二)等医书的校补。另有《孙思邈千金方》(卷二十七至三十三)的校补七卷,题为"嗣出",实未出版。

《神仙遗论》偏于补。陆心源解释了补的原因。《旧唐书·经籍志》《新唐书·艺文志》著录宋龚庆宣《刘涓子男方》十卷,《直斋书录解题》著录《刘涓子神仙遗论》十卷(题东蜀刺史李顿录)。陆心源认为,《刘涓子男方》《刘

① 见《仪顾堂集》卷十九。
② 见《续修四库全书总目提要·鸡峰普济方》。
③ 余嘉锡著《余嘉锡论学杂著》,第625页。

涓子神仙遗论》似即一书："今只存《鬼遗方》五卷,石门顾修刻入《读画斋丛书》中。《神仙遗论》一卷,惟见钱氏《读书敏求记》。六朝著述,传世日稀,余藏有旧抄本,今录如左,以补顾刻之缺。"①

《巢氏诸病源候论》《外台秘要》两书偏于校。前者据元刊本对胡益谦本、周学海本进行校勘,后者据宋刻本对明程衍道本进行校勘。以《外台秘要》为例稍加阐述。卷端小序说明了整理方法:"明崇祯中程衍②以不全影宋抄本重雕,讹夺甚多,且有妄删、妄增处。余藏有宋熙宁刊本,完善无缺。今以宋熙宁本为主,大字正书,误字标于旁,缺文注明于下。凡程本句有互倒无关大义者,皆略之,以省繁文。"③对于陆氏的整理,杨守敬在《日本访书志》中褒扬了他用宋本校勘明程本的行为,又认为陆氏"第据明程氏刊本,著其异同,亦多有脱漏处,不及小岛会粹群籍精审无遗也"。高文柱经过"考察宋、明两本之异同",发现"凡文义所系者,陆氏脱漏并不太多。杨氏批评,难免言过其实",但也认为"不能'会萃群籍'则是事实"。更指出陆心源的校勘存在校勘方法简单及不利于使用等缺点:"今翻检《校补》内容,校勘形式的确比较简单,只采用'对校'一法,且单纯以南宋本与明刊本对校,校记不标篇题页行,如流水之帐簿,不便读者利用。"④高文柱所言不虚。不过,"对校"可能是陆心源的追求,他是版本学家,崇尚保存版本之原貌,如"缪氏刻宋本《太白集》,多改易"⑤,陆心源就很不赞成。如何保存版本原貌,死校可能是较好的方法。

总而言之,陆心源校补医书具有一定的学术意义,陆本《神仙遗论》在《神仙遗论》整个版本系统中占有一席之地,陆氏对《诸病源候论》《外台秘要》的校勘也为后人的校勘奠定了一定的基础,成为校勘两书的重要参考资料。

---

① 《群书校补》卷二十五,第1页,首都图书馆所藏刻本。
② "程衍"应为"程衍道",脱"道"。
③ 陆心源《群书校补》卷三十四,第1页,首都图书馆所藏刻本。
④ 高文柱著《外台秘要方丛考》,见(唐)王焘撰,高文柱校注《外台秘要方》,华夏出版社,1993年版,第898页。
⑤ 刘咸炘著《刘咸炘论目录学》,第110页。

四、医书辑刊

(一)《十万卷楼丛书》初编

1.《史载之方》和《本草衍义》

陆心源最早刊刻的医书可能是《史载之方》二卷。该书卷末刊有"光绪二①年岁在强圉赤奋若吴兴陆氏十万卷楼重雕 陆心源校"字样。前有《史载之传》,全书分卷上、卷下。"史载之方卷上"下有"行款悉仿宋本"六字,可见依据宋本重刊。因《史载之方》"久罕流传",而陆心源又以宋本重刊,故《十万卷楼丛书》本得到学术界推崇。《续修四库全书总目提要》著录之。周学海《评注史载之方》以该本为底本,并在《评注史载之方序》中说:"是书久无传本,近吴兴陆氏刻之《十万卷楼丛书》中。"

刊刻的第二部医书应该是寇宗奭《本草衍义》二十卷。封面"元本本草衍义"由俞樾题写。有《重刻本草衍义序》,落款为"光绪三年岁在强圉赤奋若仲冬之月归安陆心源撰"。陆序高度评价了《本草衍义》的价值:

> 宗奭以禹锡所修、慎微所续尚有差失,因考诸家,参以目验,拾遗纠谬,著为此书。凡有名未用而意义已尽者,皆不编入。其所辨证,如东壁土取太阳少火之壮,冬灰取冬令烧灼之久,水味不因菊花而香,鼹鼠不能遗溺生子,玉泉为玉浆之讹,石中黄子为黄水之讹,皆能实事求是,疏通证明,洵乎《本草》之功臣,医林之津筏也。

书籍学术价值高,刊刻才有意义。且该书单行本流传较少,即陆序所说的"宋时与《证类本草》别本单行,自金人张存惠采附《证类本草》之中,明人因之,而单行本遂微",这都说明该书有重刊的必要。至于所用底本,陆序说的是依据宋本刊刻:"余所藏为南宋麻沙本,完善无缺,因重梓以广其传。"但"本草衍义目录"下有"行款悉依元刻"六字,前后矛盾,不知何故。或许这里的"元刻"指的是"原刻"。《续修四库全书总目提要》著录"陆氏《十万卷楼丛

---

① 按:二,应为"三"。

书》本",提要称"光绪中,归安陆心源得南宋麻沙本,刊入丛书",采纳了陆序的说法。

2.《阴证略例》和《医经正本书》

《阴证略例》一卷,元王好古撰。《医经正本书》一卷,南宋程迥撰。两书都无重刊序跋。

《阴证略例》前有麻革、汪曰桢序。汪序后刊有"光绪五年岁在屠维单阏吴兴陆氏十万卷楼重雕　陆心源校"字样。该书流传极稀。汪序(同治三年)有梳理:"考《四库》著录海藏医书有《医垒元戎》十二卷,《此事难知》二卷,《汤液本草》三卷,独无此书,盖当时尚未出也。而明人编《东垣十书》者,亦未见此书,知为罕觏之秘笈矣。"这是实情。《续修四库全书总目提要》也指出:"是书旧罕传本,惟见于元杜思敬《济生拔粹》中,乃节录之本。"陆心源刊刻所用底本则是旧抄足本。汪序有描述:"此本前有'虞山钱曾遵王藏书'一印,又有'惠定宇手定本'一印,又有'孙印从沾①''庆增氏'二印,中有'惠栋之印''字曰定宇'二印,后有'孙庆增家藏'一印,近为吾友震泽吴君晓钲所得,真旧抄也。"《续修四库全书总目提要》更指出:"钱曾《读书敏求记》载此旧抄足本,后归元和惠栋,又归震泽吴晓钲,乌程汪曰桢详为之跋,光绪中归安陆心源得之,刊入《十万卷楼丛书》。"因所用底本为足本,故陆氏《十万卷楼丛书》本价值很高,也深得学界推崇,故《续修四库全书总目提要》著录之。

《医经正本书》,流传甚少,前引钱培名《医经正本书跋》已经阐述,这里不赘。陆心源藏有影抄宋刊本,为汪中之子汪嘉孙旧藏②。陆心源以之为底本刊刻,收入《十万卷楼丛书》,价值较高。《续修四库全书提要》著录的就是此本。因为陆氏的刊刻,《医经正本书》的流传渐广,胡玉缙《四库未收书目提要续编·医经正本书》云:"此为陆氏十万卷楼本,即以所藏影宋抄本付刊者,迄今流传浸广矣。"③

---

① "沾"疑为"添"之讹。
② 见《皕宋楼藏书志》卷四十六,《宋元明清书目题跋丛刊7》,第517页。
③ 胡玉缙撰《续四库提要三种》,第154页。

(二)《十万卷楼丛书》二编

《新编张仲景注解伤寒发微论》二卷、《新编张仲景注解伤寒百证歌》五卷,作者都是宋许叔微。两书卷末都刊有:"光绪七年岁在重光大荒落吴兴陆氏十万卷楼重雕,陆心源校"字样。《新编张仲景注解伤寒发微论》前有陆心源《重雕元刻伤寒百证歌发微论叙》,落款为"光绪七年岁在重光大荒落季冬之月既生霸归安陆心源撰"。

《伤寒发微论》《伤寒百证歌》两书具有很高的学术价值。陆心源在《重雕元刻伤寒百证歌发微论叙》中指出,宋代治伤寒学者甚多,"有成无己之《注》①,李梴之《要旨》,王实之《证治》,韩祗和之《微旨》,庞安常之《总病论》,朱翼中之《活人书》,钱闻礼之《百问歌》,虽皆各有所长",而许叔微的书"为最能得其意。《百证歌》七字韵言,意该言简;《发微论》探微索赜,妙悟通神"。惜"元明以来不甚显,《四库》未收,阮文达、张月霄亦皆未见,惟钱遵王《读书敏求记》著于录"。当然这个说法也不完全准确。两书在明代都曾刊刻,惜质量不佳。陆心源在《叙》的后面也有涉及:"明万历辛亥,有乔山堂坊刻,合为四卷,证以元刊,不但面目全非,窜改亦复不少,此明人刊版之通病,医书尤甚者耳。"有鉴于此,陆心源据所藏元刻摹刻,以广其传。

陆氏重刊本质量很高,《续修四库全书总目提要》著录之,并给予了很高评价:"是二书明万历间有乔山堂坊刻本,合为四卷,已经窜改,此元刊本见钱曾《读书敏求记》著录,清光绪中为归安陆心源所得,刊入丛书,始见庐山真面。"

(三)《十万卷楼丛书》三编

《圣济经》十卷,宋徽宗御制,其注题曰辟雍生吴禔注。前有《刻圣济经叙》,落款是:"光绪十三年岁在强梧大渊献中秋前五日归安陆心源叙。"

陆心源在《刻圣济经叙》中阐述了刊刻的原因,一方面该书学术价值高:"今观其书,探五行之赜,明六气之化,文浅而意深,言近而旨远,可为读《素问》之阶梯。视南宋以后诸家偏辞曲说,相去不啻霄壤。"当然,他也指出原

---

① 按:成无己为金人。

序有问题:"惟序称黄帝亲事广成子于法宫,妄信左道谰言。"但正文"固皆言之成理,无邪说存乎其间也"。另一方面该书流传不广:"经则《宋史·艺文志》、《直斋书录解题》、昭德《郡斋读书志》、《文献通考》、明《文渊阁书目》皆著于录,注则惟见于《书录解题》,数百年来流传绝罕,四库未收,阮文达亦未进呈,至常熟张氏《爱日精庐藏书志》始著录。"有鉴于这两点,陆心源将之重刊。

重刊所用底本,陆心源《刻圣济经叙》未提及。幸《皕宋楼藏书志》卷四十四的相关著录提供了信息:"《圣济经》十卷,旧抄本,宋徽宗御撰,辟雍学生昭武吴禔注。"①这应该就是重刊所用的底本。《续修四库全书总目提要》著录了陆氏重刊本,也认为所用底本是旧抄本:"《圣济经》十卷,归安陆氏《十万卷楼丛书》本。……光绪中,归安陆心源亦得旧抄本,遂以刊入丛书。"

《卫生家宝产科备要》八卷,宋朱瑞章撰。前有《重雕宋本卫生家宝产科备要叙》,落款:"光绪十三年岁在强梧大渊献壮月既死霸诰授荣禄大夫三品顶戴前分巡广东南韶连兵备道兼管水利太平关监督加四级归安陆心源书于穰梨馆。"

与其他重刊医书一样,《卫生家宝产科备要》具有学术价值高和流传不广的特点,即《重雕宋本卫生家宝产科备要叙》所说的"李、陆两集赖此以存,虞、张之方尤为自来著录所罕见,洵乎产科之荟萃,医家之指南也"和"《四库全书》未收,阮文达亦未见"。但陆心源重刊此书,还有更重要的原因,《叙》云:

　　予少多疾病,喜读方书,每当众论荆棘之时,略试其技,亦尝奏效。妇人、小儿望问皆穷,尤难制剂。丙子之岁,细君临娩,胎死腹中,三日不下,诸医束手。甲申九月,冢妇将娩而疟作,疟发之际,心痛欲死,医亦无策。余细心诊问,博考方书,幸赖此书,转危为安。细君怂恿付梓,爰雕印以广其传。……妇科为医家九科之一,产又妇科之一端,自来实

---

① 《宋元明清书目题跋丛刊7》,第494页。

鲜专书,即有亦鲜善本,是编采摭宏富,持择精详。所愿家置一编而深求之,于保产全婴之道其庶几乎。

由此可见,个人经历及仁爱之心促使陆心源刊刻此书。至于所用底本,则是陆氏所藏的"影宋抄本"。陆氏《十万卷楼丛书》本影响较大,《续修四库全书总目提要》等著录之。

清代藏书家甚多,校刊医书的也很多,这里论述的王琦、程永培、钱熙祚、丁丙、陆心源等只是其中的代表。仅从这些代表就可以看出,藏书家整理医籍与医家、学者、甚至官方整理都有所不同。医家追求实用为上,整理贴近临床;学者立足经史传统,整理偏重医学经典;官方特别是宫廷强调正统,有些整理具有规范意义;而藏书家崇尚善本,喜欢选择宋元旧本、《永乐大典》本等珍本、善本、孤本、未刊本医书进行校刊。藏书家整理的医籍因底本好、校勘精、刊刻良,深受学界特别是文献学界的推崇。

参 考 文 献

一、古籍

《黄帝内经素问》(影印本),北京:人民卫生出版社,2013 年版。

《黄帝内经素问》,光绪三年(1877)湖北浙江书局刻本。

(汉)班固撰《汉书》,北京:中华书局,2007 年版。

(汉)许慎撰,(清)段玉裁注《说文解字注》,上海:上海古籍出版社,1988
年版。

(汉)张仲景著《伤寒论》,民国元年(1912)武昌医馆重刊本。

(汉)张仲景著《仲景全书之伤寒论·金匮要略方论》,北京:中医古籍出版
社,2010 年版。

(汉)张仲景著,(晋)王叔和撰次,(金)成无己注,(明)汪济川校《注解伤寒
论》,北京:人民卫生出版社,2004 年。

旧题(汉)华佗撰,黄作阵校注《中藏经校注》,北京:学苑出版社,2008 年版。

(晋)葛洪撰《抱朴子》,上海:上海古籍出版社,1990 年版。

(南齐)褚澄著,赵国华校释《〈褚氏遗书〉校释》,郑州:河南科学技术出版
社,1986 年版。

(南齐)褚澄撰,许敬生、马鸿祥校注《〈褚氏遗书〉校注》,郑州:河南科学技
术出版社,2014 年版。

(梁)陶弘景编,尚志钧、尚元胜辑校《本草经集注》(辑校本),北京:人民卫
生出版社,1994 年版。

（隋）巢元方撰《诸病源候论》，光绪元年（1875）湖北崇文书局重刊本。

（唐）房玄龄撰《晋书》，北京：中华书局，1999 年版。

（唐）李白著，（清）王琦注《李太白全集》，北京：中华书局，1977 年版。

（唐）孙思邈撰《秘制大黄清宁丸方》，北京：中华书局，1985 年版。

（唐）王冰注《黄帝内经》（影印本），北京：中医古籍出版社，2003 年版。

（唐）王焘撰，高文柱校注《外台秘要方》，北京：华夏出版社，1993 年版。

（唐）杨上善撰注《黄帝内经太素》，北京：人民卫生出版社，1965 年版。

（唐）杨上善撰注《黄帝内经太素》，民国十三年（1924）兰陵堂刻本。

（唐）杨上善撰注《黄帝内经太素》附《遗文》《内经明堂》，北京：中华书局，
　　1985 年版。

（唐）杨上善注，刘震鍙校订，杨明济补注《黄帝内经太素补注》，汉口：余生
　　印刷社，1935 年版。

（唐）长孙无忌等撰《隋书经籍志》，北京：中华书局，1985 年版。

（宋）陈自明编，（明）薛己校注《外科精要》，北京：人民卫生出版社，1982 年版。

（宋）郭雍撰《重校伤寒补亡论》，宣统三年（1911）武昌医馆刻本。

（宋）寇宗奭撰《本草衍义》，宣统二年（1910）武昌医馆重刊本。

（宋）李焘撰，上海师范大学古籍整理研究所、华东师范大学古籍研究所点校
　　《续资治通鉴长编》，北京：中华书局，1993 年版。

（宋）刘昉撰《幼幼新书》，北京：人民卫生出版社，1987 年版。

（宋）陆游撰，李剑雄、刘德权点校《老学庵笔记》，北京：中华书局，1979
　　年版。

（宋）庞安时撰《伤寒总病论》，民国元年（1912）武昌医馆重刊本。

（宋）庞安时撰，邹德琛、刘华生点校《伤寒总病论》，北京：人民卫生出版社，
　　1989 年版。

（宋）钱闻礼撰《类证增注伤寒百问歌》，民国元年（1912）武昌医馆重刊本。

（宋）钱乙著《小儿药证直诀》，民国十三年（1924）萧氏兰陵堂刻本。

（宋）钱乙著，王萍芬、张克林点注《小儿药证直诀》，南京：江苏科学技术出
　　版社，1983 年版。

（宋）沈括、苏轼撰，宋珍民、李恩军校《苏沈内翰良方》，北京：中医古籍出版社，2009 年版。

（宋）唐慎微纂《经史证类大观本草》，宣统二年(1910)柯逢时修刻本。

（宋）许叔微著《类证普济本事方》，清乾隆四十二年(1777)王陈梁校刻本。

（宋）郑樵著《通志》，杭州：浙江古籍出版社，1988 年版。

《铜人针灸经》七卷附《校勘记》一卷，光绪九年(1883)钱塘丁氏重刊本。

《西方子明堂灸经》八卷附《校勘记》一卷，光绪十年(1884)钱塘丁氏重刊本。

《小儿卫生总微论方》，民国十三年(1924)黄冈萧氏兰陵堂刻本。

《小儿卫生总微论方》，北京：人民卫生出版社，1990 年版。

（元）杜思敬辑《济生拔粹》（涵芬楼景元刊本），上海：上海商务印书馆，1938 年版。

（元）脱脱等撰《金史》，北京：中华书局，1975 年版。

（元）脱脱等撰《宋史》，北京：中华书局，1977 年版。

（元）王履著，章升懋点校《医经溯洄集》，北京：人民卫生出版社，1993 年版。

（元）曾世荣撰《活幼心书》，宣统二年(1910)武昌医馆刻本。

（元）朱丹溪撰，田思胜校注《丹溪心法》，北京：中国中医药出版社，2008 年版。

（元）朱震亨著《丹溪心法》，上海：上海科学技术出版社，1959 年版。

（明）方有执编著《伤寒论条辨》，北京：人民卫生出版社，1957 年版。

（明）冯时可著《雨航杂录》，北京：中华书局，1985 年版。

（明）高濂著，赵立勋校注《遵生八笺校注》，北京：人民卫生出版社，1994 年版。

（明）龚廷贤撰《龚廷贤医学全书》，太原：山西科学技术出版社，2016 年版。

（明）李梴编著，高登瀛、张晟星点校《医学入门》（点校本），上海：上海科学技术文献出版社，1997 年版。

（明）李东阳等撰，(明)申时行等重修《大明会典》，扬州：江苏广陵古籍刻印社，1989 年版。

（明）李濂辑，俞鼎芬等校注《李濂医史》，厦门：厦门大学出版社，1992 年版。

（明）李时珍撰《本草纲目》，北京：人民卫生出版社，2005 年版。

（明）李时珍撰《本草纲目》，光绪十一年(1885)张绍棠校刊本。

（明）林森撰，(清)王凯辑《痧症全书》，光绪九年(1883)山西浚文书局刻本。

（明）刘若愚著《酌中志》，北京：北京古籍出版社，1994 年版。

（明）刘文泰等纂《本草品汇精要》，上海：商务印书馆，1936 年版。

（明）马莳撰，田代华主校《黄帝内经素问注证发微》，北京：人民卫生出版社，1998 年版。

（明）沈德符撰《万历野获编》，北京：中华书局，1959 年版。

（明）汪绮石撰《理虚元鉴》，南京：江苏科学技术出版社，1981 年版。

（明）王肯堂辑《证治准绳》，乾隆五十八年(1793)修敬堂刻本。

（明）王肯堂辑，臧载阳点校《证治准绳》，北京：人民卫生出版社，2014 年版。

（明）王纶撰，(明)薛己注，王振国、董少萍整理《明医杂著》，北京：人民卫生出版社，2007 年版。

（明）吴昆编著，洪青山校注《医方考》，北京：中国中医药出版社，2007 年版。

（明）吴有性著，孟澍江、杨进点校《温疫论》，北京：人民卫生出版社，1990 年版。

（明）徐春甫编集，崔仲平、王耀廷主校《古今医统大全》，北京：人民卫生出版社，1991 年版。

（明）许弘撰《金镜内台方议》，乾隆五十九年(1794)心导楼刻本。

（明）薛己等撰，张慧芳、伊广谦校注《薛氏医案》，北京：中国中医药出版社，1997 年版。

（明）薛己著《正体类要》，上海：上海科学技术出版社，1959 年版。

（明）张介宾编著《类经》，北京：人民卫生出版社，1965 年版。

（明）赵以德衍义，(清)周扬俊补注，周衡、王旭东点校《金匮玉函经二注》，北京市：人民卫生出版社，1990 年版。

（明）周之干著，熊俊校注《慎斋遗书》，北京：中国中医药出版社，2016 年版。

（清）包诚编，(清)耿世珍辑录《十剂表·本草纲目别名录》，北京：中医古籍出版社，1982 年版。

（清）包诚撰《伤寒审症表》，同治十年（1871）湖北崇文书局刻本。

（清）包诚撰《广生编》，同治七年（1868）刊本，蕴朴斋藏板。

（清）鲍相璈编辑，（清）梅启照增辑，李世华校注《验方新编》，北京：中国中医药出版社，1994 年版。

（清）曹禾撰《医学读书志》，北京：中医古籍出版社，1981 年版。

（清）陈梦雷编《古今图书集成》（影印本），上海：中华书局，1934 年版。

（清）陈梦雷编《古今图书集成医部全录》，上海：通俗图书刊行社，1936 年版。

（清）陈梦雷编《图书集成医部全录（新校本）》，台北：新文丰出版股份有限公司，1979 年版。

（清）陈梦雷编《图书集成医部全录》，光绪二十三年（1897）聂缉规印本。

（清）陈梦雷编《古今图书集成医部全录》，北京：人民卫生出版社，1959—1962 年版。

（清）陈梦雷编《古今图书集成医部全录》，北京：人民卫生出版社，1988 年版。

（清）陈梦雷撰，周易工作室点校《周易浅述》，北京：九州出版社，2004 年版。

（清）陈尧道撰，李明廉点校《伤寒辨证》，北京：人民卫生出版社，1992 年版。

（清）程杏轩著《医述》，合肥：安徽科学技术出版社，1983 年版。

（清）程永培辑《六醴斋医书》，乾隆五十九年（1794）修敬堂刻本。

（清）丁丙编《武林坊巷志》，杭州：浙江人民出版社，1990 年版。

（清）丁丙辑《当归草堂医学丛书初编》，光绪四年（1878）丁氏刻本。

（清）丁丙辑，（清）丁申校《当归草堂医学丛书》十种附刻二种，光绪十年（1884）丁氏印本。

（清）冯桂芬纂《同治苏州府志》，南京：江苏古籍出版社，1991 年版。

（清）高士宗《黄帝素问直解》，光绪十三年（1887）浙江书局重刊本。

（清）顾观光重辑《神农本草经》，北京：人民卫生出版社，1958 年版。

（清）顾观光撰《武陵山人杂著》，北京：中华书局，1985 年版。

（清）顾炎武撰，张京华校释《日知录校释》，长沙：岳麓书社，2011 年版。

（清）杭世骏撰，蔡锦芳、唐宸点校《杭世骏集》，杭州：浙江古籍出版社，2015年版。

（清）何其伟撰，何时希按注、编校《何书田医著四种》，上海：学林出版社，1984年版。

（清）黄以周撰，詹亚园、韩伟表主编《黄以周全集》，上海：上海古籍出版社，2014年版。

（清）黄元御撰，孙洽熙校注《四圣心源》，北京：中国中医药出版社，2009年版。

（清）黄元御撰，麻瑞亭等点校《黄元御医书十一种》，北京：人民卫生出版社，1990年版。

（清）纪昀撰，孙致中、吴恩扬、王沛霖、韩嘉祥校点《纪晓岚文集》，石家庄：河北教育出版社，1995年版。

（清）纪昀撰，汪贤度校点《阅微草堂笔记》，上海：上海古籍出版社，2001年版。

（清）纪昀总纂《景印文渊阁四库全书》，台北：商务印书馆，1983年版。

（清）金德鉴编《焦氏喉科枕秘》，上海：科技卫生出版社，1958年版。

（清）康熙撰，陈生玺、贾乃谦注释《庭训格言·几暇格物编》，杭州：浙江古籍出版社，2013年版。

（清）柯琴撰，王晨等校注《伤寒来苏集》，北京：中国中医药出版社，2008年版。

（清）况周颐撰，张秉戌选编《蕙风簃小品》，北京：北京出版社，1998年版。

（清）李慈铭撰，刘再华校《越缦堂诗文集》，上海：上海古籍出版社，2008年版。

（清）李慈铭撰，由云龙辑《越缦堂读书记》，北京：商务印书馆，1959年版。

（清）李瀚之、（清）盛宣怀著《东隅琐记 愚斋东游日记》，长沙：岳麓书社，2016年版。

（清）李之鹿传《异授眼科》，光绪九年（1883）山西浚文书局刻本。

（清）刘坤一撰，陈代湘、何超凡、龙泽黯、李翠校点《刘坤一奏疏》，长沙：岳麓书社,2013 年版。

（清）陆懋修撰《世补斋医书》,光绪十年(1884)刻,光绪十二年(1886)山左书局重印本。

（清）陆懋修撰《世补斋医书》,北京：中医古籍出版社,2014 年版。

（清）陆懋修撰,秦伯未校《世补斋医书前集》,上海：中医书局,1931 年版。

（清）陆懋修撰《世补斋医书后集》,清宣统二年(1910)陆润庠刻本。

（清）陆心源辑《十万卷楼丛书》初编、二编、三编,光绪五年(1879)、八年(1882)、十八年(1892)陆氏刻本。

（清）陆以湉撰,张向群校注《冷庐医话》,北京：中国中医药出版社,1996年版。

（清）罗浩撰,王兴伊、干旦峰、王丽丽校注《罗浩医书二种》,北京：中国中医药出版社,2015 年版。

（清）罗美撰,田代华等点校《古今名医方论》,天津：天津科学技术出版社,2000 年版。

（清）吕田辑《温疫条辨摘要附风温简便方金疮铁扇散方》,光绪十一年(1885)刻本,温州府署东博古斋藏板。

（清）吕田辑《温疫条辨摘要附风温简便方金疮铁扇散方》,光绪十五年(1889)浙江书局刻本。

（清）莫枚士述,王绪鳌、毛雪静点校《研经言》,北京：人民卫生出版社,1990年版。

（清）莫友芝撰,傅增湘订补,傅熹年整理《藏园订补郘亭知见传本书目》,北京：中华书局,1993 年版。

（清）莫友芝撰,张剑整理《莫友芝日记》,南京：凤凰出版社,2014 年版。

（清）耐修子传《白喉治法忌表抉微》,光绪二十四年(1898)江南书局刻本。

（清）耐修子传《白喉治法忌表抉微》,光绪十八年壬辰(1892)湖北官书处刊本。

（清）耐修子传《白喉治法忌表抉微》,光绪二十三年丁酉(1897)江西书局刊本。

（清）潘霨辑《女科要略》附《产宝》，光绪三年（1877）湖北藩署刊本。

（清）潘霨辑《卫生要术》，光绪二年（1876）潘霨刊本。

（清）潘霨辑《医学金针》，光绪四年（1878）潘敏德堂刊本。

（清）潘霨辑《增辑伤寒类方》，同治五年（1866）刻本，古吴潘氏藏板。

（清）祁坤编著《外科大成》，上海：科技卫生出版社，1958 年版。

（清）祁坤纂辑《祁氏家传外科大罗》，北京：中医古籍出版社，2014 年版。

（清）钱思元辑、（清）孙珮辑，朱琴点校《吴门补乘·苏州织造局志》，上海：
　　上海古籍出版社，2015 年版。

（清）邵懿辰撰，邵章续录《增订四库简明目录标注》，上海：上海古籍出版
　　社，1979 年。

（清）沈初等撰，杜泽逊、何灿点校《浙江采集遗书总录》，上海：上海古籍出
　　版社，2010 年版。

（清）沈金鳌撰《沈氏尊生书》，同治十三年（1874）湖北崇文书局刻本。

（清）沈尧封辑著，张山雷笺正《沈氏女科辑要笺正》，上海：科技卫生出版
　　社，1959 年版。

（清）沈又彭等编《沈氏女科辑要笺疏》，太原：山西科学技术出版社，2010
　　年版。

（清）施世德撰，王兴伊、刘庆宇校注《眼科正宗原机启微》，北京：中国中医
　　药出版社，2015 年版。

（清）孙诒让撰，梁运华点校《札迻》，北京：中华书局，1989 年版。

（清）汪绂撰，江凌圳等校注《医林纂要探源》，北京：中国中医药出版社，
　　2015 年版。

（清）汪绂纂《医林纂要探源》，光绪二十三年（1897）江苏书局刻本。

（清）王洪绪撰《外科症治全生集》，光绪四年（1878）潘敏德堂刊本。

（清）王琦辑《医林指月》，清乾隆三十二年（1767）宝笏楼刻本。

（清）王士雄撰《温热经纬》，同治十三年（1874）湖北崇文书局重刊本。

（清）王士祯撰，孙言诚点校《王士祯年谱》（附《王士禄年谱》），北京：中华书
　　局，1992 年版。

（清）王维德撰《外科证治全生》,光绪五年(1879)山西浚文书局刻本。

（清）王先谦撰,梅季点校《王先谦诗文集》,长沙：岳麓书社,2008 年版。

（清）翁方纲等撰,吴格、乐怡点校《四库提要分纂稿》,上海：上海书店出版
　　社,2006 年版。

（清）翁同龢撰,翁万戈编,翁以钧校订《翁同龢日记》,上海：中西书局,2012
　　年版。

（清）吴谦等编,郑金生整理《医宗金鉴》,北京：人民卫生出版社,2006 年版。

（清）吴尚先撰,步如一等校注《理瀹骈文(外治医说)》,北京：中国中医药出
　　版社,1995 年版。

（清）吴师机撰,苏州官医局编《理瀹骈文摘要》,光绪三年(1877)吴县潘敏德
　　堂重刊本。

（清）吴师机撰,苏州官医局编《理瀹骈文摘要》,光绪元年(1875)江苏书局
　　刻本。

（清）吴瑭撰,南京中医药大学温病学教研室整理《温病条辨》,北京：人民卫
　　生出版社,2005 年版。

（清）吴瑭撰《温病条辨·医医病书》,太原：山西科学技术出版社,2008
　　年版。

（清）夏鼎撰《幼科铁镜》,光绪二十二年(1896)广雅书局刻本。

（清）徐大椿撰《洄溪医案》,咸丰七年(1857)海昌蒋光焴衍芬草堂刻本。

（清）徐大椿撰《慎疾刍言》,光绪十六年(1890)山东书局重刻本。

（清）徐大椿撰《徐氏医书六种》,同治十二年(1873)湖北崇文书局重刻本。

（清）徐大椿撰《慎疾刍言》,北京：中华书局,1985 年版。

（清）徐锦撰,卢棣、卢玉琼、任杰校注《心太平轩医案》,北京：中国中医药出
　　版社,2015 年版。

（清）徐灵胎撰,刘洋校注《医学源流论》,北京：中国中医药出版社,2008
　　年版。

（清）徐兆玮撰,李向东、包岐峰、苏醒等标点《徐兆玮日记》,合肥：黄山书
　　社,2013 年版。

（清）许楗编《洗冤录详义》，光绪三年（1877）湖北藩署刊本。

（清）许仲元撰，范义臣标点《三异笔谈》，重庆：重庆出版社，2005 年。

（清）玄烨撰《康熙帝御制文集》，台北：学生书局，1966 年版。

（清）薛宝田撰、（清）马文植撰，张如青、陈娟娟校注《北行日记·纪恩录》，北京：中国中医药出版社，2015 年版。

（清）姚光发等纂《松江府续志》，台北：成文出版社有限公司，1974 年版。

（清）姚止庵撰《素问经注节解》，北京：人民卫生出版社，1963 年版。

（清）佚名辑，张建伟校注《咽喉秘集》，北京：中国中医药出版社，2015 年版。

（清）永瑢等撰，傅卜棠点校《四库全书简明目录》，上海：华东师范大学出版社，2012 年版。

（清）于鬯撰《香草续校书》，北京：中华书局，1982 年版。

（清）于敏中等编纂《日下旧闻考》，北京：北京古籍出版社，1985 年版。

（清）俞樾撰《春在堂全书》，南京：凤凰出版社，2010 年版。

（清）俞樾撰，张燕婴整理《俞樾函札辑证》，南京：凤凰出版社，2014 年版。

（清）喻嘉言撰《尚论篇》，北京：学苑出版社，2009 年版。

（清）恽毓鼎撰，史晓风整理《恽毓鼎澄斋日记》，杭州：浙江古籍出版社，2004 年版。

（清）曾鼎撰《医宗备要》，同治八年（1869）湖北崇文书局刻本。

（清）曾国藩撰《曾国藩全集》（修订版），长沙：岳麓书社，2011 年版。

（清）张璐撰，李静芳、建一校注《张氏医通》，北京：中国中医药出版社，1995 年版。

（清）张璐撰，王忠云校注《千金方衍义》，北京：中国中医药出版社，1995 年版。

（清）张绍修撰《治喉捷要》附《各种经验良方》，光绪三十年（1904）浙江官书局重刊本。

（清）张绍修撰《时疫白喉捷要》，光绪十一年（1885）衡山聂氏重刊本。

（清）张廷玉等撰《明史》，北京：中华书局，1974 年版。

（清）张曜孙撰《产孕集》附《补遗》，同治七年（1868）刻本，蕴朴斋藏板。

（清）张隐庵撰《黄帝内经素问集注》，太原：山西科学技术出版社，2012
    年版。

（清）张玉书等编《康熙字典》，北京：中华书局，1958 年版。

（清）张之洞撰，陈居渊编，朱维铮校《书目答问二种》，上海：中西书局，2012
    年版。

（清）张志聪集注《黄帝内经集注》，北京：中医古籍出版社，2015 年版。

（清）张志聪集注《灵枢集注》，光绪十六年(1890)浙江书局刻本。

（清）张志聪集注《素问集注》，光绪十六年(1890)浙江书局刻本。

（清）张志聪撰，郑林主编《张志聪医学全书》，北京：中国中医药出版社，
    1999 年版。

（清）仲学辂纂集《本草崇原集说》，宣统二年(1910)刻本，仲氏藏板。

（清）周学海编撰《周氏医学丛书》，民国二十五年(1936)周学熙影印本。

《达生保赤编》，宣统二年(1910)迪化官书局印本。

《傅青主女科》附《产后编》，同治八年(1869)湖北崇文书局刊本。

《验方新编》，同治十年(1871)山东书局重刊本。

《中西医学教科书》，光绪三十二年(1906)北京武学官书局印本。

吴张氏原本，海山仙馆编《咽喉秘集》，光绪九年(1883)山西浚文书局刻本。

《钦定四库全书总目》（整理本），北京：中华书局，1997 年版。

《清实录》，北京：中华书局，1985 年版。

二、专著

（日）长泽规矩也、阿部隆一编《日本书目大成》，东京：汲古书院，1979 年版。

（日）丹波元简著《伤寒论辑义》，北京：人民卫生出版社，1985 年版。

（日）丹波元胤著，郭秀梅、（日）冈田研吉校译《医籍考》，北京：学苑出版社，
    2007 年版。

（日）冈西为人著，郭秀梅整理《宋以前医籍考》，北京：学苑出版社，2010 年版。

（日）真柳诚著；郭秀梅译《黄帝医籍研究》，北京：人民卫生出版社，2020 年版。

刘东声、刘盛林注释《北京牛街志书——〈冈志〉》，北京：北京出版社，1991

年版。

北京图书馆文献信息服务中心剪辑《图书馆学与目录学研究 6——台港及海外中文报刊资料专辑》(1986)，北京：书目文献出版社，1987 年版。

曹炳章编《中国医学大成总目提要》，上海：大东书局，1936 年版。

曹炳章原编《中国医学大成续编》，上海：上海科学技术出版社，2000 年版。

曹炳章原辑，田思胜主校《中国医学大成》，北京：中国中医药出版社，1997年版。

曹炳章主编《中国医学大成》，上海：大东书局，1936 年版。

《明清民国长垣县志》(整理本)，长垣县地方史志编纂委员会，1993 年版。

陈邦贤编《二十六史医学史料汇编》，中医研究院中国医史文献研究所，1982年版。

陈大舜、周德生编著《中国历代医论选讲》，北京：中国医药科技出版社，1997年版。

陈代湘主编《湖湘学案》，长沙：湖南人民出版社，2013 年版。

陈道瑾、薛渭涛编《江苏历代医人志》，南京：江苏科学技术出版社，1985年版。

陈谷嘉、邓洪波主编《中国书院史资料》，杭州：浙江教育出版社，1998 年版。

陈国庆编《汉书艺文志注释汇编》，北京：中华书局，1983 年版。

陈纪藩主编《金匮要略》(第 2 版)，北京：人民卫生出版社，2000 年版。

陈可冀、李春生主编《中国宫廷医学》，北京：中国青年出版社，2009 年版。

陈可冀主编《清宫医案研究》(横排简体字本)，北京：中医古籍出版社，2003年版。

陈烈主编《小莽苍苍斋藏清代学者书札》，北京：人民文学出版社，2013年版。

陈钦铭著《中国医经医史研究论集》，台北：启业书局，1988 年版。

陈荣、熊墨年、何晓晖主编《中国中医药学术语集成·中医文献》，北京：中医古籍出版社，2007 年版。

陈先行、郭立暄编著《上海图书馆善本题跋辑录附版本考》，上海：上海辞书出版社,2017 年版。

陈衍著《石遗室诗话》,沈阳:辽宁教育出版社,1998 年版。

陈垣著,陈智超编《陈垣四库学论著》,北京:商务印书馆,2012 年版。

陈增岳编著《敦煌古医籍校证》,广州:广东科技出版社,2008 年版。

陈振濂主编《西泠印社・黄易研究专辑》(总第 27 辑),北京:荣宝斋出版社,
2010 年版。

程千帆著《程千帆全集》,石家庄:河北教育出版社,2000 年版。

程毅中著《古籍整理浅谈》,北京:北京燕山出版社,2001 年版。

戴松岳主编《鄞州文史》第 9 辑,宁波市鄞州区地方文献整理委员会,2010
年版。

邓铁涛、程之范主编《中国医学通史・近代卷》,北京:人民卫生出版社,2000
年版。

丁福保、周云青编《四部总录・医药编》,扬州:广陵书社,2006 年版。

丁继华主编《伤科集成续集》,北京:中医古籍出版社,2007 年版。

东莞图书馆编《伦明全集》,广州:广东人民出版社,2012 年版。

董少新著《形神之间——早期西洋医学入华史稿》,上海:上海古籍出版社,
2012 年版。

杜信孚、漆身起著《江西历代刻书》,南昌:江西人民出版社,1994 年版。

段逸山主编《中国近代中医药期刊汇编》第 5 辑,上海:上海辞书出版社,
2012 年版。

范凤书著《中国私家藏书史》(修订版),武汉:武汉大学出版社,2013 年版。

范行准编,牛亚华整理《栖芬室架书目录》,北京:北京科学技术出版社,2017
年版。

范行准著《中国医学史略》,北京:中医古籍出版社,1986 年版。

范行准著,牛亚华校注《明季西洋传入之医学》,上海:上海人民出版社,2012
年版。

冯乾编校《清词序跋汇编》,南京:凤凰出版社,2013 年版。

复旦大学图书馆古籍部编《四库系列丛书目录・索引》,上海:上海古籍出版

社,2007 年版。

傅增湘撰《藏园群书题记》,上海：上海古籍出版社,1989 年版。

干祖望编著《干祖望医书三种》,济南：山东科学技术出版社,2008 年版。

高日阳、刘小彬主编《岭南医籍考》,广州：广东科技出版社,2011 年版。

顾廷龙校阅《艺风堂友朋书札》,上海：上海古籍出版社,1981 年版。

顾廷龙主编《清代朱卷集成》,台北：成文出版社,1992 年版。

顾廷龙主编《续修四库全书》,上海：上海古籍出版社,2002 年版。

故宫博物院掌故部编《掌故丛编》,北京：中华书局,1990 年版。

国家出版局版本图书馆编《古籍目录》,北京：中华书局,1980 年版。

"国立故宫博物院"编《"国立故宫博物院"善本旧籍总目》,台北："国立故宫
    博物院",1983 年版。

"中央图书馆"特藏组编《标点善本题跋集录》,台北："中央图书馆",1992
    年版。

杭州市地方志办公室编辑《杭州府志》,北京：中华书局,2008 年版。

何清湖主编《中华传世医典》,长春：吉林人民出版社,1999 年版。

何时希编校《珍本女科医书辑佚八种》,上海：学林出版社,1984 年版。

何时希编著《何氏八百年医学》,上海：学林出版社,1987 年版。

何时希编著《名医何鸿舫事略及墨迹》,上海：学林出版社,1988 年版。

和中浚主编《图说中医学史》,南宁：广西科学技术出版社,2010 年版。

弘学注《楞严简注》,成都：巴蜀书社,2012 年版。

湖南文献委员会编《湖南文献汇编》(第 1 辑、第 2 辑),长沙：湖南人民出版
    社,2008 年版。

胡适著《胡适文存》,上海：上海书店,1989 年版。

胡希恕注按,冯世纶解读《经方医学：六经八纲读懂伤寒论》,北京：中国中
    医药出版社,2014 年版。

胡玉缙著,王欣夫辑《四库全书总目提要补正》,北京：中华书局,1964 年版。

胡玉缙撰《续四库提要三种》,上海：上海书店出版社,2002 年版。

黄裳著《榆下说书》,北京：生活·读书·新知三联书店,1998 年版。

黄林编《近代湖南出版史料》,长沙:湖南教育出版社,2012年版。

黄龙祥著《针灸典籍考》,北京:北京科学技术出版社,2017年版。

黄三元编著《中国历代名医列传》,台北:八德教育文化出版社,1981年版。

黄竹斋著,成莉、陈广涛、徐宗佩等点校《黄竹斋医书合集》,天津:天津科学技术出版社,2011年版。

吉文辉、王大妹主编《中医古籍版本学》,上海:上海科学技术出版社,2000年版。

《济南文史精华》,济南:济南出版社,1997年版。

贾维诚、贾一江编著《中国医籍志》,哈尔滨:中国医院管理杂志社,1983年版。

贾维诚编著《三百种医籍录》,哈尔滨:黑龙江科学技术出版社,1982年版。

姜春华著《姜春华论医集》,福州:福建科学技术出版社,1986年版。

金毓黻主编《辽海丛书》第五集,沈阳:辽沈书社,1933年版。

《泾县志》,北京:方志出版社,1996年版。

鞠宝兆、曹瑛主编《清代医林人物史料辑纂》,沈阳:辽宁科学技术出版社,2013年版。

李大钧、吴以岭主编《易水学派研究》,石家庄:河北科学技术出版社,1993年版。

李建民主编《从医疗看中国史》,北京:中华书局,2012年版。

李剑雄译注《列仙传全译·续仙传全译》,贵阳:贵州人民出版社,1999年版。

李经纬、程之范主编《中国医学百科全书·医学史》,上海:上海科学技术出版社,1987年版。

李经纬、林昭庚主编《中国医学通史·古代卷》,北京:人民卫生出版社,2000年版。

李经纬、孙学威编校《四库全书总目提要·医家类及续编》,上海:上海科学技术出版社,1992年版。

李经纬、余瀛鳌、蔡景峰主编《中医名词术语精华辞典》,天津:天津科学技术出版社,1996年版。

李经纬著《中医史》,海口:海南出版社,2007年版。

李茂如、胡天福、李若钧编著《历代史志书目著录医籍汇考》,北京:人民卫生出版社,1994年版。

李时编著《国学问题五百》,天津:天津市古籍书店,1986年版。

李万健、邓咏秋编《清代私家藏书目录题跋丛刊》,北京:国家图书馆出版社,2010年版。

李云主编《中医人名大辞典》,北京:中国中医药出版社,2016年版。

梁启超著《中国近三百年学术史》,北京:东方出版社,1996年版。

梁永宣主编《中国医学史》,北京:人民卫生出版社,2016年版。

廖平著,王凤兰等点校《廖平医书合集》,天津:天津科学技术出版社,2010年版。

林品石、郑曼青著《中华医药学史》,桂林:广西师范大学出版社,2007年版。

刘成禹著《世载堂杂忆》,太原:山西古籍出版社,1995年版。

刘从明、王者悦、黄鑫编著《中医古籍丛书综录》,北京:中医古籍出版社,2011年版。

刘复辑《神农本草》,上海:中国古医学会,1942年版。

刘培生、李鸿涛主编《中国中医科学院图书馆古籍普查登记目录》,北京:国家图书馆出版社,2014年版。

刘时觉编注《四库及续修四库医书总目》,北京:中国中医药出版社,2005年版。

刘时觉编著《中国医籍续考》,北京:人民卫生出版社,2011年版。

刘咸炘著《刘咸炘论目录学》,上海:上海科学技术文献出版社,2008年版。

刘小斌、郑洪编《岭南医学史》,广州:广东科技出版社,2012年版。

刘禺生著,陆丹林注,谢其章编《世载堂杂忆续篇》,北京:海豚出版社,2013年版。

龙伯坚、龙式昭编著《黄帝内经集解》,天津:天津科学技术出版社,2016年版。

龙伯坚编著《现存本草书录》,北京：人民卫生出版社,1957 年版。

龙伯坚著《黄帝内经概论》,上海：上海科学技术出版社,1980 年版。

卢祥之、余瀛鳌主编《古今图书集成医部全录·比对与新用》,贵阳：贵州科
　　技出版社,2016 年版。

鲁军主编《中国本草全书》,北京：华夏出版社,1999 年版。

鲁小俊著《清代书院课艺总集叙录》,武汉：武汉大学出版社,2015 年版。

陆渊雷著,宋白杨等点校《陆渊雷医书合集》,天津：天津科学技术出版社,
　　2010 年版。

罗振常撰,汪柏江、方俞明整理《善本书所见录》,上海：上海古籍出版社,
　　2014 年版。

罗志欢主编,王彦坤、李恩庆、罗淑琼整理《章太炎藏书题跋批注校录》,济
　　南：齐鲁书社,2012 年版。

骆兆平著《伏跗室书藏记》,宁波：宁波出版社,2012 年版。

马继兴主编《神农本草经辑注》,北京：人民卫生出版社,1995 年版。

马继兴著《针灸学通史》,长沙：湖南科学技术出版社,2011 年版。

马继兴著《中医文献学》,上海：上海科学技术出版社,1990 年版。

马模贞主编《中国禁毒史资料》,天津：天津人民出版社,1998 年版。

马叙伦著《石屋余沈　石屋续沈》,太原：山西古籍出版社,1995 年版。

马一平主编《昆山历代医家录》,郑州：中医古籍出版社,1997 年版。

苗日新著《熙春园·清华园考：清华园三百年记忆》,北京：清华大学出版
　　社,2013 年版。

缪荃孙、吴昌绶、董康撰,吴格整理点校《嘉业堂藏书志》,上海：复旦大学出
　　版社,1997 年版。

缪荃孙著《艺风藏书记》,上海：上海古籍出版社,2007 年版。

缪荃孙著,张廷银、朱玉麒主编《缪荃孙全集》,南京：凤凰出版社,2014
　　年版。

南炳文、白新良主编《清史纪事本末》(第四卷)：上海：上海大学出版社,
　　2006 年版。

南开大学古籍与文化研究所编《清文海》,北京:国家图书馆出版社,2010
年版。

牛兵占主编《中医妇科名著集成》,北京:华夏出版社,1997 年版。

牛淑平著《黄帝内经素问校诂研究》,北京:北京科学技术出版社,2017
年版。

潘桂娟、樊正伦编著《日本汉方医学》,北京:中国中医药出版社,1994 年版。

潘雨廷著《易学史发微》,上海:复旦大学出版社,2001 年版。

裴芹著《古今图书集成研究》,北京:北京图书馆出版社,2001 年版。

皮明庥主编《武汉通史》,武汉:武汉出版社,2008 年版。

钱超尘主编《傅山医书考辨》,桂林:广西师范大学出版社,2015 年版。

钱超尘主编《影印清儒〈黄帝内经〉训诂校勘四大家》,北京:北京科学技术出
版社,2019 年版。

钱超尘著《黄帝内经太素研究》,北京:人民卫生出版社,1998 年版。

钱超尘著《内经语言研究》,北京:人民卫生出版社,1990 年版。

钱超尘著《中国医史人物考》,上海:上海科学技术出版社,2016 年版。

钱存训著《东西文化交流论丛》,北京:商务印书馆,2009 年版。

钱剑夫主编《中国古今对联大观》,上海:上海文艺出版社,1993 年版。

乔好勤编著《中国目录学史》,武汉:武汉大学出版社,1992 年版。

《清代诗文集汇编》,上海:上海古籍出版社,2010 年版。

邱德修著《丁丑劫余印存释文》,台北:五南图书出版公司,1989 年版。

裘沛然主编《中国医籍大辞典》,上海:上海科学技术出版社,2002 年版。

裘庆元辑《三三医书》,北京:中国中医药出版社,2012 年版。

裘庆元辑,吴唯、宋乃光主校《珍本医书集成》,北京:中国中医药出版社,
2012 年版。

裘诗庭编《珍本医书提要》,北京:中医古籍出版社,2010 年版。

饶国庆等编著《伏跗室藏书目录》,宁波:宁波出版社,2003 年版。

任锡庚撰《太医院志》,1923 年石印本。

任应秋著《〈内经〉十讲》,北京中医学院印本,1978 年。

任应秋著《任应秋论医集》，北京：人民卫生出版社，1984 年版。

任应秋著《如何学习中医经典著作》，兰州：甘肃人民出版社，1981 年版。

《山东省志·出版志》，济南：山东人民出版社，1993 年版。

黄耀先、饶钦农、贺庸点校《章太炎全集·太炎文录续编》，上海：上海人民出版社，2014 年版。

潘文奎等点校《章太炎全集·医论集》，上海：上海人民出版社，2014 年版。

上海图书馆编《中国丛书综录》，上海：上海古籍出版社，1982 年版。

上海图书馆历史文献研究所编《历史文献》（第 5 辑），上海：上海科学技术文献出版社，2001 年版。

上海中医学院中医文献研究所主编《历代中医珍本集成》，上海：上海三联书店，1990 年版。

尚志钧著，尚元藕、尚元胜整理《本草人生：尚志钧本草论文集》，北京：中国中医药出版社，2010 年版。

尚志钧撰《中国本草要籍考》，合肥：安徽科学技术出版社，2009 年版。

沈澍农著《中医古籍用字研究》，北京：学苑出版社，2007 年版。

沈云龙主编《近代中国史料丛刊第 10 辑·端忠敏公奏稿》，台北：文海出版社，1967 年版。

沈云龙主编，葛士浚辑《近代中国史料丛刊第 75 辑》，台北：文海出版社，1966 年版。

盛增秀主编《王孟英医学全书》，北京：中国中医药出版社，1999 年版。

史广超著《〈永乐大典〉辑佚述稿》，郑州：中州古籍出版社，2009 年版。

《首都图书馆藏国家珍贵古籍图录》，北京：北京图书馆出版社，2013 年版。

司马朝军著《〈四库全书总目〉编纂考》，武汉：武汉大学出版社，2005 年版。

《四库未收书辑刊》（第 10 辑），北京：北京出版社，2000 年版。

宋路霞著《盛宣怀》，石家庄：河北教育出版社，2002 年版。

《苏州图书馆藏善本题跋》，北京：国家图书馆出版社，2018 年版。

孙彦、王姿怡、李晓明选编《民国期刊资料分类汇编·四库全书研究》，北京：国家图书馆出版社，2010 年版。

孙中堂点校《张生甫医书合集》，天津：天津科学技术出版社，2009 年版。

陶御风主编《笔记杂著医事别录》，北京：人民卫生出版社，2006 年版。

郭霭春主编《中国分省医籍考》，天津：天津科学技术出版社，1987 年版。

汪绍达辑《迴澜社医书四种》，上海迴澜社，1929 年版。

王葆心著《续汉口丛谈　再续汉口丛谈》，武汉：湖北教育出版社，2002
　　年版。

王道瑞主编《中国医籍提要》，长春：吉林科学技术出版社，1988 年版。

王洪图主编《黄帝内经研究大成》，北京：北京出版社，1997 年版。

王謇著，李希泌点注《续补藏书纪事诗》，北京：书目文献出版社，1987 年版。

王勤谟编《近代中日文化交流先行者王惕斋》，宁波：宁波出版社，2011
　　年版。

王瑞祥主编《中国古医籍书目提要》，北京：中医古籍出版社，2009 年版。

王西平主编《道家养生功法集要》，西安：陕西科学技术出版社，1989 年版。

王欣夫撰《蛾术轩箧存善本书录》，上海：上海古籍出版社，2002 年版。

王永炎、鲁兆麟、任廷革主编《任应秋医学全集》，北京：中国中医药出版社，
　　2015 年版。

王钟翰著《王钟翰清史论集》，北京：中华书局，2004 年版。

吴格、眭骏整理《续修四库全书总目提要·丛书部》，北京：国家图书馆出版
　　社，2010 年版。

吴慰祖校订《四库采进书目》，北京：商务印书馆，1960 年版。

吴心谷编著《历代画史汇传补编》，九龙：博雅斋，1997 年版。

吴则虞撰，吴受琚增补《续藏书纪事诗》，北京：国家图书馆出版社，2016
　　年版。

武汉地方志编纂委员会主编《武汉市志·卫生志》，武汉：武汉大学出版社，
　　1993 年版。

萧源、张守知、张永安等辑《永乐大典医药集》，北京：人民卫生出版社，1986
　　年版。

谢观等编著《中国医学大辞典》，北京：中国中医药出版社，1994 年版。

谢观著,余永燕点校《中国医学源流论》,福州：福建科学技术出版社,2003
　　年版。

熊曼琪主编《伤寒论》,北京：人民卫生出版社,2000 年版。

熊治祁编《湖南人物年谱 4》,长沙：湖南人民出版社,2013 年版。

徐世昌编,闻石点校《晚晴簃诗汇》,北京：中华书局,1990 年版。

徐侠著《清代松江府文学世家述考》,上海：上海三联书店,2013 年版。

许宝蘅著,许恪儒整理《许宝蘅日记》,北京：中华书局,2010 年版。

薛清录主编《中国中医古籍总目》,上海：上海辞书出版社,2007 年版。

寻霖、刘志盛著《湖南刻书史略》,长沙：岳麓书社,2013 年版。

严季澜、张如青主编《中医文献学》(第 2 版),北京：中国中医药出版社,2011
　　年版。

严世芸主编《中国医籍通考》,上海：上海中医学院出版社,1990—1993
　　年版。

严世芸主编《中医各家学说》,北京：中国中医药出版社,2003 年版。

严世芸主编《中医学术发展史》,上海：上海中医药大学出版社,2004 年版。

严世芸、李其忠主编《三国两晋南北朝医学总集》,北京：人民卫生出版社,
　　2009 年版。

阳海清、汤旭岩主编《湖北官书局版刻图录》,武汉：湖北教育出版社,2014
　　年版。

阳海清编撰,蒋孝达校订《中国丛书综录补正》,扬州：江苏广陵古籍刻印社,
　　1984 年版。

杨启樵著《雍正帝及其密折制度研究》(增订本),长沙：岳麓书社,2014
　　年版。

杨天宇撰《周礼译注》,上海：上海古籍出版社,2004 年版。

杨先梅辑,刘信芳校注《杨守敬题跋书信遗稿》,成都：巴蜀书社,1996 年版。

叶昌炽著《藏书纪事诗》,上海：古典文学出版社,1958 年版。

叶德辉撰《书林清话》,上海：上海古籍出版社,2012 年版。

叶德辉撰,杨洪升点校《郋园读书志》,上海：上海古籍出版社,2019 年版。

叶发正著《伤寒学术史》,武汉:华中师范大学出版社,1995年版。

叶景葵著《卷盦书跋》,上海:上海古籍出版社,2006年版。

叶景葵撰,柳和城编《叶景葵文集》,上海:上海科学技术文献出版社,2016年版。

叶再生主编《出版史研究》第3辑,北京:中国书籍出版社,1995年版。

余嘉锡著《目录学发微　古书通例》,北京:商务印书馆,2011年版。

余嘉锡著《四库提要辨证》,北京:中华书局,2007年版。

余嘉锡著《余嘉锡论学杂著》,北京:中华书局,1963年版。

俞筱尧、刘彦捷编《陆费逵与中华书局》,北京:中华书局,2002年版。

余岩原著,祖述宪编注《余云岫中医研究与批判》,合肥:安徽大学出版社,2006年版。

余瀛鳌、蔡景峰撰《中华文化通志·医药学志》,上海:上海人民出版社,1998年版。

余瀛鳌、李经纬主编《中医文献辞典》,北京:北京科学技术出版社,2000年版。

余瀛鳌著,王凤兰、李哲选编《未病斋医述》,北京:中医古籍出版社,2012年版。

俞志高编著《吴中名医录》,南京:江苏科学技术出版社,1993年版。

恽铁樵著《恽铁樵医书合集》,天津:天津科学技术出版社,2010年版。

曾勇编著《湘医源流论》,长沙:湖南科学技术出版社,1991年版。

张如青、唐耀、沈澍农编著《中医文献学纲要》,上海:上海中医药大学出版社,1996年版。

张灿玾著,张增敏、张鹤鸣整理《中医古籍文献学》(修订版),北京:科学出版社,2013年版。

张国刚主编《中国社会历史评论》(第二卷),天津:天津古籍出版社,2000年版。

张厚墉、康兴军、辛智科编著《陕西历代医家事略》,咸阳:陕西中医学院编辑部,1985年版。

张建中、金芷君主编《中医文化撷芳》,上海：上海中医药大学出版社,2005
　　年版。

张佩著《杨齐贤、萧士赟〈分类补注李太白诗〉版本系统研究》,北京：首都师
　　范大学出版社,2015 年版。

张奇文、柳少逸主编《名老中医之路续编》,北京：中国中医药出版社,2007
　　年版。

张山雷著,王国炜等校注《难经汇注笺正》,太原：山西科学技术出版社,2013
　　年版。

张山雷著《籀簃医话　籀簃谈医一得集》,太原：山西科学技术出版社,2013
　　年版。

张山雷著,崔京艳点校《脉学正义》,福州：福建科学技术出版社,2006 年版。

张升著《〈永乐大典〉流传与辑佚研究》,北京：北京师范大学出版社,2010
　　年版。

章太炎撰《章太炎医论(猝病新论)》,北京：人民卫生出版社,1957 年版。

张元凯、时雨苍等整理《孟河四家医集》,南京：江苏科学技术出版社,1985
　　年版。

张赞臣编著,余瀛鳌增订《中医外科医籍存佚考》,北京：人民卫生出版社,
　　1987 年版。

赵尔巽等撰《清史稿》,北京：中华书局,1977 年版。

赵立勋编著《古今图书集成医部续录》,北京：中国医药科技出版社,2002
　　年版。

《浙江省政府志》,杭州：浙江人民出版社,2014 年版。

甄志亚主编《中国医学史》(第二版),北京：人民卫生出版社,2008 年版。

甄志亚主编《中国医学史》,北京：人民卫生出版社,1991 年版。

郑洪新主编《周学海医学全书》,北京：中国中医药出版社,1999 年版。

郑振铎编《晚清文选》,上海：生活书店,1937 年版。

政协南京市建邺区委员会编《建邺文史》第 2 辑,1987 年版。

中国第一历史档案馆编《光绪朝朱批奏折》,北京：中华书局,1996 年版。

中国第一历史档案馆编《雍正朝汉文谕旨汇编》,桂林:广西师范大学出版社,1999年版。

中国第一历史档案馆编《雍正朝汉文朱批奏折汇编》,南京:江苏古籍出版社,1991年版。

中国第一历史档案馆编《雍正朝起居注册》,北京:中华书局,1993年版。

张书才主编《纂修四库全书档案》,上海:上海古籍出版社,1997年版。

中国人民政治协商会议北京市委员会文史资料研究委员会编《文史资料选编》(第29辑),北京:北京出版社,1986年版。

中国人民政治协商会议萧山市委员会文史工作委员会编《萧山文史资料选辑》第3辑,1989年版。

《中国医籍提要》(上),长春:吉林人民出版社,1984年版。

《中华大典·天文典·天文分典》,重庆:重庆出版社,2014年版。

《丛书集成初编目录》,北京:中华书局,1983年版。

《宋元明清书目题跋丛刊》,北京:中华书局,2006年版。

中华书局上海编辑所编辑《中华文史论丛》(第2辑),北京:中华书局,1962年版。

《中医药发展与人类健康》,北京:中医古籍出版社,2005年版。

周国林编《张舜徽学术文化随笔》,北京:中国青年出版社,2001年版。

周仲瑛、于文明总主编《中医古籍珍本集成(续)·妇科卷·傅青主女科》,长沙:湖南科学技术出版社,2014年版。

周仲瑛、于文明主编《中医古籍珍本集成·伤寒金匮卷·伤寒论》,长沙:湖南科学技术出版社,2013年版。

朱诚如、王天有主编《明清论丛》第7辑,北京:紫禁城出版社,2006年版。

朱建平主编《中医方剂学发展史》,北京:学苑出版社,2009年版。

朱士嘉编《官书局书目汇编》,中华图书馆协会,1933年版。

朱世增主编《程门雪论外感病》,上海:上海中医药大学出版社,2009年版。

朱世增主编《刘渡舟论伤寒》,上海:上海中医药大学出版社,2009年版。

宗福邦、陈世铙、萧海波主编《故训汇纂》,北京:商务印书馆,2003年版。

《笔记小说大观》，扬州：江苏广陵古籍刻印社，1983 年版。

《清代碑传全集》，上海：上海古籍出版社，1987 年版。

《中医各家学说讲义》，北京中医学院，1978 年版。

三、论文

（日）真柳诚《杨守敬之医书校刊与江户考证医学家之文献研究》，《故宫学术季刊》第 26 卷第 1 期，2008 年。

（日）真柳誠《台湾访书志Ⅰ故宫博物院所藏の医薬古典籍(1)》，《漢方の臨床》第 49 卷第 1 号，2002 年。

柴瑞霁《吴谦生卒年质疑》，《四川中医》，1991 年第 6 期。

陈其迈、高萍、高薇、张琨《中医书名源起举例》，《山东中医学院学报》，1991 年第 5 期。

程国赋、蒋晓光《清代王琦生平考证》，《文学遗产》，2008 年第 5 期。

程磐基《〈伤寒微旨论〉佚文两篇探讨》，《中医药文化》，2008 年第 3 期。

丁济民《铜人始末》，《中华医学杂志》，第 31 卷第 5、6 期合订，1945 年。

董志仁《购置医学丛书的利益》，《中国出版》，第 2 卷第 4—6 期合订，1934 年。

杜泽逊《古籍整理，历朝历代都是国家主导》，《中华读书报》，2018 年 9 月 19 日 13 版。

樊建开、王有朋《四库全书医家类外科医籍评述》，《上海中医药大学学报》，1997 年第 2 期。

冯一梅《拟重刻古医书目》，《华国月刊》，1924 年第 1 卷第 7 期。

冯贞群著，骆兆平辑《伏跗室藏书题记选辑》，《文献》，1988 年第 2 期。

高晓山《〈颅囟经〉及其〈四库全书提要〉》，《中国中医基础医学杂志》，2006 年第 8 期。

胡本祥、黄友梅、俞成芬《黄以周治〈内经〉》，《中华医史杂志》，2002 年第 1 期。

黄爱平《纪昀与〈四库全书〉》，《安徽史学》，2005 年第 4 期。

焦振廉《清代医家徐锦生平与学术传承谱系》,《中华医史杂志》,2016 年第
　　4 期。

来雅庭《〈删补名医方论〉蓝本与作者考源》,《吉林中医药》,1992 年第 1 期。

李鼎《国学大师与中医学——从章次公先生一篇手札谈起》,《医古文知识》,
　　2003 年第 4 期。

李华、王玉民《〈医宗金鉴〉校正〈伤寒论〉论评》,《中医研究》,2001 年 5 期。

李克绍《祖国医笈名称选释》,《新医药学杂志》,1979 年第 2 期。

刘渡舟《试论"错简派"之非》,《北京中医药大学学报》,1997 年第 1 期。

刘渡舟《试论〈伤寒论〉的水火痰郁证治——兼驳吴谦对 28 条去桂改为去芍
　　之非》,《国医论坛》,1986 年第 1 期。

刘美燕《王琦生平事迹小考》,《光明日报》,2014 年 4 月 23 日 14 版。

刘时觉《丹溪著述辨伪》,《中华医史杂志》,1993 年第 2 期。

刘信芳整理《杨守敬函稿》,《东南文化》,1992 年第 3、4 期。

陆渊雷《〈珍本医书集成〉序文之公案》,《中医新生命》,第 25 期,1936 年。

马红治《清代"第一医官"刘裕铎》,《中华医史杂志》,2004 年第 4 期。

马茹人《愚斋图书及馆藏医籍见闻》,《医古文知识》,1999 年第 4 期。

毛春翔《浙江省立图书馆藏书版记》,《浙江省立图书馆馆刊》,第 4 卷第 3 期,
　　1935 年。

孟庆云《吴谦〈伤寒神秘精粹录〉写本介绍》,《中医药文化》,2013 年第 6 期。

戚志芬《〈古今图书集成〉及其编者》,《文献》,1983 年第 3 期。

钱超尘《〈傅青主女科〉非傅青主作》,《中医文献杂志》,2010 年第 1 期。

钱超尘《傅山医事考略》,《中医文献杂志》,2011 年第 3 期。

钱超尘《宋本〈伤寒论〉刊行后流传演变简史》,《江西中医学院学报》,2004 年
　　第 1 期。

尚启东《今传〈颅囟经〉考并补》,《浙江中医学院学报》,1984 年第 2 期。

尚志钧《诸家辑本〈神农本草经〉皆出于〈证类本草〉白字》,《江苏中医杂志》,
　　1982 年第 2 期。

时逸人《我要说的话》,《复兴中医》,第 1 卷第 1 期,1940 年。

司洁如《〈颅囟经〉佚文初探》,《中医文献杂志》,2011 年第 2 期。

诵穆《中医伪书考·徐灵胎遗书》,《中医新生命》,第 27 期,1936 年。

苏颖、胡亚男《〈二十二子〉本〈灵枢〉评介》,《医古文知识》,2005 年第 2 期。

孙易君《清人王琦家世及生平新考》,《文献》,2014 年第 2 期。

汤旭岩、马志立《缘起百年前湖北出版物的一段佳话》,《图书情报论坛》,
　　2010 年第 3 期。

王巧明、竹剑平《〈医垒元戎〉版本流传考略》,《中华医史杂志》,2013 年第
　　3 期。

王如、周益新《王纂并非北宋医家》,《浙江中医杂志》,1996 年第 10 期。

王霞、蓝武《广西桂垣书局略考》,《江苏第二师范学院学报(社会科学)》,
　　2017 年第 10 期。

王熠、郭君双《〈本草衍义〉版本源流初探》,《中医文献杂志》,1998 年第
　　2 期。

王钟翰《陈梦雷与古今图书集成及助编者》,《燕京学报》,第 8 期,2000 年。

吴佐忻《记章太炎手书〈金镜内台方议序〉》,《上海中医药杂志》,1980 年第
　　4 期。

徐石生《玉函经重录自记》,《绍兴医药学报》,第 55 期,1916 年。

杨大业《清宫回族御医赵士英和刘裕铎》,《历史档案》,1995 年第 4 期。

杨东方《〈本草纲目〉征引古籍讹误举隅》,《西部中医药》,2016 年第 7 期。

杨东方《〈续名医类案〉与〈四库全书〉》,《北京中医药大学学报》,2012 年第
　　1 期。

杨东方、刘平《吴鞠通与〈四库全书·医家类〉》,《北京中医药大学学报》,
　　2012 年第 10 期。

杨东方、李柳骥《劳树棠与〈四库全书总目·医家类〉》,《北京中医药大学学
　　报》,2011 年第 3 期。

杨东方、周明鉴《民国时期的中医典籍出版》,《中国出版史研究》,2016 年第
　　4 期。

杨东方、周明鉴《〈圣济总录〉流传小史》,《安徽中医药大学学报》,2015 年第

1 期。

杨东方、周明鉴《章太炎医界弟子考论》,《浙江中医药大学学报》,2015 年第
　　7 期。

杨钧彝《"回医"大家——刘裕铎》,《中国穆斯林》,2010 年第 2 期。

殷应庚原著,黄健整理《柯逢时年谱》,《江汉考古》,1989 年第 1 期。

游文仁、苏奕彰《台北"国图馆"藏〈影北宋本伤寒论〉作伪者考辨》,《中华医
　　史杂志》,2011 年第 1 期。

余瀛鳌《中医古籍整理与文献研究的今昔观》,《中医药文化》,2008 年第
　　3 期。

张娟《江苏官书局研究》,2016 年,河南大学硕士论文。

张立平《浅谈陆懋修医学思想的学术渊源》,《中国中医基础医学杂志》,2014
　　年第 1 期。

张其中《四川官书局考略》,《四川图书馆学报》,1989 年第 5 期。

张如青《论古医籍辑佚》,《医古文知识》,1997 年第 3 期、第 4 期。

张如青、张雪丹《现存〈永乐大典〉儿科文献研究》,《中医文献杂志》,2008 年
　　第 2 期。

张田生《医疗与政治——清代御医刘声芳政治沉浮考论》,《福建师范大学学
　　报(哲学社会科学版)》,2012 年第 5 期。

张长民《关于中国医学大辞典和汉医家及医籍之修正》,《广东医药旬刊》,第
　　2 卷第 5、6 期合刊,1943 年。

赵绍琴《清代御医赵文魁医案选》,《北京中医》,1988 年第 2 期。

赵绍琴、袁立人《京都名医赵文魁》,《北京中医》,1985 年第 4 期。

章太炎《仲昴庭先生家训序》,《浙江省通志馆馆刊》,第 2 卷第 1 期,1946 年。

周蓉《盛宣怀藏书与刻书述略》,《中国典籍与文化》,2004 年第 4 期。

周益新《王翼医事钩沉》,《山西中医》,2006 年第 2 期。

朱祥麟《柯逢时与武昌医馆》,《中华医史杂志》,2002 年第 1 期。

朱英、尹倩《民国时期的医师登记及其纷争——以上海地区为考察中心》,
　　《华中师范大学学报(人文社会科学版)》,2009 年第 5 期。

《出售》《中国医药月刊》,第 3 卷第 6、7 期,1943 年。

《萧北丞先生致本会理事长缄》,《医学杂志》(中医改进研究会),第 22 期,
　　　1924 年。

《征求针灸书籍》,《国医砥柱月刊》,第 11、12 册,1938 年。

后　记

　　本书是国家社科基金"清代中医药文献整理研究"项目的结项成果。项目于 2014 年立项,2020 年初正式结项,承五位匿名专家厚爱,结项等级为优秀。但其中缺失点滴自知,当初拟定的申请书中有一部分是关于晚清时期中医古籍的回流及整理,为此我搜集了几十万字的资料,初稿也写了近十万字,但中医古籍的回流及整理情况复杂,现有初稿离完帙杀青还相距甚远,只能忍痛割爱,暂且删掉。除此之外,将要付梓的内容也存在诸多罅隙,譬如医家的整理部分本应是本书的重点内容,限于时间、精力,这里采取的是以点带面的取巧方式,虽无碍于全书结构的完整,但毕竟不利于全面呈现清代整理中医药文献的样貌,期待以后有机会加以弥补。

　　我本人关注清代文献很久了,如果从硕士阶段算起已经有二十余年。2007 年进入北京中医药大学医古文教研室之后,更是一直把清代中医文献当作自己的关注点,申请了一些项目,发表了一些文章,出版了一些著作。在此过程中,得到了诸多师长的扶助。钱超尘先生学问博大精深,为人温厚纯笃。我刚入职时,所学博士专业与中医相去甚远,面临转型的困难,老人家主动帮助我确定研究方向,带着我参加学术会议,使我尽快进入研究状态。我还清楚地记得,最早的两篇医史文献的论文就是老人家推荐发表的。让人悲痛的是老人家前不久与世长辞,无法看到此成果出版。逝者已矣,唯有加倍努力才能不负恩师厚望。王育林先生热情厚道,甘为人梯,在很多重要阶段都有王先生的提携与帮助,直至今天,当我遇到学术困惑及其他问题时,第一个想到请教的还是王先生。给予我帮助的不仅有本校的师长,还有其他单位的学科前辈,中华中医药学会的温长路、刘平,上海中医药大学的段逸山、张如青,河南中医药大学的许敬生,南京中医药大学的沈澍农,中国中医科学院的张瑞贤等先生都对我帮助极大。尤其是王育林、张如青、沈澍农三位先生阅读初稿后,热情赐序,为书稿增色不少,谨致谢忱。

文献研究是非常清苦的工作。如果没有家人的支持根本无法坚守。这么多年教学研究工作十分繁忙,感谢妻子周明鉴的理解、包容,感谢她悉心辅导儿子,全面操持家务,让我能够从生活的琐事中抽身,全身心投入到自己喜欢的古典文献世界。

在本书的完成过程中,我的硕博士付鹏、杨兴亮、王翠翠、陈一凡、王瑞泽、苏星菲、郑嘉涵、庄文元、郑若凡等同学协助核对原文,查阅资料,一并感谢!

2022 年 12 月 13 日于北京